机能学实验教程

（第四版）

厉旭云　方　燕　王欢欢　姜海英　主编

陆　源　主审

科学出版社

北　京

内 容 简 介

本教材以学生为中心，围绕“自主学习、自主实践、自主创新”教学理念，汲取最新教改成果，构建起一个完整的、科学的机能学实验课程的理论、技术和实践体系。以机能学实验研究基础、实验常用仪器、实验对象、实验技术、实验基本理论和原理教学为先导，强化基础性实验实践教学，在此基础上进行综合、探究创新教学，构建成“理论-实践-创新”完整的实践教学体系。教材编写秉持强化基础、深化综合、提高探究创新水平的实验教学的原则，构建基础性、综合性和创新性三个层次的实验教学内容体系。教材第一篇为机能学实验的基本知识、基本理论和基本技能，系统性地介绍机能学实验研究的基本原则、基本程序、选题、实验设计、实验动物、动物实验技术、实验常用仪器、实验数据获取、数据计算和统计分析、实验项目的技术和理论原理内容。第二篇为机能学基础性实验，涵盖基础性实验 53 项、人体功能实验 8 项。第三篇为机能学综合性、探究性和创新性实验，主要内容包含 11 项综合性实验，5 项探究性实验，以及创新性实验教学和科研训练项目的申请。第四篇为机能学实景仿真和临床整合虚拟实验，主要内容为 9 项动物仿真实验和 1 项人体虚拟实验等内容。

本教材是主要面向本、专科临床医学、基础医学、预防医学、口腔医学、护理学、药学等专业的机能学实验（生理科学实验）课程教学教材，适合多层次院校、多模式和多方法的实验教学，也适用于生理学、病理生理学和药理学作为独立课程的实验教材，还可作为生物医学类师生、研究生生理学实验技术学习的参考用书。

图书在版编目（CIP）数据

机能学实验教程 / 厉旭云等主编. -- 4 版. -- 北京 ：科学出版社，2025. 6. -- ISBN 978-7-03-082180-5

Ⅰ. R33-33

中国国家版本馆 CIP 数据核字第 202586Y26L 号

责任编辑：谭宏宇　马晓琳 / 责任校对：周思梦
责任印制：黄晓鸣 / 封面设计：殷　靓

科学出版社 出版
北京东黄城根北街 16 号
邮政编码：100717
http：//www.sciencep.com

南京展望文化发展有限公司排版
上海锦佳印刷有限公司印刷
科学出版社发行　各地新华书店经销

*

2005 年 1 月第　一　版　开本：787×1092　1/16
2025 年 6 月第　四　版　印张：28 1/2
2025 年 6 月第二十六次印刷　字数：624 000

定价：65.00 元

（如有印装质量问题，我社负责调换）

《机能学实验教程》(第四版)
编写委员会

主　编　厉旭云　方　燕　王欢欢　姜海英

副主编　叶雪威　李红娟　饶　芳　叶肖琳

主　审　陆　源

编　委(按姓氏笔画排序)

于晓云　浙江大学
王　敏　嘉兴大学
王欢欢　杭州师范大学
王梦令　浙江大学
方　瑜　浙江大学
方　燕　浙江中医药大学
厉旭云　浙江大学
叶肖琳　浙江中医药大学
叶雪威　浙江树人学院
冯　漂　浙江大学
齐宏妍　浙江大学
闫　星　嘉兴大学
孙岑岑　浙江大学
孙家唯　浙江树人学院
李天一　浙江中医药大学
李成檀　杭州师范大学
李红娟　杭州师范大学
杨科大　浙江树人学院
吴达龙　嘉兴大学
张　娜　杭州师范大学
郑慧华　浙江中医药大学
郦　莉　杭州师范大学
饶　芳　浙江中医药大学
姜海英　嘉兴大学
顾晶晶　浙江中医药大学
柴荣奎　嘉兴大学
徐晓玲　浙江树人学院
梅汝焕　浙江大学
鲁燕华　杭州师范大学

前言
PREFACE

我国医学院校开设独立的机能学实验课程已有30多年，目前已成为高等医学院校重要的骨干性课程。各高校不断地探索、深化、拓展机能学实验内涵和功能，从单纯的验证性实验教学，演化为培养学生“三自”（自主学习、自主实践、自主创新）能力的平台性课程，有多所高校的机能学实验课程成为国家级课程，在人才培养方面发挥了积极作用。

针对目前高校机能学实验课程教学理念不清、人才培养目标不明、缺乏独立和完善的课程理论体系、实验实践层次不尽合理、“三基”（基本知识、基本理论、基本技能）弱化、与现代科技发展脱节等问题，本教材围绕党的二十大关于“落实立德树人根本任务”的核心要求，秉持以学生发展为中心，知行为基、能力为本的教学理念，持续“两化一高”（强化基础、深化综合、提高探究创新水平）实践教学改革，优化培养学生的“三自能力”，完善独立的机能学实验理论体系、构建实践层次清晰又相互衔接的虚实结合的机能学实验教学体系。

本教材围绕强化基础、深化综合、提高探究创新水平的教学要求，积极汲取近年来的教学研究成果。教材按科学实验原则和要求构建课程的机能学实验研究基础、实验常用仪器、实验对象、实验技术、实验基本原理等完整的理论知识和技术教学体系，在此体系基础上，按先易后难、先简单后复杂原则进行基础性实验、综合性实验、探究性实验、创新性实验教学，构建成“理论-实践-创新”完整的理论与实践相结合教学体系。本教材内容分为四篇，第一篇为机能学实验的基本知识、基本理论和基本技能，主要介绍：① 绪论，主要内容有课程概述、教学内容、教学目标、教学要求；② 实验研究基础，主要内容有机能学实验研究的基础知识，包括实验设计以及实验数据的获取、分析和统计；③ 实验常用仪器，覆盖目前90%以上院校使用的四款生物信号采集处理系统及其他主要仪器工作原理和使用方法；④ 实验动物基本知识，主要内容有实验动物的种类、生物学特性，实验动物品系、分类，实验动物的选择；⑤ 动物实验伦理与相关技术，主要内容有动物实验基本操作、麻醉、手术、标本采集和制备等；⑥ 机能学实验基本理论和原理，主要内容有各系统的实验原理和理论。第二篇为机能学基础性实验，涵盖 53 项基础性实验，8 项人体功能实验。第三篇为综合性、探究性和创新性实验，主要内容包含 11 项综合性实验，5 项探究性实验，创新性实验教学以及科研训练项目的申请。第四篇为机能学实景仿真和临床整合虚拟实验，主要内容为 9 项动物仿真实验和 1 项人体虚拟实验。

本教材首次将实验项目的相关理论和原理独立成章，完善了机能学实验的理论和原理体系，有利于读者学习并减少了重复；首次明确一个实验项目的“实验目的”和“教学目的”，“实验目的”明确一个实验项目的研究目的，“教学目的”明确一个实验项目教学中师生需要教和学的知识点、技能点。本教材新增实验数据计算和回归分析软件内容，以提高教学效率，探索实验数据变化规律的数学表达和预测，使机能学实验适应未来科学的发展。

《机能学实验教程》（第四版）在实验教学理念、教学方法、实验项目、实验方法和技术上进行了积极的探索创新，希望能为广大师生的教学提供参考。教材的整体设计、内容选择和实验编排虽经多次讨论、修改和审阅，但受编写时间所限，不足之处在所难免，恳请读者在使用过程中提出宝贵意见和建议，便于今后修订和完善。

《机能学实验教程》编委

2024 年 10 月

目录

CONTENTS

第一篇　机能学实验的基本知识、基本理论和基本技能

第二篇 机能学基础性实验

第四篇 机能学实景仿真和临床整合虚拟实验

第一篇

机能学实验的基本知识、基本理论和基本技能

第一章　绪　论

第一节　机能学实验课程概述

机能学实验是一门用实验方法观察正常、疾病和药物作用下机体的功能和代谢变化，研究这些变化的规律和机制的科学。

生理学、病理生理学和药理学同属机能学科，在实验研究和实验教学方面有很大的共性，基本以动物为实验对象，观察和测定机体的功能和代谢变化。将3个学科的实验教学进行从正常到异常及药物治疗的整合教学，更有利于学生整体了解生命活动、疾病及治疗过程。

机能学实验是一门医学专业基础必修课程，课程知识涉及生理学、药理学、病理生理学、统计学、动物学、计算机等理论及实验方法和技术。本教材系统地介绍了机能学实验研究的基本知识、基本理论、实验方法和现代实验技术，并通过基础性、综合性、探索性、创新性实验教学，培养学生的知识综合应用、实践和创新能力，着重培养学生的自主学习、自主实践和自主创新能力。

第二节　机能学实验课程教学内容和教学目标

1. 机能学实验基本知识和理论

机能学实验基本知识和理论包括机能学实验研究的基本理论，如实验设计、实验数据的统计处理、生物医学信息获取、实验研究论文撰写的要求，实验动物基本知识，实验技术，常用仪器的原理和使用方法等。这部分内容通过线上与线下、课内与课外的教学与自主学习相结合的形式进行。通过基本知识和理论的教学，使学生全面了解和初步掌握机能学实验的基本理论和研究方法。

2. 基础性实验

基础性实验内容涉及离体组织、器官实验，整体动物实验和人体功能实验。基础性实验安排一些单一因素、单一观察指标的实验项目。教学重点是学习和训练机能学实验的基本方法、技能、仪器使用，学习实验数据的记录、统计和实验报告的撰写。通过基础性实验教学,使学生初步掌握基本实验方法和技术,初步掌握实验数据的记录、测量以及实验报告的撰写方法,培养理论知识的应用能力。

3. 综合性、探究性实验

综合性实验指多指标、多因素的实验及科研型实验。教学重点是强化实验操作、掌握科研的实验方法、实验结果的统计分析和规范的科研论文样式的实验报告撰写。该部分教学目标是培养学生掌握和应用机能学实验方法和技术,具备对复杂实验的观察、记录和分析的能力,撰写高质量实验报告的能力,培养严谨的科学作风和严谨的科学思维方式。探究性实验以科学问题为导向,以实验设计为主线,引导学生自主进行实验设计及实践,以提高学生的实验设计能力。

4. 创新性实验

在完成前 3 个阶段的教学后,学生已具备机能学实验的基本研究能力。创新性实验阶段的教学由教师引导课题方向,学生在教师的指导下完成资料查找、实验设计、实验准备、实验实施、实验数据统计分析及实验研究论文撰写。通过创新性实验教学,使学生比较全面地了解和掌握机能学实验研究的基本程序,了解文献检索、实验设计、科学实验和论文撰写,具备理论知识的实践应用、科学研究实践及初步的创新能力。

5. 虚拟仿真实验

虚拟仿真实验内容涉及动物实景仿真实验和人体临床整合虚拟实验。通过对动物实景仿真实验的学习,学生可获得亲临实验现场的感受,了解和掌握实验现场、仪器使用、实验操作、数据记录、结果测量分析等内容。人体临床整合虚拟实验构建了“基础夯实-进阶临床-高阶探究”的进阶式教学体系,加深学生对理论知识的理解,提升学生临床医师岗位胜任力。

第三节　机能学实验课程的教学要求

一、课前要求

机能学实验是一门实践性很强的课程,实验是本课程的主要教学内容。本课程的实验涉及多个学科知识的理论和研究方法,所用实验仪器设备操作比较复杂,实验动物的手术、标本制备技术难度较高,实验时间较长,处理因素多,非处理因素多且影响实验结果。课前充分的准备是实验顺利进行和获得预期实验结果的重要保证。课前要求有以下几点。

1. 实验准备

(1) 仔细阅读与本课程有关的资料,了解实验的目的、充分理解实验设计的原理。知道实验要求,熟悉动物实验手术、标本制备、仪器操作等。

(2) 设计制作实验原始记录项目和数据记录表格。具体要求有以下几点。

1）实验名称、实验时间、环境温度、实验成员。

2）实验对象：动物种类、品系、编号、性别、体重、健康状况，离体器官名称。

3）实验仪器：主要仪器名称、规格型号、生产厂商。

4）实验药物或试剂：名称、来源（厂商、剂型、规格、含量和批号）。

5）实验方法：实验分组，动物处理（麻醉，手术，刺激，给药途径、剂量、时间和间隔等）。

6）实验观察指标：指标名称、单位，测量方法，数据形式，记录曲线的标注。

7）实验结果：原始数据记录表格，统计数据表格、坐标图、直方图等。

8）数据处理：实验数据的表示方法、统计方法与结果。

2. 理论准备

（1）按实验的预习要求，查阅有关文献和书籍，科学地预测各项处理的实验结果，对结果进行理论性分析。

（2）编写参考文献目录及相应的引用内容。

3. 小组学习

（1）组织或参与本实验组的小组学习、讨论，明确实验分工和协作。

（2）按指导教师的要求准备实验资料、材料、实验动物等。制作翻转课堂的演示文稿和准备讲解材料等。提出问题或对实验的质疑。

二、课堂要求

（1）遵守学校各项实验室规章，严格执行实验安全制度，不得擅离实验岗位。

（2）实验团队分工明确、各司其职、密切配合，有序进行实验。

（3）按实验程序操作，全面观察，准确、如实记录实验数据，如实记录意外情况。

（4）珍爱实验设施，珍惜实验材料，保护环境，善待实验动物。

（5）按要求清洁实验室、实验器具并且用完将其复原，按要求处理废弃物，做好善后工作。

三、课后要求

整理和统计实验数据，独立撰写实验报告或论文，报告或论文小组互评后按时提交。

（厉旭云，方燕，王欢欢，姜海英）

第二章　机能学实验研究基础

第一节　机能学实验研究概述

机能学实验研究以实验动物为主要研究对象，动物实验是现代医学研究不可或缺的组成部分，动物实验研究相较于临床研究具有如下一些独特的特点和优势。

1. 法律和社会伦理道德

医学的宗旨是防病治病，增进健康。任何一种处理因素都不得有害于人体健康，因此任何一种预防或治疗措施（如一种药物、一种手术等），在未证明其利与害之前，严格地说是不允许在临床应用的，更不用说一些已知对机体有害的因素了。任何新的药物在临床应用前必须先通过动物实验，肯定疗效，确定剂量，研究清楚毒副作用和远期后果；一种新手术也必须在动物模型上先检验其可行性、效果及存在的问题，并且，已在动物实验中充分掌握其技术后方可用于临床。至于研究诸如毒物、病原生物、极端环境等的致病作用，动物实验不但是必不可缺的，而且常常是唯一的研究方法。

应用动物模型，除了能克服在人类研究中会遇到的伦理和社会限制外，还容许采用某些不能应用于人类的方法学途径。这些途径对于研究低发病率疾病（如各种癌症、遗传缺损）和那些因危险性而对人类进行实验是不道德的疾病，具有特别意义。例如，急性白血病的发病率较低，研究人员可以有意识地提高其在动物种群中的发生频率而开展研究。

2. 实验条件的控制

虽然在临床试验中也可能对试验条件加以控制，但由于人的高度复杂性，多数情况下难以控制试验条件，法律和社会伦理道德对临床试验有严格限制，这些给试验的设计和开展带来很多困难。但是在动物实验中，可以对实验对象和整个实验进程进行严格控制。

机体的某一种功能同时受许多因素的影响，因而要研究某一特定因素对某一功能的影响往往要将该特定因素以外的其他因素保持不变，人体试验是比较难以做到这一点的，但动物实验比较容易做到。例如，动物实验可以严格控制实验动物所处环境的温度、光照、音响、饮食、活动等，而临床试验难以对受试者的生活条件、活动范围加以严格控制。又如，动物实验完全可以选择品种、品系、性别、年龄、体重、活动性、健康状态和携带微生物都相同的动物，但临床试验中，受试者的年龄、性别、体质、遗传等方面是很难加以选择的。特别是健康状况，动物可以是健康的或是人工造成的某种疾病模型，而临床试验的人是在生活中先天的或后天的自然环境下所患的疾病。即使是同一疾病，临床试验中每个人的疾病情况都很复杂，对同一药物反应也不尽相同，这些常常影响或掩盖试验效果。动物实验可以一次性地选取所需动物的数量，同时获得实验结果；而临床试验中，受试者的疾病是陆续发生，陆续进入试验，试验结果资料是逐渐积累的，试验的周期比较长，干扰因素也随之增加。生物医学科研中利用动物实验的这些优点，可以把一个非常复杂的研究问题进行简化，解决许多医学上的实践问题和重大理论问题，推动了医学科学的发展。

3. 研究周期

临床上很多疾病潜伏期或病程很长，研究周期也很长，而采用动物复制疾病模型可以大大缩短其潜伏期或病程。尤其是那些在人体上不便进行的研究，完全可以在实验动物模型上进行。

动物模型的其中一个富有成效的用途，在于能够细微地观察环境或遗传因素对疾病发生发展的影响。这对于长潜伏期疾病的研究特别重要。将动物引入自然或控制的环境中，可以确定特定的环境因素在某些疾病诱发中的作用。人类的寿命是很长的，一个科学家很难有幸进行 3 代以上的观察。而许多动物由于生命的周期很短，在实验室观察几十代是轻而易举的，如果使用微生物甚至可以观察几百代。

4. 实验效应的样本和资料

在临床试验中，从实验对象获取反映实验效应的资料，往往受到一系列限制，如实验对象拒绝提供、资料获取方法可能损害健康等。但在动物实验中，获得资料的限制较少，而所有这些资料对于机制分析是至关重要的。

实验动物的使用对于研究那些在临床上不常见的疾病至关重要，如对放射病、毒气中毒、烈性传染病等的研究，利用动物能够比较容易地复制和获得疾病模型，使得研究得以对这些疾病开展深入的探索。以放射病为例，平时极难见到，而采用实验方法在动物身上可成功地复制出血型、胃肠型、心血管型和脑型放射病，促进了对这种病的研究。今天人类对辐射损伤的大部分知识，是通过动物实验获得的，而且关于辐射的远期遗传效应至今只有动物实验的资料。

5. 药物疗效和效应的观察

药物的长期疗效和远期效应的观察，采用动物实验研究观察能得到完整资料。但在临床研究中，获取完整的药物长期疗效和远期效应的资料比较困难，如患者多吃或少吃药、自动停药、换院治疗或罹患其他疾病、死亡等原因均可能导致治疗或观察中断。

6. 临床上无法进行的实验

医学上有些重要的理论知识源于动物实验。例如，早在 20 世纪 30 年代，临床上就观察到下丘脑损伤可引起生殖、代谢的紊乱，尸解与动物实验都强烈提示下丘脑可能通过分泌某些激素调节垂体前叶的功能，从而控制许多内分泌器官的功能，如果这一现象能得到肯定，那么神经体液调节的理论假设将得到决定性的支持，但是人们花费了 40 年还是无法找到下丘脑调节垂体的物质。直到 20 世纪 70 年代，两组科学家分别用 10

多万个羊和猪的下丘脑提取出几毫克下丘脑的释放激素，而仅需要几微克这类激素就可导致垂体分泌大量激素，才最后确定了下丘脑对垂体的激素进行调节的新理论，下丘脑释放激素的分离、合成为神经内分泌和调节的假设提供了有力的证据，并改变了许多内分泌疾病诊断与治疗的方法。如果不用动物下丘脑而企图由几万个人的下丘脑提取释放激素那是非常困难甚至是不可能的。由此可见医学研究发展到目前已进入动物实验不可或缺的阶段。

（鲁燕华，郦莉）

第二节 机能学实验研究的基本原则和基本程序

一、实验研究的基本原则

1. 需要性原则

选择在科学上有重要意义或社会生产、人民生活需要解决的问题。

2. 目的性原则

选题必须目的明确，研究目标集中，不含糊，不笼统。

3. 创新性原则

选择他人没有解决或没有完全解决的问题，善于捕捉有价值的线索，勇于探索、深化。

4. 先进性原则

创新性与先进性是密切相关的，创新往往对于科学而言，而先进多对于技术而言。用最新的技术创立新的研究方法或范式，也是创新。先进技术往往推动科学发展。

5. 科学性原则

选题必须有依据，符合客观规律，科研设计必须科学，符合逻辑（手段、方法、实验）。

6. 可行性原则

科研设计方案和技术路线除科学性外，还必须具备一定的资源条件，如研究人员、实验技术、实验仪器、实验动物和药品试剂等。

7. 效能性原则

研究中所需的人、财、物资源与预期研究成果的科学意义、水平、社会和经济效益等相匹配。

上述设计原则可归纳为创新性、先进性、科学性、有用性、经济性和易行性。

二、实验研究的基本程序

科学研究从方法学来说就是提出假说、验证假说的过程，其工作程序是紧紧围绕这条主线进行的。其基本程序有以下几点。

（一）立题

立题指确定所要研究的课题。课题决定科研方向和总体内容，是实验设计的前提。

1. 课题的确定

课题的确定指分析总结前人和别人的研究工作及进展情况、取得的成果和尚未解决的问题，找出所要探索的研究课题的关键所在，或在实际研究工作中发现问题，查阅有关文献，建立假说。

2. 立题的原则

立题的原则指课题目的性明确，具有创新性和科学性，且切实可行。

（二）实验设计

实验设计指制定实验的具体内容、方法和任务，控制非处理因素，确保数据的可靠性和精确性。

（三）实验和观察

1. 理论准备

理论准备指实验的理论基础，假说的理论基础，实验方法、技术等的参考文献资料查阅和备档。

2. 实验准备

实验准备指仪器设备、药物试剂及剂量的初步选定，实验方法与指标的建立，实验对象的准备。

3. 预备实验

预备实验是对课题的初步实验。为课题和实验设计提供依据，熟悉实验技术，修正实验动物的种类和例数，改进实验方法和指标，调整处理因素的强度或确定用药剂量等。

4. 实验及其结果的观察记录

研究者应按照预备实验确定的方法、步骤进行实验，根据预先拟定的原始记录方式和内容记录文字、数据、图形、照片。原始记录应及时、完整、精确和整洁。观察和记录在科学实验活动中占有十分重要的地位，原始记录不论何种记录方式都必须写明实验题目、实验对象、实验方法、实验条件、实验者、实验日期、记录观察测量的结果和数据。

（四）实验结果的处理分析

根据实验设计时确定的统计学方法，将原始数据整理成表，进行数据处理、统计分析。研究者首先需要完整地收集实验中的原始资料或数据，然后进行统计指标的计算和统计分析，以此推论出研究结果规律。

（五）研究结论

从实验观察结果规律得出研究的结论，以回答原先的假说是否正确。

（六）论文撰写

实验最后应将实验研究撰写成实验报告或论文。

（鲁燕华，郦莉）

第三节　研究者的基本素养

研究者是科研的主体，其素养直接影响科研成果的质量和科研工作的效率。研究者不仅需要扎实的专业知识和技能，还需要具备以下基本素养。

1. 科研诚信

科学研究的目的是探求真理，这一目的要求研究者坚持实事求是的原则，在研究中如实记录实验数据资料，不篡改、伪造数据，确保数据的真实性和客观性。科研诚信还要求研究者尊重知识产权，规范引用他人成果等。2023 年 12 月，国家自然科学基金委员会网站发布《科研诚信规范手册》，进一步规范了研究工作者的科研活动。科研诚信是科技创新的基石。本课程的科研诚信要求：如实记录实验资料数据，若出现实验资料数据与预期结果或理论知识不符，应查明原因，不得修改实验资料数据和结果；规范引用文献资料或课本理论知识。

2. 创新精神和批判精神

科学研究是不断探索创新的过程，发现科学问题和解决科学问题不仅需要研究者具有创新精神和创新能力，同时还需要具备勇于挑战的批判精神。本课程中的创新性实验部分教学，旨在培养同学们的批判精神、创新精神和创新能力基本素养。

3. 沟通和协作

现代科技研究工作中，一个科研项目常常是由科研团队协作共同完成的，项目往往涉及多技术、多学科、多领域，因此，研究者需要通过良好的人际沟通，团队协作完成科研工作。本课程以实验小组团队协作完成各项实验，实验小组成员需要养成积极沟通、承担实验任务、团队协作确保高质量完成实验各项工作的素养。

科研过程漫长、充满挑战与曲折，研究者需要直面困难与挫折，善于总结成败得失，不断调整研究思路，砥砺前行。本课程各实验阶段中会遇到各种困难，希望同学们勇于攻坚克难、坚持不懈、努力完成课程各项实验。

（郦莉）

第四节　机能学实验设计

实验设计是否严密，直接关系到实验结果的准确性和结论的可靠性。良好的实验设计一般要求人、财、物和时间投入少，结果可靠，实验误差小。实验设计不周密，往往可能导致实验资料不完全或不可靠而使实验失败，也可能事倍功半。

进行新课题的研究者或初做科学实验者，很难一开始就做出周密的设计。因此，需要做预备试验。预备试验是根据原始假说做初步探索，也是对原始假说做非正式验证，同时也是对初步确定采取的实验方法和操作步骤进行演习。根据预备试验结果对原始假说、实验方法和技术操作进行必要的修改,为正式实验设计做好准备。

一、实验设计的三大因素

(一) 实验对象

在基础医学研究中,实验对象包括动物、离体器官组织、分离而得的活细胞成分、实验室中培养的细胞或细菌。机能学实验课程中的实验对象以实验动物为主。实验动物选择合适与否和实验成败及误差大小有很大关系。其选择要点有以下几个。

(1) 根据实验要求进行品种和纯度的选择。在有些实验中,需要用近交系动物。

(2) 以医药为目的的研究,实验动物的生物学特性应尽量接近人类。

(3) 动物的健康状态和营养状况良好。

(4) 尽量选用年龄一致或接近的动物(体重一致或相近的动物)。在年龄大小上一般应选择发育成熟的年轻动物。

(5) 动物的性别尽量一致。例如,对性别要求不高的实验可雌雄混用,分组时应雌雄搭配。与性别有关的实验,则选用单一性别的动物。

(二) 处理因素

处理因素是指施加于实验对象的生物、化学、物理等因素,但实验对象本身的某些特征(如性别、年龄、遗传特性等)也可作为处理因素来进行观察。

1. 主要因素

主要因素即施加于实验对象的某种特定处理因素。主要因素一般是在以往研究基础上提出的某些假设和要求决定。

2. 单因素和多因素

单因素是指实验中只有一个处理因素施加于实验对象,但可以有多个处理水平(强度)。多因素是指实验中有多个处理因素施加于同一实验对象。一次实验涉及的处理因素过多会使分组增多,实验对象的例数增多,在实施中难以控制误差;而处理因素过少则会使实验的效率、广度和深度受到影响。因此,需要根据研究目的和需要确定处理因素。

3. 处理因素的标准化

处理因素的强度、频率、持续时间与施加方法等,都要通过查阅文献和预实验找出各自的最佳方案,并进行相对固定,实验操作人员也尽量加以固定。如果处理因素是化学品,则需要将化学品的等级,批号,施加方法、时间等进行相对固定。

4. 控制非处理因素

凡是影响实验结果的其他因素都称为非处理因素,其产生的效应会影响处理因素产生的效应。因此,实验设计时需要设法控制这些非处理因素,降低其干扰作用,减小实验误差。

(三) 实验效应

实验效应(实验指标)是在实验观察中用来指示(反映)实验对象中某些特征(如对药

物的效应）可被研究者或仪器感知的一种现象标志，也就是说，生物医学实验指标是反映实验对象所发生的生理或病理现象的标志。指标可分为客观指标和主观指标，客观指标可分为计数指标和计量指标。实验所选定的实验指标，至少要符合下述几个基本条件。

1. 特异性

指标应特异地反映所观察的事物（现象）的本质，即指标特异地反映某一特定的现象，不至于与其他现象混淆。例如，血压尤其是舒张压可作为原发性高血压的特异指标。

2. 客观性

客观性指最好选用可用具体数值或图形表达的指标（如脑电图、心电图、血压和呼吸波形图、生化指标等）。主观指标（如肝脾触诊、目视比色等）易受主观性因素的影响而造成较大的误差。

3. 重现性

一般来说，客观性指标在相同条件下可以重现，重现性高的指标一般意味着无偏性或偏性小、误差小，从而能够较正确地反映实际情况。重现性低可能与仪器稳定性、操作误差、实验对象的功能状态及实验环境条件影响有关。若非这些因素影响而重现性小的指标不宜采用。

4. 灵敏性

灵敏性指测量的技术方法或仪器的灵敏度。方法不灵敏，应该测出的变化测不出来，就会得出“假阴性结果”；仪器不精密，所获阴性数值则不真实。

5. 可行性

可行性指尽量选用既灵敏客观，又切合本单位设备和研究者技术实际的指标。

6. 认可性

认可性即被以往研究所采用和普遍认可的指标，并有文献依据。自己创立的指标必须经过专门的实验鉴定。

二、实验设计的三大原则

实验设计的三大原则是指对照原则、随机化原则和重复原则。三大原则由费希尔（Fisher）提出，现被普遍接受。

（一）对照原则

一般来说，实验都应有对照组和实验组（处理组），对照组与实验组具有同等重要的意义。这是因为在实验中很难避免非处理因素的干扰而造成误差。用设置对照组的方法能比较有效地消除各种非处理因素的干扰所造成的误差。对照可分为以下几种类型。

1. 空白对照

空白对照指不对实验对象进行任何处理的对照。

2. 实验对照

实验对照即假处理对照，不进行实验特定的处理，其余处理相同。

3. 自身对照

自身对照指对照与处理在同一实验对象中进行，这种对照可以最大限度地减少抽样误差，但应考虑处理的后效应问题。

4. 标准对照

标准对照即阳性对照，以现有的标准方法或典型同类药物作为对照。

5. 相互对照

相互对照指实验组间互为对照。

6. 历史对照

历史对照指用以往的研究结果或历史文献资料作为对照，但由于时间、地点和条件不同，差异相当大，动物实验一般不采用。

（二）随机化原则

随机化是指被研究的样本是从总体中任意抽取的，即在抽取时要使每一样本有同等概率被抽取，随机抽样是缩小抽样误差的基本方法。

在实验中，对照组与实验组除某种特定处理因素不同外，其他非特定因素应完全一样、均衡。事实上要做到完全一致和绝对均衡是不可能的，要做到尽可能一致和均衡，这需要通过随机抽样来实现。随机抽样方法很多，如抽签法、随机数字表等。

（三）重复原则

每一实验应有足够数量的样本数（实验例数）或实验重复次数，样本数或实验重复次数越多，则越能反映机遇变异的客观真实情况，因此重复实验可增加实验结果的可靠性。但是，样本数或实验重复次数越多，不但在实验上有一定困难，而且也是不必要的，实验设计就是要使样本的重复次数减少到不影响实验结果的最小限度。

实验结果的重现率至少要超过 95%，这样做出假阳性的错误判断的可能性小于 5%（$P < 0.05$）。如果一定数量的样本就能获得 $P < 0.05$ 水平的实验，当然要比过大样本获得 $P < 0.05$ 的实验更可取。实验样本数取决于以下几点。

1. 处理效应

处理效应越显著所需重复次数越少。

2. 实验误差

实验误差越小所需样本数越少。

3. 抽样误差

样本间的个体差异越小，反应越一致，所需样本数就越少。

4. 资料性质

计数资料样本数大于计量资料。

三、常用的实验设计方法

（一）完全随机化设计

完全随机化设计亦称单因素设计，是将每个研究对象随机地分配到对照组和各处理水平组(处理组)。该设计的优点是设计和处理都比较简单,分组可采用抽签法、随机数字表法。

例1 将研究对象分为两组。有小鼠16只,试用随机数字表把它们分成两组。先将小鼠按体重依次编为1号、2号、…、16号,然后在随机数字表(用Excel"数据分析"工具中的"随机数发生器"产生随机数字表)内任意确定一个起始点和走向。例如,从某一随机数字表第6行第1个数字开始,横向抄录16个数:91、76、21、…、84,令奇数入A组,偶数入B组,结果A组7只动物,B组9只动物,详见表2-1。

表2-1 随机化设计实验动物分组表

动物编号	随机号	A组动物编号	B组动物编号
1	91	1	
2	76		2
3	21	3	
4	64		4
5	64		5
6	44		6
7	91	7	
8	13	8	
9	32		9
10	97	10	
11	75	11	
12	31	12	
13	62		13
14	66		14
15	54		15
16	84		16
合计动物数(只)		7	9

按照上面的分配,两组动物数不等。若要使动物数相等,须将B组小鼠减少1只且将其改归A组。一般采用的方法是仍在随机数字表第6行里继续抄录一个数字78,此数除以9(因为归入B组的动物有9只)得余数为6,于是我们把B组的第6只(即第13号小鼠)改归至A组,经过这样调整以后,两组动物编号的分配如表2-2所示。

表2-2 两组动物编号的分配情况

A组动物编号	1	3	7	8	10	11	12	13
B组动物编号	2	4	5	6	9	14	15	16

例2　将研究对象分为3组。取动物18只,随机等分成A、B、C 3组。将动物编号后,应用随机数字表来分配,假定从第11行第1个数字开始,横向抄录18个数字,将各数除以3,并以余数1、2、0代表A、B、C,结果归入A组的动物有10只,归入B组的动物有5只,归入C组的动物有3只,详见表2-3。

表2-3　随机化设计实验动物分组表

动物编号	随机号	余数	A组动物编号	B组动物编号	C组动物编号
1	14	2		1	
2	23	2		2	
3	49	1	3		
4	46	1	4		
5	21	0			5
6	62	2		6	
7	45	0			7
8	34	1	8		
9	22	1	9		
10	19	1	10		
11	22	1	11		
12	64	1	12		
13	61	1	13		
14	73	1	14		
15	20	2		15	
16	63	0			16
17	88	1	17		
18	86	2		18	
合计动物数(只)			10	5	3

结果,3组的动物数不相等,须把原归入A组的动物中的1只改配到B组,3只改配到C组,使3组各有6只动物。从表2-3中继续向下查阅,抄录4个数字(须从A组调出4只动物):48、62、91、03,分别除以10、9、8、7,取得数据见表2-4。

表2-4　3组的动物数据情况

随机数	48	62	91	3
除数	10	9	8	7
余数	8	8	3	3

随后应把 A 组 10 只动物中的第 8 只调入 B 组，剩下 9 只的第 8 只调入 C 组，剩下 8 只动物中的第 3 只调入 C 组，剩下 7 只动物中的第 3 只调入 C 组。调整后各组的动物编号如表 2-5 所示。

表 2-5 调整后各组的动物编号情况

A 组动物编号	3	4	10	11	12	17
B 组动物编号	1	2	6	13	15	18
C 组动物编号	5	7	8	9	14	16

完全随机设计数据的分析，计量资料数据可按单因素方差分析法（F 检验），如果只有两组，可用成组比较 t 检验；计数资料数据常用χ^2检验法。

（二）配对设计

配对设计是将观察对象配成对子，每对中的个体施以不同处理。配对设计是确保实验均衡性的一个较理想的方法，可以事先对影响实验的因素和实验条件加以控制，尽可能取得均衡，减少两组间的误差。配对设计的效率取决于配对条件的选择。应以非处理因素作为配对条件，如性别、年龄、环境条件等，而不应以处理因素作为配对条件。动物实验常以窝别、年龄、性别相同、体重相近的动物配成对子。人群实验中，常将种族、性别相同，年龄、工作条件相似的受试者配成对子。分别把每对中的两个受试者随机分配到实验组和对照组，或不同处理组。

某些医学实验可采用自身对照（也称同体比较），即观察同一实验对象对某项处理前、后的反应。例如，将同一批动物处理前后进行比较，同一组患者治疗前后进行比较以及同一批样品用不同的检验方法进行比较，也都属于配对实验。在临床研究中同时找到足够数量各种情况相似的患者是极困难的，对获得的两个相似病例对给予两种处理，积累到一定数量时，进行比较分析。在流行病学、病因学的调查研究中，也大量应用配对设计。

本设计的缺点是在配对的挑选过程中，容易损失样本，并延长实验时间，对子之间的条件易发生变化。

配对设计资料的分析采用配对 t 检验法。

例 3 将 10 对动物进行配对设计。从随机数字表的第 20 行取前 10 个随机数字，随机数为奇数者将配对组第 1 个动物分配入对照组，偶数者归入实验组，结果见表 2-6。

表 2-6 配对设计实验动物分组表

配对组编号	1	2	3	4	5	6	7	8	9	10
动物编号	1 2	1 2	1 2	1 2	1 2	1 2	1 2	1 2	1 2	1 2

续表

配对组编号	1	2	3	4	5	6	7	8	9	10
随机数字	31	16	93	32	43	50	27	89	87	19
对照组	1	2	1	2	1	2	1	1	1	1
实验组	2	1	2	1	2	1	2	2	2	2

（三）配伍组设计

1. 设计方法

配伍组设计即随机区组设计。将实验对象按相同和近似的条件（实验动物的性别、年龄、体重等，患者的性别、年龄及病情等对实验结果有影响的非处理因素）组成配伍组，每个配伍组中，实验对象的个数等于处理的组数。再将每个配伍组内的实验对象随机分配到各处理组中，各个处理组的处理对象相同、生物学特性也基本均衡，这是对完全随机设计的改进。这种设计效率比较高。

例4　将24只不同体重的动物分成4组。先按动物的体重等分为6窝，每窝各有4只体重基本相同的动物。依次编好号码，第一窝4只动物编为1、2、3、4号，第二窝编为5、6、7、8号，余类推。然后在随机数字表任意指定一个点。假使指定第20行第1个数字为起点，横向抄录数字，先抄录3个数字为31、16、93，为随机分配第一窝动物之用，我们可以将这3个数字依次除以4、3、2，第一个数字31，除以4得余数3，将第1号动物分配给第3组（C组），第2个数字16除以3得余数1，将第2号动物分配给剩下的A、B、D 3个组中的第1组（即A组）。第3个数目93除以2得余数1，将第3号动物分配到剩余的B、D两组中的第1组（即B组）。第4号动物即分入剩余的D组，如果余数为零，将该编号动物分配给剩余组中的最后一组，如表2-7所示。

表2-7　配伍组设计实验动物分组表

动物编号	1	2	3	4	5	6	7	8	9	10	11	12
随机数	31	16	93	—	32	43	50	—	27	89	87	—
除数	4	3	2	—	4	3	2	—	4	3	2	—
余数	3	1	1	—	0	1	0	—	3	2	1	—
A处理组		2				6					11	
B处理组			3					8		10		
C处理组	1						7		9			
D处理组				4	5							12
动物编号	13	14	15	16	17	18	19	20	21	22	23	24
随机数	19	20	15	—	37	0	49	—	52	85	66	—
除数	4	3	2	—	4	3	2	—	4	3	2	—

续表

动物编号	13	14	15	16	17	18	19	20	21	22	23	24
余数	3	2	1	—	1	0	1	—	0	1	0	—
A 处理组			15		17					22		
B 处理组		14					19					24
C 处理组	13							20			23	
D 处理组				16		18			21			

第一窝动物分配完了以后，再继续抄录随机数字，用同样方法把其余各窝动物分配到各组去。把分组表整理一下，各组动物编号如表 2-8 所示。

表 2-8　各组动物编号情况

A 组动物编号	2	6	11	15	17	22
B 组动物编号	3	8	10	14	19	24
C 组动物编号	1	7	9	13	20	23
D 组动物编号	4	5	12	16	18	21

假如这个实验的 4 种处理方法为甲、乙、丙、丁，哪一种方法用 A 组动物？哪一种方法用 B 组动物？我们还可以用随机数字表进行分配（抄录 3 个随机数字，分别以 4、3、2 除之，按余数进行分配）。

同一个研究对象用不同方法或在不同部位、不同时间对某一指标的测定结果也是一种随机区组设计。对于随机区组设计数据的分析，可用相应的方差分析法。如果仅是两组，也可以用成对比较的 t 检验法。

随机区组设计中把条件一致的研究对象编入同一区组并分配于各处理组，使各处理组之间可比性更强，在最后的统计分析中由于扣除了各区组间不同条件产生的影响，随机误差比较小，研究的效率较高。

2. 配伍组概念的扩大

在动物实验中，常把同窝、同性别、相似体重的几个动物作为一个配伍组，再把配伍组内的个体随机分配到各个处理组中去，按若干配伍组进行实验。此外，在同一个实验个体不同部位或同一份检验材料分为几部分用不同方法处理的材料，都可按随机配伍组设计进行分析。

从上述各例中可以得到“随机配伍组”的一般概念。为了更好地理解配伍组的概念，再举以下一些例子。

（1）动物营养实验，不同状况的动物对给定的处理因素的反应是不同的，所以用同胎动物作为配伍组就会使效果更好些。

(2) 在进行药物实验时,不同情况的患者对疗效会产生很大影响,因此必须选择情况相近的患者作为配伍组来接受处理。

(3) 实验中常由于操作者个人的特性影响实验结果,如果全部要比较的处理因素包括不同操作者的比较,那么无疑实验操作者也是配伍组的构成因素。

(4) 在临床化验时,虽然可用特定的患者来进行实验,但患者间也会有差异,为了不使患者间的差异影响到化验结果,也需要筛选患者构成配伍组。

配伍设计的优缺点与配对设计基本相同,只不过它比配对设计的应用范围更广。

(四) 拉丁方设计

拉丁方设计也称正交拉丁方设计。所谓拉丁方设计是指由拉丁字母所组成的正方形排列,如4×4拉丁方,见表2-9。这种排列的条件是在同一列与同一行的字母只出现一次。拉丁方设计同时控制行、列两个外部干扰变量从而降低误差、提高效率,而拉丁方设计要求行数与列数相等,因而降低了处理数的灵活性。

例5　观察某药不同剂量的效应,要求用A、B、C、D 4种剂量,不仅1、2、3、4号动物都作用一次,而且每次作用时都必须有4种剂量,以消除动物的个体差异和用药顺序带来的影响。按4×4拉丁方阵排列见表2-9,每只动物纵列不受重复处理,同一行也不受重复处理。

表2-9　4×4拉丁方实验设计

用药次数	动物编号			
	1	2	3	4
1	A	B	C	D
2	B	D	A	C
3	C	A	D	B
4	D	C	B	A

(姜海英,王欢欢,方燕)

第五节　机能学实验资料类型、常用统计描述指标和显著性检验

一、资料类型

(一) 计量资料

计量资料又称定量资料或数值变量资料,为观测每个观察单位某个指标的大小而获得的资料。表现为数值大小,一般有度量衡单位。根据其观测值取值是否连续,又可分为

连续型和离散型两类。连续型计量资料可在实数范围内任意取值，如身高、体重、血压等，离散型计量资料只取整数值，如某地每年的出生人数。

（二）计数资料

计数资料又称定性资料或无序分类变量资料，亦称名义变量资料，是将观察单位按某种性质或类别分组计数，分组汇总各组观察单位数得到的资料。其变量值是定性的，表现为互不相容的属性或类别。计数资料可分为两种类型，如某些检验结果的阳性和阴性，属互不相容的二分类计数资料，人的血型可分为互不相容的 A 型、B 型、AB 型与 O 型 4 个类型，属多分类计数资料。

（三）等级资料

等级资料又称半定量资料或有序分类变量资料，是指将观察单位按某种属性的不同程度区分等级后分组计数，分类汇总后所得各组的观察单位数。其变量值具有半定量性质，表现为等级大小或属性程度。例如，观察用某药物治疗某疾病患者的疗效，以每名患者为观察单位，治疗结果可分为治愈、显著、好转、无效 4 个等级。等级资料与计数资料的不同是属性的分组有程度的差别，各组按照一定顺序进行排列；与计量资料不同的是，等级资料的每个观察单位没有确切定量。

二、计量资料的常用统计描述指标

（一）算术均数

算术均数简称均数，表示的是一组变量值（观察值）的平均水平或集中趋势。样本的均数（$\overline{X}$）计算公式：

$$\overline{X} = \frac{\sum_{i=1}^{n} X_i}{n} \qquad (2-1)$$

式中，X_i 表示变量值、$\sum$ 表示求和符号，n 表示变量的个数。

（二）标准差

标准差（S）表示的是一组个体变量间的变异（离散）程度的大小。S 越小，表示变量值的变异程度越小，反之亦然，常写作 $\overline{X} \pm S$。标准差计算公式：

$$S = \sqrt{\frac{\sum_{i=1}^{n} X_i^2 - \frac{\left(\sum_{i=1}^{n} X_i\right)^2}{n}}{n-1}} \qquad (2-2)$$

式中，$\sum_{i=1}^{n} X_i^2$ 表示各变量值的平方和，$\left(\sum_{i=1}^{n} X_i\right)^2$ 表示各变量和的平方，n 表示变量的个数。

（三）标准误

标准误（$S_{\overline{X}}$）表示的是样本均数的标准差，用以说明样本均数的分布情况，表示和估量群体之间的差异,即各次重复抽样结果之间的差异。$S_{\bar{X}}$ 越小,表示抽样误差越小,样本均数与总体均数越接近,样本均数的可靠性也越大,反之亦然,常写作 $X \pm S_{\bar{X}}$。标准误计算公式:

$$S_{\bar{X}} = \frac{S}{\sqrt{n}} \tag{2-3}$$

三、计数资料的常用统计描述指标

(一) 率和比

率是一种表示在一定条件下某种现象实际发生例数与可能发生该现象的总数比,用来说明某种现象发生的频率。比是表示事物或现象内部各构成部分的比重。率和比计算公式:

$$率(P) = \frac{某事物或现象发生的实际数}{可能发生该事物或现象的总例数} \times 比例基数 \tag{2-4}$$

$$比(P_i) = \frac{该事物内部某一组成部分的观察单位数(例数)}{某事物内部所有观察单位之和(例数之和)} \times 100\% \tag{2-5}$$

(二) 率和比的标准误

率和比的标准误是抽样造成的误差,表示样本百分率和比与总体百分率和比之间的差异,标准误小,说明抽样误差小,可靠性大,反之亦然。

$$\sigma_P = \sqrt{\frac{P(1-P)}{n}} \tag{2-6}$$

式中,σ_P表示率的标准误;P 表示样本率,当样本可靠且有一定数量的观察单位时可代替总体率;n 表示变量的个数。

四、显著性检验

抽样实验会产生抽样误差,对实验资料进行比较分析时,不能仅凭两个结果(平均数或率)不同就得出结论,而是要进行统计学分析,鉴别出两者差异是抽样误差引起的,还是由特定的实验处理引起的。

1. 显著性检验的含义和原理

显著性检验即用于分析实验处理组与对照组或两种不同处理的效应之间是否有差异,以及这种差异是否显著的方法。

2. 无效假设

显著性检验的基本原理是提出"无效假设"和检验"无效假设"成立的概率水平的选择。所谓"无效假设",就是当比较实验处理组与对照组的结果时,假设两组结果间差异不显著,即实验处理对结果没有影响或无效。经统计学分析后,如发现两组间差异系抽样引起的,则"无效假设"成立,可认为这种差异为不显著(即实验处理无效)。若两组间差异不是由抽样引起的,则“无效假设”不成立,可认为这种差异是显著的(即实验处理有效)。

3.“无效假设”成立的概率水平

检验“无效假设”成立的概率水平一般定为5%(常写为0.05),其含义是将同一实验重复100次,若两者结果间的差异有5次及以上是由抽样误差造成的,则“无效假设”成立,可认为两组间的差异为不显著,常记为$P > 0.05$;若两者结果间的差异有5次以下是由抽样误差造成的,则“无效假设”不成立,可认为两组间的差异为显著,常记为$P \leqslant 0.05$。如果$P \leqslant 0.01$,则认为两组间的差异为非常显著。

(一)计量资料的显著性检验

在完全随机设计中,各样本是相互独立的随机样本,数据均服从正态分布,相互比较的各样本的总体方差相等(即具有方差齐性),两组及以上样本均数差别的显著性检验使用方差分析(参阅生物医学统计教材),若处理因素仅有一个,称为单因素方差分析。

1. 单因素方差分析

设处理因素A有k个不同水平A_1, A_2, …, A_k,实验对象随机分为k组,分别接受不同水平的处理,第i ($i = 1, 2, \cdots, k$)组的样本含量n_i,第i处理组的第j ($j = 1, 2, \cdots, n_i$)个测量值用X_{ij}表示。设检验假设$H_0: \mu_1 = \mu_2 = \cdots = \mu_k$($\mu$为均数),$H_1: \mu_1, \mu_2, \cdots, \mu_k$不全相等。方差分析的目的就是在$H_0: \mu_1 = \mu_2 = \cdots = \mu_k$成立的条件下,通过分析处理组均数$\bar{X}_i$之间的差异大小,推断$k$个总体均数间有无差别,从而说明处理因素的效果是否存在。

单因素方差分析中,实验数据有3个不同的变异。

(1)总变异:全部测量值大小不同,这种变异称为总变异。总变异的大小可以用离均差平方和表示,即各测量值X_{ij}与全部观察值的均数$\bar{X}$差值的平方和,记为$SS_{总}$。总变异$SS_{总}$反映了所有测量值之间总的变异程度,计算公式为

$$SS_{总} = \sum_{i=1}^{k} \sum_{j=1}^{n_i} (X_{ij} - \bar{X})^2 \qquad (2-7)$$

(2)组间变异:各处理组由于接受处理的水平不同,各组的样本均数$\bar{X}_i$($i = 1, 2, \cdots, k$)也大小不同,这种变异称为组间变异。其大小可用各水平组的均数$\bar{X}_i$与全部观察值的均数$\bar{X}$的离均差平方和表示,记为$SS_{组间}$,计算公式为

$$SS_{组间} = \sum_{i=1}^{k} n_i(\bar{X}_i - \bar{X})^2 \qquad (2-8)$$

各水平组的均数$\bar{X}_i$之间相差越大,它们与全部观察值的均数$\bar{X}$的差值越大,$SS_{组间}$就越大;反之$SS_{组间}$越小。$SS_{组间}$反映了处理因素各水平组的均数$\bar{X}_i$间的变异程度。存在组间变异的原因有随机误差和不同处理水平可能对实验结果的影响。

(3)组内变异:在同一处理组中,虽然每个实验对象接受的处理相同,但测量值仍各

不相同,这种变异称为组内变异。组内变异可用组内各测量值 X_{ij} 与其所在组的均数 $\bar{X}_i$ 的差值的平方和表示,记为 $SS_{组内}$,表示随机误差的影响。计算公式为

$$SS_{组内} = \sum_{i=1}^{k}\sum_{j=1}^{n_i}(X_{ij} - \bar{X}_i)^2 \quad (2-9)$$

各离均差平方和的自由度 ν 为

$$\nu_{总} = n - 1,\ \nu_{组间} = k - 1,\ \nu_{组内} = n - k\ (n \text{ 为变量的个数})$$

总离均差平方和分解为组间离均差平方和及组内离均差平方和,有

$$SS_{总} = SS_{组间} + SS_{组内} \quad (2-10)$$

变异程度除与离均差平方和的大小有关外,还与其自由度有关,各部分自由度不等,因此各部分离均差平方和不能直接比较,须将各部分离均差平方和除以相应自由度,其比值称为均方差,简称均方(mean square, MS),组间均方和组内均方的计算公式为

$$MS_{组间} = \frac{SS_{组间}}{\nu_{组间}} \quad (2-11)$$

$$MS_{组内} = \frac{SS_{组内}}{\nu_{组内}} \quad (2-12)$$

如果各组样本的总体均数相等($H_0: \mu_1 = \mu_2 = \cdots = \mu_k$),即各处理组的样本来自相同总体,无处理因素的作用(处理效应),则组间变异同组内变异一样,只反映随机误差作用的大小。组间均方与组内均方的比值称为统计量(F)。

$$F = \frac{MS_{组间}}{MS_{组内}},\ \nu_1 = \nu_{组间},\ \nu_2 = \nu_{组内} \quad (2-13)$$

F 值接近于1,就没有理由拒绝无效假设(H_0),反之,F 值越大,拒绝 H_0 的理由越充分。计算得到的 F 值以及 ν_1、ν_2 的值,查 F 界值表,若 $P < 0.05$,则按0.05水准拒绝 H_0,接受备择假设(H_1):u_i 不完全相等,说明各样本来自不全相同总体,即认为各样本的总体均数不全相等。但注意:根据方差分析的这一结果,不能说明各组总体均数两两间都有差别。如果要分析任两组总体均数是否有差异,应进行两两比较,可采用最小显著差异 t 检验、Dunnett t 检验和 SNK q 检验,具体参见医学统计学。

2. t 检验

单因素方差分析中,当处理因素水平等于2时,组间均数比较采用 t 检验。根据数据类型不同,计算方法有以下几种。

(1) 配对资料(实验前后)的比较:假设配对资料差数的总体平均数为零。t 检验的值(t)计算公式为

$$t = \frac{|\bar{X}|}{S_{\bar{X}}} \quad (2-14)$$

式中，t 表示 t 检验的值。

（2）两组样本均数的比较：计算公式为

$$t = \frac{|\overline{X}_1 - \overline{X}_2|}{S_{\overline{X}_1 - \overline{X}_2}} \tag{2-15}$$

式中，$\overline{X}_1 - \overline{X}_2$ 为两组均数之差；$S_{\overline{X}_1 - \overline{X}_2}$ 为两组合并标准误，计算公式为

$$S_{\overline{X}_1 - \overline{X}_2} = \sqrt{S_C^2\left(\frac{n_1 + n_2}{n_1 n_2}\right)} \tag{2-16}$$

$$S_C^2 = \frac{(n_1 - 1)S_1^2 + (n_2 - 1)S_2^2}{n_1 n_2 - 2} \tag{2-17}$$

式中，S_C^2 表示合并方差，n_1、n_2 表示两个变量值。

1）自由度计算

若两组例数相等，自由度（ν）为

$$\nu = 2n - 2 \tag{2-18}$$

式中，n 表示变量的个数。

若两组例数不相等，自由度（ν）为

$$\nu = (n_1 + n_2 - 2)\left(\frac{1}{2} + \frac{S_1^2 \times S_2^2}{S_1^4 + S_2^4}\right) \tag{2-19}$$

2）概率的确定：$t < t_{0.05}$，$P > 0.05$；$t_{0.01} > t > t_{0.05}$，$0.01 < P < 0.05$；$t > t_{0.01}$，$P < 0.01$。

$t_{0.05}$ 和 $t_{0.01}$ 是对应某一自由度，概率分别为 $P = 0.05$ 和 $P = 0.01$ 时的 t 界值，可从 t 值表上查得。

（二）计数资料的显著性检验

1. χ^2 检验

χ^2 检验又称卡方检验，适用于两组或两组以上的计数资料的显著性检验。χ^2 的计算公式为

$$\chi^2 = \sum \frac{(A_i - T_i)^2}{T_i} \tag{2-20}$$

式中，A_i 表示实测值，T_i 表示理论值。

用四格表计算 χ^2：两组计数资料可用四格表表示。

例如，A、B 两组，A 组阳性和阴性反应例数分别为 a、b，B 组阳性和阴性反应例数分别为 c、d，其四格表如表 2-10 所示。

表 2－10　四格表

组别	阳性例数	阴性例数	合计	阳性百分率(%)
A	$a(T_a)^*$	$b(T_b)$	$a+b$	$a/(a+b)\times100$
B	$c(T_c)$	$d(T_d)$	$c+d$	$c/(c+d)\times100$
合　计	$a+c$	$b+d$	$a+b+c+d$	$(a+c)/(a+b+c+d)\times100$

* 表示括号内的均为理论值。

$$\chi^2 = \frac{(|ad - bc| - N/2)^2 n}{(a + b)(c + d)(a + c)(b + d)} \tag{2-21}$$

式中，$n = a + b + c + d$。

（1）自由度计算

$$\nu = (R - 1)(C - 1) \tag{2-22}$$

式中，R 代表行数，C 代表列数，本例 R 为 2，C 为 2。

（2）理论值计算

$$\begin{aligned} T_a &= (a + c)(a + b)/n, \quad T_b = (b + d)(a + b)/n \\ T_c &= (a + c)(c + d)/n, \quad T_d = (b + d)(c + d)/n \end{aligned} \tag{2-23}$$

（3）概率的确定：$\chi^2 < \chi^2_{0.05}$，$P > 0.05$；$\chi^2_{0.01} > \chi^2 > \chi^2_{0.05}$，$0.01 < P < 0.05$；$\chi^2 > \chi^2_{0.01}$，$P < 0.01$。$\chi^2_{0.05}$ 和 $\chi^2_{0.01}$ 是对应某一自由度，概率分别为 $P = 0.05$ 和 $P = 0.01$ 时的 χ^2 界值，可从 χ^2 界值表上查得。

2. Fisher 确切概率法

在上述计数资料的显著性检验中，四格表资料中出现 $n < 40$，或 $T < 1$ 时，需要改用 Fisher 确切概率法。

在表 2－10 四格表周边合计数（$a + b$，$c + d$，$a + c$，$b + d$）固定不变的条件下，计算表内 4 个实际频数变动时的各种组合概率 P_i；在按检验假设用单侧或双侧的累计概率 P，依据所取的检验水准做出推断。

例：一实验资料，其四格表资料（表 2－11）的 $a = 4$，$b = 18$，$c = 5$，$d = 6$，$n = 33$。

表 2－11　四格表

组别	阳性例数	阴性例数	合计	阳性百分率(%)
A	4	18	22	18.18
B	5	6	11	45.45
合计	9	24	33	27.28

(1) 各组合概率 P_i的计算在四格表周边合计数不变的条件下,表 2-11 内 4 个实际频数 a、b、c、d 变动组合共有"周边合计中最小数+1"个,即 $a+c+1=10$, 见表 2-12。各组的概率 P_i计算公式为

$$P_i = \frac{(a+b)!(c+d)!(a+c)!(b+d)!}{a!b!c!d!n!} \tag{2-24}$$

式中,! 为阶乘符号。

表 2-12 Fisher 确切概率法计算表

i	a	b	c	d	$D_i = ad - bc$	P_i
1	0	22	9	2	-198	0.000 001 43
2	1	21	8	3	-165	0.000 094 12
3	2	20	7	4	-132	0.001 976 56
4	3	19	6	5	-99	0.018 447 85
5*	4	18	5	6	-66	0.087 627 28
6	5	17	4	7	-33	0.225 327 29
7	6	16	3	8	0	0.319 213 66
8	7	15	2	9	33	0.243 210 40
9	8	14	1	10	66	0.091 203 90
10	9	13	0	11	99	0.012 897 52

* 表示现有样本。

(2) 累计概率 P 的计算。

四格表中实际频数的交叉积差 $a^* d^* - b^* c^* = D^*$, 其概率为 P^*,其余的交叉积差记为 D_i,概率记为 P_i,见表 2-12。

双侧检验时,将表 2-12 中满足 $|D_i| \geq |D^*|$ 和 $P_i \leq P^*$ 条件的各种组合下四格表的概率累加,累计概率:

$$P = P_1 + P_2 + P_3 + P_4 + P^* + P_{10} = 0.121 \tag{2-25}$$

(王欢欢,方燕,姜海英)

第六节 数据处理与分析软件

一、常用专业统计软件

实验数据的统计分析是机能学研究中的重要环节,统计软件因科学快捷的特性得到

了广泛应用。而选用一款合适的统计软件可以在保证数据统计科学性的基础上，为研究工作提供极大便利。目前，国际公认优秀的统计软件主要有 SAS、SPSS、Prism、Stata、Excel 等。不同的统计软件侧重点各有不同，下面将对上述几款软件中的两种进行一些简单介绍，供大家选择软件时参考。

（一）SPSS

社会学统计程序包（statistical package for the social science，SPSS）是世界上最早的统计分析软件，由美国斯坦福大学的 3 位研究生于 20 世纪 60 年代末研制。作为仅次于 SAS 的统计软件工具包，SPSS 广泛应用于自然科学、技术科学、社会科学的各个领域，分布于通信、医疗、银行、证券、保险、制造、商业、市场研究、科研教育等多个领域和行业。

SPSS 是世界上最早采用图形菜单驱动界面的统计软件，它最突出的特点就是操作界面非常友好，输出结果美观漂亮。它将几乎所有的功能都以统一、规范的界面展现出来，使用 Windows 的窗口方式展示各种管理和分析数据方法的功能，对话框展示出各种功能选择项。用户只要掌握一定的 Windows 操作技能，粗通统计分析原理，就可以使用该软件为特定的科研工作服务。虽然不如 SAS 的统计功能强大，但 SPSS 的统计包括了描述性统计、均值比较、一般线性模型、相关分析、回归分析、对数线性模型、聚类分析、数据简化、生存分析、时间序列分析、多重响应等几大类，每类中又分多个统计过程，如回归分析中又分线性回归分析、曲线估计、Logistic 回归、Probit 回归、加权估计、两阶段最小二乘法、非线性回归等多个统计过程，而且每个过程中又允许用户选择不同的方法及参数，涵盖了常用的、较为成熟的统计，完全可以满足非统计专业人士的工作需要。

SPSS 全称为“Statistical Product and Service Solutions”，2009 年，IBM 收购 SPSS 公司，2010 年 SPSS 改名为“IBM SPSS Statistics”。随着云计算和大数据技术的发展，IBM SPSS Statistics 开始提供基于云的数据分析服务，使用户能够通过云端平台访问专业的分析工具。

（二）Stata

Stata 是一个用于数据分析、数据管理以及绘制图表的实用统计分析软件，它功能强大且小巧玲珑，由美国计算机资源中心（Computer Resource Center）1985 年研制。

Stata 的统计功能很强，统计分析包括以下几项。

（1）数值变量资料的一般分析：参数估计、t 检验、单因素和多因素的方差分析、协方差分析、交互效应模型、平衡和非平衡设计、嵌套设计、随机效应、多个均数的两两比较、缺项数据的处理、方差齐性检验、正态性检验、变量变换等。

（2）分类资料的一般分析：参数估计、列联表分析（列联系数、确切概率）、流行病学表格分析等。

（3）等级资料的一般分析：秩变换、秩和检验、秩相关等。

（4）相关与回归分析：简单相关、偏相关、典型相关，以及多达数十种的回归分析方法，如多元线性回归、逐步回归、加权回归、稳健回归、二阶段回归、百分位数（中位数）回归、残差分析、强影响点分析、曲线拟合、随机效应的线性回归模型等。

Stata 的作图模块可以满足绝大多数用户的统计作图要求。

二、Excel 统计功能

Excel 是美国微软(Microsoft)公司开发的办公软件 Microsoft Office 的一个组件,可以进行各种数据的处理、统计分析和辅助决策操作,广泛应用于管理、统计财经、金融等众多领域。安装“数据分析”工具后,Excel 可以为用户提供基本的数据统计及作图功能。因为界面友好,操作简便,Excel 受到了用户的欢迎。但因为受限于统计的专业性,一般仅用于初级研究中。

(一) 用 Excel“数据分析”工具进行统计

首次使用 Excel 的“数据分析”工具进行统计时,需要加载数据分析工具库。

Excel 2019 加载方法:打开 Excel,单击左上角的“文件”,单击其下方的“选项”,在弹出的页面中单击“加载项”,选择下部的“Excel 加载项”并单击“转到”。在弹出的选择对话框中勾选“分析工具库”和“分析工具库- VBA”,单击“确定”。完成上述步骤后,单击菜单中“数据”选项,可在快捷键栏右侧见到“数据分析”快捷键,使用时单击该键就可调出“数据分析”工具对话框,如图 2-1 所示。

下面介绍利用 Excel 2019 进行机能学实验中常用的描述统计(均数、标准差)、t 检验、方差分析、回归、相关系数的计算方法。

1. 描述统计(均数、标准差)

(1) 数据输入:将需要统计的数据按列输入 Excel 表格中(图 2-2)。

(2) 选择分析工具:单击 Excel“数据”菜单,单击“数据分析”快捷键,在弹出的数据分析对话框(图 2-1)中选择“描述统计”项,单击确定后弹出“描述统计”对话框,如图 2-3 所示。

(3) 在“描述统计”对话框中,将分组方式设为“逐列”,输出选项设为“输出区域”,确认“汇总统计”处于选项中。

(4) 单击“输入区域”右边箭头按钮后选择需要统计的数据区域,同样方法选择输出区域。

(5) 单击“确定”,描述统计的结果即出现在用户指定的区域中。描述统计共产生 13 个统计量值,它们分别是平均(值)、标准误差、中位数(中值)、众数、标准差、方差、峰度、偏度、区域(全距)、最小值、最大值、求和、观测数,如图 2-4 所示。

2. t 检验

Excel 中提供了 3 种 t 检验方法。

(1) “t 检验:平均值的成对二样本分析”用于比较两组数据的平均值,但数据必须是自然成对出现的,如同一实验的两次数据,且必须有相同的数据点个数,两组数据的方差假设不相等。

(2) “t 检验:双样本等方差假设”用于假设两个样本的方差相等来确定两个样本的平均值是否相等。

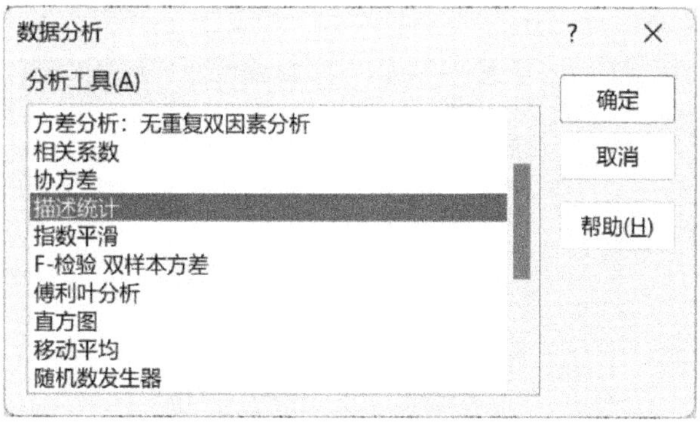

图 2－1　数据分析对话框

样本	NEF1	NEF2	NEF3	NEF4
1	0.232	0.431	0.436	0.485
2	0.116	0.118	0.128	0.517
3	0.008	0.023	0.031	0.245
4	0.105	0.120	0.151	0.286
5	0.208	0.244	0.277	0.321
6	0.016	0.310	0.354	0.387
7	0.011	0.018	0.028	0.331
8	0.048	0.077	0.188	0.504
9	0.057	0.122	0.133	0.340
10	0.003	0.002	0.044	0.467

图 2－2　统计数据输入 **Excel** 表格中

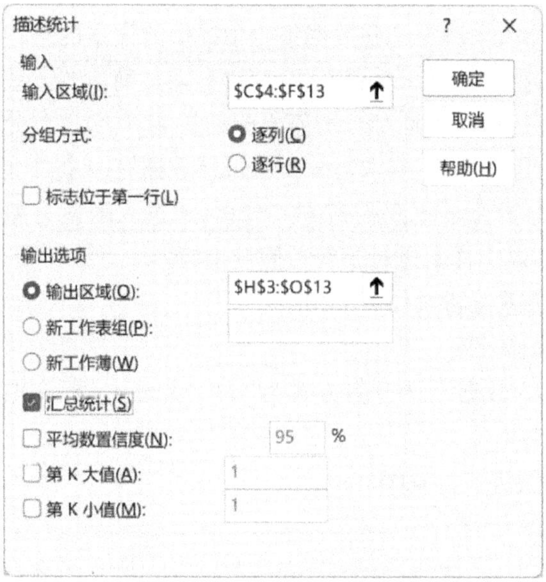

图 2－3　描述统计对话框

列1		列2	
平均	0.0804	平均	0.1465
标准误差	0.026443	标准误差	0.044318
中位数	0.0525	中位数	0.119
众数	#N/A	众数	#N/A
标准差	0.08362	标准差	0.140146
方差	0.006992	方差	0.019641
峰度	-0.31974	峰度	0.369263
偏度	0.981133	偏度	1.055074
区域	0.229	区域	0.429
最小值	0.003	最小值	0.002
最大值	0.232	最大值	0.431
求和	0.804	求和	1.465
观测数	10	观测数	10

图 2－4　描述统计结果(部分)

(3)“*t* 检验：双样本异方差假设”用于假设两个样本的方差不相等来确定两个样本的平均值是否相等。

以上 3 种 *t* 检验的操作方法相同。

t 检验具体操作步骤如下：

1）调用“数据分析”对话框，选择相应的 *t* 检验类型。

2）在弹出的 *t* 检验对话框中(图 2－5)，指定“变量 1 的区域(1)”和“变量 2 的区域(2)”的输入范围(如图 2－2 中的 NEF1 和 NEF2 两列数据)，并选择输出区域。

3）单击“确定”，统计结果见图 2－6。

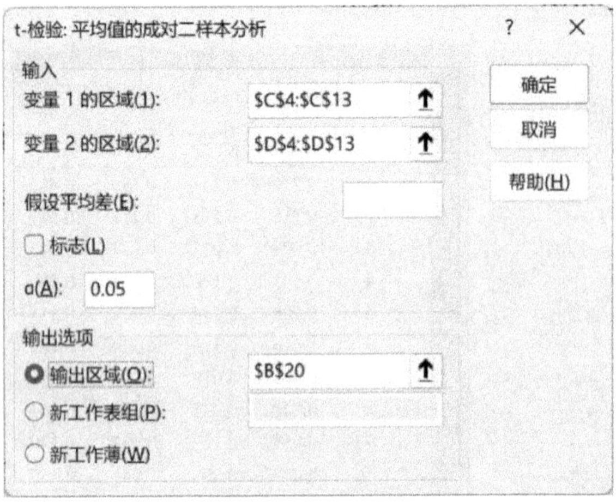

图 2－5　*t* 检验对话框

t-检验：平均值的成对二样本均值分析

	变量 1	变量 2
均值	0.0804	0.1465
方差	0.00699227	0.01964094
观测值	10	10
泊松相关系数	0.71341	
假设平均差	0	
df	9	
t Stat	-2.0994897	
P(T<=t) 单尾	0.03258611	
t 单尾临界	1.83311293	
P(T<=t) 双尾	0.06517223	
t 双尾临界	2.26215716	

图 2－6　*t* 检验统计结果

3. *方差分析*

方差分析一般通过检验多组数据的平均值来确定这些数据集合中提供的样本的平均值是否相等。Excel 有 3 种方差分析工具：① 方差分析单因素方差分析，通过简单的方差分析，对两个以上样本进行相等性假设检验。此方法是对双均值检验的扩充。② 方差分析可重复双因素方差分析，用于对单因素分析的扩展，要求对分析的每组数据有一个以上样本，且数据集合必须大小相同。③ 方差分析无重复双因素方差分析，通过双因素方差分析（但每组数据只包含一个样本），对两个以上样本进行相等性假设检验。

（1）单因素方差分析和无重复双因素方差分析操作方法相同。

1）打开“单因素方差分析”对话框，见图 2－7。

2）定义输入区域（如图 2－2 中 C4～F13 数据），选分组方式为“列”，并选中“标志位于第一行”复选框。

3）定义输出区域和显著水平 α，Excel 默认 α 为 0.05。

4）单击“确定”按钮即得统计结果，见图 2－8。

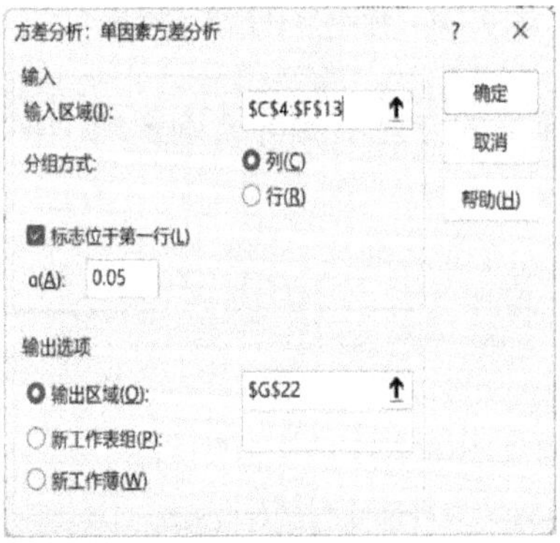

图 2－7　单因素方差分析对话框

方差分析：单因素方差分析

SUMMARY

组	观测数	求和	平均	方差
NEF1	10	0.804	0.0804	0.006992
NEF2	10	1.465	0.1465	0.019641
NEF3	10	1.77	0.177	0.019417
NEF4	10	3.883	0.3883	0.009627

方差分析

差异源	SS	df	MS	F	P-value	F crit
组间	0.531371	3	0.177124	12.72514	8.02E-06	2.866266
组内	0.501091	36	0.013919			
总计	1.032462	39				

图 2－8　单因素方差分析统计结果

（2）可重复双因素方差分析操作方法。

1）打开“可重复双因素方差分析”对话框。

2）定义输入区域（如图2-2中B4~F13数据）。该工具对输入区域内的数据排放格式有两点特殊规定：① 数据组以“列”的方式排放。② 数据域的第一列和第一行必须是因素的标志。

3）定义每一样本的行数、输出区域和显著水平α，Excel默认α为0.05。单击“确定”按钮即得统计结果。

4. 回归

回归是求出锯齿状分布数据的平滑线，一般用图形表示，以直线或平滑线来拟合散布的数据。回归分析使得原始数据的不明显趋势变得清晰可见。求回归的方法如下：

（1）开启“数据分析”对话框，选择“回归”项，单击“确定”，打开“回归”对话框。

（2）指定“X值输入区域”和“Y值输入区域”的输入范围。回归采用一系列$X-Y$值，即根据每个数据点的坐标来计算结果，因此上述两个框都必须填入数值。

（3）在回归对话框中将“线性拟合图”前方的复选框勾上即可生成线性拟合图。

（4）选择输出区域。单击“确定”取得统计结果。

（5）回归公式$Y=a+bX$中的a等于“intercept”的“Coefficients”值，b等于“X Variable 1”的“Coefficients”值。

（6）统计结果的回归统计项中的“Multiple R”值即为两组数据的相关系数。

5. 相关系数

相关系数表明某个数据集合是否与另一个数据集合有因果关系。相关系数工具检查每个数据点与另一个数据集合对应数据点的关系。如果两个数据集合变化方向相同（同时为正或同时为负），就返回一个正数，否则返回一个负数。两个数据集合变化越接近，它们的相关性就越高。相关值为“1”表明两组数据的变化情况一模一样，为“-1”表明两组数据的变化情况刚好相反。相关系数的操作步骤：开启“数据分析”对话框，选择其中“相关系数”项，单击“确定”，打开“相关系数”对话框，定义输入区域，选择输出区域，单击“确定”取得结果。在上述的“回归”分析也可求得相关系数。

（二）用Excel的统计函数进行统计

用统计函数进行统计的优点是可以通过复制、粘贴命令对几十乃至数百组数据进行统计比较，观察它们的变化趋势及差异等。

1. 平均数计算

（1）数据输入和选择函数：将“data1”“data2”两组数据按列输入，选B16空白单元格作为平均数计算结果的输出单元。单击“fx”，打开“插入函数”对话框，“或选择类别”中选中“统计”，“选择函数”栏内出现统计函数，在“选择函数”栏内选中“AVERAGE”函数，单击“确定”按钮，见图2-9。

（2）输入参数：单击“函数参数”对话框的“Number1”右侧的箭头，选择B3~B13区域，单击“确定”按钮（图2-10），计算结果即出现在B16处。

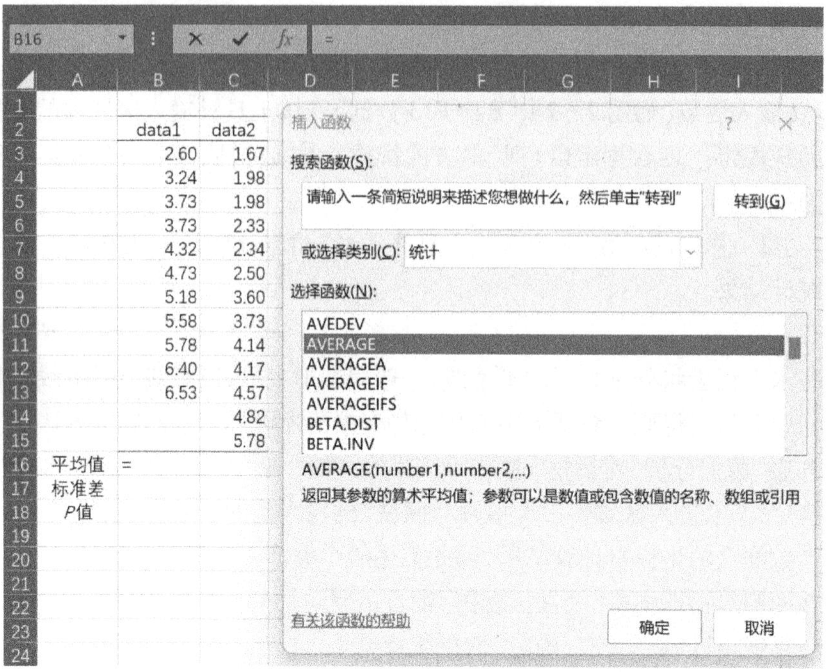

图 2-9　插入函数对话框

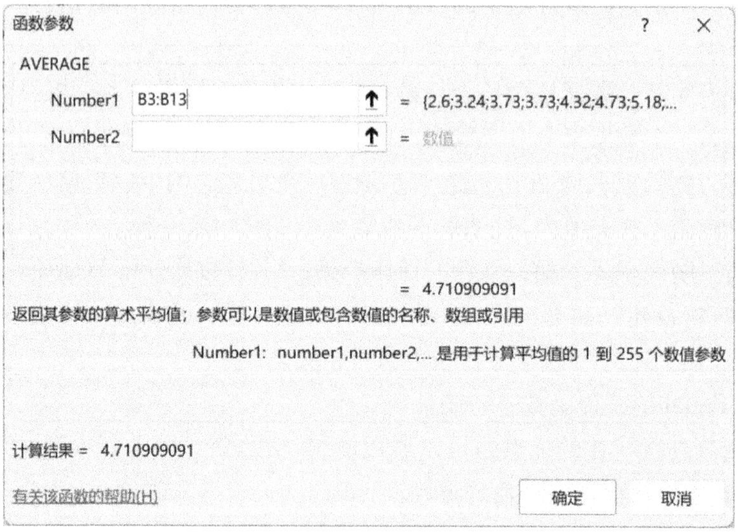
函数参数
AVERAGE
Number1 B3:B13 = {2.6;3.24;3.73;3.73;4.32;4.73;5.18;...
Number2 = 数值
= 4.710909091
返回其参数的算术平均值；参数可以是数值或包含数值的名称、数组或引用
Number1: number1,number2,... 是用于计算平均值的 1 到 255 个数值参数
计算结果 = 4.710909091
有关该函数的帮助(H)
确定
取消

图 2-10　AVERAGE 函数参数对话框

（3）复制函数：完成图 2-9 的“data1”的“AVERAGE”计算后，“data2”的“AVERAGE”计算可以通过复制粘贴完成，选中 B16 复制，选择 C16 执行粘贴操作，更改“*fx*”右侧数据结束行号 C13 为 C15，C3～C15 区域数据的平均值即显示在 C16 单元格中。

2. 标准差计算

选择 B17 作为标准差计算结果输出单元格，单击“*fx*”，在“选择函数”栏内选择

“STDEV”函数，标准差计算操作方法的后续步骤与平均值计算的操作方法相同。

3. t 检验

（1）输入数据和选择函数：将需要进行比较的两组数据按“data1”和“data2”列（或行）输入表格，如图 2－9 所示。选择 B18 作为概率 P 值计算结果的输出单元格，单击“fx”，在“选择函数”栏内选中“T.TEST”函数，单击“确定”按钮，打开“函数参数”对话框，见图 2－11。

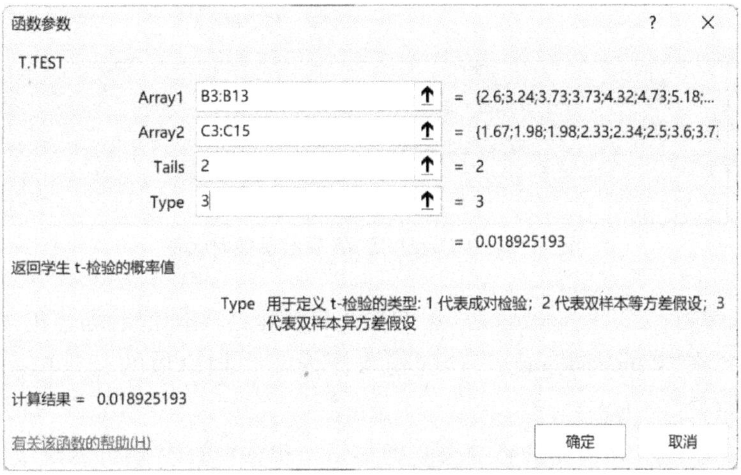

图 2－11　T.TEST 函数参数对话框

（2）输入参数：在图 2－11 的“Array1”项的输入框内输入第一组数据（如 data1）的始、终单元格号，在“Array2”项的输入框内输入第二组数据（如 data2）的起止单元格号。

（3）确定检验类型：根据检验的要求在“Tails”项的输入框内输入“1”（用于单侧检验，也称单尾）或“2”（用于双侧检验，也称双尾）。根据数据的性质在“Type”项的输入框内输入“1”、“2”或“3”，1 代表成对检验，2 代表双样本等方差假设，3 代表双样本异方差假设。在各项数据输入完毕后，P 值的计算结果立即显示。单击“确定”按钮，计算结果即出现在 B18 处。

4. χ^2 检验

χ^2 检验常用以检验两个或两个以上样本率或构成比之间差别的显著性分析，用以说明两类属性现象之间是否存在一定的关系。

（1）数据输入：χ^2 检验常采用四格表，比较的 A、B 两组数据分别用 a、b、c、d 表示。例如，例 1：$a=52$，为 A 组的阳性例数；$b=19$，为 A 组的阴性例数；$c=39$，为 B 组的阳性例数；$d=3$，为 B 组的阴性例数，见图 2－12。进行比较时，数据按实际值和理论值分别输入 4 个单元格，如图 2－12 所示，理论值 T_a、T_b、T_c、T_d 分别输入 B15、C15、B16、C16。T_a、T_b、T_c、T_d 计算方法参见本章第五节 χ^2 检验。

（2）选择函数：选择空白单元格 B18 输出概率 P 值的计算结果。鼠标单击“fx”，打开“插入函数”对话框，在“选择函数”栏内选中“CHISQ.TEST”函数，单击“确定”按钮，打开“函数参数”对话框。

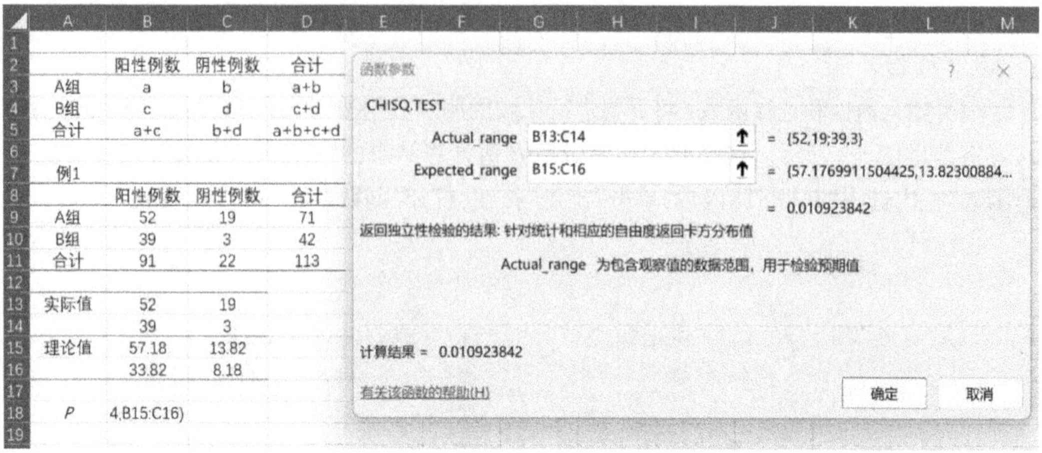

图 2-12 CHISQ.TEST 函数参数对话框

（3）输入参数：在“Actual_range”项的输入框内输入实际值的起止单元格的行列号（“B13: C14”），在“Expected_range”项的输入框内输入理论值的起止单元格的行列号（“B15: C16”）（图 2-12）。

数据输入完毕后，*P* 值的计算结果立即显示。单击“确定”后计算结果显示于 B18。

5. 直线回归参数计算

（1）截距计算：将计算截距（*a*）的数据按 X 列和 Y 列输入，选 B14 空白单元格输出 *a* 计算结果，单击“*fx*”处，打开“插入函数”对话框，选择“INTERCEPT”函数，单击“确定”按钮，打开“函数参数”对话框，在“Known_y's”项的输入框内输入 Y 列数据的起止单元格的行列号（“B3: B12”），在“Known_x's”项的输入框内输入 X 列数据的起止单元格的行列号（“A3: A12”），如图 2-13 所示。单击“确定”按钮，计算结果显示于 B14 单元格中。

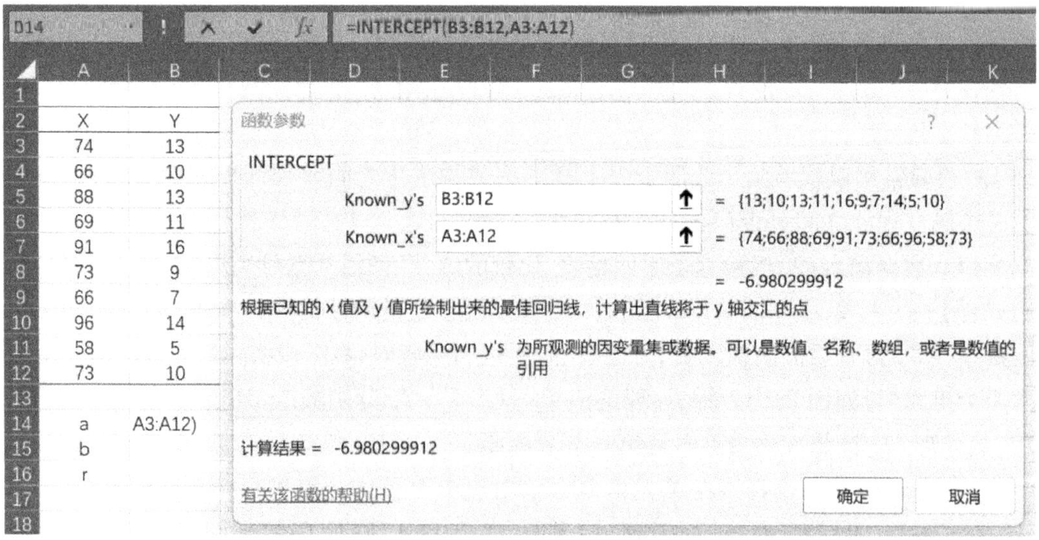

图 2-13 INTERCEPT 函数参数对话框

(2) 斜率和相关系数计算：计算斜率(b)时选择函数"SLOPE"，计算相关系数(r)选择函数"PEARSON"，其他操作与上述截距计算相同。

（方燕，姜海英，王欢欢）

三、机能学专用数据计算分析

机能学实验的一些数据计算分析，如药动学参数、半数有效量(median effective dose, ED_{50})、半数致死量(median lethal dose, LD_{50})等数据计算分析，尚无专用软件。如果使用以上介绍的通用性数据统计软件，整个计算过程非常烦琐，费时费力。浙江大学陆源老师针对机能学实验的药动力学参数、ED_{50}、LD_{50}等数据计算分析特点和需求，研发了一套机能学专用数据分析软件，目前有单机版、网络版和手机版。软件在输入或导入实验原始数据情况下，"一键"完成数据计算和分析，给出全部计算结果、回归方程、相关系数、实验数据曲线、回归曲线等。专用软件的实验数据回归分析软件，能对实验数据进行回归分析，给出实验数据曲线、回归曲线、回归方程、相关系数或决定系数，使图表表达的实验结果实现数学表达，进而获得观察域连续数据结果、对观察域外进行预测。

(一) 药动学参数计算

在软件界面数据输入区按各数据项名称输入相应的实验原始数据或导入实验数据，单击"计算"按钮，即刻计算出血药浓度、血药对数浓度、消除速率常数(K_e)、消除半衰期($t_{1/2}$)等参数，绘制出时量曲线、对数坐标时量曲线，同时给出回归方程和相关系数(图2－14)。

1. 数据输入

(1) 手工输入数据：单击"清空数据"键，数据输入区的数据即被清空，单击数据输入单元格，即可输入数据，用"Tab"键切换数据输入单元，输入数据：给药剂量，标准曲线的 a 和 b，测试样品的稀释倍数，采血时间点及对应的吸光度(光密度)。

(2) 导入数据：按图2－15的样例表(文件名：PKPdata.csv)输入数据并保存(提示：如图2－15中的H5～K6无相应的实验数据，应空格，不能输入0等任何字符)。单击软件界面的"导入数据"键，数据即输入完毕。

2. 计算

数据输入后，核对无误，单击"计算"键，即刻完成计算和曲线绘制(图2－14)。

3. 图题和时间坐标名称

可以根据实验使用的药物、采血时间修改时间坐标的名称、单位和图题，单击时间坐标名称或图题文字，删除原有信息，输入新时间坐标名称、单位和图题。

4. 提示

药动学参数计算需要进行对数运算，因此，给药剂量不能小于等于零。

(二) 药物 ED_{50} 计算(Bliss 法)

1. 数据输入

(1) 手动输入数据：单击"清空数据"键，数据输入区的数据被清空，单击数据输入单

药动学参数计算

导入数据　清空数据　输入给药剂量、标准曲线、稀释倍数、采血时间点及对应的吸光度数据　计算

给药剂量（mg/kg）	400	标准曲线A=bC+a	a= 0.00214	b= 0.000721	稀释倍数	1

采血时间（min）	10	15	30	40	50	60				
吸光度（光密度）	0.510	0.461	0.340	0.275	0.224	0.180				

药动学参数计算结果

采血时间（min）	10	15	30	40	50	60				
血药浓度（mg/L）	704.38	636.42	468.60	378.45	307.71	246.69				
lnC_t	6.56	6.46	6.15	5.94	5.73	5.51				

消除速率常数K_e	0.02093	(min^{-1})	表观分布容积V_d	0.45859	(L/kg)
消除半衰期$t_{1/2}$	33.11	(min)	血浆清除率CL	9.59712	(mL/min)
初始血药浓度C_0	872.24	(mg/L)	药时曲线下面积AUC	29806.4	(mg·min/L)

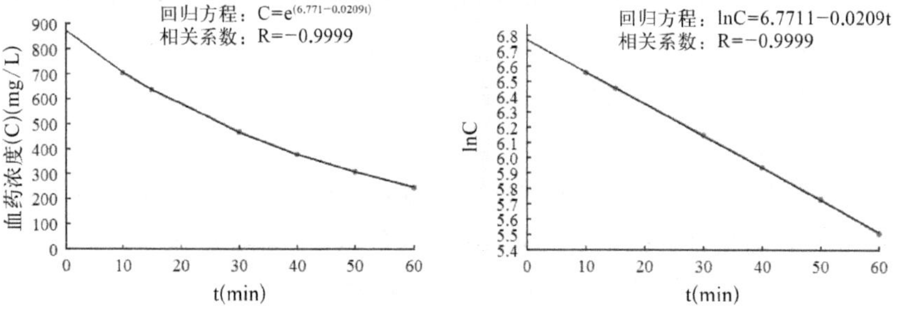

磺胺嘧啶钠的血药浓度(C)-时间(t)曲线　　磺胺嘧啶钠的对数血药浓度(lnC)-时间(t)曲线

图 2-14　药动学参数计算界面

A	B	C	D	E	F	G	H	I	J	K
给药剂量（mg/kg）	3									
标准曲线A=bC+a，a=	-0.0007									
标准曲线A=bC+a，b=	0.047619									
稀释倍数	16									
采血时间（min）	2	5	10	15	20	25				
吸光度（光密度）	0.24	0.21	0.168	0.138	0.112	0.089				

图 2-15　给药剂量、标准曲线、稀释倍数等数据输入表样例(界面显示)

元格,即可输入数据,用“Tab”键切换数据输入单元,输入数据：给药剂量、每组动物数和阳性动物数。

(2) 导入数据：按图 2-16 样例数据表(文件名：BED50data.scv)输入数据并保存(提示：图 2-16 中的 G1~K3 无相应的实验数据,应是空格,不能输入 0 等任何字符)。单击软件界面的“导入数据”键,选择文件,数据即输入完毕。

2. 计算

输入数据后,核对无误,单击“计算”键,即刻呈现：有效率、有效量(effective dose,

	A	B	C	D	E	F	G	H	I	J	K
1	给药剂量(mg/kg)	20	26.3	34.3	45.6	60					
2	每组动物数	10	10	10	10	10					
3	阳性动物数	0	1	4	7	10					

图 2-16 给药剂量、每组动物数和阳性动物数数据输入表样例(界面显示)

ED)(如 ED_{50}、ED_{95}、ED_{99})和 ED_{50}的 95%可信限,绘制出量-效曲线、对数剂量-概率单位曲线,并列出回归方程和相关系数(图 2-17)。

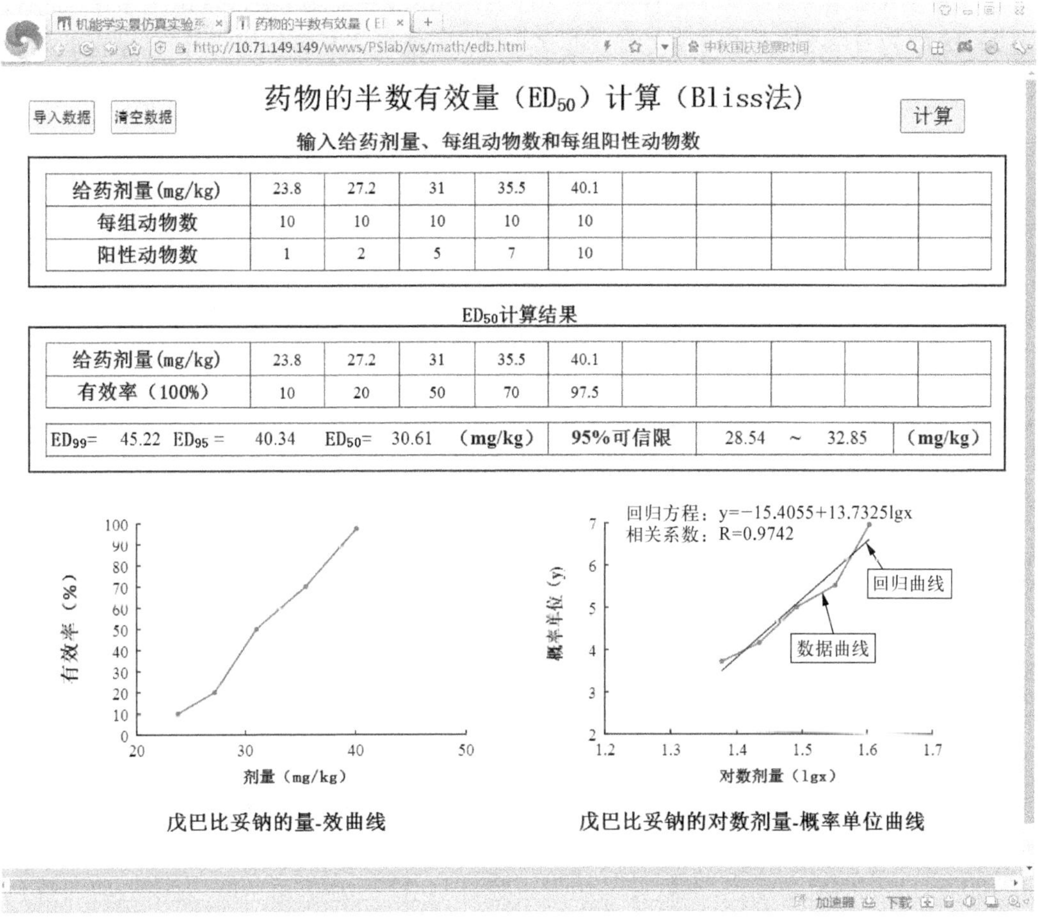

图 2-17 药物 ED_{50}计算(Bliss 法)界面

3. 图题和坐标名称

可根据实验使用的药物、给药剂量修改坐标的名称、单位和图题,单击坐标名称或图题文字,删除原有信息,输入新的坐标名称、单位和图题。

4. 提示

Bliss 法计算 ED_{50}的依据是有效百分率对应的概率单位与给药剂量的对数呈线性关系,

通过回归法计算获得 ED_{50}。因此，给药剂量不能小于等于零。0 和 100%无对应的概率单位，软件采用校正数，即 0 校正为 0.25/*n*(*n* 为该组动物数)，100%校正为(*n*−0.25)/*n*。本软件可适用有效率 0 和 100%的情况。软件采用 0.1%~99.9%的百分率与概率单位换算表。

(三) 药物 LD_{50} 的计算(Bliss 法)

1. 数据输入

(1) 手工输入数据：单击“清空数据”键，数据输入区的数据被清空，用鼠标单击数据输入单元格，即可输入数据，用“Tab”键切换数据输入单元，输入数据：给药剂量、每组动物数和死亡动物数。

(2) 导入数据：按图 2−18 样例表(文件名：BLD50data.csv)输入数据并保存(提示：图 2−18 中的 H1~K3 无相应的实验数据，应空格，不能输入 0 等任何字符)。单击软件界面的“导入数据”键，数据即输入完毕。

	A	B	C	D	E	F	G	H	I	J	K	L
1	给药剂量(mg/kg)	2070	2690	3500	4550	5920	7690					
2	每组动物数	10	10	10	10	10	10					
3	死亡动物数	0	2	3	5	8	10					

图 2−18 给药剂量、每组动物数和死亡动物数数据输入表样例(界面显示)

2. 计算

输入数据后，核对无误，单击“计算”键，即刻呈现：死亡率、致死量(LD_1、LD_5、LD_{50})和 LD_{50} 的 95%可信限，绘制出剂量−死亡率曲线、对数剂量−概率单位曲线，并列出回归方程和相关系数(图 2−19)。

3. 图题和坐标名称

可以根据实验使用的药物、给约剂量修改坐标的名称、单位和图题，单击坐标名称或图题文字，删除原有信息，输入新的坐标名称、单位和图题。

4. 提示

Bliss 法计算 LD_{50} 的依据是死亡百分率对应的概率单位与给药剂量的对数呈线性关系，通过回归法计算获得致死量(LD_1、LD_5、LD_{50})。因此，给药剂量不能小于等于零。0 和 100%无对应的概率单位，本软件采用校正数，即 0 校正为 0.25/*n*(*n* 为该组动物数)，100%校正为(*n*−0.25)/*n*。本软件适用于死亡率 0 和 100%的情况。本软件采用 0.1%~99.9%的百分率与概率单位换算表。

(四) 药物的治疗指数、安全系数和可靠安全系数计算(Bliss 法)

1. 数据输入

(1) 手工输入数据：单击“清空数据”键，数据输入区的数据被清空，用鼠标单击数据输入单元格，即可输入数据，用“Tab”键切换数据输入单元。数据输入区分上下两栏，上栏输入有效率实验数据：给药剂量、每组动物数和阳性动物数；下栏输入致死率实验数

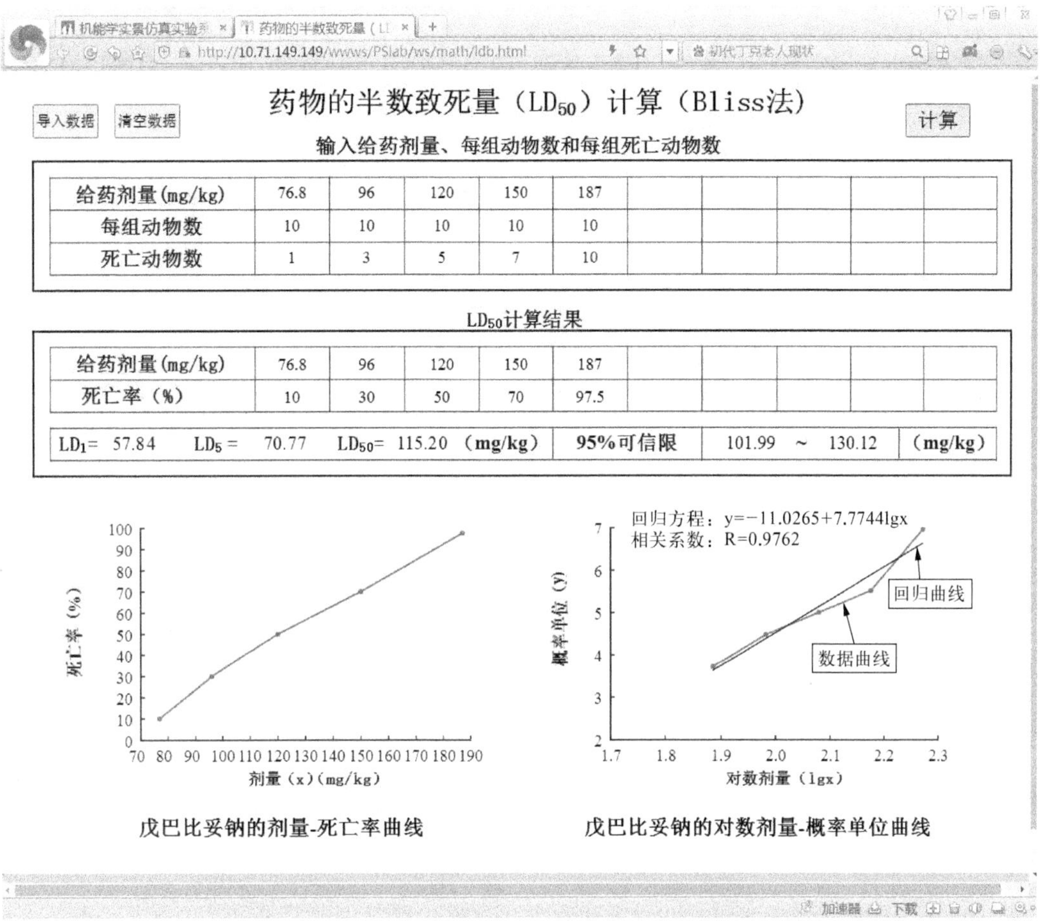

图 2－19　药物 LD_{50} 计算(Bliss 法)界面

据：给药剂量、每组动物数和死亡动物数。

（2）导入数据：按图 2－20 样例表(文件名：TISFdata.csv)输入数据并保存(提示：如图 2－20 中的 G1～K6 无相应的实验数据，应空格，不能输入 0 等任何字符)。单击软件界面的“导入数据”键，数据即输入完毕。

	A	B	C	D	E	F	G	H	I	J	K
1	给药剂量(mg/kg)	23.8	27.2	31	35.5	40.1					
2	每组动物数	10	10	10	10	10					
3	阳性动物数	1	2	5	7	10					
4	给药剂量(mg/kg)	76.8	96	120	150	187					
5	每组动物数	10	10	10	10	10					
6	死亡动物数	1	3	5	7	10					

图 2－20　给药剂量、每组动物数、阳性动物数和死亡动物数数据输入表样例(界面显示)

2. 计算数据

输入数据后，核对无误，单击“计算”按钮，即刻呈现药物有效率、死亡率、有效量(ED_{99}、ED_{95}、ED_{50})、致死量(LD_1、LD_5、LD_{50})、ED_{50}和LD_{50}的95%可信限、药物的治疗指数(TI)、安全系数(SF)和可靠安全系数(CSF)，绘制出量-效曲线及其相对应的对数剂量-概率单位曲线、剂量-死亡率曲线、对数剂量-概率单位曲线，并列出回归方程和相关系数(图2-21)。

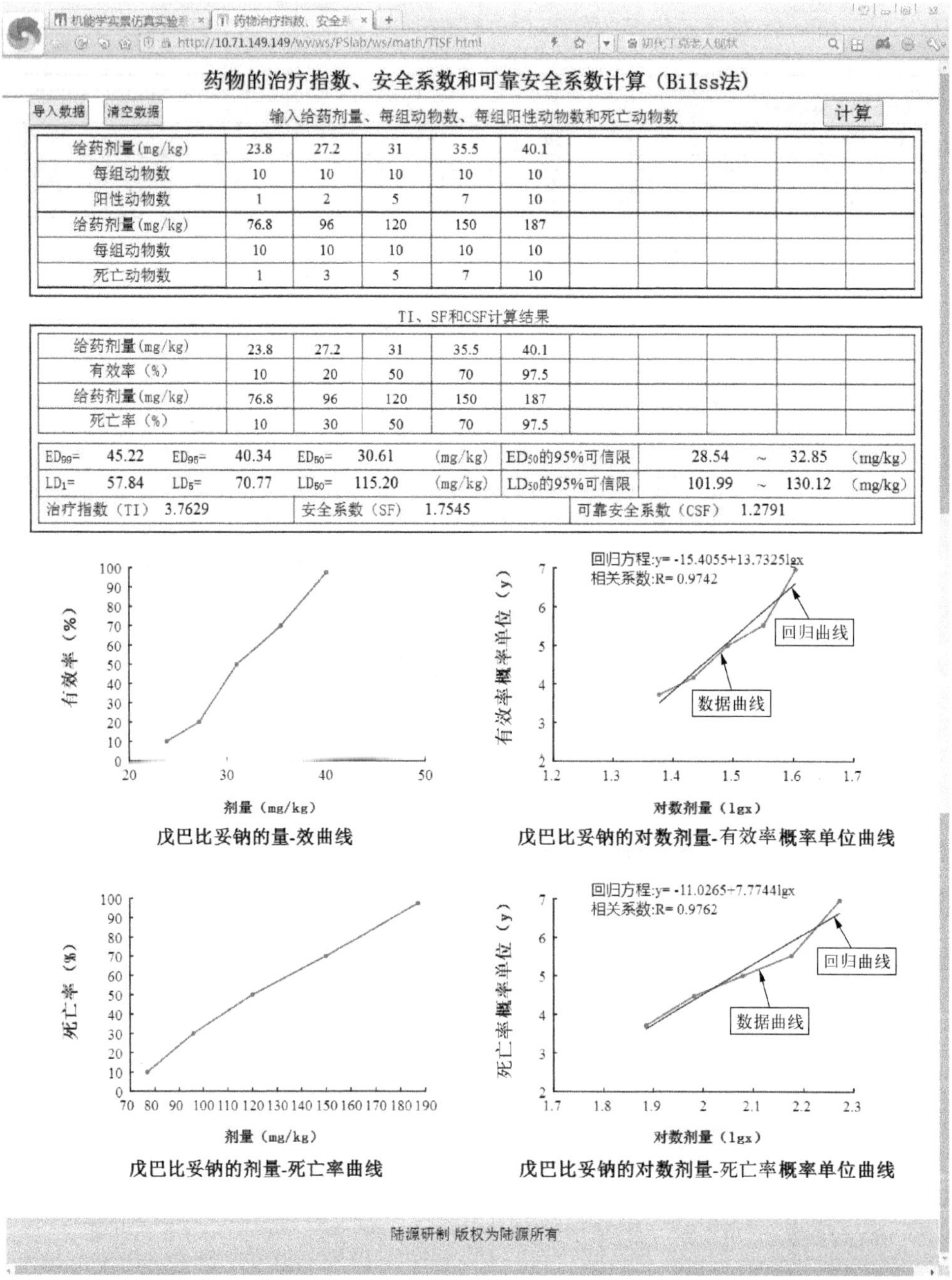

药物的治疗指数、安全系数和可靠安全系数计算 (Bilss法)

导入数据　清空数据　输入给药剂量、每组动物数、每组阳性动物数和死亡动物数　计算

给药剂量(mg/kg)	23.8	27.2	31	35.5	40.1					
每组动物数	10	10	10	10	10					
阳性动物数	1	2	5	7	10					
给药剂量(mg/kg)	76.8	96	120	150	187					
每组动物数	10	10	10	10	10					
死亡动物数	1	3	5	7	10					

TI、SF和CSF计算结果

给药剂量(mg/kg)	23.8	27.2	31	35.5	40.1					
有效率 (%)	10	20	50	70	97.5					
给药剂量(mg/kg)	76.8	96	120	150	187					
死亡率 (%)	10	30	50	70	97.5					

ED_{99}=	45.22	ED_{95}=	40.34	ED_{50}=	30.61	(mg/kg)	ED_{50}的95%可信限	28.54	~	32.85	(mg/kg)
LD_1=	57.84	LD_5=	70.77	LD_{50}=	115.20	(mg/kg)	LD_{50}的95%可信限	101.99	~	130.12	(mg/kg)
治疗指数 (TI) 3.7629				安全系数 (SF) 1.7545			可靠安全系数 (CSF) 1.2791				

图2-21　药物的治疗指数、安全系数和可靠安全系数计算(Bliss法)界面

3. 图题和坐标名称

可以根据实验使用的药物、给药剂量修改坐标的名称、单位和图题，单击坐标名称或图题文字，删除原有信息，输入新的坐标名称、单位和图题。

4. 提示

Bliss 法计算有效量和致死量的依据是有效或死亡百分率对应的概率单位与给药剂量的对数呈线性关系，通过回归法计算获得有效量（ED_{99}、ED_{95}、ED_{50}）、致死量（LD_1、LD_5、LD_{50}）。因此，给药剂量不能小于等于零。0 和 100%无对应的概率单位，本软件采用校正数，即 0 校正为 $0.25/n$（n 为该组动物数），100%校正为$(n-0.25)/n$。本软件可适用于有效率、死亡率 0 和 100%的情况。本软件采用 0.1%～99.9%的百分率与概率单位换算表。

（五）激动剂的 pD_2 和拮抗剂的 pA_2 计算（直线回归法）

激动剂的亲和力指数（pD_2）和拮抗剂的拮抗参数（pA_2）计算软件界面如图 2－22 所示。在软件界面数据输入区按各数据项名称输入相应的实验原始数据或导入实验数据，即刻计算呈现激动剂浓度的负对数、拮抗剂浓度的负对数及与激动剂、拮抗剂对应的效应百分率（$E\%$）、各组激动剂的 pD_2 和拮抗剂的 pA_2，绘制出不同拮抗剂浓度下的激动剂量-效曲线和拮抗剂与 $\lg(x-1)$ 关系曲线（$x = A_i/A_0$，A_i 为有拮抗剂时的激动剂浓度，A_0 为无拮抗剂时的激动剂浓度）、回归方程和相关系数（图 2－22）。

1. 数据输入

（1）手工输入数据：单击“清空数据”键，数据输入区的数据被清空，单击数据输入单元格，即可输入数据，用“Tab”键切换数据输入单元，输入数据：拮抗剂、激动剂（科学记数法）、对应拮抗剂浓度和激动剂浓度作用下的实验对象效应（张力，单位为 g）。实验效应百分率以效应（张力）数据最大值为分母计算。例如，有拮抗剂存在的情况下，激动剂作用的效应（张力）大于无拮抗剂的张力，需要输入校正最大收缩张力，校正张力略大于最大张力。

（2）导入数据：按图 2－23 样例表（文件名：pA2data.csv）输入数据并保存（提示：图 2－23 中部分区域无实验数据，应空格，不能输入 0 等任何字符）。单击软件界面的“导入数据”键，数据即输入完毕。

2. 计算

输入数据后，核对无误，单击“计算”键，即刻呈现：激动剂和拮抗剂浓度的负对数及与激动剂、拮抗剂对应的 $E\%$、各组激动剂的 pD_2 和拮抗剂的 pA_2，绘制出不同拮抗剂浓度下的激动剂量-效曲线和拮抗剂与激动剂浓度增量比的关系曲线，并列出回归方程和相关系数（图 2－22）。

3. 图题和坐标名称

可以根据实验使用的药物修改坐标的名称、单位和图题，单击坐标名称或图题文字，删除原有信息，输入新坐标名称、单位和图题。

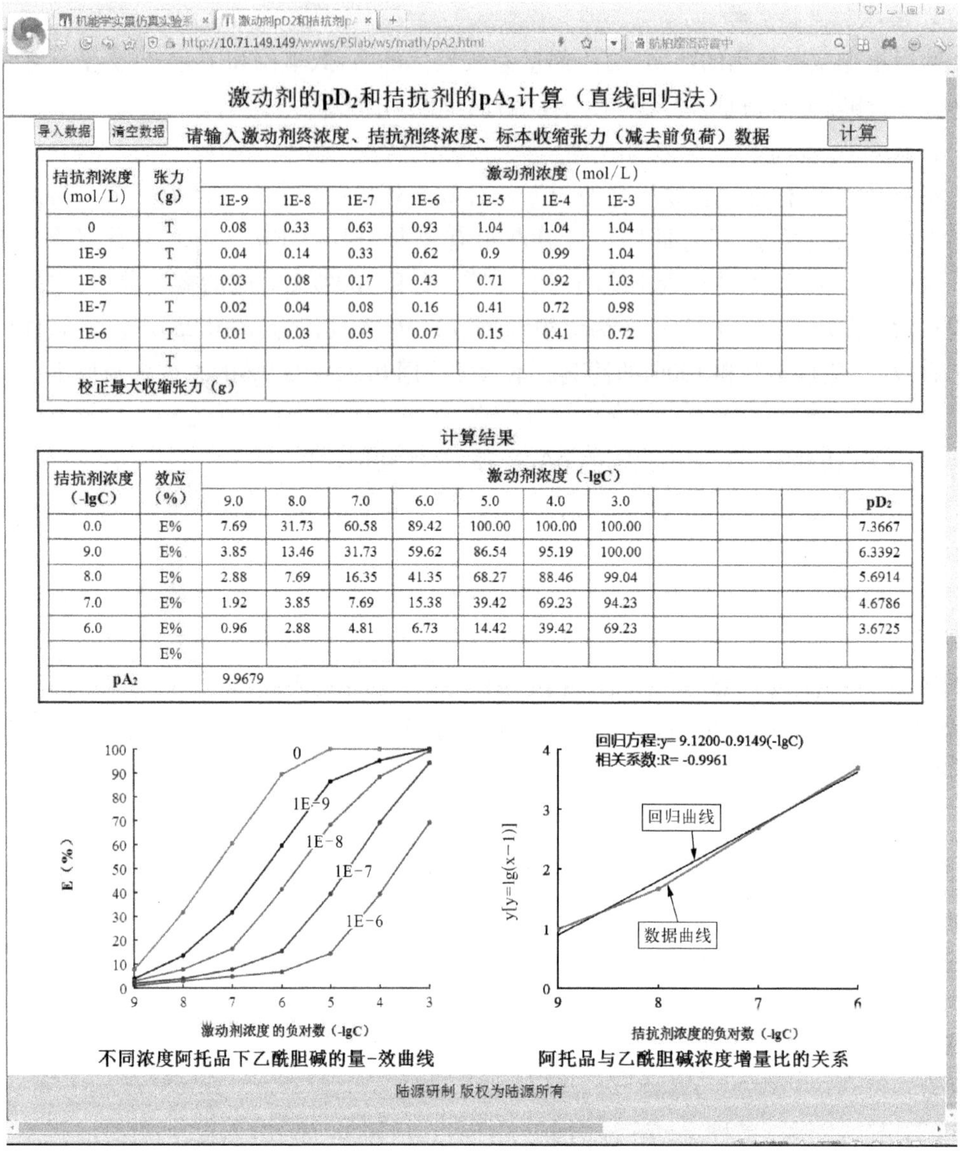

激动剂的pD_2和拮抗剂的pA_2计算（直线回归法）

导入数据　清空数据　请输入激动剂终浓度、拮抗剂终浓度、标本收缩张力（减去前负荷）数据　计算

拮抗剂浓度 (mol/L)	张力 (g)	激动剂浓度 (mol/L)										
		1E-9	1E-8	1E-7	1E-6	1E-5	1E-4	1E-3				
0	T	0.08	0.33	0.63	0.93	1.04	1.04	1.04				
1E-9	T	0.04	0.14	0.33	0.62	0.9	0.99	1.04				
1E-8	T	0.03	0.08	0.17	0.43	0.71	0.92	1.03				
1E-7	T	0.02	0.04	0.08	0.16	0.41	0.72	0.98				
1E-6	T	0.01	0.03	0.05	0.07	0.15	0.41	0.72				
	T											
校正最大收缩张力（g）												

计算结果

拮抗剂浓度 (-lgC)	效应 (%)	激动剂浓度 (-lgC)										pD_2
		9.0	8.0	7.0	6.0	5.0	4.0	3.0				
0.0	E%	7.69	31.73	60.58	89.42	100.00	100.00	100.00				7.3667
9.0	E%	3.85	13.46	31.73	59.62	86.54	95.19	100.00				6.3392
8.0	E%	2.88	7.69	16.35	41.35	68.27	88.46	99.04				5.6914
7.0	E%	1.92	3.85	7.69	15.38	39.42	69.23	94.23				4.6786
6.0	E%	0.96	2.88	4.81	6.73	14.42	39.42	69.23				3.6725
	E%											
pA_2		9.9679										

图 2-22　激动剂的 pD_2 和拮抗剂的 pA_2 计算软件界面

	A	B	C	D	E	F	G	H	I	J	K	L
1		C1~L1为激动剂浓度，从低到高	1.0E-08	1.0E-07	2.5E-07	5.0E-07	1.0E-06	2.5E-06	5.0E-06	1.0E-05	5.0E-05	
2	B2~B7为拮抗剂浓度，从低到高，无阻断剂，为0。	0	0.106	0.178	0.66	1.325	1.987	2.4	2.49			
3		1E-09				0.35		1.759	2.36	2.88	2.85	
4		1E-07				0.055		0.086	0.663	1.301	2.950	
5		1E-05				0.018		0.045	0.096	0.263	1.406	
6												
7												

图 2-23　拮抗剂、激动剂浓度和实验对象效应数据输入表样例(界面显示)

4. 提示

激动剂、拮抗剂需要进行负对数运算,激动剂、拮抗剂浓度不能小于等于零。pA_2计算须进行两次对数运算和两次直线回归,过程比较复杂,数据错误会给出错误结果。例如,在某一浓度拮抗剂存在情况下,各激动剂浓度的效应大部分数据大于无拮抗效应的情况,此时应先删除这组不合理的数据再输入数据进行计算。

(六) K_D和 pD_2的计算(直线回归法)

1. 数据输入

(1) 手工输入数据: 单击"清空数据"键,数据输入区的数据被清空,用鼠标单击数据输入单元格,即可输入数据,用"Tab"键切换数据输入单元,输入数据: 激动剂终浓度(科学记数法)、激动剂浓度作用下的实验对象效应(一般为张力,单位为 g)、加药前的张力。

(2) 导入数据: 按图 2-24 样例数据表(文件名: pD2data.csv)输入数据并保存(提示: 图 2-24 中的 I1~K3 无实验数据,应空格,不能输入 0 等任何字符)。单击软件界面的"导入数据"键,数据即输入完毕。

	A	B	C	D	E	F	G	H	I	J	K
1	药物终浓度	1.0E-08	1.0E-07	2.5E-07	5.0E-07	1.0E-06	2.5E-06	5.0E-06			
2	最大收缩张力(g)	1.106	1.178	1.66	2.325	2.987	3.4	3.49			
3	加药前张力(g)	1	1	1	1	1	1	1			

图 2-24 药物终浓度和实验对象效应数据输入表样例(界面显示)

2. 计算数据

输入数据后,核对无误,单击"计算"键,即刻呈现: 药物终浓度的负对数($-\lg C$)、$E\%$、pD_2、药物-受体复合物的解离常数(K_D),绘制出药物的量-效曲线、药物浓度负对数量-效曲线、$E20\%$~$E80\%$的回归直线,并列出回归方程(图 2-25)。

3. 图题和坐标名称

可以根据实验使用的药物、药物浓度修改坐标的名称、单位和图题,单击坐标名称或图题文字,删除原有信息,输入新坐标名称、单位和图题。

4. 提示

该项计算需要进行负对数运算,激动剂浓度不能小于等于零。

(七) 实验数据回归分析

1. 软件界面

(1) 工具栏: 软件界面顶部是工具栏,用于数据导入,图幅、坐标调整,连线图、点线图设置,X 轴、Y 轴数据变换和数据回归分析(图 2-26)。

(2) 数据区: 软件界面上部为数据区,共 7 行 16 列。第 1 列为因变量(实验效应)名称,其余列为数据区。第 1 行为自变量(处理因素,X 轴)数据区,共 15 列,最多 15 个自变量(处理水平);第 2 行至第 7 行为因变量(实验效应)数据区,每行 15 列,最多可有 6 组、

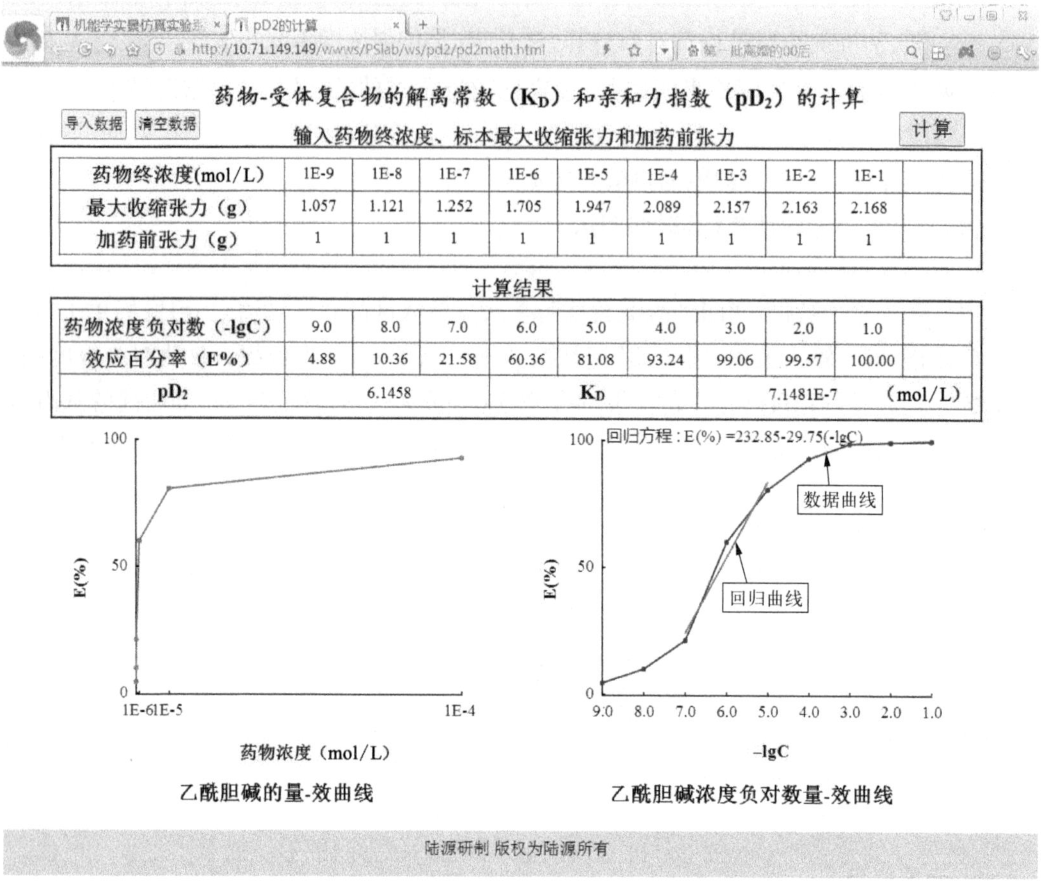

图 2-25　激动剂的 K_D 和 pD_2 计算软件界面

每组 15 个因变量数据(图 2-26)。

(3) 制图区：软件界面中下部为制图区(图 2-26)。默认图幅 800×400 像素，图宽和图高可按需调节。图由 8 个元素构成：图题、X 轴名称和单位、Y 轴名称和单位(均可按需修改，Y 坐标名称可移动)，X 轴刻度、Y 轴刻度(均可按需调整)，线图或散点图(可选)，图例和回归方程、回归方程的方差检验结果和决定或相关系数(可移动)。

2. 数据输入

(1) 手工输入数据：单击自变量数据、因变量数据、因变量名称的单元格，即可删除、修改、输入数据。单击“清空数据”键，数据输入区的数据被清空，用鼠标单击数据输入单元格，即可输入数据，用“Tab”键切换数据输入单元。

(2) 导入输入数据：按软件回归样例表输入数据(图 2-27)并保存(提示：图 2-27 中部分区域无实验数据，应空格，不能输入 0 等任何字符)，A 列可输可不输。单击软件界面的工具栏的打开文件夹快捷键，选择需要导入的数据文件，数据即导入数据区。

(3) 数据格式：采用科学记数法输入数据，小数点不限位数。

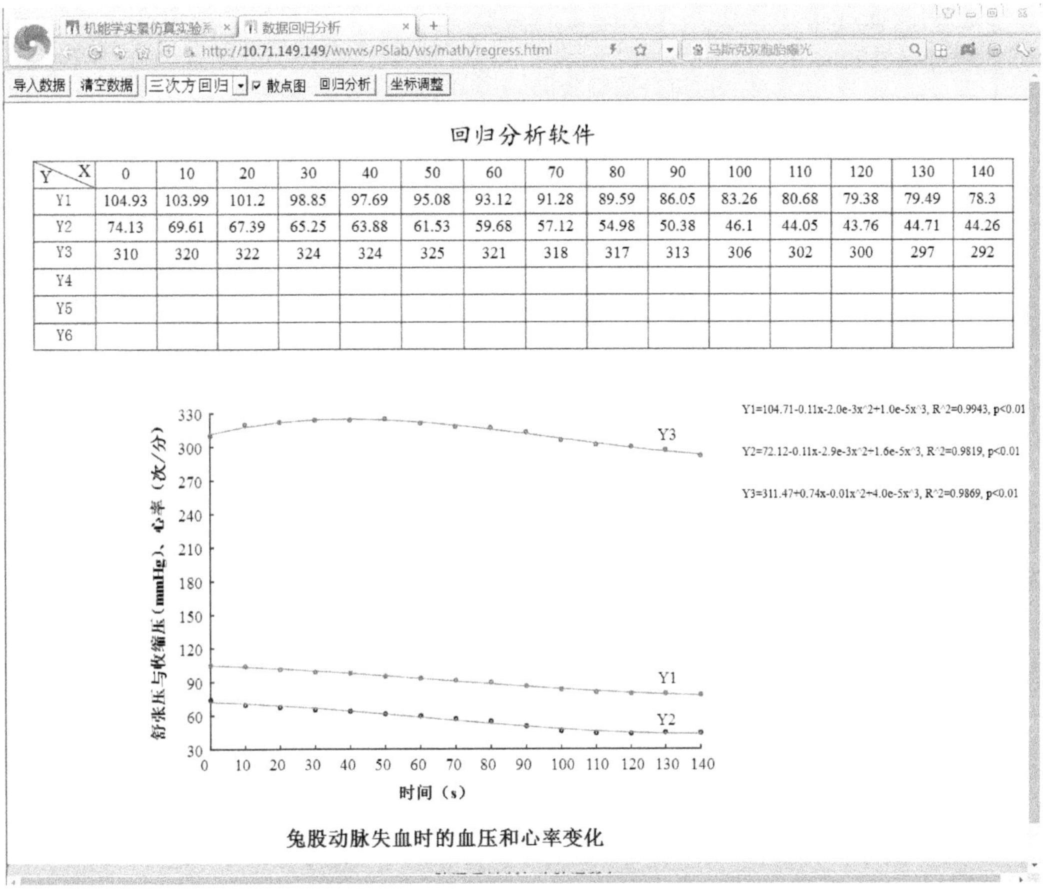

Y＼X	0	10	20	30	40	50	60	70	80	90	100	110	120	130	140
Y1	104.93	103.99	101.2	98.85	97.69	95.08	93.12	91.28	89.59	86.05	83.26	80.68	79.38	79.49	78.3
Y2	74.13	69.61	67.39	65.25	63.88	61.53	59.68	57.12	54.98	50.38	46.1	44.05	43.76	44.71	44.26
Y3	310	320	322	324	324	325	321	318	317	313	306	302	300	297	292
Y4															
Y5															
Y6															

图 2－26　实验数据回归分析软件界面

	A	B	C	D	E	F	G	H	I	J	K	L	M	N	O	P
1	Y＼X	1E+01	1E+02	1E+03	1E+04	1E+05	1E+06	1E+07	1E+08	1E+09	1E+10	1E+11	1E+12	1E+13	1E+14	1E+15
2	Y1	10.0	19.9	29.6	38.9	47.9	56.6	64.4	71.7	78.3	84.1	89.1	93.2	96.4	98.5	99.7
3	Y2	8.0	15.9	23.6	31.2	38.4	45.2	51.5	57.4	62.7	67.3	71.3	74.6	77.1	78.8	79.8
4	Y3	6.0	11.9	17.7	23.4	28.8	33.9	38.7	43.0	47.0	50.5	53.5	55.9	57.8	59.1	59.8
5	Y4			4.0	7.9	11.8	15.6	19.2	22.6	25.8	28.7	31.3	33.7	35.6	37.3	38.5
6	Y5					5.9	7.8	9.6	11.3	12.9	14.3	15.7	16.8	17.8	18.6	19.3
7	Y6								5.6	6.4	7.2	7.8	8.4	8.9	9.3	9.6

图 2－27　样例数据表输入数据文件格式

3. 图幅调整

默认图宽 800 像素。单击工具栏图宽项三角键，弹出图宽菜单选项，选择一个图宽，单击“作图”键，图、*X* 轴坐标等同时调整。默认图高 400 像素。单击工具栏图高项三角键，弹出图高菜单选项选择一个图高，单击“作图”键，图、*Y* 轴坐标等同时调整。

（1）回归分析：单击“回归”项三角键，弹出菜单选项：不回归、直线回归、指数回归、对数回归、幂回归、双曲线回归、S 形曲线回归、二次方回归、三次方回归共 9 个选项，见图 2－28。单击其中的任何一项，再单击“作图”，即进行相应回归分析，绘制出回归曲线、给出

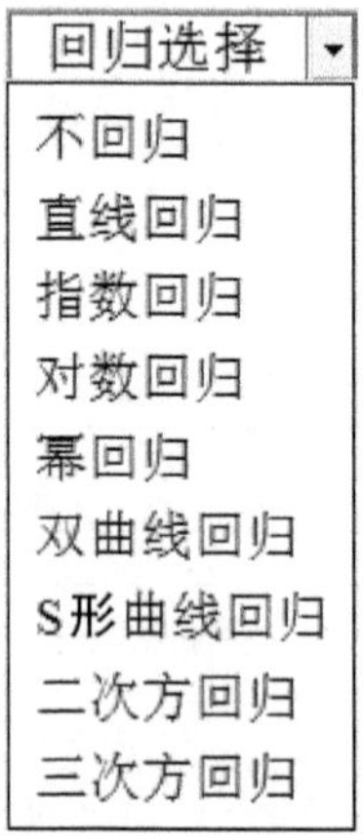

图 2－28 回归选项

回归方程和相关系数。进行回归分析，可直接选择回归分析选项进行回归分析，也可先进行 X 变换或 Y 变换或同时进行 X 变换、Y 变换后再进行回归分析。

（2）回归选择：回归分析需要根据回归原理选择回归选项进行，否则可能会出现错误结果，如“指数回归”“对数回归”“幂回归”需要进行对数运算，当数据 $\leqslant 0$ 时，或对数运算中出现“$\leqslant 0$”就会出现错误结果。数据不符合回归选项特征的，也会出现错误结果。因此，对数据进行回归分析前，需要对数据进行初步分析，回归数据 (X_i, Y_i) $(i=1, 2, \cdots, n)$，$\Delta X_i = X_{i+1} - X_i$（$\Delta X_i$、$\Delta X_{i+1}$ 应等距），$\Delta Y_i = Y_{i+1} - Y_i$ $(i=1, 2, \cdots, n)$。① 若 $\Delta Y_i / \Delta X_i \approx$ 定值，则可试用 $Y = a + bX$ 的直线回归。② 若 $\Delta \ln Y_i / \Delta \ln X_i \approx$ 定值，则可试用 $Y = aX^b$ 的幂回归；若 $\Delta \ln Y_i / \Delta X_i \approx$ 定值，则可试用 $Y = a\mathrm{e}^{bX}$ 的指数回归。③ 若 X_i^2 与 Y_i 基本呈线性关系，可试用 $Y = aX^2 + bX + c$ 的二次方回归（多项式回归）。

单击“不回归”选项，再单击“作图”键，回归被取消，回归曲线、回归方程和相关系数均取消。

（3）直线回归：单击“直线”选项，再单击“作图”键（建议选中工具栏中的“散点图”，下同），即刻呈现回归曲线、回归方程 $Y = a + bX$、回归方程方差检验结果 P 值和相关系数 R。$P < 0.05$ 或 $P < 0.01$，表明回归方程成立，即 X、Y 之间呈直线关系或拟合的回归方程具有统计学意义（下同）。$P \geqslant 0.05$，表明回归方程不成立，即 X、Y 之间没有直线关系或拟合的回归方程无统计学意义（下同）。可根据 R 大小判断 X、Y 相关程度，R 越接近于 1，表示 X、Y 相关程度越高，反之亦然。R 值的正、负分别表示正相关和负相关，正相关是 Y 随 X 的增大而增大，负相关是 Y 随 X 的增大而减小。$R = 1$ 或 $R = -1$，则表示 X 与 Y 完全正相关或完全负相关。图 2－29 为药物对双相动作电位正、负相振幅数据的直线回归分析。

其他回归分析可参照直线回归方法进行。

4. 坐标调整

（1）坐标刻度参数调整：回归分析时自动生成的坐标最大刻度值、最小刻度值和刻度单位，用户可根据需要进行调整。单击工具栏的“坐标调整”键，弹出下拉菜单，可以根据需要修改菜单的坐标参数，单击“确定”键，再单击“作图”，生成新的坐标和图。此坐标参数持续有效，在按“取消”键后，恢复自动生成坐标。

（2）图题、坐标名称和单位的修改：鼠标在“图题”“X 坐标名称和单位”文本上，鼠标变成“I”时，单击，即可删除原文本，输入新文本。“Y 坐标名称和单位”修改时，鼠标在“Y 坐标名称和单位”文本上双击，“Y 坐标名称和单位”变成横向，鼠标在文本上单击，即可删除原文本，输入新文本。修改完成，再双击文本，文本变回竖向。鼠标可拖动“Y 坐标名称和单位”调整其位置。

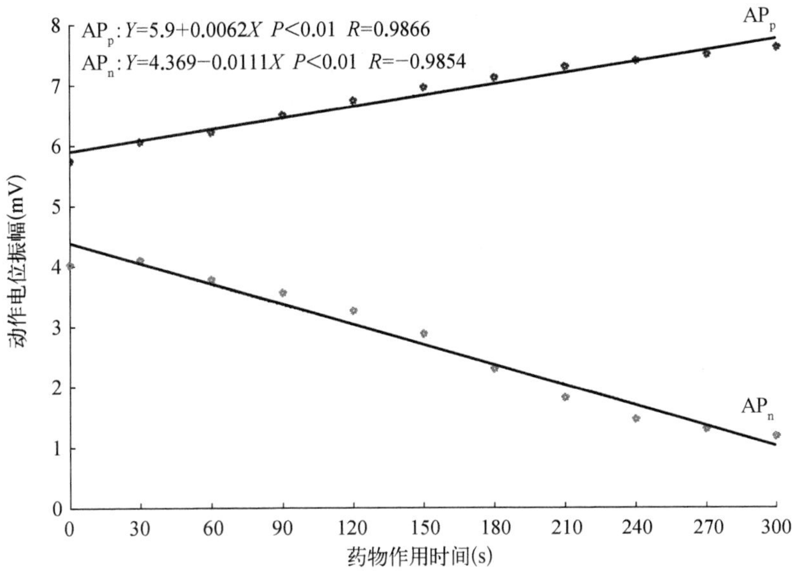

图 2-29　药物作用时间对动作电位振幅影响的直线回归曲线

AP_p 为正相振幅；AP_n 为负相振幅

(3) 图列、回归方程的位置：鼠标可拖动图列、回归方程图文，将它们放到任意位置。

（厉旭云）

第七节　生物医学信息获取与管理

科学研究的首要任务是收集研究资料，深入了解国内外相关研究领域的最新动态和发展趋势，以形成新的研究思路、确定新的研究方向。同时，科研信息还能提供新的研究方法及知识。

在生物医学领域，可通过学术期刊、图书、学术会议和在线数据库等途径获取信息。其中，网络数据库以其信息丰富、检索快捷且几乎无时空限制的优势，成为主流的信息检索工具。

根据机能学实验创新性实验教学的需要，本节基于浙江大学图书馆资源介绍几个常用的生物医学信息网络数据库及使用方法，其他院校读者获取全文方式请参照相关说明。浙江大学文献数据库可从浙江大学图书馆网站(http://libweb.zju.edu.cn/libweb/)的数据库导航栏目中获取。

一、常用生物医学数据库简介

(一) 常用英文数据库

1. PubMed

PubMed 是生物医学领域最重要、最权威的数据库之一，由美国国家医学图书馆

(National Library of Medicine, NLM)下属的国家生物技术信息中心(National Center for Biotechnology Information, NCBI)研制开发并免费开放,为全世界的科研人员提供了一个免费检索生物医学相关论文摘要的平台。

PubMed 的数据覆盖范围非常广,其核心的 MEDLINE 收录了全世界 90 多个国家 5 300 多种生物医学期刊的文摘及题录数据,绝大部分可回溯至 1946 年,部分早期文献可回溯至 1812 年,部分文献可直接获取全文(统计数据更新至 2025 年 3 月)。数据每周都会进行更新。除了基本的文献检索功能外,PubMed 还提供了多种辅助检索功能,如字段限制检索、高级检索等,极大地提高了检索的准确性和便利性。此外,通过使用一些额外的工具插件,如 Scholarscope,用户还可以在检索结果中看到更多有用的信息,如影响因子、引用次数等。PubMed 详细检索方法见后文。

PubMed 网址: https://pubmed.ncbi.nlm.nih.gov/。

2. Web of Knowledge 及 Web of Science、Journal Citation Reports

Web of Knowledge 即 ISI Web of Knowledge(WOK)是一个由汤森路透(Thomson Reuters)开发的综合学术信息资源平台,它整合了包括科学、社会科学和艺术人文等领域的多种数据库。其核心组件 Web of Science(WOS)提供强大的跨数据库检索及分析工具,使研究者能高效获取和分析学术资料。除此以外,Web of Knowledge 还提供定题快讯、引文跟踪及个性化的期刊定制服务,支持个人文献管理,让研究者能系统地整理学术成果。通过如 Journal Citation Reports 等工具,它支持学术研究的评估与影响力分析,促进全球学术交流与知识共享,是提升研究效率和质量的重要工具。

Web of Science(WOS)是含有引文检索的文摘型数据库,由科睿唯安(Clarivate Analytics)维护,收录了各学科领域的期刊文章、会议论文和专利等,并提供文献的引用信息,是 Web of Knowledge 中影响最大的子数据库。Web of Science 包括以下几个主要子库: Science Citation Index Expanded(SCI - Expanded,科学引文索引扩展版),Social Sciences Citation Index(SSCI,社会科学引文索引),Arts & Humanities Citation Index(A&HCI,艺术与人文科学引文索引),Conference Proceedings Citation Index-Science(CPCI - S,科学会议录引文索引),Emerging Sources Citation Index(ESCI,新兴来源引文索引),Conference Proceedings Citation Index-Social Sciences & Humanities(CPCI - SSH,社会科学与人文科学会议录引文索引)。Web of Science 以其强大的跨数据库检索功能著称,用户可通过主题、作者、期刊名等多种途径检索文献,并追踪引用关系,了解文献的影响力和学术价值。其分析工具能帮助研究者评估特定研究领域或学者的学术贡献,揭示研究趋势。Web of Science 还提供个性化服务,如设置邮件提醒、管理个人文献等,帮助研究者高效管理学术成果。通过与 Journal Citation Reports 等工具的结合,Web of Science 支持对学术研究的深入评估和影响力分析,促进全球学术交流与知识共享,是提升研究效率和质量的重要平台。

Web of Knowledge 网址: http://www.webofknowledge.com/。

（二）常用中文数据库

1. 中国知网

中国知网（CNKI）为中国国家知识基础设施（China National Knowledge Infrastructure）的简称，CNKI 工程是由清华大学、清华同方发起，始建于 1999 年 6 月。CNKI 收录 8 500 多种重要期刊，内容覆盖自然科学、工程技术、农业、哲学、医学、人文社会科学等各个领域。CNKI 收录约 5 000 种期刊且收录回溯至创刊（统计数据更新于 2025 年 3 月），为研究者提供了一个历时百年的研究窗口。CNKI 将海量的学术资源分为十大专辑，包括基础科学、工程科技Ⅰ、工程科技Ⅱ、农业科技、医药卫生科技、哲学与人文科学、社会科学Ⅰ、社会科学Ⅱ、信息科技、经济与管理科学。

通过 CNKI 平台，校内用户可以检索并下载《中国学术期刊网络出版总库》（全文年限：1915 年以后）、《中国优秀硕士学位论文全文数据库》（全文年限：1984 年以后）、《中国博士论文全文数据库》的数据和全文（全文年限：1984 年以后），还可以检索引文、会议论文、报纸、专利、成果、标准等数据库并获得摘要信息。

CNKI 网址：http://www.cnki.net/。

2. 万方数据知识服务平台

万方数据知识服务平台（简称万方）是万方数据股份有限公司依托中国科技信息研究所开发的综合信息服务系统，提供以科技信息为主，集经济、金融、社会和人文信息一体的网络化信息服务。万方数据资源包含期刊、学位论文、会议论文、科技成果、专利技术、中外标准、政策法规、各类科技文献、机构和名人等近百个数据库，内容涉及自然科学和社会科学各个专业领域。

数字化期刊全文数据库是万方数据资源的重要组成部分，其内容涵盖理工、农业、医药卫生、人文社科等多个学科等领域。

万方数据资源系统网址：http://g.wanfangdata.com.cn。

3. 百度学术

百度学术（xueshu.baidu.com）是百度公司推出的一个专注于学术研究领域的搜索平台。百度学术搜索覆盖了包括期刊论文、学位论文、会议论文、专利等在内的多种类型的学术文献，涵盖了自然科学、工程技术、农业科学、医药卫生、社会科学等多个学科领域。百度学术的数据库覆盖范围极广，收录了包括 CNKI、维普、万方等国内知名数据库，以及 Elsevier、Springer、Wiley、NCBI 等国际知名数据库，涵盖了超过 120 多万个国内外学术站点信息，共计 6.8 亿多篇各个学科领域的信息资源（统计数据更新于 2025 年 3 月）。百度学术不仅提供了基本的搜索功能，还推出了学术统计分析、学者关注等附加功能，帮助研究人员洞察学术趋势，追踪特定研究领域或学者的最新成果。

百度学术网址：https://xueshu.baidu.com/。

二、常用数据库检索技术

(一) 医学主题词表(MeSH)

1. 概述

《医学主题词表》(Medical Subject Headings, MeSH)是美国国家医学图书馆编制的权威性术语控制工具。它不仅用于生物医学文献的标引、编目和检索,而且对于提高文献检索的查全率和查准率起到了至关重要的作用。

美国国家医学图书馆利用 MeSH 对 MEDLINE/PubMed 数据库中的生物医学文献进行精确标引,确保每条文献信息都对应有其特定的 MeSH 词。这一机制使得用户可以通过这些特定的 MeSH 词汇,高效地查找到关于特定主题的文献。

MeSH 对用户完全开放,无访问费用。用户可以直接访问美国国家医学图书馆的官方网站 http://www.nlm.nih.gov/,并在页面左上角工具栏选择并单击"MeSH"链接,进入 MeSH 的查询界面。

2. 概念体系

(1) 主题词(main headings):是规范化的词汇,用于描述特定的主题或内容,也被称为叙词(descriptors)。这些词汇主要以名词形式出现,其中可数名词通常使用复数形式,而不可数名词或抽象概念则采用单数形式。主题词可以是单个词汇,也可以是由多个词汇组成的词组。

主题词具有单一性的特点,即一个主题词对应一个概念,同时每个概念只能由一个主题词来表示。例如,关于乳腺癌的不同表述如"breast cancer""breast tumors""breast neoplasms"等,在 MeSH 中统一只使用"breast neoplasms"作为主题词。其他表述可以作为入口词,当用户在 MeSH 中输入这些词汇时,系统会自动导向标准的主题词"breast neoplasms"。这样确保了无论原文使用哪种表述,标引和检索时都统一使用"breast neoplasms"这一主题词。

所有的主题词可以根据其词义范畴和学科属性被归类到 16 个大类之中。每个大类根据相关属性进一步细分为二级类别。这种层级划分可以逐级扩展,最多可达 11 级,形成一个完备的树状结构体系(表 2-13)。在这一体系中,每个主题词都被赋予一个对应的树状结构号。有些主题词由于其多面性,可能跨越多个类别,因此会同时拥有多个树状结构号。例如,"breast neoplasms"同时拥有 C04.588.180 和 C17.800.090.500 两个树状结构号。用户可以利用这一树状结构,通过选择上位词来扩大搜索范围或选择下位词来提高搜索的精确度。

表 2-13 MeSH 树状结构表类目

A	**Anatomy (解剖)**
A1	Body Regions (身体各部位)
A2	Musculoskeletal System (肌肉骨骼系统)
A3	Digestive System (消化系统)
A4	Respiratory System (呼吸系统)

续表

⋮
A8　Nervous System（神经系统）
A9　Sense Organs（感觉器官）
A10　Tissues（组织）
A11　Cells（细胞）
⋮
B　Organisms（有机体）
B1　Invertebrates（无脊椎动物）
⋮
C　Diseases（疾病）
C1　Bacterial Infections & Mycoses（细菌感染和真菌病）
⋮
D　Chemicals and Drugs（化学品和药物）
D1　Inorganic Chemicals（无机化合物）
⋮
E　Analytical,Diagnostic and Therapeutic Techniques and Equipment（分析、诊断、治疗技术和设备）
E1　Diagnosis（诊断）
⋮
Z　Geographicals（地理）

（2）限定词（qualifiers）：也称为副主题词（subheadings），用于进一步细化主题词的含义。它们本身不具备独立的检索功能，通常需要与主题词结合使用，中间用组配符“/”连接。例如，对于“乳腺癌”这一主题词——“breast neoplasms”，可以根据具体的检索需求与不同的限定词进行组合，如“breast neoplasms/diagnosis”“breast neoplasms/therapy”等。这种将主题词与限定词结合起来的方法，能够显著提升检索的精确度和相关性。

3. 使用简介

（1）输入 https://www.nlm.nih.gov/mesh/meshhome.html，登录 MeSH 主界面（图 2-30），单击工具栏“MeSH Browser”进入 MeSH 搜索界面。

（2）根据需要在输入框内输入查询词并选择相应的查询范围，MeSH 提供多种查询范围。以下是一些常见的查询范围选项：① Main Heading（Descriptor）Terms，仅在主题词库中查询。② Qualifier Terms，在限定词库中查询。③ Supplementary Concept Record Terms，在补充概念库中查询。④ All Terms，可同时在上述 3 个库中查询。

除了这些主要选项外，MeSH 还提供了其他多种查询范围供用户自主选择，以满足不同的需求和检索目标。例如，可以选择特定领域的子领域、特定语言的术语等。通过灵活选择适当的查询范围，可以更高效地定位所需的文献信息，提高检索的准确性和效率。

（3）根据需要选择相应的搜索方式，以下是一些常见的选项。① Exact Match：用于执行精确查询，为默认的查询方式。输入的词组将与数据库中的完整条目进行匹配，只有完全匹配的结果才会被返回。回车键等同于该查询方式。② All Fragments：输入的词组作为一个整体进行查询，并列出与该词组相关的各个条目以供选择。这意味着数据库会

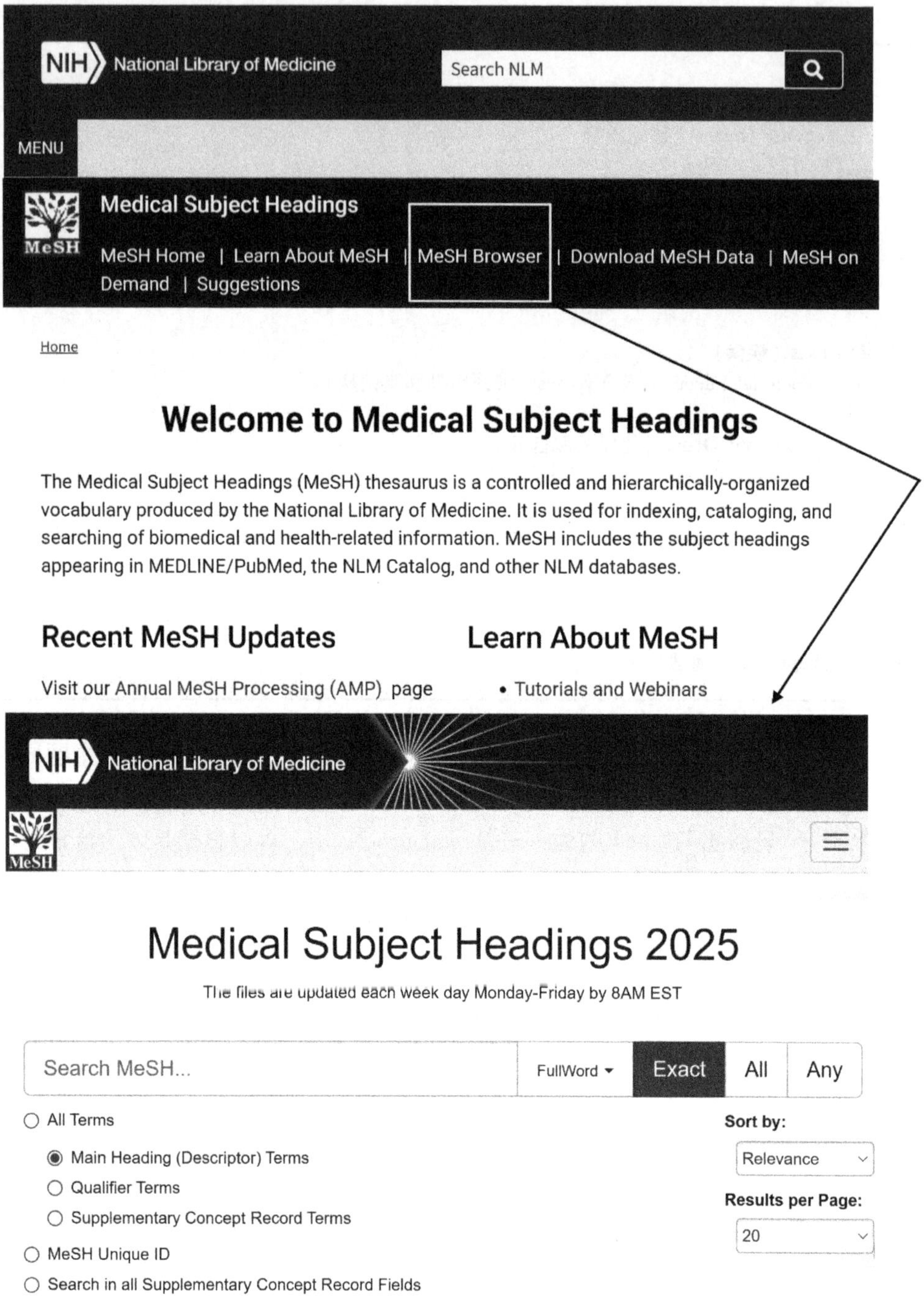

图 2-30 MeSH 主界面

查找包含整个词组的所有条目，而不仅仅是单个单词的匹配。③ Any Fragment：将输入的词组中每个单词进行独立搜索，列出与这些单词相关的条目以供选择。这意味着数据库会分别查找每个单词，并将所有相关条目都列出来，无论它们是否与其他单词组合在一起。

通过选择合适的搜索方式,可以根据具体需求来优化检索结果。精确查询适用于寻找确切匹配的条目,而其他搜索方式则可以提供更多的相关结果,帮助用户找到更广泛的相关信息。

(4)以搜索肺癌相关文献为例,在搜索框内输入“Lung cancer”,选择“All Terms”,单击“Exact Match”,即可得到 MeSH 查询结果(图 2-31)。结果包括以下几部分内容:① Details,MeSH 主题词数据,主要包括编目标引注释(Annotation)、词义范围注释(Scope Note)、树状结构号[Tree Number(s)]、款目词[Entry Term(s)]等(图 2-31)。② Qualifiers,允许组配的副主题词。③ MeSH Tree Structures:主题词所在的树状结构;④ Concepts,特定主题范畴。用户可根据实际需求查询。

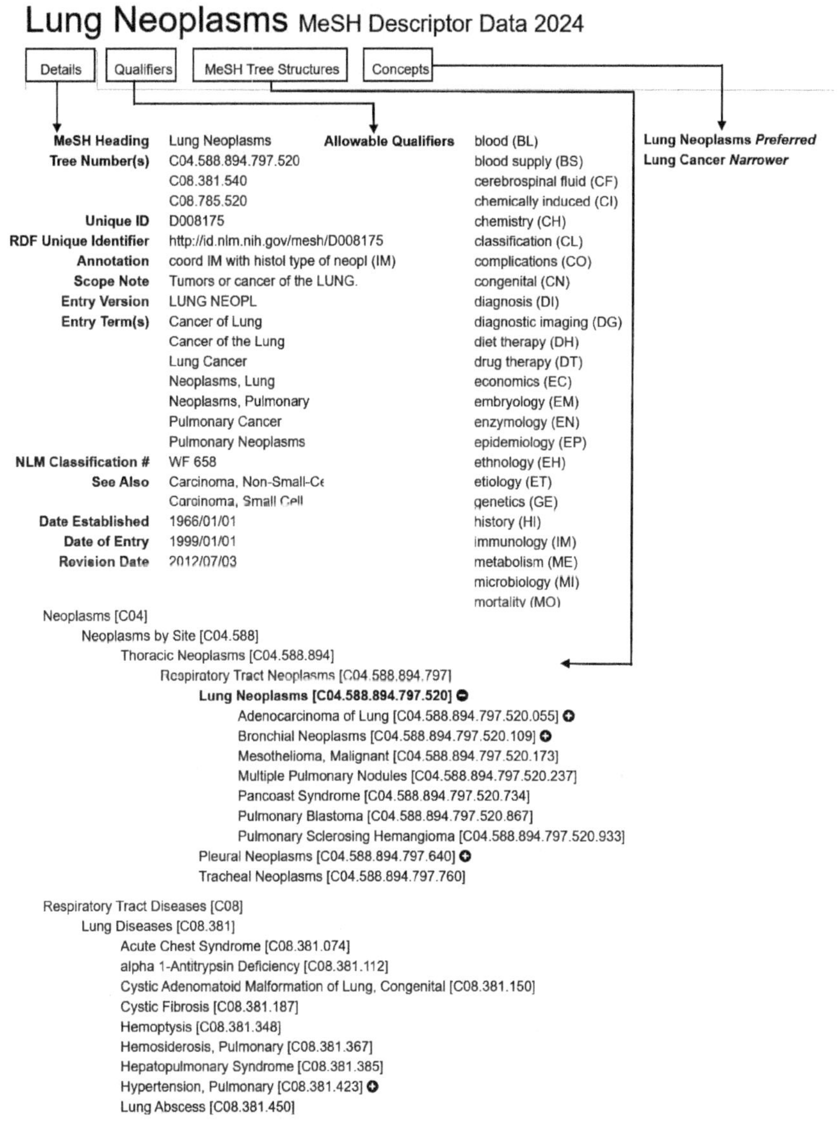

图 2-31　MeSH 查询结果(局部)

(二) PubMed

进入 PubMed 主页面(图 2－32),最上方为检索输入框,页面中部为 PubMed 的四大主要功能选项“Learn”“Find”“Download”“Explore”,为用户提供了多样化的学术研究和资料获取服务。

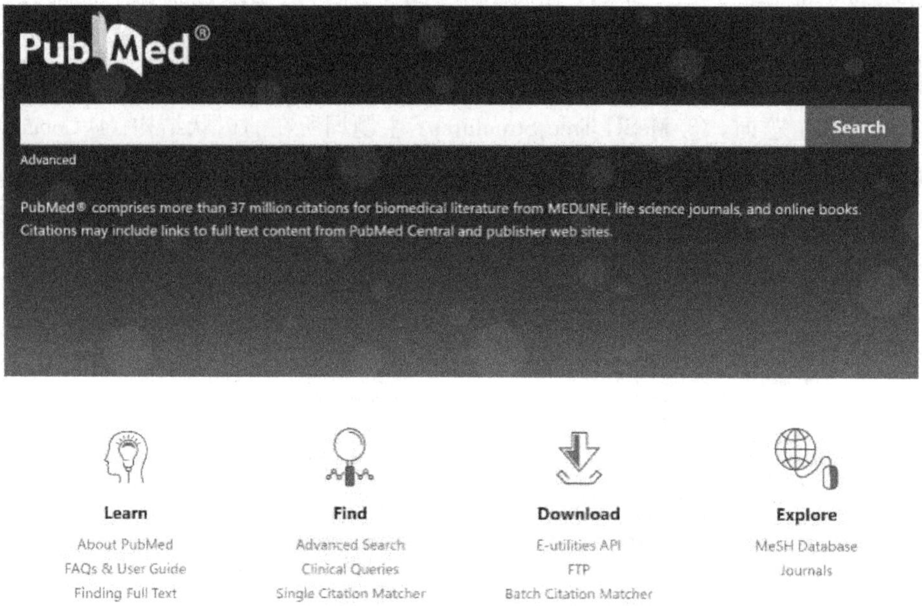

图 2－32 MeSH PubMed 主页面

1. 基本检索

PubMed 的基本检索功能非常便捷,用户只需要在搜索框内输入具有实际意义的关键词或词组即可进行检索。这些输入可以是关键词、作者名、期刊名等。PubMed 系统会根据词汇自动匹配(automatic terms mapping)技术进行处理,并返回相应的搜索结果。这一技术的匹配顺序如下:

(1) MeSH 转换表(MeSH translation table):涵盖 MeSH 词、参见词、副主题词等。当用户输入的搜索词与表中的词匹配时,系统会自动将搜索词转换为对应的 MeSH 词和 TextWord 词(即题名词和文摘词)并对其进行搜索。例如,输入“Vitaminh”时,系统会自动将其转换成“Biotin [MeSH Tems] OR Vitaminh [Textword]”进行检索。

(2) 刊名转换表(journal translation table):包含期刊全称、MEDLINE 缩写形式和 ISSN 号。该转换表能将用户输入的期刊全称转换为“MEDLINE 缩写[Journal Name]”格式后进行检索。例如,输入“new england journal of medicine”后,PubMed 会将其转换为“N Engl J Med [Journal Name]”进行检索。

(3) 短语表(phrase list):如果 PubMed 系统在前两个表中未找到与搜索词相匹配的词,它会查找短语表。表中的短语来源于 MeSH、包含同义词或不同英文词汇书写形式的统一医学语言系统(unified medical language system, UMLS)以及补充概念(物质)名称表

“[Supplementary Concept (Substance) Name]”。

(4) 著者索引(author index): 若输入的词语未在上述各表中找到匹配项,或者是由一个短语和一个或两个字母组成,PubMed 将检索著者索引。

通过这种自动化的词汇匹配机制,PubMed 能够高效地处理用户的查询请求,使得文献搜索变得更加精准和便捷。这种优化流程极大地提升了研究效率,让科研人员可以更快地获取所需资料,从而专注于科研分析与学术创作。

在 PubMed 的基本检索中,采用一些特定的搜索技巧可以显著提升检索的效率和精确度。

1) 短语精确检索: 通过在检索词周围加上双引号,可以使得 PubMed 将双引号内的短语作为一个整体进行检索。这种方法可以避免在自动词汇匹配过程中短语被拆分而导致的检索误差,从而提高检索的准确率。例如,输入带双引号的“HIV infections”,PubMed 会直接在所有可检索字段中查找包含确切短语“HIV infections”的文献。

2) 截词检索: 在检索词后附加“*”符号可以实现截词检索,这有助于提高检索的覆盖率。例如,输入“immun*”可以检索到所有以“immun”开头的词语,如 immunity、immunology、immune、immunotherapy、immunoglobulin 等。在进行截词检索时,PubMed 会停用自动词汇匹配功能。

3) 字段限定检索: 利用特定的字段标识符(表 2-14),可以进行更为精确的字段限定检索,这同样提升了检索的准确度。字段限定检索的格式为检索词[字段标识]。例如,myocardity [TI]可检索出标题中含有“myocardity”的文献。

表 2-14 PubMed 主要可检索字段一览表

字段标识	字段名称	简要说明
AD	Affiliation	第一作者的单位、地址
ALL	All Fields	全字段
AU	Author Name	著者姓名
EDAT	Entrez Date	录入 PubMed 系统数据库的日期
IP	Issue	期刊的期号
TA	Journal Title	期刊名称或 IISN 号
LA	Language	语种
MH	MeSH Terms	全部 MeSH 主题词
PG	Page Number	期刊页码
PS	Personal Name as Subject	人名主题词
DP	Publication Date	文献出版日期
PT	Publication Type	文献类型
SHP	Subheadings	MeSH 副主题词
NM	Substance Name	化学物质名称

续表

字段标识	字段名称	简要说明
TI	Title words	题名词
UID	Unique Identifiers	唯一记录标识号
VI	Volume	期刊卷号

综上，运用这些优化策略不仅能够增强 PubMed 搜索的针对性和广泛性，还可以帮助研究人员更快速地定位到所需的具体文献，从而节省时间并提高研究效率。这种优化流程特别有助于科研人员在广泛的文献资源中，快速精确地找到关键信息，支持科研分析和学术创作。

2. 高级检索

单击 PubMed 主页面或搜索结果页面检索词输入框下方的“Advanced”即可进入高级检索页面（图 2－33）。PubMed 的高级检索界面主要包括“PubMed Advanced Search Builder”“History and Search Details”两大功能板块。

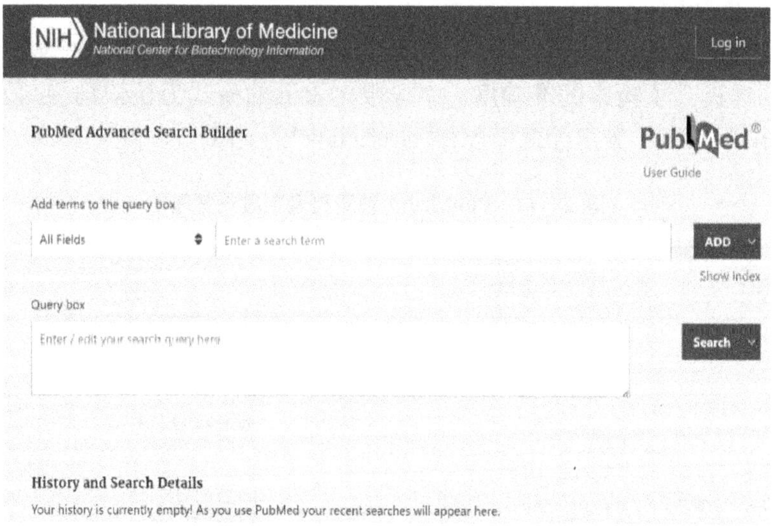

图 2－33　PubMed 高级检索界面（局部）

（1）PubMed Advanced Search Builder：“Add terms to the query box”功能允许用户在现有搜索查询中轻松添加新的搜索词或短语，从而构建更加复杂且精确的搜索条件。这一特性通过左侧的字段选择器得到增强，该选择器提供了一个下拉菜单，使用户能够选定特定字段进行搜索，如标题（“Title”）、期刊（“Journal”）、作者（“Author”）、日期（“Dates”）、文献类型（“Type of Article”）、语种（“Language”）、物种（“Species”）、性别（“Gender”）等，从而精准地界定搜索范围（默认选项为“All Fields”，具体字段说明请参见表 2－14）。在搜索框中输入关键词后，用户可以利用“Show Index”按钮快速检索到正确的搜索词或短语。此外，借助右侧的布尔逻辑运算符（包括 AND、OR、NOT），用户可以通过包含或排除特定关键词，进一步筛选搜索结果，提高信息检索的相关性和准确性。所有已添加的搜索词和任何使用的搜索策略（如布尔运算符、字段限定符等）均会在“Query box”中显示，为用户提供一种直观的方式来查看和编辑整个搜索策略，确保搜索的精确性和相关性。

重复上述步骤，完成检索式的构建，单击“Search”，返回检索结果。

（2）History and Search Details：检索历史包括序号、检索式、检索时间及检索结果数。单击对应检索式序号的“Actions”选项，可将该历史检索式通过 AND、OR、NOT 逻辑运算并入检索输入框，或进行删除、保存等不同操作。

（3）其他：PubMed 还提供 MeSH、PMC、Bookshelf 和 Disclaimer 等其他重要数据资源。

1）MeSH：通过 MeSH，用户可以更准确地找到与特定医学主题相关的文献，因为每篇文献都被标记了相应的 MeSH 词汇。

2）PMC：是美国国立卫生研究院（National Institutes of Health，NIH）旗下的免费全文文献数据库，称为 PubMed Central。PMC 收录了经过同行评审的生物医学和生命科学领域的研究文献。使用 PubMed 进行检索时，部分结果会直接链接到 PMC 中的免费全文，极大地方便了科研人员获取文献。

3）Bookshelf：是一个提供医学书籍和电子书的资源集合，这些书籍通常由领域内的专家编写，覆盖了医学研究的多个领域。通过 Bookshelf，用户可以访问到最新的医学知识，以及某些经典作品的电子版本。

4）Disclaimer：PubMed 中的 Disclaimer（法律声明）部分提供了关于使用 PubMed 及其内容的法律信息和使用条款。这对于确保用户合法合规地使用文献资源非常重要。

3. 检索结果的输出

PubMed 的检索结果默认以 Summary 格式显示（图 2－34），包括每篇文献的题目、作

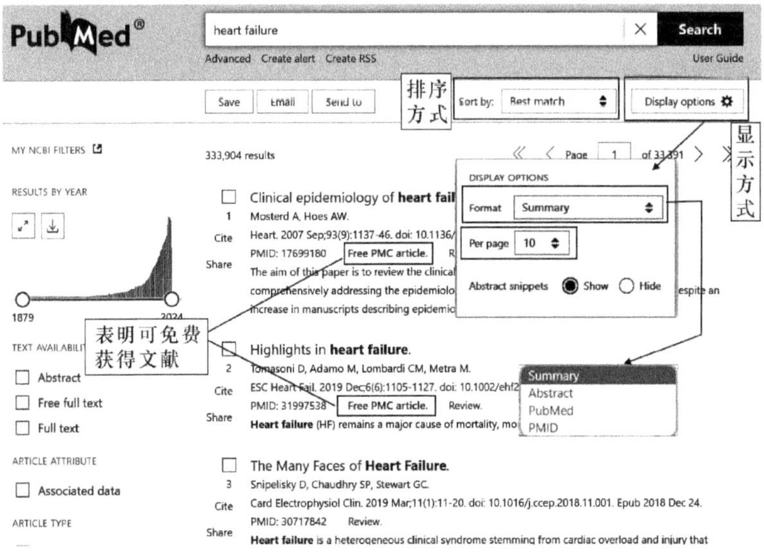

图 2－34　检索结果界面（局部）

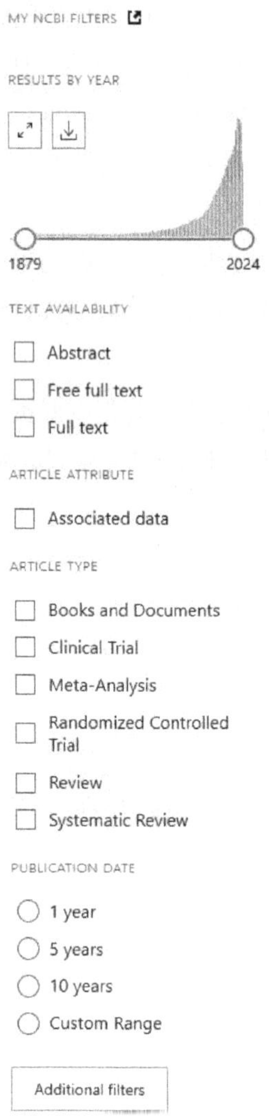

图 2－35　检索结果界面（右侧部分）

者、出版杂志信息、相关文献链接等，如果该篇文献可以免费获取全文，则有“Free PMC article”链接。显示方式可以通过单击页面上方的“Display options”进行更改，该设置还可对每页显示的记录条数（“Per page”）、摘要显示与否（“Abstract snippets”）进行更改。此外，记录的排序方式也可通过“Sort by”进行更改。搜索结果可通过页面右上方的“Save”（以文本形式保存），“Email”（发送至指定邮箱）或“Send to”（“Clipboard”复制到剪贴板，“Collections”保存到“My NCBI”，“My Bibliography”保存到个人文献库，“Citation manager”添加到文献管理器）进行保存。

页面左侧有多个栏目（图 2－35），主要包括：①“TEXT AVAILABILITY”，显示文献资源的获取状态［摘要（“Abstract”）、免费全文（“Free full text”）或全文（“Full text”）］。②“ARTICLE ATTRIBUTE”，指与文献相关的元数据或分类信息。③“ARTICLE TYPE”，用户可根据需要选择所需的文献类型，如临床试验（“Clinical Trial”）、Meta 分析（“Meta-Analysis”）、综述（“Review”）等。④“PUBLICATION DATE”，用户可根据需要选择文献出版的年限或日期。

（三）中国知网（CNKI）

知网期刊全文数据库提供了多种检索方式，包括基本检索、高级检索以及专业检索，同时也支持期刊导航功能（图 2－36）。

1. 检索功能：

（1）简单检索：位于首页搜索框，可直接输入关键词、标题或作者进行快速查找，适合初步探索或明确目标的文献搜索，但结果可能较为宽泛。

（2）高级检索：支持多条件组合筛选，用户可以基于主题、篇名、关键词、作者、单位、刊名、摘要、全文等多达 16 个不同的条件执行检索，每次检索最多可以设置 10 个条件，并且可以通过逻辑运算符（AND/OR/NOT）精准控制检索范围，适合需要排除干扰或聚焦特定主题的研究。

（3）专业检索：允许用户使用字段代码（如 TI＝标题、AU＝作者）和检索表达式（如 TI＝碳中和 AND AU＝张三）构建复杂查询，适合熟悉检索语法的研究人员。

（4）作者检索：可通过学者姓名、机构或研究方向定位其全部成果，并分析合作网络。

（5）句子检索：可通过输入两个检索词，在全文范围内查找同时包含这两个词的句子或自然段，进而找到相关文献。

（6）辅助功能：此外 CNKI 还提供多种辅助功能优化检索体验，如结果中检索可在已

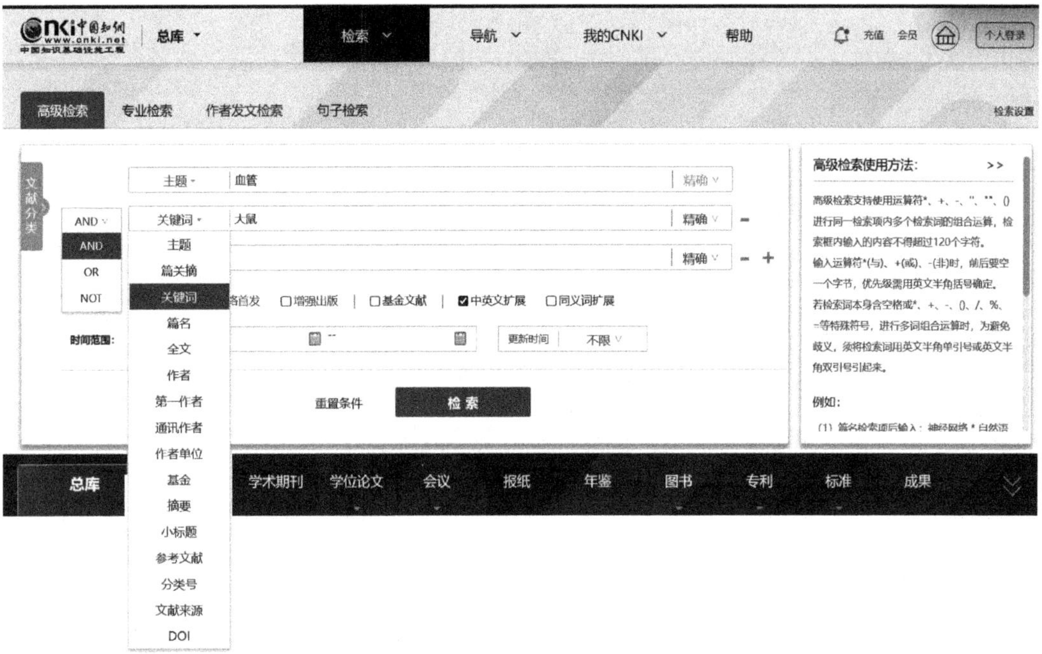

图 2-36 知网期刊全文数据库检索界面(局部)

有结果中进一步缩小范围;结果排序支持按相关性、发表时间、被引频次或下载量排列;可视化分析能生成关键词云图、学科分布及作者统计图表,辅助把握研究趋势;文献导出支持 EndNote、NoteExpress 等格式,方便参考文献管理;检索历史自动保存记录,便于回溯或调整策略。

2. 检索结果的处理

检索结果的默认显示设置为每页展示 20 条结果,但用户可以调整至最多 50 条。在检索结果页面,会显示包括“题名”“作者”“来源”“发表时间”“数据库”“被引”“下载”等信息,参见图 2-37。通过单击“篇名”,用户将跳转至一个新页面,该页面详细呈现论文的信息,包括篇名、作者、机构、摘要、关键词、刊名以及具体的发表年月。页面底部的功能键还允许用户进行下载、在线阅读或利用 AI 辅助阅读等。此外,用户也可以直接从检索结果页面单击下载图标来获取论文全文(图 2-37)。

三、常用的文献管理系统

在实验科学领域,文献管理工具的作用不可或缺。它们通过自动化地组织和归档研究文章,可显著提升研究者的工作效率。这些工具内置的高级搜索与注释功能,为快速定位相关研究和提取关键信息提供了极大的便利,提高科学问题发现的概率。本章节对几种常用的文献管理系统进行简要介绍,使同学们学习、掌握文献管理技能。

(一) EndNote 文献管理器

EndNote 文献管理器(简称 EndNote)由 Clarivate Analytics 公司开发,历经二十余年的

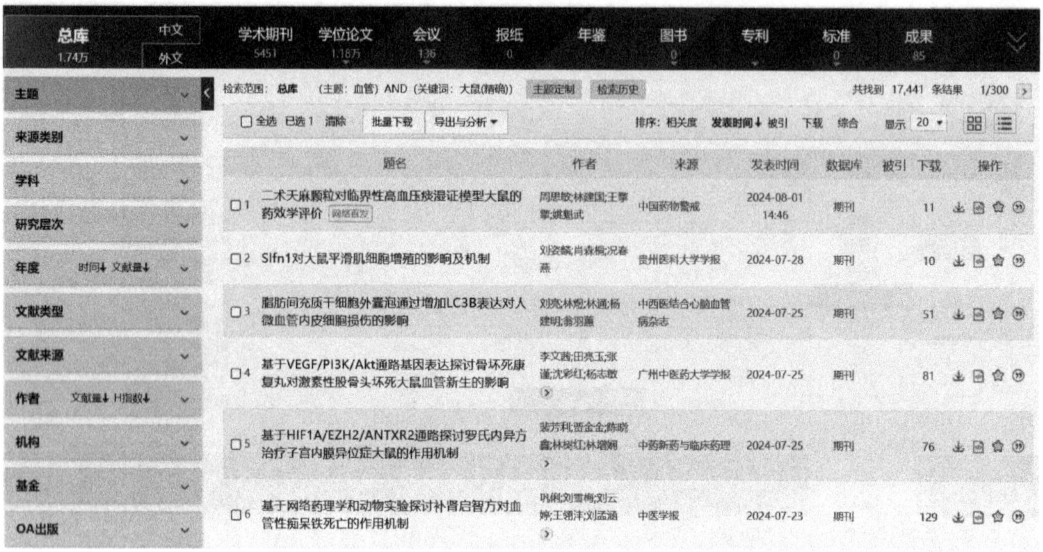

图 2-37 知网期刊全文数据库检索结果界面(局部)

不断迭代与完善，现已升级至第 21 版。该软件业已成为科研与学术写作领域不可或缺的助手，其核心功能涵盖了文献的高效收集、精准管理及便捷引用插入等，极大地简化了文献处理流程，显著提升了学术研究与论文写作的效率。以下为 EndNote 核心功能详解：

1. 文献导入与管理

EndNote 可以从各种在线数据库和图书馆目录中导入文献信息，让用户轻松建立和管理个性化的文献库，并支持将文献记录与相应全文文件链接。

2. 引用插入与格式化

EndNote 通过与文字处理软件如 Word 整合，能快速插入格式化的参考文献、脚注和引用，支持多种引文风格如 APA、MLA 等，满足不同学科的格式要求。

3. 模板与多页面浏览

EndNote 提供多种期刊写作模板，帮助学者按特定杂志要求格式化文章，加上 Summary 页面等多功能页面浏览，快速概览文献重要信息。

4. 团队协作与文献共享

EndNote 支持文献库的共享，促进研究团队成员间的协作和信息共享。

（二）NoteExpress

NoteExpress 是一款由中国公司开发的文献管理软件，广泛应用于高校、研究机构和企业等领域。其主要用于学术研究和论文写作。它可以帮助用户高效地收集、管理和引用各种类型的文献资料，包括期刊文章、书籍、会议论文等。NoteExpress 的主要功能包括以下几项。

1. 文献导入和管理

NoteExpress 支持从各种数据库和学术搜索引擎如 CNKI、Web of Science、PubMed 等

导入文献信息。用户可以方便地对导入的文献进行分类、标签和注释，实现高效的文献管理。

2. 文献引用和格式化

NoteExpress 内置了数千种期刊和出版社的引用格式，用户可以根据需要选择相应的格式，快速生成规范的文献引用列表。此外，它还支持一键插入引文到 Word 文档，大大提高了论文写作的效率。

3. 文献共享和协作

NoteExpress 支持多用户同时访问和编辑同一个文献库，方便团队成员之间的协作和交流。同时，它还提供了文献共享功能，用户可以轻松地将文献库分享给其他研究人员。

4. 文献检索和分析

NoteExpress 具有强大的文献检索功能，可以帮助用户快速找到所需的文献资料。此外，它还提供了一些基本的文献分析工具，如引文分析、关键词共现分析等，有助于用户发现研究领域的趋势和热点。

EndNote 和 NoteExpress 各具特色。例如，EndNote 支持多种语言，但不支持中文界面，在与国际数据库的兼容方面表现更为优异，支持的数据库范围更广，并内置多种期刊投稿写作模板；而 NoteExpress 提供全汉化界面，在与中文数据库的兼容方面更有优势。

（三）其他文献管理系统

1. Zotero

Zotero 是一个免费且开源的文献管理工具，支持在线存储、管理和分享研究资料。Zotero 可以让用户收集、组织、引用和分享研究资源。它支持多种操作系统，包括 Windows、Mac 和 Linux，同时提供浏览器插件，方便用户从网页上直接导入文献信息。

2. Mendeley

Mendeley 提供文献导入、整理、阅读和引用等功能。它有一个特别之处是其社交特性，即允许用户关注其他研究者，查看他们的文献库和研究成果。同时，Mendeley 提供云同步服务，使用户可以在不同设备之间同步文献信息。此外，Mendeley 支持文献共享和团队协作，有助于研究小组之间的资源共享和讨论。

3. CiteULike

CiteULike 提供一个免费的在线存储、管理和分享文献的平台。用户可以将文献上传到 CiteULike，并添加笔记和标签以便后续的查找和管理。此外，CiteULike 支持从各种数据库和图书馆系统导入文献记录，也允许将文献记录导出为多种格式，方便与其他文献管理软件或学术写作工具兼容。

4. JSTOR

JSTOR 是一个提供历史档案和学术期刊的数字化图书馆，用户可以浏览、搜索和保存相关的文献资源，并进行一些基本的文献管理操作。

5. 超星数字图书馆

超星数字图书馆不仅提供海量的图书和文献资源，还具备文献管理的功能。用户可以在线阅读、标记重要内容，并进行个人化的文献管理。

每个系统都有其独特的特点和功能，适合不同用户的需求和偏好。用户需要考虑系统的功能、兼容性、用户界面设计及数据安全性等因素进行选择。

（孙岑岑）

第八节 实验研究论文的撰写

一、基本要求

1. 科学性

就描述对象而论，科学性是指论文只涉及科学与技术领域的命题。就描述内容来看，科学性是指它要求文章的论述具有真实性、可信性。文章必须有足够的、可靠的和精确的实验数据、现象或逻辑推理作为依据。实验的整个构成可以复核验证，论点的推理要求严密，并正确可信。为此要求做到以下几点。

（1）科研设计严谨、周密、合理，要排除影响结果的各种干扰因素。

（2）实验方法要正确，设必要的对照组，宜采用随机双盲对照法。

（3）实验结果进行统计学处理。

（4）讨论从实验资料出发，以事实为依据，实事求是评价他人和自己的工作。结论要精确、恰当，要有充分论据，切忌空谈或抽象推理。

2. 首创性

首创性是科技论文的灵魂，它要求论文所揭示的事物现象、属性、特点以及事物运动时所遵循的规律，或者这些属性、特点及运动规律的运用必须是前所未见的、首创的或部分首创的，而不是对他人工作的复述。

3. 逻辑性

逻辑性是指要求论文脉络清晰、结构严谨、推论合理、演算正确、符号规范、文字通顺、前呼后应，自成系统。不论论文所涉及的专题大小如何，都应该有自己的前提或假说，论证素材和推断结论，而不应该是一堆数据的堆砌或一连串现象的自然描绘。

4. 实用性

实用性也是实践性，是论文的基础。论文中所报道的理论性或应用性的信息，都来源于实践，应该具有可重复性。不论是成功的经验还是失败的教训，都可为他人所利用或借鉴。即使暂时不能解决实际问题，而从发展角度来看仍有其重要意义者，也应列入有实用价值的范畴。

二、写作步骤

实验研究论文的写作一般分为选题、取材和写作 3 个阶段。

1. 选题

选题应尽可能做到以下两点。

(1) 从创新的角度出发,选取他人尚未做过的课题或有发展前途的课题;或从国家经济建设出发,选择有实用价值的课题。要进行充分的文献调研,避免重复劳动。

(2) 课题要明确、具体。

2. 取材

医学论文是用资料表现主题,占有或积累的资料越多、越充实,形成的观点和提炼的主题就越能正确反映客观事物的本质和主流。

3. 写作

主要应做好: ① 构思;② 拟写提纲;③ 成稿和润色。

三、格式与内容

为了方便写作和学术交流,科研论文有固定而符合逻辑的格式及一定的顺序和要求,并为医学作者接受和习惯通用。一篇优秀的论文尽管涉及的内容各不相同,论证方法各有差异,但均有精炼的文题、创新的内容、科学的方法、精确的论据、充分的论证。

医学学术论文的格式一般分为 3 个部分: 前置部分、主体部分和附录部分。

(一) 前置部分

1. 题目

题目(title)(标题、题名、篇名)是论文中心思想和主要内容的高度概括,反映研究对象、手段、方法与达到的程度。应简明扼要、确切醒目且具信息,便于检索和编目。题目像一种标签,切忌用冗长的带有主、谓、宾结构的完整语句逐点描述论文的内容,也要避免过分笼统,反映不出每篇文章的主题特色。具体要求有以下几点。

(1) 醒目: 准确得体,有特色和新意。

(2) 副题: 题目在语意未尽时才借助于主题目后面的副标题来补充论文的下层次内容,但尽量省略。

(3) 简短: 题目一般不超过 20 字,最多 30 字,英文文题不超过 10 个实词,尽量省去"的研究"或"的观察"等非特定词。

(4) 缩略词和符号: 避免使用化学分子式及非众所周知和公用的缩略词语、字符和代号。

(5) 数字: 题目中的数字宜采用阿拉伯数字,但作为名词或形容词的数字则仍用汉字。

2. 著者署名

著者指论文主题内容的构思者、研究工作的参与者及具体的撰稿执笔人员。署名应遵从下列几条规定。

(1) 严肃认真,用真名、全名。

(2) 个人署名是基本形式,单位署名极少。

(3) 署名按对论文贡献大小排序。

(4) 署名后列出作者的单位全称或通信地址,方便读者在需要时与作者联系。

3. 摘要

采用结构式摘要(structured abstract),摘要由目的、方法、结果、结论 4 个部分组成。

(1) 目的:说明研究要解决的问题,突出论文的主题内容。

(2) 方法:说明研究所采用的方法、途径、对象、仪器等,新的方法须详细描写。

(3) 结果:介绍所发现的事实,获得的数据及资料,发明的新技术、新方法,取得的新成果,数据需要用统计描述和统计结果表述。

(4) 结论:在结果分析的基础上所得出的观点或看法,提出尚待解决或有争议的问题。

摘要是从论文内容中提炼出来的要点,是概括而不加注释或评论的简短陈述,既可供读者检索或判断,也可为二次文献转载或重新编写提供信息。能独立成章,尽量避免引用正文中列出的公式、图、表或参考文献。以 300 字左右为宜,最多不超过 500 字。我国多数刊物要求同时有中英文的题目、作者及摘要(包括关键词)。

4. 关键词

关键词(key words)是文稿中最能反映中心内容的名词或词组,是最能说明全文含义的词。列出 3~8 个参考 MeSH 词表的关键词。关键词一般在中文摘要的后面。

(二) 主体部分

主体部分内容和格式通常包括引言、材料与方法、结果、讨论、结论、致谢和参考文献 7 个部分。它们分别回答为什么研究本课题、怎样研究、有何发现、发现的意义、研究的核心贡献与启示、基金或非作者贡献者支持以及文内的引证出自何处等。

1. 引言

引言(introduction)作为论文正文的开端,主要介绍论文的背景、相关领域的前人研究的历史与现状(包括研究成果与知识空白),存在尚待研究的问题,作者试图研究、解决的问题,包括论文的研究目标、研究范围、理论依据和研究方案或技术路线等。引言要求精炼、简短,一般 200~300 字。

2. 材料与方法

材料(materials)和方法是论文的基础,对论文质量起关键作用。故须叙述具体真实。试剂药物等写国际通用名,少用代号,不用商品名,便于供他人学习或重复验证。

(1) 实验对象:人或实验动物的年龄、性别、品系及其他重要的生物学特征等。

(2) 实验仪器:应说明所用仪器的型号、制造的国别和厂家等详细的参数等。

(3) 实验药品和试剂:材料的来源、等级、制备、选择标准,药品的通用名等。

方法(methods)包括实验对象的统计学设计方法(分组),样品的制备方法,药物、试剂的配制方法,实验流程,资料和结果的收集整理和统计学方法的选用。方法若为改进的,则要着重写出改进部分和原法的比较;要评述创新部分。

3. 结果

结果(results)要针对研究的问题,逐一列出结果。结果内容包括真实可靠的观察和研究结果、测定的数据、导出的公式、取得的图像、效果的差异(阴性和阳性)。论文的结果具有精确性和可重复性,因此,要对实验结果的数据进行分析筛选,在核对后进行相应的统计学处理,列出其均值、标准差、标准误,根据不同的数据采取不同的显著性检验方法以观察组与组之间的差别有无显著性,并标明 t 值或 P 值。同时,要注意实验次数或观察例数是否足够,有无可比性。

结果的表达形式有文字叙述、表和图 3 种。图表要规范化,图表可作为文字叙述的补充,甚至可表达用文字难以叙述的材料,使读者易懂。图表的简要要求如下:

(1) 表:医学论文中最常用的表是统计表,其次为文字叙述表或非统计表。一般用三线表,表内不用纵线和横线,取消端线及斜线。

1) 表序:用阿拉伯数字编号,全文只有一表时可写为“附表”。

2) 表题:表题应简明,一般少于 15 字,其末不用标点符号。表题置于表上方。

3) 栏目:处理组和对照组组名、处理因素、效应指标要简明易懂,量纲或单位名称(例、只、mg、kg、mmol/L、kPa、%等)加圆括号或斜杠写在处理因素、效应指标之后。

4) 数据:表内类同的数据应竖排,数据的有效位数应一致,上下行数字的位数应对齐,合计数纵横要相符,表内数字必须与正文中相符。

表宜少而精,凡用少量文字能表述清楚的则不用表,表的内容以数字为主,文字从简。可用非标准的缩略词,但须在表下注明。

(2) 图:是一种形象化的表达形式。表达结果最常用的图主要有线图、条图、点图、坐标图、描记图、照片等。要求主题明确真实,突出重点,线条美观,黑白分明,影像清晰。统计图采用 SigmaPlot、Prism 等专业绘图软件或 Excel 软件在计算机上作图,常用尺寸为 127 mm×173 mm。纵、横坐标宜画细线,图中线条应稍粗。坐标刻度宜稀不宜密,其刻度要朝内。纵、横坐标内不要留过多的空白,图例尽量排在图内。照片要求清晰,层次分明。不易看懂之处可画箭头标示或附简单线条图说明。标本照片应在图内放置标记尺度。显微照片或电镜照片均需要说明放大倍数和染色方法。图面清洁无褶皱,以便制版。照片背面注明图序号,上下左右位置、染色方法、放大比例和作者姓名,以防丢失、混淆或贴错顺序与方向。照片和原始记录图也可扫描后制成电子版图片,但必须有足够分辨率。用阿拉伯数字标出图序,图题要简明,一般少于 15 字,写于图下方。

(3) 计量单位:结果描述中,计量单位的使用应以《中华人民共和国法定计量单位使用方法》为准则。

4. 讨论

讨论(discussion)是从实验和观察的结果出发,描述分析结果,进行比较、推论出规律并进行理论阐述。实验型论文的讨论部分要体现创造性发现与独到见解。讨论的内容包括:

(1) 对研究结果的理论阐述,讨论不是结果的复述,讨论用文字表述,切忌用结果数据(包括统计数据和统计结果)、图和表简单介绍。讨论是从理论上对实验结果的各种资料、数据、现象等进行综合分析。归纳分析问题须以实验资料为依据,其所讨论的结果不仅客观真实、数量准确,而且研究方法正确,要观点明确,摆事实讲道理。为了估计实验结果的正确性和实验条件的可靠性,可与他人的结果来比较其异同,并解释其因果关系。用科学的理论阐述自己的观点,分析实验结果。但在陈述中要有一定的把握,切不可用未经实践证明的假说当作已被证明的科学理论。

(2) 类似问题的国内、外研究进展情况,本研究资料的独特之处,其结果和结论与国内、外先进水平比较居何地位,实事求是地提出自己的见解。可以引用其他作者或其他领域的研究成果以说明和支持自己的观点和结果,但不要大量引用他人资料,无把握的看法则不能草率做出结论。

(3) 指出结果和结论的理论意义及其大小,对实践的指导作用与应用价值(经济效益、社会效益)如何等。

(4) 研究过程中遇到的问题、差错和教训,同预想不一致的原因,有何尚待解决的问题及其解决的方法,提出今后的研究方向、改进方法以及工作的设想和建议,以便读者从中受益。

(5) 讨论内容的逻辑性要强,要有新的独特的见解。提出新观点、新理论时要讲清,以便读者参考或接受。不要回避相反的理论或自身的缺点。必要时可列出不同的观点和理论,对此,要明确肯定什么或反对什么,并说明理由,但避免文献堆砌。

5. 结论

结论(conclusion)文字要简短,一般少于200字,不用表和图。结论是根据研究结果和讨论所做出的论断,主要指出解决了什么问题,总结发现的规律,对前人的研究或见解做了哪些修正、补充、发展、证实或否定。结论是论文最终的和总体的精华论述,结论总结概括了整个研究工作,但并非简单重复正文各部分内容的小结,而是作者在实验结果和理论分析的基础上,经过严密的逻辑推理,更深入地归纳文中能反映事物本质的规律和观点得出有创造性、指导性、经验性的结论,要突出新发现、新认识和新创造。其措辞必须严谨、精炼,表达要准确,有条理性。结论要与引言呼应。现多数论文已不写结论部分,而将此项内容写入讨论中或写入摘要部分。

6. 致谢

致谢(acknowledgements)是作者对在本科研及论文的某些工作中,帮助和指导过的有关单位或个人表示感谢的文字,事先应征得本人同意后方可刊出其姓名,置于文末,参考文献之前。致谢对象有以下几个。

(1) 对本科研工作参加讨论或提出过指导性建议者。

(2) 协助或指导本科研工作的实验人员。

(3) 为本文绘制图、表和为实验提供样品者。

(4) 提供实验材料、仪器以及给予其他方面帮助者。

7. 参考文献

参考文献（references）是论文在引用他人的资料，在论文最后列出的文献目录，这既是为了反映科研和论文的科学依据，表明作者尊重他人的研究成果，同时也向读者提供有关原文信息的出处，便于检索，故参考文献不能省略，同时应符合下列要求：

（1）尽可能选用最近3~5年的和最主要的文献。

（2）作者亲自阅读过的。

（3）对本科研工作有启示或较大帮助的。

（4）与论文中的方法、结果和讨论关系密切的、必不可少的。

（5）已公开发表的参考资料。

参考文献的书写有规定的格式，常用的格式有著者-出版年制格式。例如：

徐淑君，沈海清，陈忠，等，2003.大鼠海马 NMDA 受体 NR1 亚单位蛋白的基础表达量与学习记忆相关.浙江大学学报（医学版），32（6）：465－469.

KLAUSMEIER CA, LITCHMAN E, DAUFRESNE T, et al., 2004. Optimal nitrogen-to-phosphorus stoichiometry of phytoplankton. Nature, 429(6988): 171－174.

张志敏.实验小儿腹泻病学.北京：人民卫生出版社，1996.

PHILIPS SJ, WHISNANT JP, 1995. Hypertension and stroke//LARAPH JH, BRENNER BM. Hypertension: pathophysiology, diagnosis, management. 2nd ed. New York: Raven Press, 65－78.

（三）附录部分

必要时，可在文后增加附录。附录主要有插图和表格等。

四、实验报告和创新性实验论文撰写的具体要求

（一）实验报告和创新性实验论文撰写的意义

实验报告和创新性实验论文是对实验的全面总结。通过书写实验报告和创新性实验论文，可学习和掌握科学论文书写的基本格式以及图表绘制、数据处理、文献资料查阅的基本方法，并利用实验资料和文献资料对实验结果进行科学分析和总结，提高实验者分析、综合、概括问题的能力，为今后撰写科学论文打下良好的基础。

（二）实验报告和创新性实验论文格式及内容的特殊要求

实验报告和创新性实验论文除按本节实验研究论文格式、内容要求撰写外，还应注意以下要求：

1. 实验报告题目

实验报告可用实验教材上的题目，也可自己根据实验内容拟定。题目前加实验序号。自拟实验报告题目和创新性实验论文题目应按本节实验研究论文题目的要求撰写。

2. 作者署名

实验报告或创新性实验论文的第一作者为参加实验的报告撰写者，第二作者、第三作者等应为同组或同一研究团队的成员，根据贡献大小排名。署名应写全名，作者单位为第

一作者所在的学校、年级、专业、实验班级和组号，后加学校所在省、市名称及邮政编码。

3. 摘要

实验报告和创新性实验论文采用结构式摘要，按目的、方法、结果、结论格式书写。结果用处理因素、处理水平、处理对象、处理方法、结果的统计描述。篇幅要求参见本节或根据教师要求。

4. 引言或背景

主要介绍实验的背景、与本实验相关的研究情况及意义等。引言一般200~300字。

5. 材料和方法

材料和方法部分应根据实验现场情况撰写，可参照教材、文献，但切忌照抄。不写对实验效应无直接影响的实验材料。

（1）实验对象：实验动物的种类、品系、性别、年龄和健康情况，人体性别、体重、年龄等。

（2）实验仪器：仪器设备的名称、生产厂商，实验仪器系统的组成方法及参数。

（3）实验药品和试剂：药品和试剂的名称、规格、剂型和生产厂商。

（4）实验方法：实验环境和条件的控制，样品的制备方法、实验动物的饲养条件，药物、试剂的配制过程和方法。实验对象的统计学设计（分组）及处理，实验主要步骤、操作方法。

（5）数据记录：观察方法和指标，数据记录方式，资料和结果的收集整理。

（6）统计学分析：数据的表示方法和统计方法。

6. 结果

（1）文字叙述：针对观察项目，用处理因素、处理水平、处理对象、处理方法、结果的统计描述和统计结果逐一列出结果。该项内容是必不可少的。进行不同处理项比较，应将不同处理项的结果合并列出。

（2）图、表：正文中采用经过统计处理的图、表，实验数据统计结果表具体见表2－15。图、表应有图序、图题和表序、表题，图序和图题居图下方，表序和表题居表上方。表中数据的有效位数应一致，上下行数字的位数应对齐，统计结果的标注要规范。该项内容视情况而定，如数据量不大则可省略。

表2－15　钙离子对离体蟾蜍心脏的舒张、收缩作用

处理项目	样本数(n)	心脏舒张末期张力(g)		心脏收缩末期张力(g)	
		处理前	处理后	处理前	处理后
无钙任氏液	10	0.83±0.23	0.97±0.30*	4.24±1.89	1.88±0.52**
22×10^{-4} mol/L Ca^{2+}	10	0.86±0.31	0.71±0.29**	3.58±1.46	5.54±1.89**

* $P<0.05$，与处理前比较。

** $P<0.01$，与处理前比较。

（3）原始数据：以表格形式记录的实验原始数据，经过编辑标注的原始记录曲线、照片等（图 2－38）及对图、表的说明文字，放在报告的附录部分，该项内容是必不可少的。

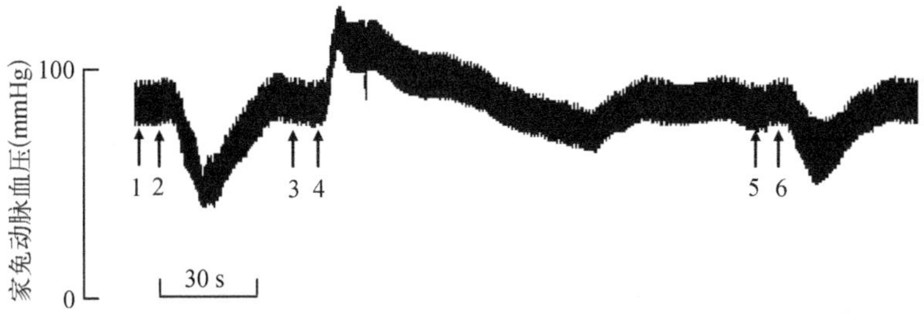

图 2－38　电刺激迷走神经、减压神经以及静脉注射去甲肾上腺素对家兔动脉血压的影响

1、3、5. 处理前对照；2. 电刺激迷走神经末梢端；4. 静脉注射去甲肾上腺素；6. 电刺激减压神经中枢端

7. 讨论

（1）按本节实验研究论文的讨论要求撰写。

（2）对实验结果的各种资料、数据、现象等进行综合归纳分析，阐明实验现象的规律，从理论上阐明实验结果、实验现象规律的机制。对关键或重要的理论要表明依据，引用文献要恰当，引用其主要观点或结论，不要大段地引用原文。

（3）讨论要注意论述的逻辑性。一般应从实验结果出发，综合分析得出处理因素的作用或实验现象的规律，再阐明其机制。

（4）对实验过程中遇到的问题、差错和教训，与预测结果不一致的情况，要分析原因，提出解决问题的方法、注意事项和改进意见。该项陈述放在讨论的最后。

8. 结论

根据实验结果和讨论，得出回答了什么问题、总结发现的规律等。结论要与实验目的相呼应。

9. 参考文献

参考文献不能省略。除按本节实验研究论文的参考文献要求外，须注意参考文献引用标注，标注方法为在引用句末根据引用顺序用上标序号表示。

10. 缩略词

如果需要在文中使用英文缩略词，必须在第一次出现时给出该词的中文和英文全称及缩略词。

（方燕，饶芳，李天一）

第三章　机能学实验常用仪器

机能学实验主要以动物为实验对象，观察和研究机体功能和代谢变化。机体的功能和代谢变化多蕴含在生物信号中，生物信号中有一些是生理过程自发产生的，如血压、心电、体温、血氧分压、神经细胞动作电位信号等。另一些信号是外界施加于机体，机体响应产生的，如超声、同位素、X 射线信号和血药浓度等。人的感官对绝大多数的生物信息不能直接感知，需要借助仪器设备对其进行观察和测量。

在机能学实验中多数实验通过观察测量生物信号来了解机体功能的情况，其实验过程如图 3－1 所示。在这一过程中，实验对象（动物及其离体组织器官）产生的信号反映机体功能和代谢情况，换能器从实验对象拾取生物信号并变换成电信号，该电信号（比较微弱）经记录测量仪器的放大并以人感官所能感知的信息形式显示与记录。对实验对象施加处理，反映机体功能和代谢变化情况的信号也相应改变，对这些变化的信号进行分析，便可获知机体功能和代谢变化情况。

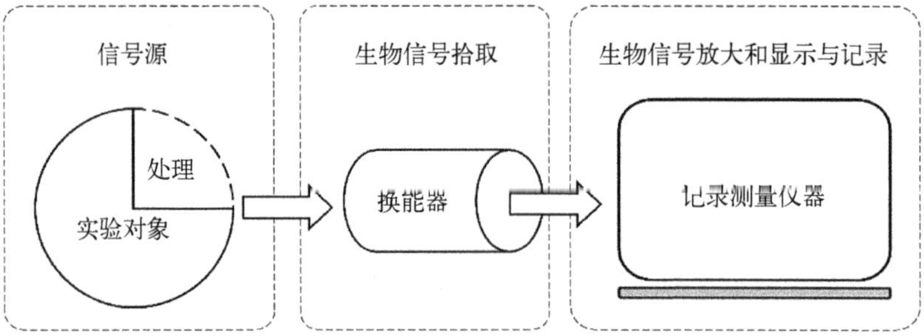

图 3－1　观察测量生物信号实验过程

第一节　机能学实验常用仪器的基础知识

20 世纪 70 年代前，机能学实验室使用杠杆、检压计、记纹鼓、感应线圈进行实验，70 年代中期至 80 年代初，沿用了近一百年的杠杆、检压计等被各种换能器替代，感应线圈被电子刺激器替代，记纹鼓被记录仪替代，生物信号前置放大器和示波器进入实验室。新技术的应用极大地提高了实验水平和实验效率，同时应用新技术开设了一大批新的实验。

20 世纪 90 年代，随着计算机技术的迅猛发展和普及，计算机生物信号实时采集处理系统开始进入实验室，为实验的自动化、信息化及开展探索性实验教学提供有力支持。

机能学实验仪器是根据被检测信号的性质而设计的，充分了解和掌握生物信号的基本特征及现代实验仪器的基本知识是正确使用实验仪器、保证实验顺利进行的必要前提。机能学实验常用仪器的基础知识是必备的“三基”内容。

一、生物电信号的基本特性

在机能学实验中，生物信号（如血压、肌肉张力、生物电等）通过换能器（如压力换能器、张力换能器、电极）转换为电信号，再经过放大后被显示或记录。生物信号中生物电信号是一类比较复杂的信号，了解生物电信号的基本特性有助于实验顺利和正确进行。

从表 3－1 列出的几个典型的生物电信号可知生物电信号具有低幅、低频、源阻抗大的基本特性。生物电信号的振幅最高的约为 100 mV，低的仅 0.01 mV，与数百毫伏的电极极化电压和数伏的干扰信号相比，生物电信号振幅比较低。生物电信号的频率范围为 0～10 kHz，多数信号在 0.2～100 Hz，从电信号的频率角度来看，生物电信号属低频信号。生物电有一定的电压和电流，根据欧姆定律，生物电信号也有电阻（或阻抗），生物电信号源的阻抗（称源阻抗）达几万欧姆。

表 3－1 生物电信号参数表

信号名称	幅度（mV）	频率（Hz）	源阻抗（kΩ）	极化电压（mV）	干扰电压（V）
心电图	0.1～8	0.2～100	数十	±300	数伏
脑电图	0.01～1	1～60	数十	±100	数伏
皮肤电	0.05～0.2	1～100	数十	±300	数伏
细胞电位	0.1～100	DC～10 000	数十	几个	数伏

注：DC，直流。

用电极拾取生物电信号，电极常被称为引导电极，拾取生物电信号的过程常称为生物电信号引导。在生物电信号引导时，生物电信号受多种干扰信号的干扰，主要的干扰信号有：

1. 电极极化引起的电极电位

电极电位常常表现为直流特性，银丝电极的电极电位约 100 mV，用直流放大器时，信号直流成分被干扰，在高放大倍数时，电极电位输出信号可能超出放大器的线性范围，导致放大器饱和。

2. 电辐射干扰

50 Hz 市电干扰信号，供仪器设备、照明等使用的电源，其 50 Hz 及其谐波通过仪器、辐射等途径干扰生物电信号，其干扰信号的频率与生物电的频率重叠。

3. 生物电信号的相互干扰

肌电、皮肤电干扰心电，心电、皮肤电干扰脑电等。

生物电信号的检测是从各种生物电、背景干扰、极化电压中检出需要测量的信号。

二、生物信号的交流、直流特性

生物信号可根据其与时间的关系分为交流(alternating current, AC)信号、直流(direct current, DC)信号和交直流混合信号。

1. 交流信号

振幅和方向随时间变化的信号为交流信号,如交流电。细胞外记录的生物电信号多数为交流信号,如心电信号、脑电信号、神经干动作电位等。

2. 直流信号

振幅和方向不随时间变化的信号为直流信号,如直流电。振幅和方向随时间变化很缓慢的信号可视其为直流信号,如电极电位、细胞内记录的细胞静息电位。

3. 交直流混合信号

生物信号中既有直流成分又有交流成分的信号。例如,细胞内引导膜电位变化过程,细胞静息时,记录到的静息电位是直流信号,细胞兴奋时记录到的动作电位是交流信号(图 3－2)。有些细胞的动作电位含有直流信号成分,如心肌细胞动作电位平台期电位。生物信号通过直流应变式换能器转换为电信号,这类信号往往为交直流混合信号,如反映肌肉舒张期张力、动脉血压舒张压等的是直流信号,而反映肌肉收缩、心脏射血引起张力和动脉血压变化过程的是交流信号(图 3－3)。

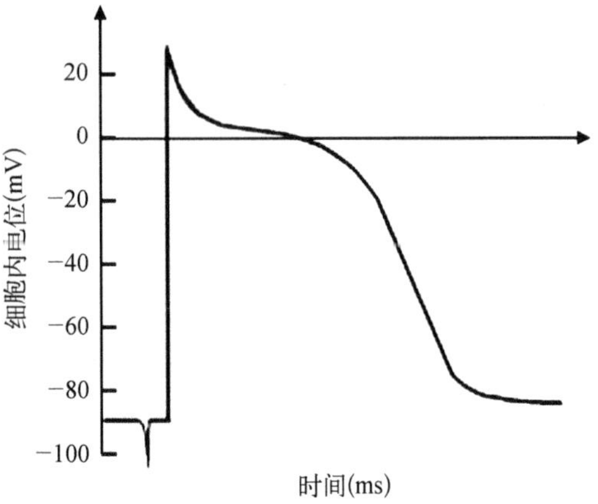

图 3－2 心肌细胞动作电位

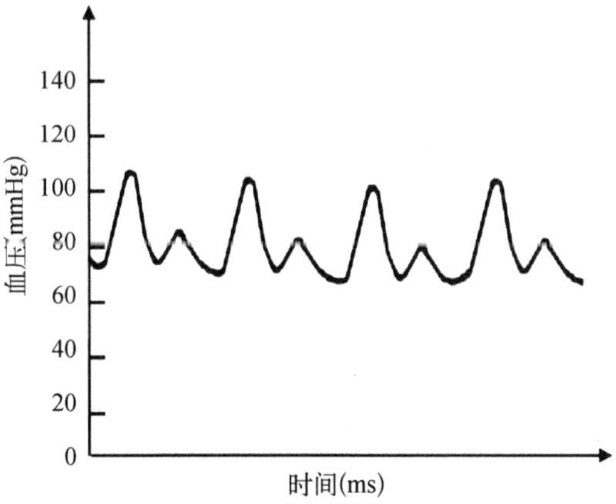

图 3－3 家兔动脉血压波

三、生物电信号的交流、直流耦合输入方式

生物信号放大器设置有交流和直流两种耦合输入方式,生物电信号和通过换能器转换后的电信号输入放大器进行放大和处理时,首先需要确定信号的耦合方式。

1. 直流耦合输入方式

电信号不通过耦合器件(电容器或电感器)直接送入放大器的输入端进行放大的方

式。图 3－4 显示了一直流耦合输入方式模式图，输入信号通过电阻输入放大器，信号经放大器放大后输出，输出信号的振幅增大，但时程和相位不变。直流耦合输入方式能观察到信号真实情况。

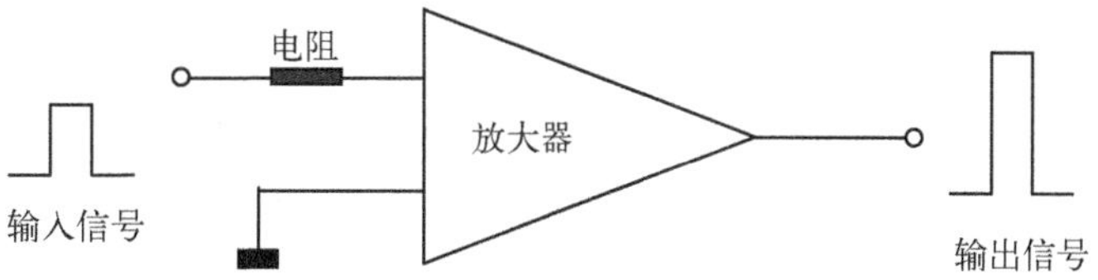

图 3－4　直流耦合输入方式

用金属电极引导生物电时，金属电极在极性溶液（如 0.9% NaCl 溶液）中发生电化学反应，使电极间产生电位，这种电位称电极电位。电极电位的大小由电极的材质和电极处理情况所决定，在生理盐水中银电极的电极电位可达 100 mV。电极电位一般表现为直流信号特性。电极电位比多数生物电信号的振幅大得多，用直流耦合方式放大生物电信号时，生物电信号放大到能被观察记录的程度时，电极电位也被放大并使放大器出现饱和，生物电信号就不能被观察记录到。电极电位也干扰了生物电信号的直流成分。用交流耦合方式可消除电极电位的影响。

2. 交流耦合输入方式

电信号经耦合器件（如电容器）送入放大器的输入端进行放大的方式称交流耦合输入方式。电容器有“隔直”效应，阻止直流电通过电容器。直流信号不能通过电容器送入放大器的输入端进行放大，交流耦合方式的“隔直”作用，使放大器只放大交流信号而不放大直流信号。交流耦合输入方式在放大生物电信号时避免了电极电位被放大后使放大器出现饱和的情况发生。交流耦合输入方式下观察和记录到的信号直流成分往往发生较大的改变（变化大小取决时间常数），如图 3－5 所示，方波信号经电阻-电容耦合输入放大器的输入端，方波信号的顶（直流）被电容器阻隔，方波信号通过交流耦合放大后变成了微分波。

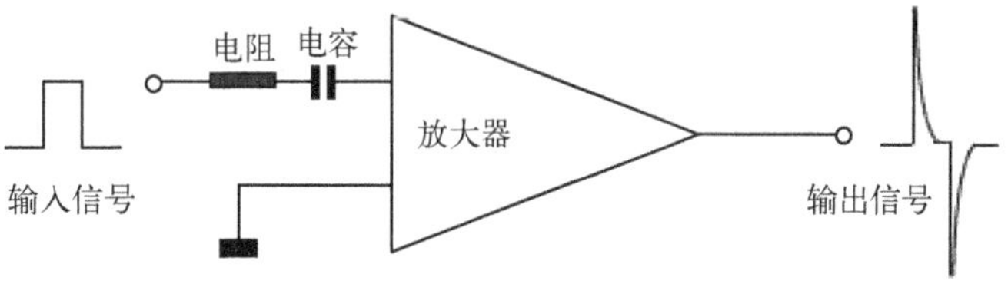

图 3－5　交流耦合输入方式

3. 信号的直流耦合输入选择

细胞内引导的生物电信号和应变式换能器输出的电信号应选择直流耦合方式将信号输入放大器。

4. 信号的交流耦合输入选择

细胞外引导的生物电信号采用交流耦合方式将信号输入放大器。在采用交流耦合方式时应根据信号频谱选择合适的时间常数（或下限转折频率），以避免信号的有用频率成分被衰减（请参见本节后文“信号滤波”部分）。

四、生物电信号的输入方式

1. 单端输入方式

生物电信号输入以地电位为参考点，放大器在放大生物电信号的同时，干扰信号也被放大。放大的生物电信号混杂在各种干扰信号之中。单端输入方式抗干扰能力差，在生物电测量中较少采用。

2. 双端输入方式（差分输入）

生物电放大器多采用双端输入方式，即生物电信号通过两个输入端送入放大器放大，生物电信号混杂在各种干扰信号之中，对两个输入端而言，干扰信号被视作共模信号（幅度、相位和频率相同），而生物电信号是差模信号。生物电放大器采用双端输入方式能极大地抑制干扰信号并放大生物电信号。

生物电放大器采用双端输入方式，所观察和记录的生物电信号是生物体、组织或细胞的两点之间的电位差。

五、生物电信号的滤波处理

生物电信号的检测是从各种生物电信号、背景干扰信号、极化电压中检出需要测量的生物电信号，通过滤波的方法，使背景干扰信号、极化电压和不需要的生物电信号衰减并获得所需的生物电信号。

1. 高通滤波器

在放大器的输入端设置高通滤波器以衰减低频信号，通过选择时间常数（τ）来衰减不同频率的低频信号，τ 和下限转折频率（f_L）的关系为

$$f_L = 1/2\pi\tau \tag{3-1}$$

选用不同的时间常数对一方波进行滤波，图 3－6 显示了方波的直流成分被衰减的情况。

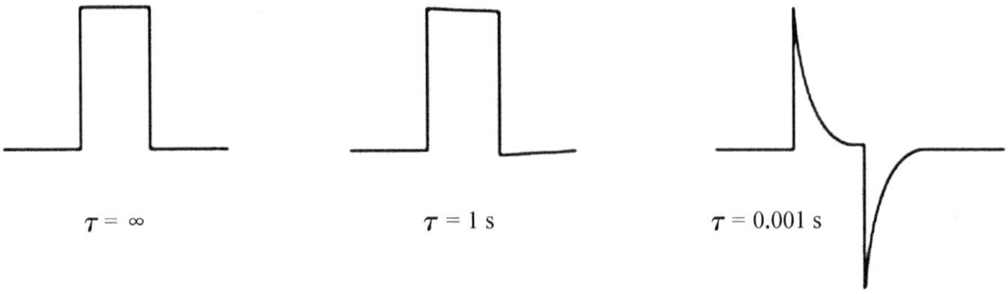

图 3－6 不同时间常数的滤波效果

2. 低通滤波器

低通滤波器用于衰减信号中的高频成分。生物信号放大器的低通滤波一般设 0.1～

100 kHz 多档，供滤去不同高频信号使用。

图 3－7 显示了一方波的选用不同滤波频率，信号中高于上限转折频率(f_H)的高频成分被衰减的情况。

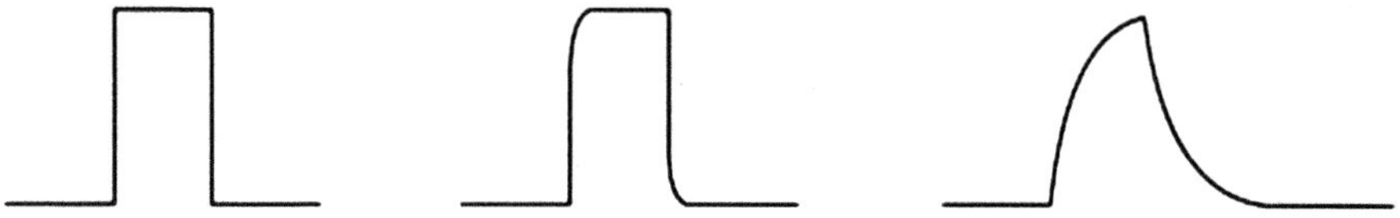

图 3－7　不同滤波频率的滤波效果

3. 信号滤波

在交流耦合输入方式下，生物电信号经高通滤波器输入放大器，信号的低频成分会被衰减，如果高通滤波器的时间常数(下限转折频率)选择不当，就会失去信号的有用成分。在放大生物电信号时，如果有高频干扰信号干扰生物电信号，并影响观察和测量时，可利用放大器的低通滤波器，上限转折频率从高到低，逐渐降低，使干扰信号对生物电信号的观察测量的影响较小时为止。上限转折频率过低，会将有用的信号衰减掉。记录生物电信号时，可参考表 3－2 选择时间常数和上限转折频率。

表 3－2　生物信号记录参数

信号名称	振幅	时间常数(s)	上限转折频率(kHz)
坐骨神经动作电位	5～30 mV	0.01～0.1	30
减压神经传入冲动	100～500 μV	0.01～0.1	30
膈神经传出冲动	50～300 μV	0.01～0.1	20
自主神经冲动	50～100 μV	0.01～0.1	5
骨骼肌膜动作电位	5～20 mV	0.01～0.1	5
肠平滑肌慢波	2～10 mV	1.5～∞	1
肌电图(EMG)	50～300 μV	0.01～0.1	5
心电图(ECG)	0.1～2 mV	0.1～1.0	1
脑电图(EEG)	30～200 μV	0.3～1.0	1
视网膜电图(ERG)	0.5～1 mV	0.3～1.0	1
神经细胞膜电位	50～100 mV	∞(DC)	10～20
骨骼肌细胞膜电位	50～120 mV	∞(DC)	10～20
心肌细胞动作电位	60～120 mV	∞(DC)	5～10
中枢单位放电(细胞外)	100～300 μV	0.01～0.1	5～10
应变式换能器输出信号	0.01～50 mV	DC	0.1
心音换能器输出信号	0.1～2 mV	0.2～0.02	0.1
脉搏换能器输出信号	1～10 mV	DC	0.1

注：DC，直流。

六、模拟测量与数字测量

血压、张力、体温、动作电位等生物电信号从理论上讲大多是连续变化的模拟量，即在时域上是连续的模拟信号。传统的测量仪器的显示数值都模拟着被测量的变化。由于仪器本身的局限性，显示数值的分辨率只能达到2~3位有效数字（如指针式仪表），而且模拟信号（测量数据）在测量过程中易受噪声干扰的影响而改变。随着数字技术的发展，测量仪器多已数字化。模拟信号通过模-数转换为数字信号，再利用数字技术和计算机技术来提高测量的精确度、可靠性、灵活性和自动化程度。数字式仪器用数码显示结果，读数方便，不易读错，显示的示值分辨率可达6~7位有效数字或更高，而且数字信号（测量数据）采用高、低两个电平编码信号，不易受干扰而出错。

实现数字测量的第一步就是用模-数转换器将模拟信号转换为数字信号。

1. 模-数转换器和数-模转换器

电子系统中用来连接数字部件与模拟部件的信息转换装置，以实现数字信号和模拟信号的相互转换的装置，统称为数据转换器。其包括模-数转换器（analog-to-digital converter）（简称A/D）和数-模转换器（digital-to-analog converter）（简称D/A）。数据转换器已广泛应用于各行各业和人们的生活中。

2. 数据转换器的主要指标

模-数转换器和数-模转换器的主要指标有分辨率、转换时间（转换速度）、转换电平、精度等。根据使用对象的不同，转换设备有通用型、高性能型、高分辨率型、高速型。

（1）分辨率：模-数转换器的分辨率用位数表示，位数越高，分辨率越强，转换绝对精度也越高，转换的数字量越接近模拟量。16位模-数转换器，转换绝对精度可达满表值的0.025%。例如，12位模-数转换器转换电平为±5 V，则分辨率为

$$\text{分辨率} = \frac{\pm 5\ \text{V}}{2^{12-1}} = \frac{\pm 5\ \text{V}}{2\,048} = \pm 2.44\ \text{mV} \tag{3-2}$$

（2）转换时间：模-数转换过程需要一定时间 τ，即模-数转换器的采样时间和转换时间。τ 值正比于转换位数 n。实际使用中，τ 应与被测量信号的变化率（$\mathrm{d}v/\mathrm{d}t$）相适应。根据采样定律：

$$\text{采样频率} \geqslant \text{信号频谱中的最高频率的 5~10 倍}$$

$$\text{采样频率} = \frac{1}{\text{采样时间}} \tag{3-3}$$

模-数转换器的采样时间是一个不变的值，而仪器的采样时间可使用软件和硬件延迟技术进行设置，仪器的最小采样时间总是大于或等于模-数转换器的标称时间。

生物信号模-数转换时，采样频率取信号频谱中的最高频率的10倍可获得比较好的效果。例如，心电信号频谱中的最高频率为100 Hz（高频心电信号除外），用1 000 Hz的采

样频率，即 1 ms 的采样时间，转换得到的数字量保留心电信号绝大部分信息。

（厉旭云）

第二节　生物信号采集处理系统

目前生物信号采集处理仪器已在机能学实验室得到普及应用。生物（生理）信号采集处理系统（统称生物信号采集处理系统）往往具有对多个生物信号放大、记录、信号输出和刺激输出的功能，有的还具有对信号进行滤波、微分和积分的功能。生物信号采集处理系统能对采集的信号进行自动测量、变换、频谱分析等处理。生物信号采集处理系统大大简化了实验室仪器设备，提高了实验效率，为现有实验的深化和新实验的开设提供了非常有力的技术支持。

生物信号采集处理系统由硬件与软件两大部分组成。硬件主要完成对各种生物电信号（如心电、肌电、脑电）与非生物电信号（如血压、张力、呼吸）的调理、放大，并进而对信号进行模-数转换，使之进入计算机。软件主要用来调理、放大信号，控制模-数转换以及显示、记录、存储、分析处理及打印已经数字化的生物信号。

一、RM6240 系列多道生理信号采集处理系统

（一）系统特点

RM6240 系列多道生理信号采集处理系统（简称 RM6240 系统）为一系列产品，包含多种型号，如 RM6240B/C/XC/JC，其中 JC 型为集成一体机产品（图 3－8）。

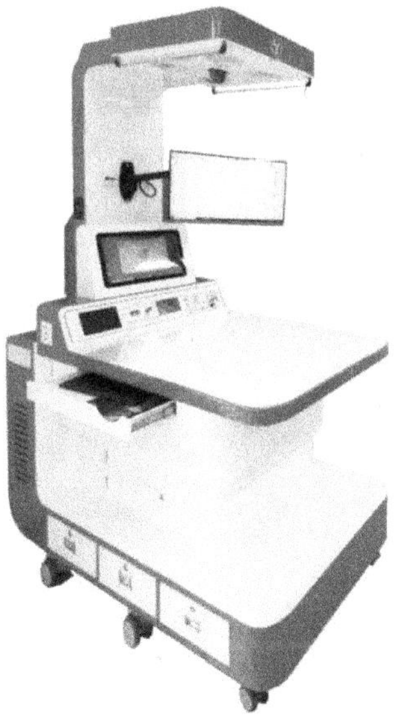

图 3－8　RM6240JC 型集成一体机

RM6240 系统适用于 Windows 操作系统，共享 Windows 资源。

仪器采用 16 位模-数转换器，单通道硬件最高采样频率为 1 000 kHz，硬件最低采样频率为 0.01 Hz，四通道同时连续采样最高采样频率为 200 kHz。

RM6240 系统有 4 个输入阻抗 100 MΩ 信号输入通道，频率响应为 DC～20 kHz，每一通道的放大器均可作为生物电放大器、换能器的桥式放大器使用，还可用作肺功能检测仪（配接流量换能器）、温度计（配接温度换能器），具有记滴、监听、全隔离程控刺激器（刺激器自带刺激隔离器）功能，系统可同时处理多种生物信号，实时进行分析处理、显示记录等多种功能。C/XC/JC 型有心电图全导联组件，可开启 16 个通道，同时记录 12 个导联的心电图及 4 个通道的其他生理信号或对 4 个通道信号进行微分、积分、频谱分析等数据处理。

(二) 仪器面板

RM6240XC 系统前面板见图 3－9，功能如下：

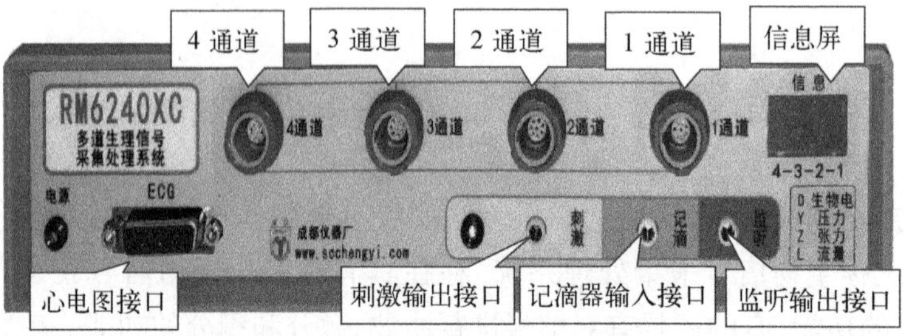

图 3－9　RM6240XC 系统前面板

1. 信号输入接口

信号输入接口是模拟信号输入、处理放大、转换成数字信号并被显示记录的物理通路。RM6240 系统有 4 个物理通道(第 1 通道、第 2 通道、第 3 通道、第 4 通道)，可同时处理放大和记录 4 路信号，4 个物理通道输入接口采用直插式雷莫插座，能自动识别各型换能器(接口协议开放)。

2. 刺激输出接口

刺激输出接口输出刺激电压或电流。

3. 记滴器输入接口

记滴器输入接口用于插入记滴器，记录液体的滴数。该接口也可用于外触发。

4. 监听输出接口

监听输出接口接有源音箱，可监听第 1 通道信号的声音。

5. 心电图接口

C/XC/JC 型有心电图全导联组件，按 ICE 标准导联线，有 12 个心电图物理通道，可同时记录 12 个导联的心电图。

6. 信息屏

信息屏显示实验室环境温度、气压、湿度和各通道的输入信号信息。

(三) 软件窗口界面

RM6240 系统软件界面如图 3－10 所示，可划分为 7 个功能区。

1. 菜单

菜单显示顶层菜单项。选择其中的一项即可弹出其子菜单。

2. 快捷工具

快捷工具位于菜单条的下方，提供仪器基本功能的快捷键和浮板快速启动、停止按钮。

3. 参数设置区

参数设置区位于窗口的右侧，有采集频率及各通道的通道模式、扫描速度、灵敏度、时

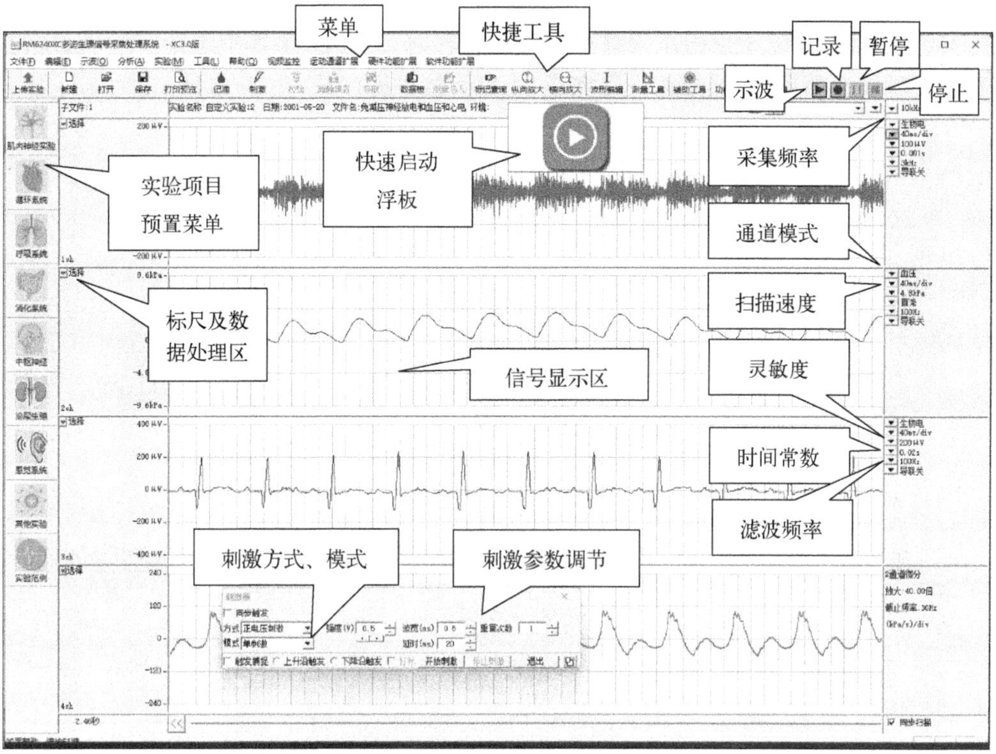

图 3－10　RM6240 系统软件窗口

间常数、滤波频率等功能键，选择各功能键可调节各通道的参数。

4. 信号显示区

实验数据以波形的形式显示于该区域内。

5. 标尺及数据处理区

该区域显示各通道的通道号及对应信号量纲的标尺。单击“选择”按钮，弹出菜单，有对应通道定标、标记显示、分析测量、数据分析处理等功能选项。

6. 实验项目预置菜单

按器官系统划分常规科教实验项目，各实验项目预置采样频率、通道模式、扫描速度、灵敏度、时间常数、滤波频率和刺激参数等。实现“一键”仪器参数设置，即选择某一实验项目，仪器参数设置完成，就可以开始实验。也罗列了一些实验范例数据，选择某一实验范例数据，不但可以查看该项实验数据和仪器参数，也可直接进行数据采集。

7. 刺激器

刺激器为程控刺激器，界面为浮动式窗口，可满足各种实验刺激的需要。

（四）基本功能及使用方法

1. 采样参数设置

（1）仪器采样参数的快捷设置方法

1）“实验项目预置菜单”法：单击系统界面左侧“实验项目预置菜单”，选择实验项目,仪器参数设置完毕(图 3-11A)。

2)“实验”菜单法:单击系统菜单中的“实验”项,在下拉菜单中选择实验项目,包括用户创建的实验项目,仪器参数设置完成,可以直接进行实验(图 3-11B)。

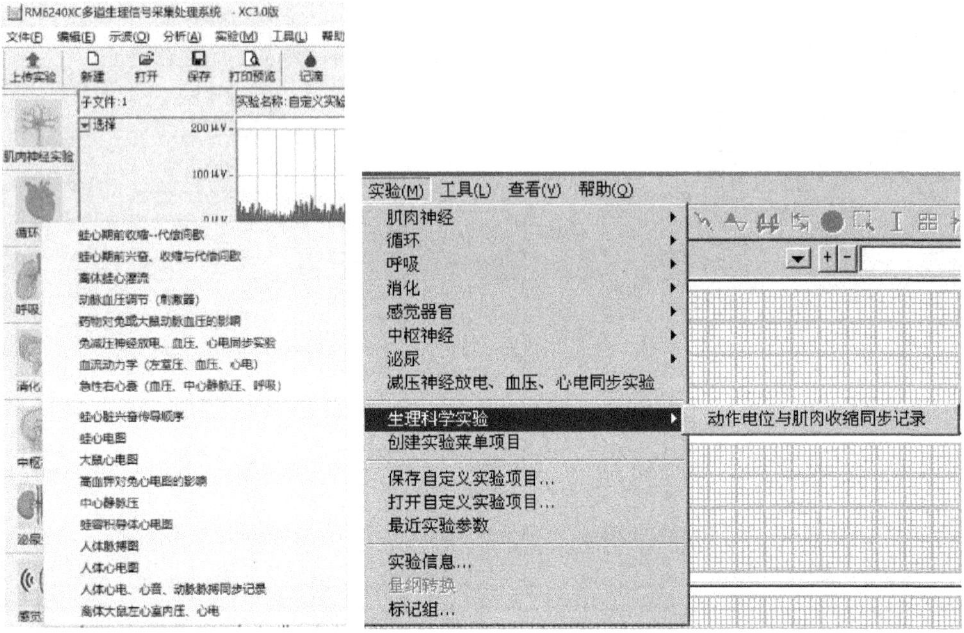

A. 实验项目预置选项　　B. 实验菜单预置选项

图 3-11　参数的快捷设置方法

(2)仪器参数的通用设置方法

1)采集频率:单击“采样频率”三角键,在下拉菜单中选择“采集频率”(图 3-12)。采集频率是指系统每秒采集数据个数,如采集频率 100 kHz 表示系统每秒采集 10 万个数据。采集频率一般设置为信号最高频率的 10 倍。

2)通道模式:单击“通道模式”三角键,在下拉菜单中选择输入信号的类型(图 3-13)。根据信号输入的物理通道和类型,在系统软件窗口对应的通道选择相应的通道模式。通过通道模式选择使各通道的放大器成为生物电放大器或桥式放大器或呼吸流量放大器等,如血压实验时,选择血压模式,并根据习惯选择血压单位。关闭不使用的通道。

3)灵敏度:用以表示仪器记录、观察信号的灵敏性,灵敏度值越小表示仪器可以记录、观察到越小的信号,即仪器越灵敏。单击“灵敏度”三角键,在下拉菜单中选择一个合适的灵敏度(图 3-14A)。调节灵敏度使信号在显示区有适当的幅度以便观察和分析。

4)时间常数设置与交、直流耦合:单击“时间常数”三角键,在下拉菜单中选择一个时间常数(图 3-14B)。

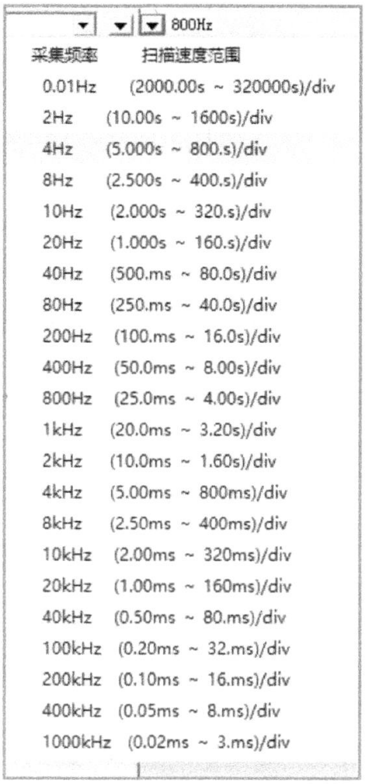

图 3－12　采集频率设置

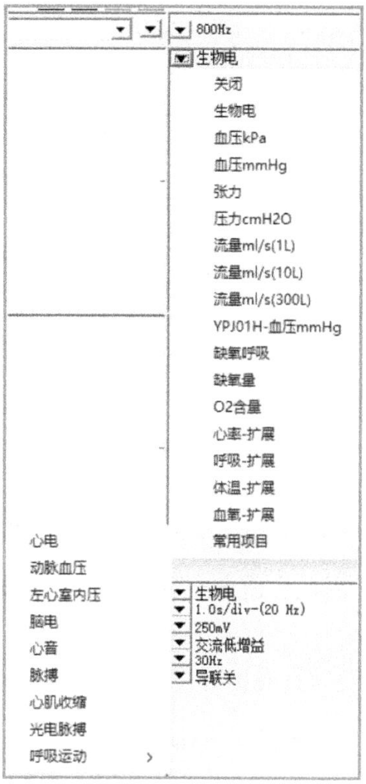

图 3－13　通道模式设置

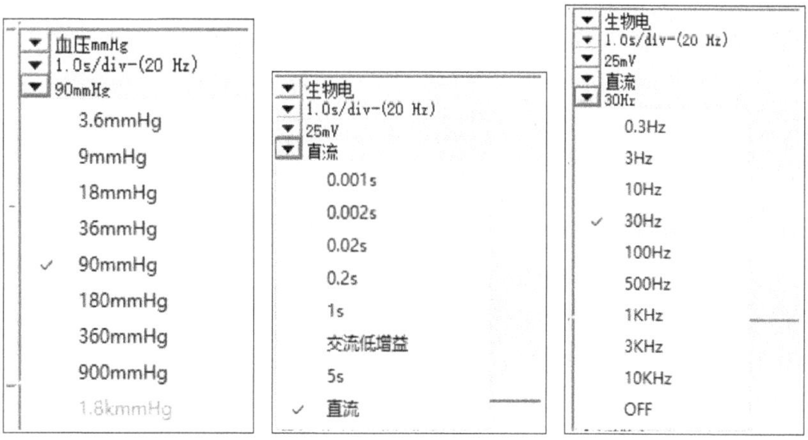

A. 灵敏度　　B. 时间常数　　C. 滤波频率

图 3－14　灵敏度、时间常数和滤波频率设置

时间常数(τ)反映仪器高通滤波器的低频滤波程度。高通滤波器的滤波频率 $f_L = 1/2\pi\tau$，如时间常数 1 s、0.1 s、0.01 s、0.001 s 分别对应仪器滤波频率(下限截止频率)约为 0.16 Hz、1.6 Hz、16 Hz、160 Hz。高通滤波器用来滤除信号的低频成分,时间常数越小,下

限截止频率就越高,亦即对低频成分的滤波程度越大。当选择直流时,系统对信号的低频和直流成分不进行衰减。信号的有效成分频率越高,应选择的时间常数越小,有效信号频率低时,应选择大的时间常数或选择直流,如做胃肠电实验时选择 5 s 的时间常数,做张力记录时选择直流等。根据信号的交、直流特性,选择交流或直流耦合,引导细胞外生物电信号一般采用交流耦合方式,根据信号低频特性选择时间常数。引导细胞内生物电信号和记录应变式换能器的信号采用直流耦合方式。

5）滤波频率：单击“滤波频率”三角键(图 3－14C),根据信号高频特性选择合适的滤波频率。滤波频率指仪器低通滤波器的截止频率,用以衰减信号的高频成分。当信号有效成分的频率较低时,应选择低的滤波频率,以滤除高频干扰。例如,观察脉搏波时,选择 10 Hz 的滤波,代表此时放大器的上限截止频率为 10 Hz,可将频率 10 Hz 以上的各种干扰滤掉。

上述时间常数和滤波频率均指硬件实现的高通和低通滤波的参数。相应仪器还具有数字滤波功能,当需要更宽的滤波范围,或者在实验后需要对滤波效果进行调整时,可以使用数字滤波功能。该功能在效果上与硬件滤波相当,但需要消耗计算机的系统资源,并会产生延时,因此更适合在实验后处理波形时使用。

一项实验、一个信号的采样参数来源于科学实践,并经反复验证。表 3－3 为机能学实验基本实验项目的生物信号采集处理系统参数,供各类生物信号采集处理系统参考。

表 3－3　机能学实验基本实验项目的生物信号采集处理系统参数

实验项目或生物信号采集处理系统名称	生物信号采集处理系统参数					
	采集频率	扫描速度	灵敏度	时间常数	滤波频率	50 Hz 陷波
两栖类神经干电生理	100 kHz	0.2 ms/div	5 mV	0.2～0.02 s	10 kHz	关
骨骼肌收缩	400 Hz	1 s/div	10～50 g	直流	100 Hz	开
肌肉电兴奋与机械收缩	20 kHz	10 ms/div	2 mV	0.02 s	10 kHz	关
		10 ms/div	10～50 g	直流	30 Hz	
蛙心期前收缩-代偿间歇	400 Hz	1 s/div	3 g	直流	10 Hz	开
蛙心灌流	400 Hz	2 s/div	3 g	直流	10 Hz	开
兔动脉血压	800 Hz	500 ms/div	12 kPa	直流	30 Hz	关
心肌细胞动作电位	100 kHz	80 ms/div	50 mV	直流	10 kHz	开
心电图	4 kHz	200 ms/div	1 mV	0.2～1 s	100 Hz	开
脉搏	800 Hz	250 ms/div	25 mV	直流	10 Hz	开
减压神经放电	100 kHz	80 ms/div	50 μV	0.001 s	10 kHz	开
呼吸运动调节	800 Hz	1 s/div	50 mL/s	直流	10 Hz	开
膈神经放电	40 kHz	80 ms/div	50 μV	0.001 s	3 kHz	开
消化道平滑肌的生理特性	400 Hz	2 s/div	3 g	直流	10 Hz	开
大脑皮层诱发电位	10 kHz	10 ms/div	50 μV	0.02 s	100 Hz	开

续表

实验项目或生物信号采集处理系统名称	生物信号采集处理系统参数					
	采集频率	扫描速度	灵敏度	时间常数	滤波频率	50 Hz 陷波
肌梭放电	40 kHz	40 ms/div	50 μV	0.002 s	3 kHz	关
耳蜗生物电活动	100 kHz	40 ms/div	100 μV	0.02 s	1 kHz	开
中枢神经元单位放电	20 kHz	80 ms/div	50 μV	0.002 s	1 kHz	关
脑电图	800 Hz	250 ms/div	50 μV	0.2 s	10 Hz	开

2. 数据采集与记录

(1) 数据采集与记录：可使用“快速启动浮板”按钮或窗口右上角快捷按钮(图 3－10)。快捷按钮的功能分别是：

1) 示波：单击“示波”按钮，信号实时动态地显示在“信号显示区”内，此时可进行系统参数采样设置、定标等操作。但系统不保存数据。

2) 记录：单击“记录”按钮，系统实时采集数据，数据动态显示在“信号显示区”，同时数据保存在计算机。

3) 暂停：单击“暂停”按钮，系统停止采集数据和存盘，屏幕显示暂停前所采集的数据。如再次单击记录，系统继续采集数据和存盘，数据保存在同一子文件内，屏幕显示新采集的数据。

4) 停止：单击“停止”按钮，系统停止采集数据和存盘，并将已经采集的数据静态地显示于“信号显示区”。如再次单击记录，数据将换页(新增子文件)显示和存盘，可用键盘上的“Page Up”和“Page Down”键或软件左上角◀▶键翻页显示各子文件。

(2) 同步触发记录：用于刺激诱发的高频信号的记录。打开刺激器窗口(图 3－15)，选中“同步触发”功能，此时记录观察信号需要单击“开始刺激”按钮，信号从左至右显示一屏。信号显示的屏数由刺激次数决定。选中“记录当前波形”功能，信号同步显示和存盘。每一屏数据波形保存一个子文件。

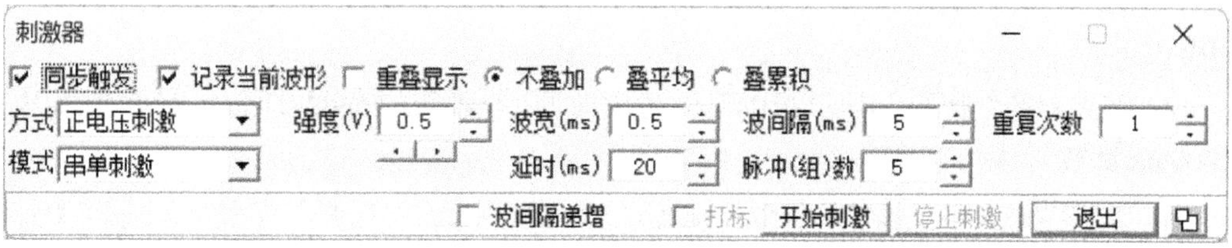

图 3－15　刺激器窗口

3. 刺激器功能及设置

需要对实验对象进行刺激时，可打开刺激器，选择刺激方式，调节刺激参数，设置完成后，单击“开始刺激”按钮，刺激器按设定的刺激方式和刺激参数输出刺激脉冲(图 3－15)。

(1) 功能选项

1) 同步触发：选择“同步触发”，刺激器发出同步信号与刺激脉冲，同步信号触发系统采集信号数据，每发生一次刺激，系统采集并显示一屏数据波形。

2) 记录当前波形：选中“记录当前波形”，系统以子文件形式保存当前屏幕波形。每刺激一次，保存一屏波形，子文件以数码号 1、2、3…编号。可通过键盘上的“Page Up”和“Page Down”键依次查看各子文件的实验波形。在退出系统前，选择“保存”快捷键或菜单中“保存”菜单，系统将全部子文件保存在同一文件内。

3) 不叠加：每发生一次刺激，显示一屏最新采集的原始数据波形。

4) 叠平均：同步触发采集数据情况下，每发生一次刺激，当前采集的一屏数据与此前采集的数据叠加平均后显示。

5) 叠累积：同步触发采集数据情况下，当前采集的一屏数据和此前采集的数据叠加后显示。

6) 开始刺激：单击“开始刺激”按钮，刺激器按设定的刺激方式和刺激参数发出刺激脉冲。

7) 停止刺激：单击“停止刺激”按钮，刺激器停止发出刺激脉冲。

(2) 刺激参数：刺激器输出的刺激脉冲的波形有方波、三角波、正弦波和自定义波形，机能学实验使用方波。刺激器以方波为例的基本参数如下(图 3-16)：

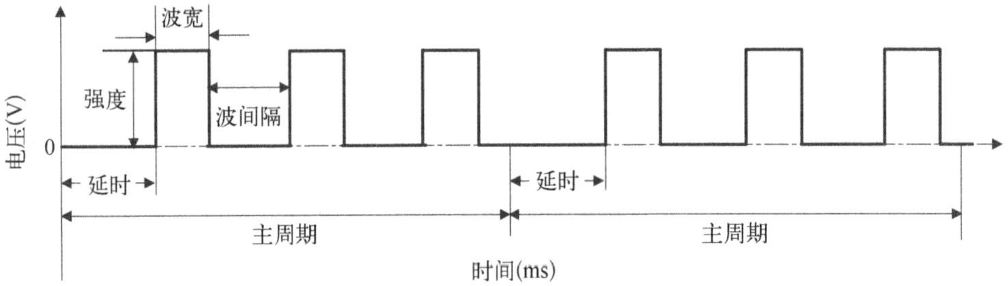

图 3-16 刺激脉冲参数图

1) 强度：输出恒压为±50 V，可调，步长 0.005~0.5 V；恒流输出为±10 mA，可调，步长 0.01~0.1 mA。

2) 波宽：单个脉冲(方波)高电平的持续时间，即刺激的持续时间，波宽可在 0.01~1 000 ms 调节。

3) 波间隔：连续脉冲刺激，刺激脉冲之间的时间间隔，波间隔调节范围为 0.1~1 000 ms。波间隔与波宽之和的倒数可理解为刺激频率，调节范围为 1~3 000 Hz。

4) 主周期：刺激器以周期为时间单位输出序列脉冲，一个主周期内，刺激脉冲可以是一个、数个甚至数百个，且波间隔可因需设定。周期数或重复次数是指以主周期为单位序列脉冲的循环输出次数，如主周期 = 1 s、脉冲数 = 3、延迟 = 5 ms、波间隔 = 200 ms、波宽 = 1 ms、强度 = 1 V、重复次数 = 7，单击“开始刺激”按钮，刺激器在 1 s 内发出强度为 1 V、波宽为 1 ms 的 3 个脉冲,脉冲的时间间隔为 200 ms,第一个脉冲在启动的第 5 毫秒发出。如此重复 7 次。主周期、延迟、波宽、波间隔和脉冲数设置要符合：主周期(s)>延时(s)+[波宽(s)+波间隔(s)]×脉冲数。

5）脉冲数：刺激器在设定的时间内发出刺激脉冲的个数。

6）延时：指刺激器启动(触发脉冲)到刺激脉冲输出的延搁时间。在触发同步记录时,延时可用来调节反应信号在屏幕上的水平位置。

(3) 输出方式：刺激器有恒压(电压)和恒流(电流)两种输出方式,刺激脉冲的波形是方波,恒压输出方式有正电压和负电压两种脉冲,恒流输出方式也有正电流和负电流两种脉冲。

(4) 刺激模式：将刺激脉冲按一定的主周期、脉冲数、波间隔等参数编组成某种特定脉冲序列,这种特定脉冲序列称刺激模式。该仪器基本的刺激模式如图 3－17 所示,可适用于各种实验。

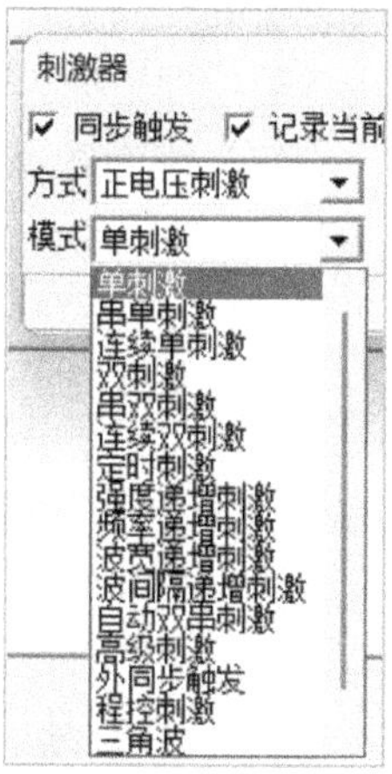

图 3－17 刺激模式

1）单刺激：一个主周期内输出一个刺激脉冲,可调节参数有强度、波宽、延时、重复次数。可采用同步触发的方式记录。该刺激模式常用于神经干动作电位、骨骼肌单收缩、期前收缩、诱发电位等实验。

2）串单刺激：一个主周期内输出一序列刺激脉冲,序列脉冲的脉冲数为 3～999 个,可调节参数有强度、波宽、延时、波间隔、脉冲数、重复次数。可采用同步触发的方式记录。该刺激模式常用于刺激减压神经、迷走神经,测定刺激频率对骨骼肌收缩影响的实验。

3）连续单刺激：主周期等于 1 s,无限循环的连续刺激,一个主周期内输出的脉冲数等于频率,脉冲的波间隔相等。该刺激模式常用于刺激减压神经、迷走神经,测定刺激频率对骨骼肌收缩影响的实验。

4）双刺激：一个主周期内输出两个刺激脉冲,可调节参数有强度、波宽、延时、波间隔、重复次数。可采用同步触发的方式记录。该模式常用于骨骼肌收缩、不应期测定等实验。

5）串双刺激：由两个刺激脉冲组成一个脉冲组,一个主周期内可输出数个至数百个脉冲组,可调节参数有强度、波宽、延时、波间隔、频率、组数、重复次数。

6）连续双刺激：连续双刺激与串双刺激作用基本相同,主周期内的脉冲组数用频率表示。

7）定时刺激：在设定的刺激持续时间内,刺激脉冲按设定的频率输出,常用于观察同一刺激时间内,不同刺激频率的刺激效果。例如,刺激减压神经、迷走神经,测定刺激频率对骨骼肌收缩影响的实验。可调节参数有强度、波宽、延时、刺激时间、刺激频率、刺激重复次数。

8）强度递增刺激：刺激强度从首强度按强度增量自动递增。该模式常用于自动测定刺激强度与反应的实验。

9）频率递增刺激：刺激频率从首频率按频率增量自动递增。该模式常用于自动测定刺激频率与反应的实验。

10）波宽递增刺激：刺激波宽从首波宽按波宽增量自动递增。该模式常用于自动测定基强度和时值实验。

11）高级刺激：可根据需要将不同主周期、强度、波间隔、脉冲数等刺激模式组成刺激序列，构成功能强大的程控刺激器。

4. 数据分析测量

生物信号采集处理系统将采集到的数据以波形的形式实时显示于屏幕上，系统可实时分析处理数据并显示主要生理指标数据，对已存盘的数据可进行可视化分析处理并给出各项生理指标。RM6240 系统提供信号快捷测量和分析测量两大类工具。

（1）快捷测量：在 RM6240 系统的快捷工具栏，单击“测量工具”打开数据分析测量工具（图 3－18）。其功能及使用方法分述如下：

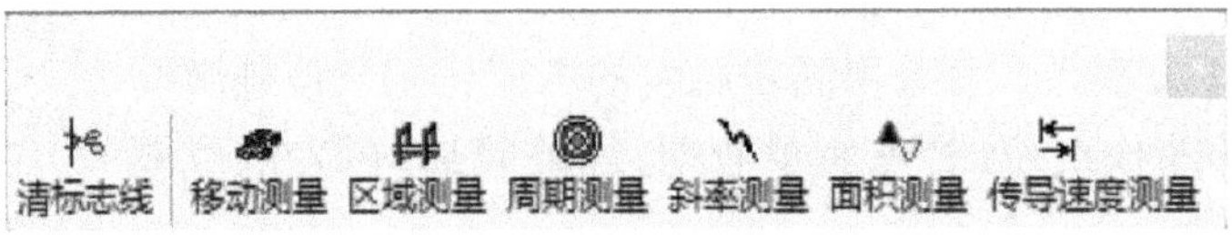

图 3－18　快捷测量工具

1）移动测量：选择绝对测量，鼠标移动到信号的某一点，系统在通道信号区左上角显示该点的时刻和幅度；选择相对测量，在信号区单击某一点作为参照点（基准），再移动鼠标到信号的另一点，系统在通道信号区左上角显示该点以参照点为基准的相对时间和幅度。

2）区域测量：选择区域测量工具，鼠标在需要测量的区域两端各单击一次打上标志线，则系统自动完成该区域数据分析测量和计算，并将对应该信号的生理指标导入数据板，数据板自动开启。

进行区域测量时，鼠标在信号区移动，系统自动在通道左上角显示鼠标箭头所在位置的时刻及幅度值；此时可将鼠标用作移动标尺。在需要测量的区域内单击第一点之后，系统将给出鼠标当前点与第一点的相对时间差与幅度差，此时可进行相对测量。单击第二点后，将得到区域测量结果。

3）周期测量：用鼠标左键在若干个连续的周期波的相同位置各单击一次，然后右击，系统即自动测量出若干个波的平均周期、频率和波动率。例如，在一段波形上选择两个连续的波峰（或波谷），各单击一次，这时再右击即可测量出这段波形的周期、频率和波动率。

4）斜率测量：鼠标移动到信号的某一点，系统就在屏幕上显示该点的斜率。

5）面积测量：选择面积测量工具后，界面出现“面积参数设置”的对话框，有 3 种方式可供选择，即正波方式（计算零线以上波形的面积）、负波方式（计算零线以下波形的面积）和绝对值方式（计算整个波形的面积）。选定方式后，用鼠标在需要测量的区域两端各单击一次即可完成该区域面积的测量。

6）传导速度测量：选择传导速度测量工具，在对话框中输入引导电极间距离，选择自动测量，系统便会在数据板上显示传导时间、电极距离和传导速度；若选择手动测量，则用鼠标在两动作电位起始点各单击一次（也可选同一动作电位的刺激伪迹和动作电位的起始点），系统便会在数据板上显示传导时间、电极距离和传导速度。

7）清除标志线：在进行上述各种测量时，会留下各种测量标志线，单击该键即可清除所有的标志线。

（2）分析测量：单击软件窗口左侧的“选择”按钮，出现下拉式菜单，菜单分 4 个功能块，依次为定标、标注显示、分析测量和数据处理。此处介绍分析测量（定标、标注显示和数据处理功能块将在后文介绍）。分析测量即对记录信号进行分析处理并计算出各项生理指标（图 3－19）。分析测量有实时测量和静态测量两种。

实时测量又称在线分析测量，即系统实时监测显示实验对象的主要观察指标，同时采集和保存信号数据。静态测量又称离线分析测量，即系统在数据记录完毕后，对数据进行分析。

1）通用实时测量：选择该项中的“全屏”，在相应的通道左上部将实时显示当前屏波形的数据的最大值、最小值、平均值和峰值。选择该项中的“快速”，则显示两大格内最新波形的数值。

2）专用实时测量：有呼吸、脉搏、血压、心室内压、心肌收缩、心电图自动测量选项，选择其中一项，在弹出的对话框中输入测量时间长度（应大于 4 个信号周期），系统将定时在所选通道左上角显示上述时间间隔内的测量结果。

3）静态统计测量：有张力（单波、连续波）、压力（动脉血压、心室内压、中心静脉压）、呼吸（呼吸力学指标、通用测量）、生物电（神经干动作电位、心肌细胞动作电位、神经放电、群峰电位）等选项，选择其中一项（应对应通道模式），弹出生理指标选择框，可根据实验需要选择默认指标或更改指标选项。选择完毕，可参照区域测量方法，用鼠标在需要测量的数据波形起始点各单击一下，系统便会自动对选择区域内的数据进行分析计算，按选定的生理指标将分析结果数据写入数据板，并弹出数据板。

4）心电测量、放电统计、记滴统计、脑电图分析、波动率/间期测量：可对较长时间区间内的数据进行自动测量和统计。

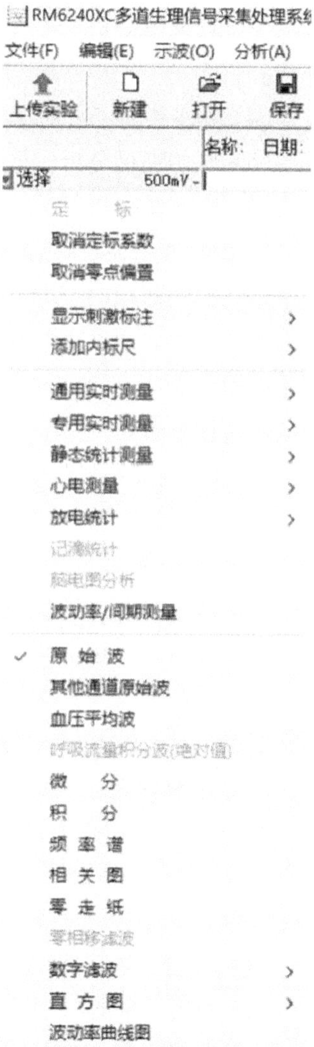

图 3－19 分析测量工具

5. 数据处理

用数学的方法对观察记录的生物信号数据进行分析计算和处理,给出分析计算结果或衰减信号中的某些成分。

(1) 微分分析: 对信号进行微分计算,并将计算结果以波形形式显示于物理通道或模拟通道中。微分分析可在实时或静态下进行。在微分分析的对话框中,放大倍数用于调节微分波的幅度。高频截止频率用于调节微分通道的数字滤波截止频率,以滤除微分波中不需要的高频信号。

(2) 积分分析: 对信号进行积分分析,并将计算结果以波形形式显示于物理通道或模拟通道中。积分分析可在动态或静态下进行。如果选择时间回零,则在到达规定时间后重新从零值开始积分,如果选择满度归零,则在积分值积至满度值后,重新从零值开始积分。

(3) 频率谱分析: 对信号进行频率谱分析,即对某一通道信号数据的频率成分进行分析。

(4) 相关图分析: 对信号进行相关图分析,此时该通道相当于 $X-Y$ 记录仪。

(5) 原始波形分析: 显示通道原始波形,即退出微分、积分等状态回到原始状态。

(6) 直方图分析

1) 面积直方图: 对信号进行面积直方图处理,每一直方的高度反映了该直方时间段内原始波形的面积(由积分方式可确定正面积、负面积或绝对面积),直方图可用于对放电波形进行各时间段内的放电强度分析。参数中,放大倍数用于调节直方图的幅度。对于正面积和负面积积分方式,可用鼠标在通道内确定阈值线位置,此时小于阈值的面积作为基础值被扣除。

2) 频率直方图: 对信号进行频率直方图处理,每一直方的高度反映了该直方时间段内,处于单阈值线之上或双阈值线之间的信号脉动频率,可用于对放电波形进行各时间段内的放电频率分析。

(7) 数字滤波: 对生物信号进行数字(软件)滤波。数字滤波有低通、高通、带通、带阻 4 种滤波模式。数字滤波处理后通过选择“原始波”选项可恢复原始信号。

(8) 零相移滤波: 零相移滤波器采用有限冲激滤波法滤波器的设计,提供了 8 种滤波窗函数,可以让用户自己设计所需的滤波器。该滤波器适用于静态测量。

6. 数据板设置

在快捷工具栏打开或关闭“数据板”。测量数据显示于“测量数据显示框”内,数据板除数据显示功能外,还带有数据操作快捷键(图 3-20),其使用方法和功能简述如下:

(1) 新建: 单击“新建”键,清除已有数据,并新建文档(尚未保存的数据将丢失)。

(2) 打开: 单击“打开”键,打开以文本文件保存的测量数据。

(3) 存盘: 单击“存盘”键,将数据以文本(.txt)文件形式保存。

(4) 网格: 单击“网格”键,数据显示在网格中。

(5) 复制：单击“复制”键，将数据复制到“剪贴板”。使用 Office 等文档中粘贴功能便可将数据复制到文档中，也可粘贴到本系统的实验信息栏。

(6) 粘贴：单击“粘贴”键，可将复制的内容粘贴到“测量数据显示框”中。

(7) 导出信息：选中“测量数据显示框”中的数据（测量数据或用户编写的文字），单击该键，所选数据粘贴到“实验信息”的“实验评注”中。

(8) 标记：选择“测量数据显示框”中的信息，单击该键，被选中的信息进入“标记输入框”。可作标记之用。

(9) 导出 Excel：单击“Excel”键，“测量数据显示框”中的所有信息以 Excel 文件格式导出。

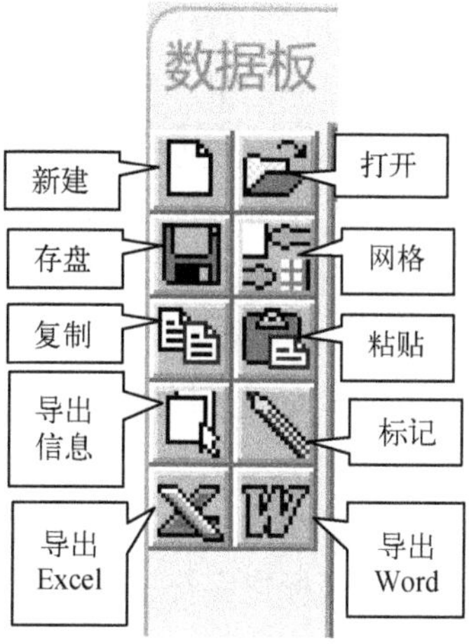

图 3-20　数据板工具

(10) 导出 Word：单击“W”键，“测量数据显示框”中的所有信息以 Word 文件格式导出。

（五）标记

在实验过程中，对实验对象的反应及各种处理进行标注，有利于准确地进行实验数据的整理。快捷地对数据进行浏览和标记搜索，可大大提高实验数据整理的效率。RM6240 系统具有灵活的数据标记及方便快捷的数据浏览和标记搜索功能。

1. 字符标记

如图 3-21 所示，以“字符标记输入、显示框”中的字符进行打标。在标记类型的下拉菜单中选择“字符标记”，在“字符标记输入、显示框”输入字符，在记录状态下单击“打标记”键即可在每个通道上同时打上字符标记。

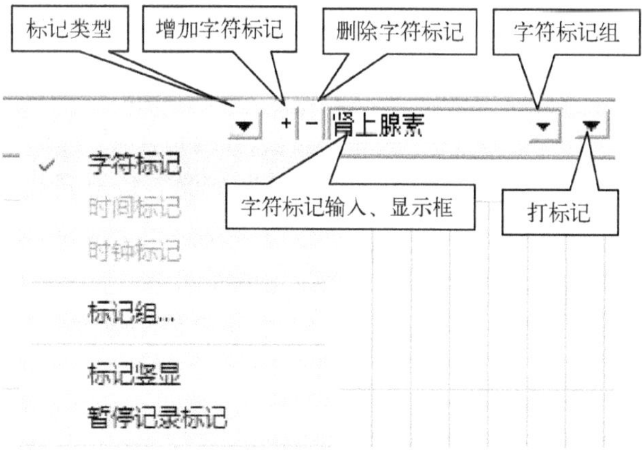

图 3-21　字符标记功能区

(1) 字符标记输入：鼠标移动到“字符标记输入、显示框”，单击，即可输入字符。

(2) 标记组：系统内置了 12 个实验项目的字符标记组和 12 个用户定义实验项目标

记组,并可对内置字符标记进行增删。在“标记类型”下拉菜单中选择“标记组”即可选择实验项目标记组。选择完毕,实验项目标记组加载到“字符标记库”,单击“字符标记组”键,在“字符标记库”中选择要标记的字符标记即可。

(3) 字符标记增删：单击“+”(“增加字符标记”)键,在弹出的输入框输入字符。单击“字符标记组”键,在“字符标记库”中选中某一字符标记,该字符显示于“字符标记输入、显示框”,单击“-”(“删除字符标记”)键,该字符标记即被删除。

(4) 右键打标法：右击(记录、暂停或分析状态)记录波形的任意位置,标记即被打在右击处。

(5) 修改标记：右击已有标记,在弹出的移动菜单选择“修改”项,并在弹出的对话框中输入新标记字符,按“确定”新标记字符替代了原标记字符。

(6) 删除标记：右击已有标记,在弹出的移动菜单选择“删除”项,标记即被删除。

(7) 重叠标记：右击已有标记,在弹出的移动菜单选择“打标”项,右击添加新的标记。

2. 时间标记

时间标记指以当前记录时间(起始记录时间为0秒)为标记进行打标。系统在记录状态,在“标记类型”下拉菜单中选择“时间标记”。在需要标记时刻,右击记录波形的任意位置,时间标记即被打在右击处。

3. 时钟标记

时钟标记以计算机的时钟为标记进行打标。系统在记录状态,在“标记类型”下拉菜单中选择“时钟标记”,在弹出的对话框中输入标记的间隔时间,并选中“自动打标”,点“确定”,系统按设定的时间间隔在各记录通道打上计算机的时钟标记。

4. 显示刺激标注

刺激器发出刺激脉冲的同时系统自动记录刺激脉冲参数,在窗口左侧“选择”下拉菜单,选择“显示刺激标注”,刺激参数罗列其中,选中一个参数或几个参数组合,被选中的刺激脉冲参数即显示于每一刺激发出的时间点上。

(六) 数据存储和数据输出

RM6240系统的数据以文件的形式保存于计算机硬盘上,一个数据用同一文件名保存于两个文件,其扩展名分别是lsd和dat,lsd是系统信息文件,dat是数据文件,文件存取操作的对象是lsd文件。数据的存取操作与Windows系统的文件操作相同,其命令和快捷键也相同。文件操作菜单见图3-22。

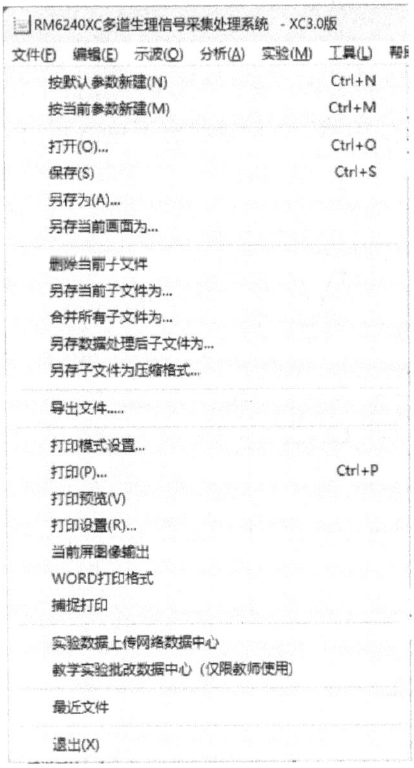

图3-22 文件操作菜单

1. 数据存储

（1）新建命令

1）按默认参数新建：按系统设置参数建立一个数据文件。

2）按当前参数新建：按当前实验设置的参数或当前打开的数据文件参数建立一个数据文件。

（2）打开：打开一个已存储的数据文件。

（3）保存：将记录的数据或经过处理的数据保存到当前路径的文件名。

（4）另存为：改变当前路径或文件名存储数据。

（5）存当前画面为：保存当前屏幕显示的波形。

（6）删除当前子文件：间断记录情况下，系统将一次记录开始到停止阶段所记录的数据作为一个数据片段，并存储在一个子文件中。一项实验进行 n 次记录和停止操作，就有 n 个数据片段和子文件。子文件的编号显示于左上角工具栏的下方。当记录文件包含多个子文件时，该功能用于删除当前屏所在的子文件。

（7）另存当前子文件为：当记录文件包含多个子文件时，该功能可将当前屏所在的子文件存为一个新的记录文件，以便以后单独使用。

（8）合并所有子文件为：当记录文件包含多个子文件时，该功能用于将所有的子文件按编号顺序合并为只有一个子文件的新记录文件（注意：各子文件的采样频率、通道数目、通道模式、扫描速度、灵敏度、时间常数、滤波频率、导联项目等参数必须一致）。

（9）另存数据处理后子文件为：当记录文件包含多个子文件时，该功能可将当前屏经过数据处理后（滤波、微分等）的数据片段存为一个新的记录文件。

2. 数据输出

（1）导出文件：该项功能可以导出当前子文件中任意通道的数据并以数据文本文件（ *.txt）和参数文本文件（ *.doc）形式保存。“数据文本”记录波形数据的时刻和对应该时刻的数值，并可以用 Matlab、SPSS、SAS 等著名的数据分析软件进行分析；“参数文本”记录波形数据所在通道的采样频率、时间常数、灵敏度、滤波常数和导联方式。

（2）数据打印

1）打印模式设置：选中该菜单，在弹出的“打印模式设置”框中可设置需要打印的通道、数据打印范围和相同数据的打印份数等。

2）打印预览：在屏幕显示被打印数据的排版格式，打印前一定要“打印预览”，如果对排版格式和打印份数不满意，可在“打印模式设置”重新设置。

3）打印：将数据输出到打印机进行打印。

4）打印设置：一般情况下，不要改变“打印设置”窗口中的设置。

（七）数据编辑

在“编辑”菜单选择“数据编辑”或在工具栏单击“波形编辑”，系统即进入数据编辑状

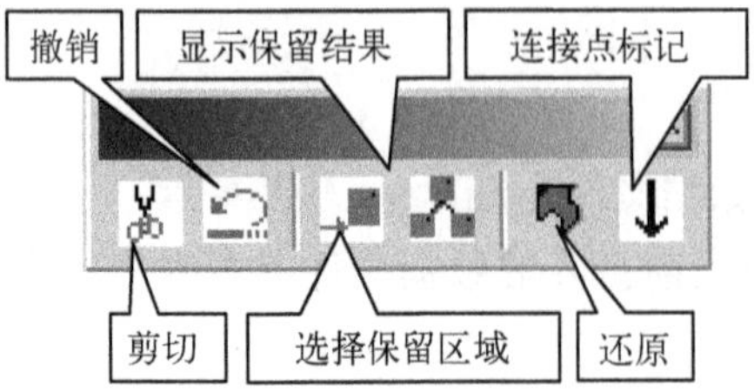

图 3-23 数据编辑工具

态,并在屏幕右上角弹出浮动的数据编辑工具小窗口(图 3-23)。

1. 数据选取

鼠标移到欲编辑波形的始端,压下鼠标左键,按住左键并向左或右拖动鼠标至欲编辑波形的末端,释放鼠标左键,欲编辑波形的背景呈黑色。

2. 数据剪切

单击"剪切"工具,当前选取的数据段即被删除。

3. 撤销剪切

单击"撤销"工具,恢复上一次被剪切数据(该功能只能撤销一次剪切)。

4. 保留剪切

当数据中只需要少量数据时,选取需要数据,删除其余不需要的数据。其操作方法如下:

(1) 选择保留数据:选取一段数据后单击"选择保留区域"工具,以确定一段数据。反复操作即可选取多段欲保留数据段。

(2) 显示保留结果:当选取完欲保留数据段后单击"显示保留结果",即可将所选取的数据段自动连接并显示。

5. 还原

单击"还原"工具,取消所有的编辑,数据恢复到原始状态。

6. 退出编辑

单击"波形编辑",使其弹出,系统退出"数据编辑"状态。

(厉旭云,方瑜,孙岑岑)

二、BL-420 系列生物信号采集与分析系统

(一) 仪器面板

BL-420N 生物信号采集与分析系统(简称 BL-420N 系统)前面板(图 3-24)主要包含系统的工作接口,从左到右依次为生物信号输入接口(CH1、CH2、CH3、CH4)、信息显示屏、记滴输入接口、刺激输出接口、全导联心电输入口、监听输出。

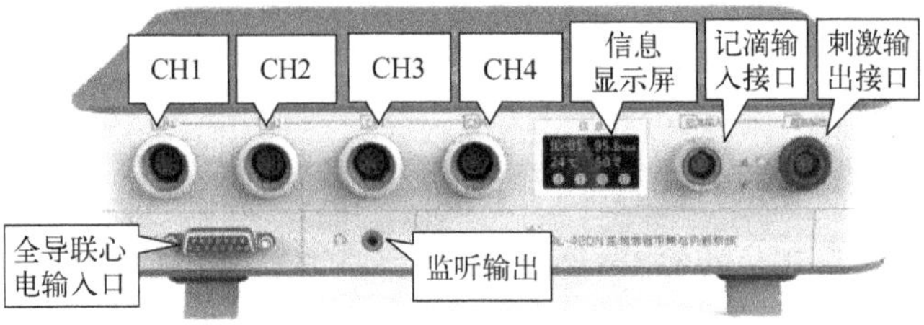

图 3-24 BL-420N 系统前面板

（二）软件窗口界面

BL－420N 系统软件窗口界面可分 3 个主要的视图区，分别为功能区、波形显示区、实验数据列表区（图 3－25）。

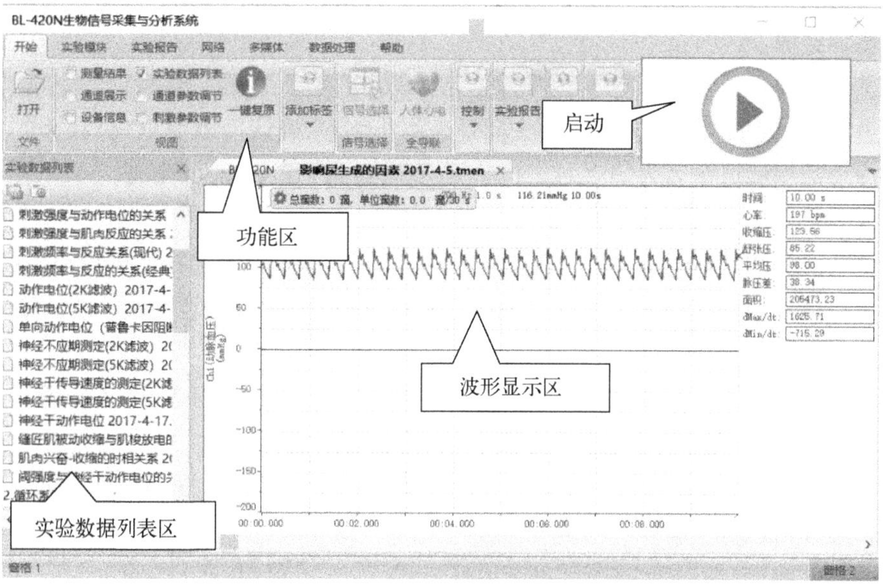

图 3－25　BL－420N 系统软件窗口界面分区

（三）基本功能及使用

1. 开始实验

（1）打开 BL－420N 系统电源开关和计算机。

（2）双击计算机桌面上的 BL－420N 系统软件图标，进入实验系统。

（3）选择功能区“实验模块”栏目（图 3－26），然后根据需要选择不同的实验模块开始实验。例如，若选择“循环”→“蛙心灌流”，则将自动启动该实验项目。由实验模块启动，系统会自动配置相关实验参数，方便快速实验。

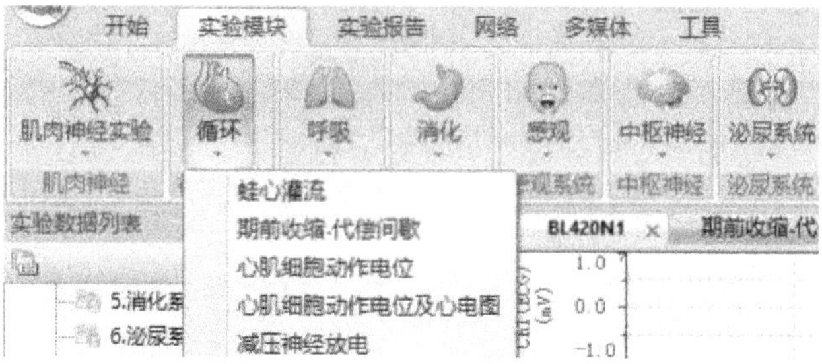

图 3－26　实验模块菜单

2. 记录和停止记录数据

单击软件的“开始”菜单，单击控制栏中的“开始”、“暂停”或“停止”键，系统开始记录数据、暂停和停止记录数据。使用快速启动浮板(单击“启动”工具)可实现相同功能(图 3-25)。

3. 实验标签

选择功能区“开始”菜单中的“添加标签”栏,选择已有的实验项目,单击右侧的按钮即标记添加完成。

4. 实验数据保存

单击“停止”键,系统弹出对话框询问是否停止实验,确认后则弹出“另存为”对话框。保存的波形数据默认命名为“年_月_日_No.tmen”,单击“保存”即可完成。

5. 反演数据

单击功能区的“开始”菜单中选择“文件”→“打开”键,弹出选择文件窗口,在选择文件窗口中选择要打开的反演文件,然后单击“打开”按钮,数据波形显示于“波形显示区”。

6. 数据测量

BL-420 系统尚不能对数据进行连续批量定量分析,测量指标较少,不推荐用于定量实验。

(1) 光标测量:数据反演时鼠标在波形线上显示为“×”光标,移动鼠标,可以显示当前位置的坐标值(图 3-27)。

(2) 其他测量:在波形视图区单击鼠标右键,进入子菜单,选择“测量”,出现多种测量方式,如“区间测量”“水平测量”“心功能测量”等(图 3-28),可根据实验需要选择不同测量方式。

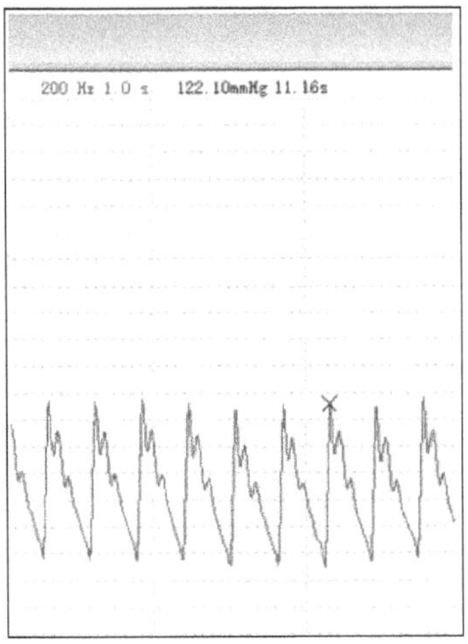

图 3-27 光标测量方法

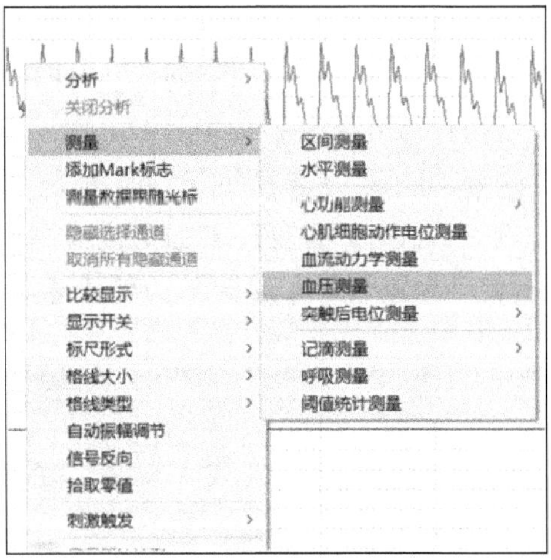

图 3-28 其他测量方法

(3) 波形缩放:将鼠标移到纵坐标显示区,滑动鼠标滚轮即可放大/缩小波形,纵坐标标尺无论是否缩放均可发生等距不等值的错误(图 3-29);将鼠标移动到横坐标显示区,滑动鼠标滚轮即可压缩/扩展波形;在纵坐标显示区双击鼠标左键,波形恢复到默认大小。

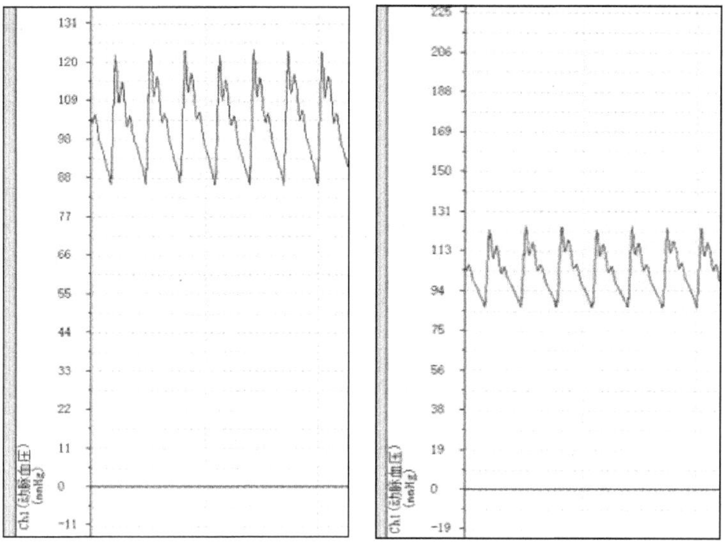

图 3－29 波形的放大与缩小

7. 数据剪辑

从原始采样数据中选择一段或多段实验波形，区域选择后，右击选择数据，单击弹出菜单中的“数据保存”项，以“日期 xxt.tme”命名的数据剪辑文件将自动生成。

8. 刺激器功能设置

通过选择功能区开始栏中的“刺激器”选择框可以打开刺激参数调节视图，停靠主显示视图下部，如图 3－30 所示。视图从上到下或从左到右分依次为 4 部分：“启动刺激”按钮，“刺激模式”选择区、“刺激方式”选择区、“刺激参数”调节区、“波形示意区”。可根据实验内容需要选择合适的刺激参数。“单刺激”为单个方波刺激，可用于骨骼肌单收缩、期前收缩等实验。刺激减压神经、刺激迷走神经和强直收缩等实验常采用“串刺激”方式。

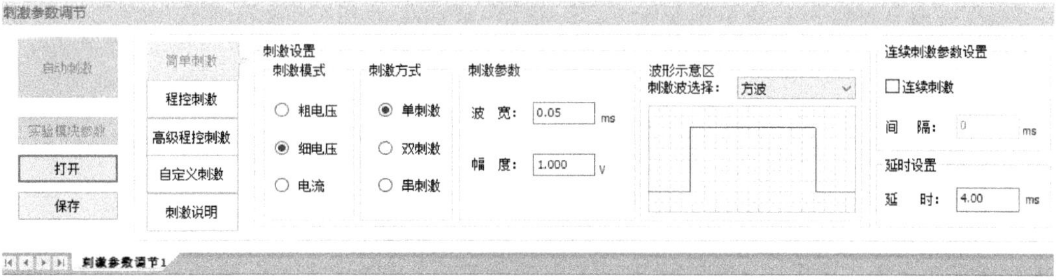

图 3－30 刺激参数调节视图窗口

三、MedLab 生物信号采集处理系统

（一）仪器面板

外置式 MedLab 生物信号采集处理系统（简称 MedLab 系统）仪器面板如图 3－31 所示。

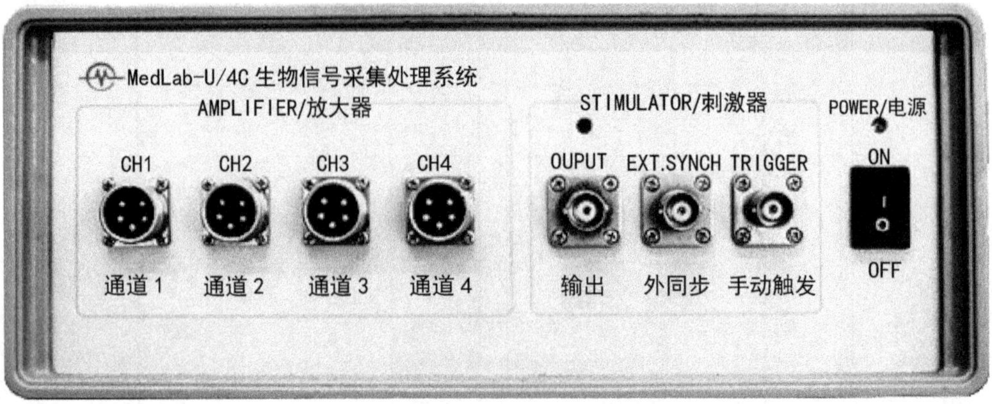

图 3-31 MedLab 系统仪器面板

1. 通道输入接口

从左至右分别是通道 1、通道 2、通道 3、通道 4 四个物理通道，4 个通道输入端子采用五芯插座。

2. 频率

4 个通道的频率范围为 DC～30 kHz，时间常数为 0.08 s、0.8 s、8 s、80 s 程控调节；上限频率为 10 Hz、30 Hz、100 Hz、300 Hz、1 kHz、3 kHz、10 kHz、30 kHz 程控调节。

3. 输出

输出刺激电压，刺激波形为方波。

4. 外同步

外部触发信号输入口，由外部信号控制扫描。

5. 手动触发

手控开关触发器信号输入口，由手控开关触发器触发扫描。

（二）软件窗口界面

MedLab 系统软件窗口界面如图 3-32 所示，可划分为 6 个功能区。

1. 菜单条

显示顶层菜单项。选择其中的一项即可弹出其子菜单。

2. 工具条

工具条位于菜单条的下方。工具条提供仪器基本功能的快捷键。

3. 信号显示区

该区位于窗口中央，实验数据以波形的形式显示于该区域内。

4. 标尺及数据处理区

该区位于窗口右面，显示各通道对应信号量纲的标尺，单击“通用”按钮，弹出信号实时和静态分析功能选项菜单。

5. 信号调节区

该区位于窗口左面，显示各通道号，进行放大倍数和交、直流及高通滤波器参数设置。

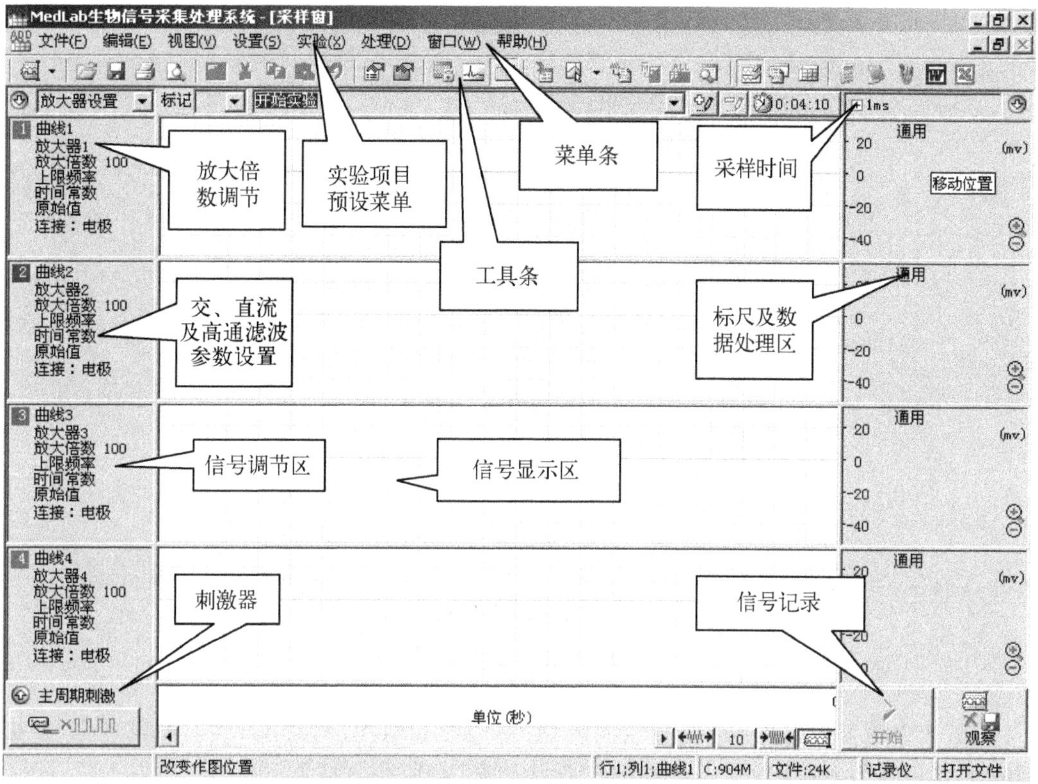

图 3-32　MedLab 系统软件窗口界面

6. 刺激器

刺激器参数设置和刺激控制在窗口左侧底部。

7. 采样时间

设置则位于窗口右侧通道标尺区的上方。

(三) 基本功能及使用

1. 仪器参数及设置

(1) 仪器参数的快捷设置方法：通过调用仪器内置的实验项目或配置文件，就可进行实验，无须进行各项参数设置。方法：在软件窗口界面的“实验”菜单选择所需实验项目或在“文件”菜单中，选择“打开配置”菜单，选择实验项目配置文件，系统自动将仪器参数设置为该实验项目所要求的状态。

(2) 仪器参数的通用设置方法

1) 信号名称选择：根据输入信号的类型，在窗口界面右侧对应的通道单击“通用”标签，在弹出的菜单中选择“处理方法”，出现处理名称选择窗(图 3-33)。在处理名称栏选择信号名称如“血压”“换能器”“生理指标”等选择，设置完毕，按确定关闭对话框。

2) 采样时间：根据信号频率选择采样时间，采样时间(s)= 1/采样频率(Hz)。

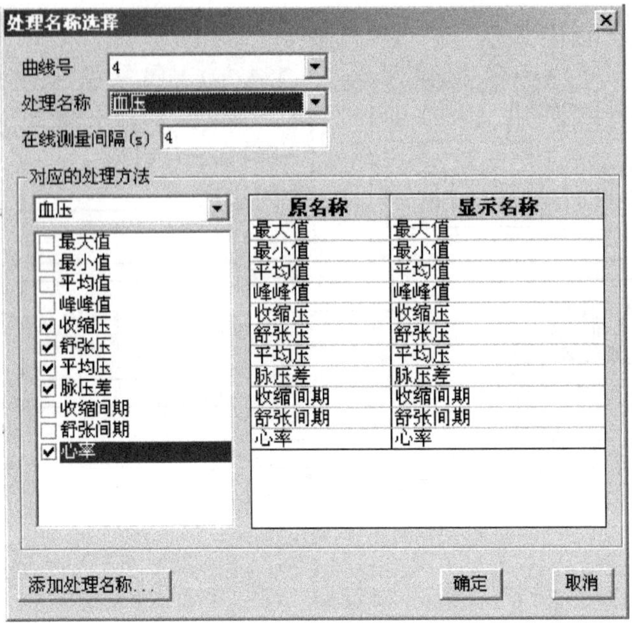

图 3－33　处理名称

3）放大器参数设置：在信号调节区，在对应的通道单击打开的放大器设置框，根据信号特性设置“时间常数”“上限频率”“放大倍数”（图 3－32）。

4）零点设置：记录基线在直流耦合（换能器）零载荷时和交流耦合情况下偏离零位，需要进行调零，使基线回到零位。在采样窗口右侧对应的通道单击“通用”标签，在弹出的菜单中选择“零点设置”，通道基线归零。该功能为数字调零。

2. 信号记录

（1）“信号记录”按钮如图 3－32 所示。

1）“开始”/“停止”按钮：单击“开始”按钮，信号实时动态地显示在“信号显示区”内，此时系统按设定的参数记录信号，采集的数据自动储存在预设文件路径下名为“Tempfile.add”的临时文件。为保证数据不丢失，在关闭系统或进行新建文件操作前应将临时文件另存为其他文件名。单击“开始”按钮后按钮变成“停止”。单击“停止”按钮，系统停止采集数据，并显示最后一屏数据。

2）“观察”按钮：在系统采集数据时，如果需要保留当前显示段的数据，单击“观察”按钮，第 1 次单击“观察”按钮，系统自动将数据储存于名为“Temp000.add”的临时文件。第 2 次按下“观察”按钮，数据储存于名为“Temp001.add”文件，以此类推。停止记录后，应及时将这些临时文件更名，以防止被新的数据覆盖。

（2）同步触发记录：工具栏左侧第 1 个快捷键“新建”下拉菜单中选择“示波器”，弹出示波器采样设置窗口，在“触发方式”栏设置为“刺激器触发”时，此时记录观察信号须单击刺激器的“刺激”按钮，启动系统采集显示信号。也可单击“开始”按钮。

3. 刺激器功能及设置

刺激器的刺激方式选择在软件窗口界面的左下角，单击左侧箭头，弹出的刺激器参数设置框(图 3－34)，默认刺激方式为“主周期刺激”，可根据需要选择刺激方式及各刺激参数。

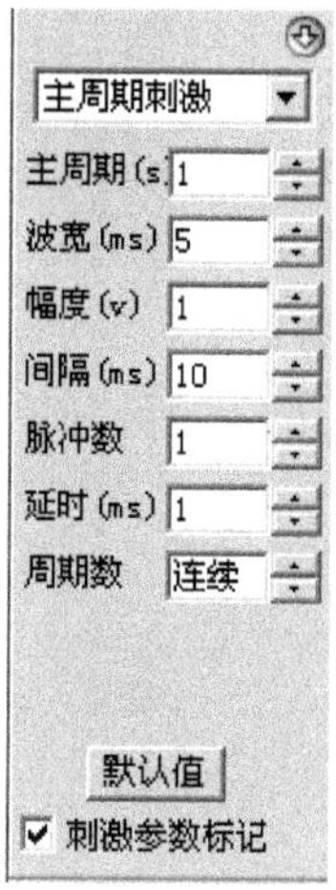
主周期刺激
主周期(s) 1
波宽(ms) 5
幅度(v) 1
间隔(ms) 10
脉冲数 1
延时(ms) 1
周期数 连续
默认值
刺激参数标记

图 3－34　刺激器参数设置框

4. 数据分析测量

(1) 分析测量设置：根据输入信号的类型，在窗口界面右侧对应的通道单击“通用”标签，在弹出的菜单中选择处理名称(图 3－33)及指标。

(2) 实时分析测量：按上述方法设置完数据分析测量，系统在记录信号同时在窗口界面的右侧标尺处理区实时显示对应通道信号的主要指标。

(3) 静态分析测量工具及使用：单击工具栏的“观察”快捷键，下拉菜单如图 3－35 所示，其功能和使用方法如下：

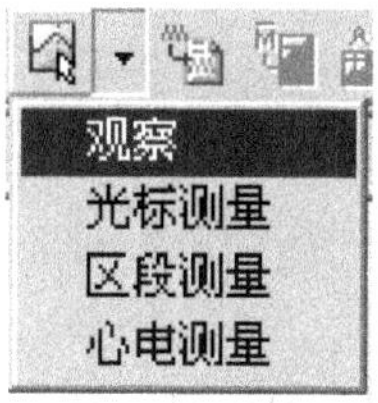

图 3－35　测量工具

1) 观察：屏幕出现两条虚线，其横线的高度与曲线幅度一致，且右边会提示 Y 的数值；竖线的左右位置随鼠标而动，且右上的小显示框里显示此位置的时间值。

2) 光标测量：在曲线上单击鼠标左键将出现一道竖线及一个数据报告小框。数据同时列出 X 和 Y 的值。在有第一个光标情况下，按住“Shift”键的同时再点曲线的某位置，将报告出此处与第一光标的相对值。

3) 区段测量：选择此项，在屏幕的右方弹出区段测量结果(图 3－36)。其可提供 4~12 个基本参数。“被测道”是指当前测量的通道。“条目数”和“被测道”选择完成后，用鼠标在对应的通道的波形曲线上压下左键拖动选中一段波形曲线，鼠标拖动经过的一段曲线背景色变成蓝色，当鼠标左键抬起时，该段曲线的指标显示在测量窗口。用单击“入表”按钮，数据导出到“数据报告窗”，逐一选取需要的数据，每选取一次，单击一次“入表”按钮，数据按测量顺序导出到“数据报告窗”。单击“数据报告窗”快捷工具按钮进入“数据报告窗”，“数据报告窗”的表格已填入各项测量指标及依次进入的数据。单击“采样窗”按钮，可返回采样窗。

4) 心电测量：拖动鼠标选择一段完整的心电波形，系统自动识别 R 波，计算心率和间期(如 P－R 间期、Q－T 间期)数据。

(四) 实验标签

实验记录过程中，在工具栏“标记”按钮右侧编辑框选择已有的实验项目或者输入需要添加的实验项目名称，单击右侧“新增标记”打标。此外，也可在实验结束后添加、移动、修改标记内容。

(五) 数据编辑和打印

数据编辑工具位于工具栏(图 3－37)。

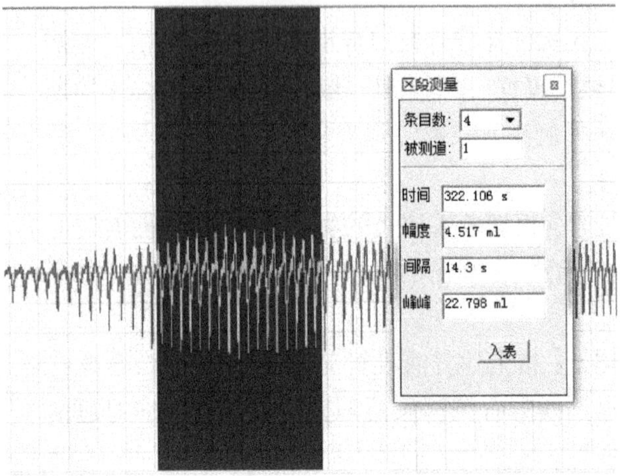

图 3-36　数据报告窗

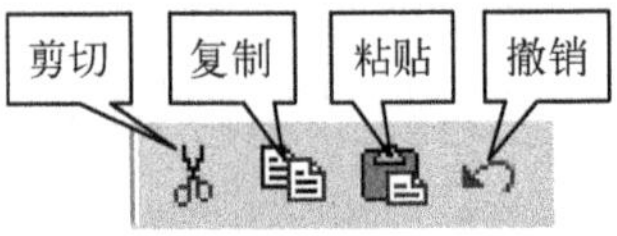

图 3-37　数据编辑工具

1. 选取

打开数据文件,在需要编辑的波形曲线起点单击并拖动鼠标至终点,选取需要编辑的数据段。长按键盘上的"Ctrl"键,同时多次拖动鼠标可选中多段不同波形曲线。

2. 复制

选取需要编辑的数据段后,单击"复制"工具按钮,被选数据段被复制到剪贴板上。

3. 粘贴

在需要粘贴数据的起点单击一下,再单击"粘贴"工具按钮。复制的波形数据就粘贴到选定的位置。

4. 剪切

选取需要编辑的数据段后,单击"剪切"工具按钮,被选数据段从波形曲线上被删除。

5. 保留粘贴

长按键盘上的"Ctrl"键,同时多次拖动鼠标选中不同段的波形曲线,选择完成后另存为其他文件名,被选取的波形曲线自动连接并以新数据文件显示。

6. 撤销

撤销前一次(只有一次)剪切或粘贴操作。

7. 打印

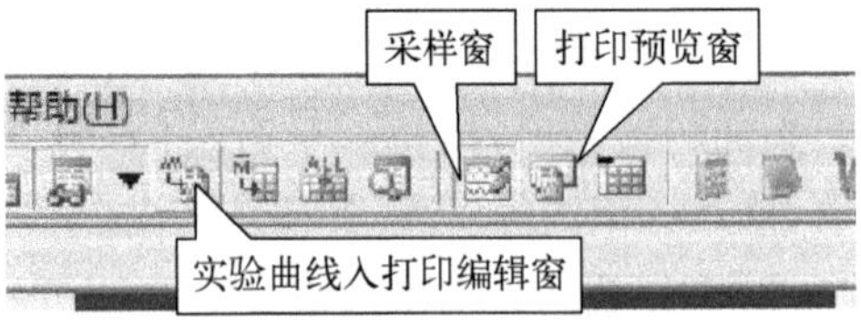

图 3-38　打印工具

区域选择以后,单击工具栏上"实验曲线入打印编辑窗"按钮(图 3-38),再依次单击工具栏上"打印预览窗"按钮,剪辑的图形将自动粘贴到打印编辑窗口中。单击打印编辑窗口的“打印”按钮即可完成打印。若再次单击“采样窗”按钮,可返回到采样窗界面。

（王敏,姜海英）

四、Pclab 生物医学信号采集处理系统

（一）仪器面板

（1）仪器前面板用来连接外部设备,独立 5 通道输入,包括 1 个 12 导联的专用心电放大器通道和 4 个硬件参数完全相同的通用放大器通道。采用 16 位模-数转换,采样频率为 1~1 000 kHz,时间常数为直流、0.001~5 s,低通滤波 1 Hz~30 kHz、可调。

（2）仪器前面板刺激输出有 2 个插口,上方的是 0~5 V 档输出和 0~10 V 档输出,选择不同档刺激输出指示灯会随之变化;下方是 0~100 V 档输出。

（3）仪器背面板监听输出口与音箱相连,可用来监听神经放电的声音。地线接口用来接地线以减少外界环境对有效信号的干扰。

（二）软件窗口界面

Pclab 生物医学信号采集处理系统（简称 Pclab 系统）软件界面包括菜单栏、工具栏、数据显示窗、状态栏、控制面板、自动计算面板等多个相应的子窗口（图 3-39）。

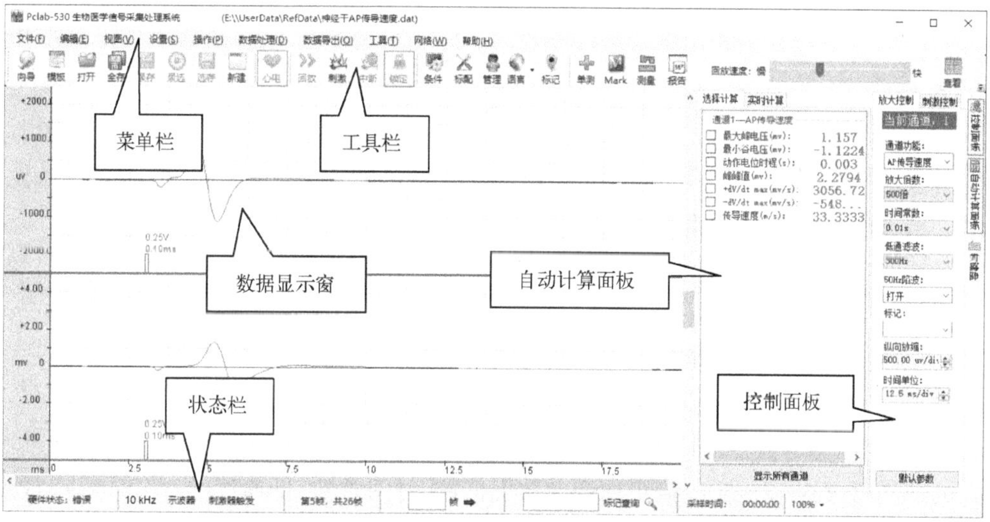

图 3-39 Pclab 系统软件窗口界面

1. 菜单栏

菜单栏用于显示按功能不同而分类选择的各种操作。

2. 工具栏

工具栏显示常用操作的快捷工具按钮。

3. 数据显示窗

数据显示窗显示采样时的波形,可以在该区域对波形进行数据处理、标记、测量等操作。

4. 状态栏

状态栏显示仪器状态、软件模式、采样时间及进行波形数据搜索。

5. 控制面板

控制面板显示“放大控制”和“刺激控制”页面。放大控制对当前通道进行不同的控制调节，刺激控制用于调节刺激输出参数。

6. 自动计算面板

自动计算面板显示“选择计算”和“实时计算”页面。

(三) 基本功能及使用

1. 仪器参数及设置

(1) 仪器参数的快捷设置方法：通过调用仪器内置的实验模板文件进行实验。打开菜单“文件”下的“打开实验模板”，内有生理学、病理生理学和药理学实验模板，选择相应的实验项目名称，就可以使用预设的实验参数直接进行采样。

(2) 通用参数的设置方法：首先打开菜单“设置”下的“采样条件”，设置显示方式、触发方式、采样频率及通道个数等。然后在控制面板中选择通道功能，调节参数。

1) 显示方式：指屏幕对波形的显示方式，根据实验的需求选择显示方式为“记录仪”或“示波器”方式。记录仪方式用来记录变化较慢、频率较低的生物信号，如血压、呼吸指标等。示波器方式用来记录变化快、频率高的生物信号，如神经干动作电位信号的采集。

2) 触发方式：采用示波器方式时，可以选择触发方式为“自动触发”或“刺激器触发”，当选择“刺激器触发”时，工具栏上的“刺激”按钮就相当于“采样”按钮来启动设备采样。当采用记录仪方式时，触发方式不可选。

3) 采样频率：根据实验进行选择，通常是变化快的信号选择较高的采样频率，变化慢的信号选择较低的采样频率。

4) 通道个数：用来确定实验中使用通道的个数。

5) 通道功能：在放大控制页面的通道功能列表框中，为每个通道选择对应的实验类别，同时确定计算面板要计算的实验指标。

6) 调节参数：在放大控制页面调节放大倍数、时间常数、低通滤波、陷波、纵向放缩、时间单位等参数。

2. 记录

(1) 单击工具栏上的“采样”按钮(查看已有数据状态下显示为“回放”)开始采样，在采样的过程中可以实时调整输入范围、低通滤波、纵向放缩等各项指标以使波形达到最好的效果，再次单击此按钮，则可停止采样。

(2) 停止采样后，通过单击“文件”菜单中的“所有实验数据保存”菜单项或单击工具栏“全存”按钮来保存所有实验数据。也可以针对实验过程中出现的稳定而平滑的波形进行保存，方法：按下工具栏上的“录选”按钮，从此刻开始的波形将会被记录起来，直到用户再次单击此按钮停止记录为止。或是对采样后的波形进行涂选，然后按工具栏的“选存”按钮后继续涂选,保存所涂选的波形。

3. 刺激

单击界面右面的控制面板上的“刺激控制”属性页,选择刺激模式,调整波宽、幅度、周期、延时、间隔等参数,然后单击工具栏上的“刺激”按钮即可发出所要刺激,单击“中断”按钮停止刺激。

4. 数据分析

(1) 自动计算：自动计算面板位于软件界面最右侧,分为“选择计算”和“实时计算”。

1) 选择计算：选择一段波形后,就会在面板上显示当前通道的各个参数计算值。

2) 实时计算：显示一个或几个通道的实时计算值。

(2) 单点测量：采样停止后,单击工具栏中的“单测”按钮,显示鼠标所示测量点的时间值和采样值。

(3) 区间测量：对当前通道数据进行区域测量,显示所选测量区域的时长和采样值。

(四) 标记

在数据显示区右击,弹出“添加标记”,用户可以添加新的标记。或对已有标记进行编辑或删除。软件可以通过预设标记组供实验使用,详见使用说明书。

(厉旭云,方瑜)

第三节　7200 型分光光度计

在机能学实验中常常需要测定一些物质的浓度或含量,如测定血浆中某种药物的浓度,机能学实验常用分光光度计测定物质的浓度或含量。分光光度计种类很多,实验室常用的有 721 型和 7200 型分光光度计。本篇介绍 7200 型分光光度计使用方法和注意事项。

一、仪器基本操作

(1) 连接仪器电源线,确保仪器供电电源有良好的接地性能。接通电源,使仪器预热 20 min(不包括仪器自检时间)。

(2) 用“<MODE>”键设置测试方式：透射比(T)、吸光度(A)、已知标准样品浓度值(C)方式和已知标准样品斜率(F)方式。用波长选择旋钮设置所需的分析波长。

(3) 将参比样品溶液和被测样品溶液分别倒入比色皿中,打开样品室盖,将盛有溶液的比色皿插入比色皿槽中,通常参比样品放在第一个槽位中,盖上样品室盖。仪器所附的比色皿,其透射比是经过配对测试的,未经配对处理的比色皿将影响样品的测试精度。比色皿透光部分表面不能有指印、溶液痕迹,被测溶液中不应有气泡、悬浮物,因为这些因素会影响样品测试的精度。

(4) 将%T 校具置入光路中,在 T 方式下按"%T"键,此时显示器显示"000.0"。将参比样品推(拉)入光路中,按"0A/100%T"键调 0A/100%T,此时显示器显示的"BLA"直至显示"100.0"%T 或"0.000"A 为止。当仪器显示器显示出"100.0"%T 或"0.000"A 后,将被测样品推(拉)入光路,显示被测样品的透射比或吸光度值。

二、样品浓度的测量方法

(一) 已知标准样品浓度值的测量方法

(1) 用"<MODE>"键将测试方式设置至 A 状态。用波长设置样品的分析波长,根据操作规程,每当分析波长改变时,必须重新调整 0A/100%和 0%T。

(2) 将参比样品溶液、标准样品溶液和被测样品分别倒入比色皿中,打开样品室盖,将盛有溶液的比色皿插入比色皿槽中,通常参比样品放在第一个槽位中,盖上样品室盖。

(3) 将参比样品推(拉)入光路中,按"0A/100%T"键调 0A/100%T,此时显示器显示的"BLA"直至显示"0.000"A 为止。用"<MODE>"键将测试方式设置至 C 状态。将标准样品推(或拉)入光路中。按"INC"或"DEC"键将已知的标准样品浓度值输入仪器,当显示器显示样品浓度值时,按"ENT"键。浓度值只能输入整数值,设定范围为 0~1 999。将被测样品依次推(或拉)入光路,显示被测样品的浓度值。

(二) 已知标准样品斜率的测量方法

(1) 用"<MODE>"键将测试方式设置至 A 状态。用波长旋钮设置样品的分析波长,根据操作规程,每当分析波长改变时,必须重新调整 0A/100%和 0%T。

(2) 将参比样品溶液和被测样品分别倒入比色皿中,打开样品室盖,将盛有溶液的比色皿插入比色皿槽中,通常参比样品放在第一个槽位中,盖上样品室盖。

(3) 将参比样品推(拉)入光路中,按"0A/100%T"键调 0A/100%T,此时显示器显示的"BLA"直至显示"0.000"A 为止。用"<MODE>"键将测试方式设置至 F 状态。按"INC"或"DEC"键输入已知的标准样品斜率值,当显示器显示标准样品斜率时,按"ENT"键。这时,测试方式指示灯自动指向"C",斜率只能输入整数。将被测样品依次推(或拉)入光路,显示被测样品的浓度值。

三、仪器使用注意事项

(1) 该仪器应安放在干燥的房间内,使用时放置在坚固平稳的工作台上,室内照明不宜太强。

(2) 热天时不能用电扇直接向仪器吹风,防止灯泡灯丝发光不稳。

(3) 尽量远离高强度的磁场、电场及发生高频波的电器设备。

(4) 避免在有硫化氢、亚硫酰氟等腐蚀性气体的场所使用该仪器。

(杨科大)

第四节　血气分析仪

血气分析仪用于快速、准确地测量患者或动物血液中的气体、电解质和代谢物等指标。例如,测定氧分压(PO_2)、二氧化碳分压(PCO_2)和氢离子浓度(pH)等血气参数,血液中的钠离子(Na^+)、钾离子(K^+)、钙离子(Ca^{2+})等电解质指标,并通过计算得到二氧化碳总量(TCO_2)、实际碳酸氢盐(actual bicarbonate, AB)、标准碳酸氢盐(standard bicarbonate, SB)、剩余碱(base excess, BE)、血氧饱和度(SaO_2)等参数。血气分析是临床上用于判断机体是否存在酸碱平衡失调及缺氧的重要检验手段。

雷度 ABL80 FLEX 血气分析仪采用易于使用和维护的设计,测试卡与试剂包分离,单一电极盒能够完成多项参数的检测。

一、使用方法

(1) 确保所有必要的耗材(如测试卡、试剂包等)准备就绪,打开仪器电源,使仪器处于待测状态。

(2) 使用抗凝注射器准确采集患者或动物的动脉血液样本并密闭处理。

(3) 单击仪器屏幕上“分析”按钮,按照屏幕提示抬起进样针,拔除采样注射器针头,使进样针插入采集到的血液样本近底部。单击屏幕上的“吸入”按钮,仪器开始自动抽吸血样,待屏幕上出现“去除样本”提示,移除血样注射器,进样针复位。等待测试完成。

(4) 当测试结果显示于分析仪屏幕时,在电脑端软件刷新并选择最新结果,录入样本信息,审核并保存。

二、注意事项

(1) 动脉血样采样注射器需要用肝素钠抗凝处理。

(2) 血样抽取完毕后需要将注射器内的气体排出后用橡皮塞封闭针尖。

(3) 血样测定前应搓动并颠倒注射器数次,使血样与抗凝剂充分混合。

第五节　血细胞分析仪

血细胞分析仪主要用于对血液中的各种有形成分进行定量分析。其主要功能有血细胞计数、白细胞分类、血红蛋白浓度测定等。

优利特 URIT－2900 全自动血细胞分析仪属电阻抗三分群动物血细胞分析仪。

一、使用方法

(1) 开机进入初始化流程。

（2）选择动物类型。

（3）单击分析仪计数键执行开机空白测试。空白测试允许值范围：白细胞≤0.2×10^9/L，红细胞≤0.02×10^{12}/L，血红蛋白≤1 g/L，血小板≤10×10^9/L，如未通过，可反复执行3~5次，或进入维护界面进行液路清洗。

（4）全血模式样本检测：采样针完全插入抗凝血样中，单击分析仪计数键，仪器自动吸样，当听到"滴"声时吸样完成，移走血样。等待测试结果。

（5）测试完成，可在仪器软件中查看结果，录入样本信息，审核保存或打印输出。

二、注意事项

（1）血样采集时需要抗凝处理。

（2）一天实验结束或仪器运行24 h进行一次清洗或关机操作。关闭仪器电源之前必须执行清洗流程。

（梅汝焕，方瑜）

第六节　换能器和常用实验器械

一、换能器

在生物医学中，换能器（transducer）又称为传感器。换能器是一种能将机械能、化学能、光能等非电量形式的能量转换为电能的器件或装置。

在生物医学上，换能器可以将人体及动物机体各系统、器官、组织直至细胞水平及分子水平的生理功能或病理变化所产生的如体温、血压、血流量、呼吸流量、脉搏、生物电、渗透压等非电量转换为电量，然后送至电子测量仪器进行测量、显示和记录。

（一）应变式换能器的工作原理

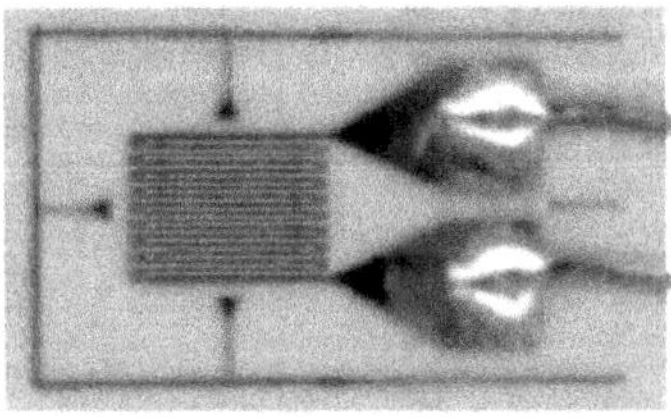

图3-40　电阻应变片

机能学实验中使用的张力换能器和压力换能器属应变式换能器，这类换能器是根据导电材料在受力变形时，材料电阻率或其几何尺寸发生变化使电阻改变的原理制成的。用导电材料制成电阻丝或将导电材料喷涂于弹性材料上制成电阻应变片（图3-40），应变片受水平拉力时，应变片的电阻丝长度（L）变长，电阻丝横截面积（S）减小。根据式（3-4），若电阻率（ρ）不变，则应变片的电阻（R）增大；同理，应变片受力方向相反时，其R减小。

以张力换能器为例，应变片粘贴在弹性梁上（图3-41），贴在梁上面的应变片为R_1、R_4，贴在梁下面的应变片为R_2、R_3，用R_1、R_4、R_2、R_3构成惠斯登电桥的四臂（图3-42），图中E为电源电压，悬臂梁无外力作用时，$R_1=R_2$，$R_3=R_4$。根据式（3-5），输出电压

$U_{out}=0$。

$$R=\rho\frac{L}{S} \tag{3-4}$$

$$U_{out}=E\left(\frac{R_2}{R_1+R_2}-\frac{R_4}{R_3+R_4}\right) \tag{3-5}$$

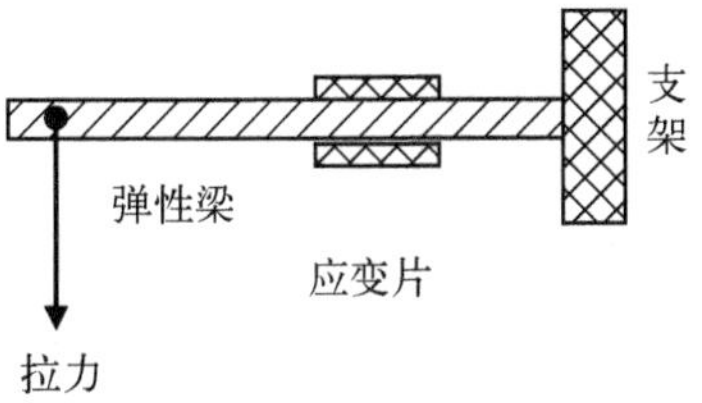

图 3-41　张力换能器结构

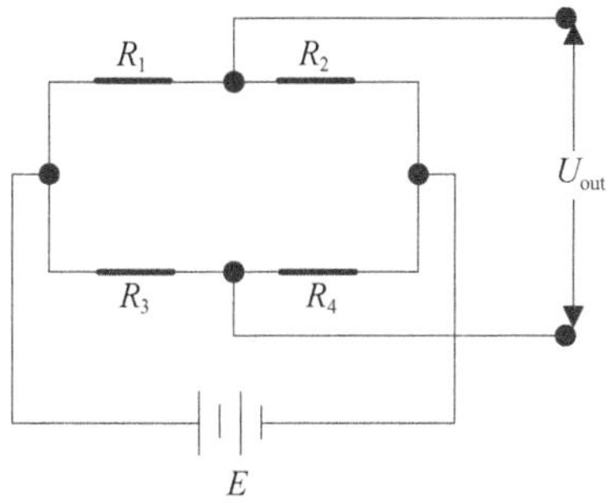

图 3-42　换能器的电桥线路

悬臂梁受力(如向下拉力),悬臂梁末端向下位移变形,贴在梁上面的应变片(R_1、R_4)受力被拉长,电阻增大,贴在梁下面的应变片(R_2、R_3)受力被缩短,电阻减小,电桥平衡被改变,电桥就输出一个电压,这个电压的值与电阻应变片所受力的大小成比例。力的变化转换成电桥输出电压的变化。测量血压的换能器,基本的工作原理与张力换能器相似。

(二) 常用的换能器

在机能学实验中,常用的换能器有以下几种。

1. 生物电的引导电极

生物电的引导电极能将离子电流转换成电子电流。电极多选用银、不锈钢、铂等材料制成,实验室引导动物心电图时常采用不锈钢注射器针头作引导电极。

2. 张力换能器

张力换能器能将张力转换成电信号。在机能学实验中,通常使用质量单位(克,g)表示力的大小。张力换能器(图 3-43)有多种规格,根据被测张力的大小选用合适量程的换能器。常用的有 5 g、10 g、50 g 和 100 g 等量程的张力换能器。

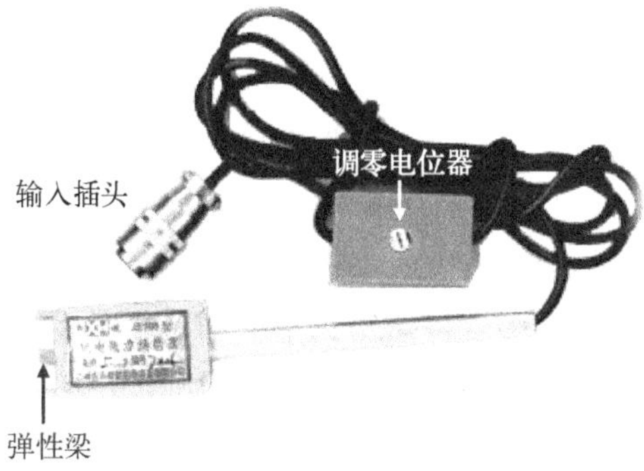

图 3-43　张力换能器

3. 压力换能器

压力换能器能将压力转换成电信号。压力换能器(图 3-44)用于测量较高的压力(-50~360 mmHg)。

4. 呼吸气流量换能器

呼吸气流量换能器能将呼吸气流速度转换成电信号。呼吸气流量换能器(图3－45)主要由流速管(指流量头)和压差换能器构成。呼吸时,气体通过流速管口的近端和远端形成一个气压差,气压差大小与气流速度成正比,与流速管直径成反比。流速管直径固定,气压差大小变化只与气流速度变化有关,因此可测得气流速度,气流速度对时间积分可得气流量(通气量)。

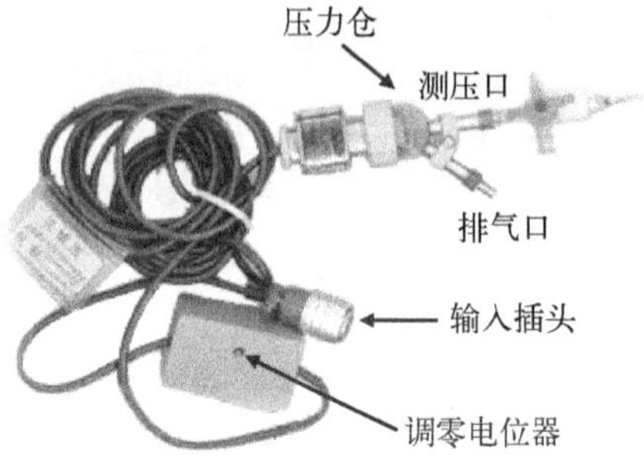

图3－44　压力换能器

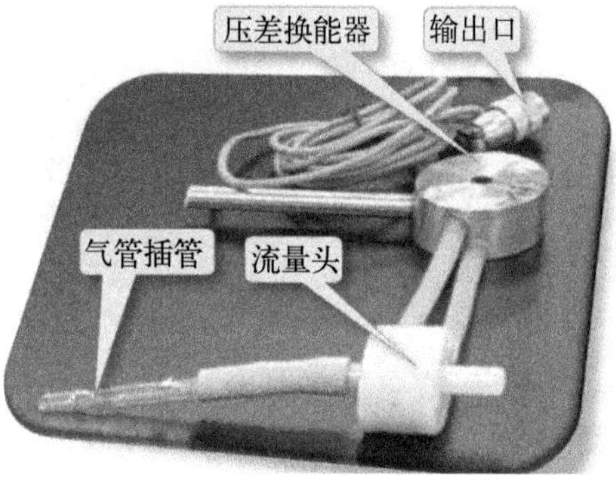

图3－45　呼吸气流量换能器

(三) 换能器使用注意事项

(1) 在使用时不能用手牵拉弹性梁和超量加载。张力换能器的弹性梁的屈服极限为规定量程的2~3倍,如50 g量程的张力换能器,在施加了150 g力后,弹性梁将不能恢复其形变,即弹性梁失去弹性,换能器被损坏。

(2) 防止水进入换能器内部。张力换能器内部没有经过防水处理,水滴入或渗入换能器内部会造成电路短路,损坏换能器,累及测量的电子仪器。

(3) 压力换能器不能碰撞,应轻拿轻放。压力换能器的内部由应变丝构成电桥,应变丝盘绕在应变架上,应变架结构精密,应变丝和应变架在碰撞和震动时,会发生断丝或变形。

(4) 压力换能器施加的压力不能超过其量程规定的范围。换能器的弹性膜片在过载情况下将不能恢复其形变,过载会发生应变丝断丝或应变架变形。

(四) 微距调节夹

微距调节夹是张力换能器专用调节夹具。张力换能器用普通双凹夹固定和调节张力时,张力的大小很难控制,而且很容易损坏张力换能器。采用微距调节夹可对张力测定系统的初始张力大小实现精细调节。

使用时将微距调节夹固定在铁支架上,换能器固定杆插入微距调节夹的换能器固定孔,旋紧换能器固定螺母。松开支架固定螺母,根据标本系线的长度,粗调标本与换能器的距离,旋紧支架固定螺母。转动调节螺母,调节标本和换能器系线的张力。

(厉旭云,方瑜,冯漂)

二、常用实验器械

机能学实验常用的器械如图 3－46 和图 3－47 所示，用途如下：

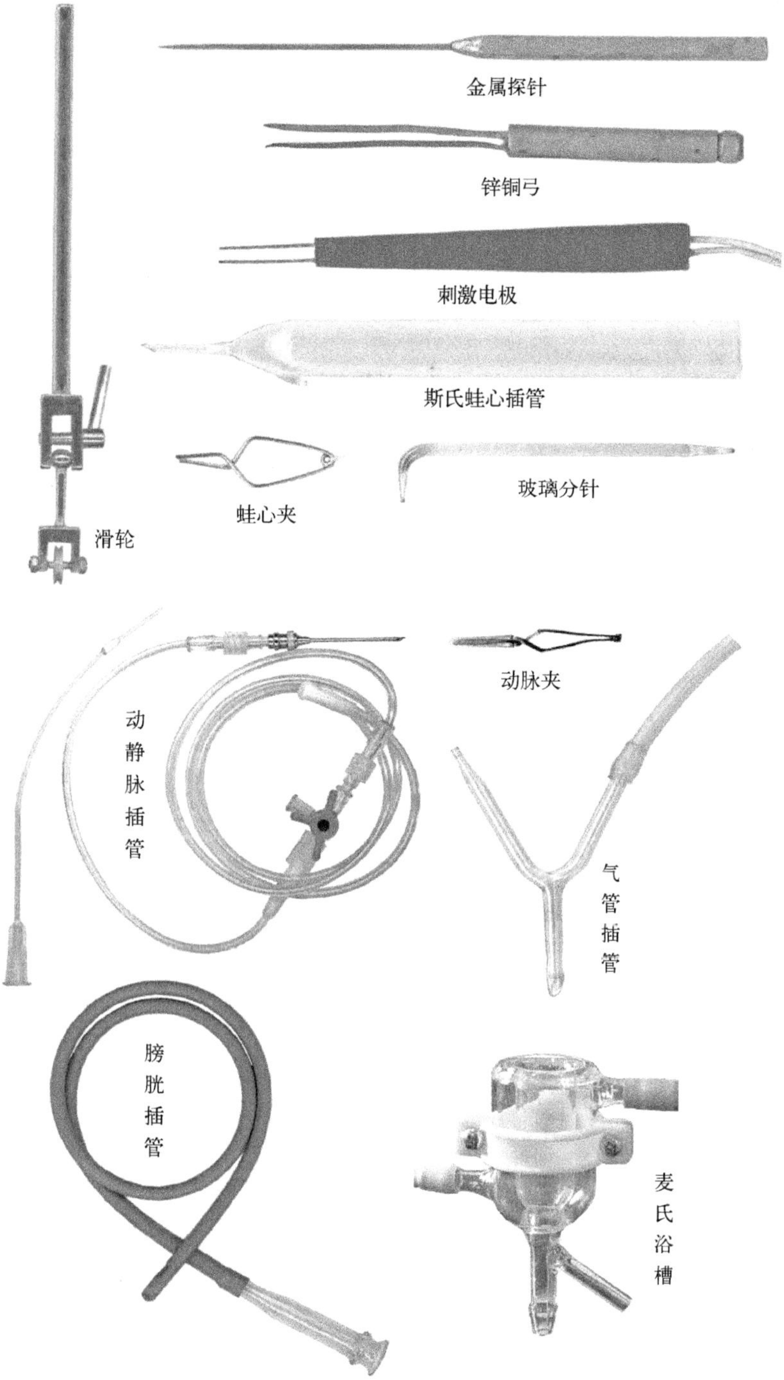

图 3－46　常用器械（一）

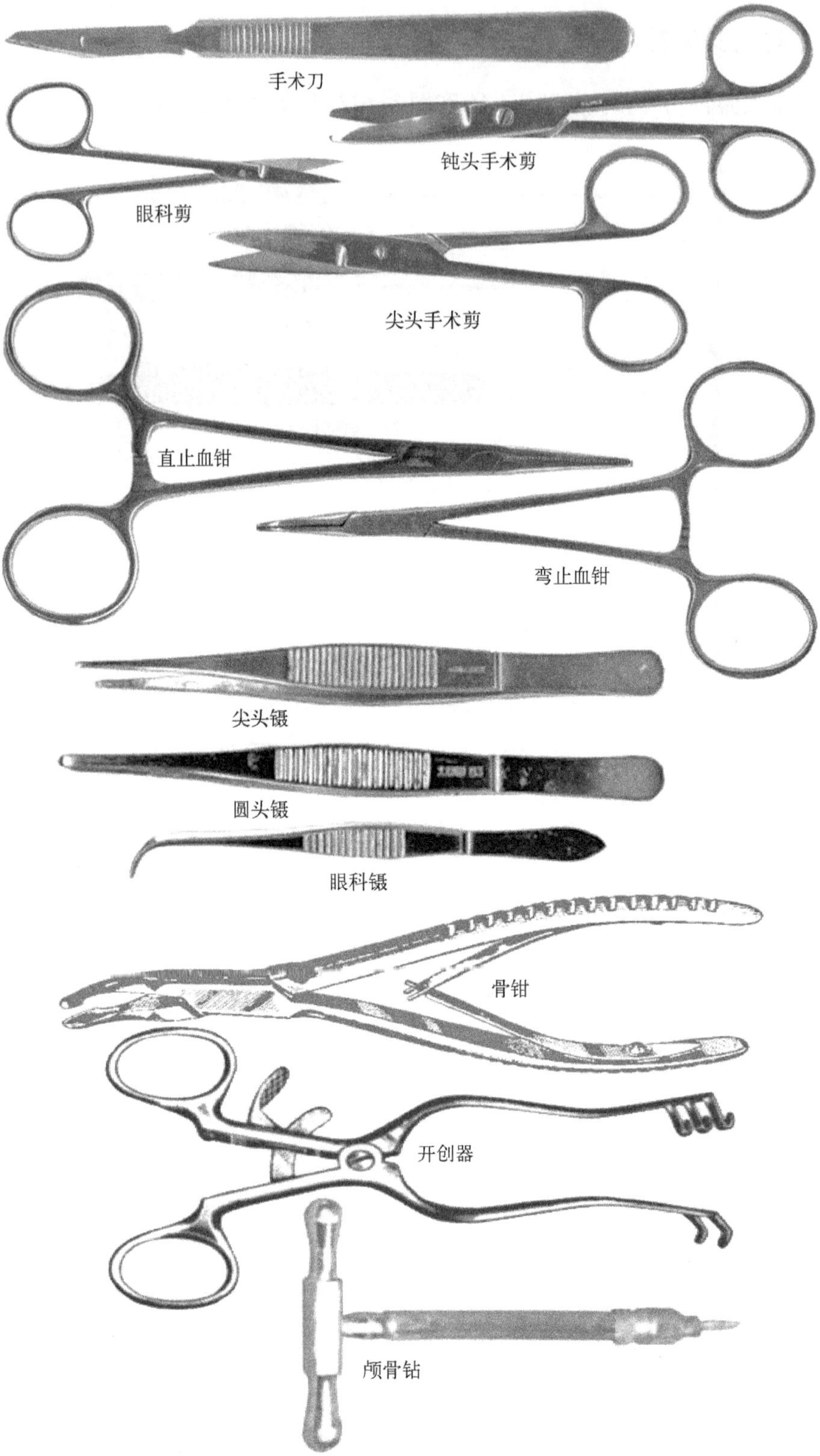

图 3-47 常用器械(二)

1. 金属探针

金属探针用于破坏蛙类的脑和脊髓。

2. 锌铜弓

锌铜弓是由金属锌和铜铆接而成，锌铜弓在极性溶液中形成回路时，锌与铜两极产生0.5~0.7 V的直流电压，因此可用来刺激神经和肌肉，使神经或肌肉发生兴奋。这种刺激仅在锌铜弓与神经或肌肉接触的瞬间产生，持续接触不能使神经或肌肉兴奋。

3. 刺激电极

刺激电极一般用铜或不锈钢丝制成，两极分别与刺激器输出的正极和负极连接。刺激电极有双极刺激电极、保护电极和锁定电极等多种类型。

4. 蛙心插管

蛙心插管有斯氏和八木氏插管两种。斯氏蛙心插管用玻璃制成，尖端插入蟾蜍或青蛙的心室，管壁突出的小钩用于固定离体心脏，插管内充灌生理溶液或药物。

5. 玻璃分针

玻璃分针用以分离神经、肌肉等组织，其因表面光滑、不易产生静电而不易对组织产生损伤和刺激。使用前用少许生理溶液润湿。

6. 蛙心夹

使用蛙心夹时将一端夹住标本（如蛙的心尖），另一端借系线连于换能器（或杠杆），以进行标本（如心脏）活动的记录。

7. 滑轮

滑轮用来改变力的方向，多用在张力换能器与标本之间的连接。

8. 血管插管

血管插管常采用PE管、静脉留置针、大号不锈钢注射器针头（磨去锋口），后接三通阀和动脉测压管。动脉插管在急性动物实验时插入动脉，连接压力换能器或水银检压计，以记录血压。静脉插管插入静脉后固定，以便于记录静脉压或在实验过程中通过插管向动物体内推注各种药物和溶液。

9. 动脉夹

动脉夹用于阻断动脉血流。

10. 气管插管

气管插管用于急性动物实验时插入气管，以保证呼吸通畅，或做人工呼吸。一端接呼吸流量换能器或气鼓可记录呼吸运动。

11. 膀胱插管

膀胱插管是用玻璃或塑料制成的插管，后接导尿管，用于引流膀胱内的尿液和测定尿流量。

12. 麦氏浴槽

麦氏浴槽是用玻璃制成的双层套管，内管放置标本和灌流液，内壁和外壁间通恒温水以保持内管中标本的恒温。

13. 手术刀

手术刀用于切开皮肤和脏器，不要随意切其他软组织，以减少出血，注意刀刃不要触及坚硬物体，用毕单独存放，保持清洁干燥。手术刀安装刀片应使用持针钳或止血钳夹持刀片（图 3－48）。常用的手术刀执刀方法有 4 种（图 3－49）。

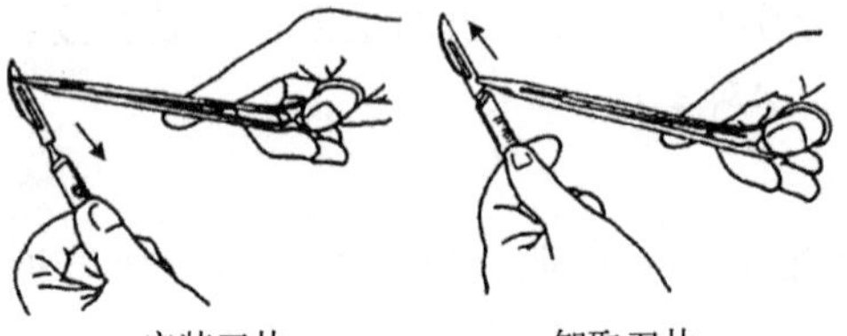

图 3－48　手术刀刀片的安装

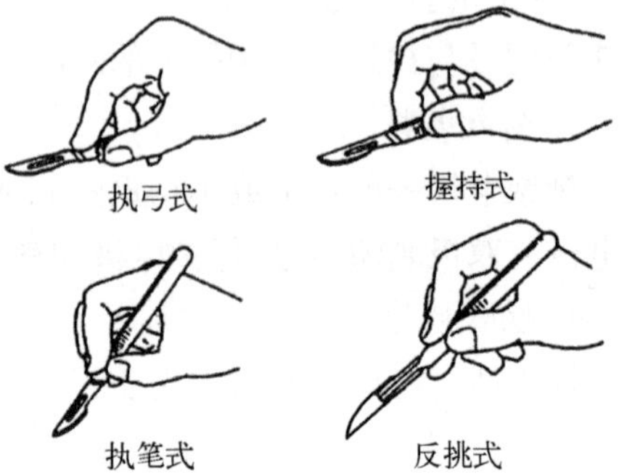

图 3－49　执刀方法

（1）执弓式：是一种常用的执刀方法，动作范围大而灵活，用于腹部、颈部、股部的皮肤切口。

（2）握持式：用于切口范围大、用力较大的操作，如截肢、切开较长的皮肤切口等。

（3）执笔式：用力轻柔而操作精巧，用于小而精确的切口，如眼部手术、局部神经、血管、腹部皮肤小切口等。

（4）反挑式：使用时安装适合的刀片，刀口朝上，常用于向上挑开组织，以避免损伤深部组织。

14. 实验用剪刀

实验用剪刀有手术剪、眼科剪和普通粗剪刀，又有大小、类型（直、弯、尖头、钝头）、长短之分。

（1）手术剪：用于剪切皮肤、肌肉、血管等软组织。钝头手术剪的钝头端可插入组织间隙，分离、剪切无大血管的肌肉和结缔组织。

（2）眼科剪：常用于剪切神经、血管、包膜，如剪破血管、胆管、输尿管等以便插管。禁止用眼科剪剪切皮肤、肌肉、骨组织。

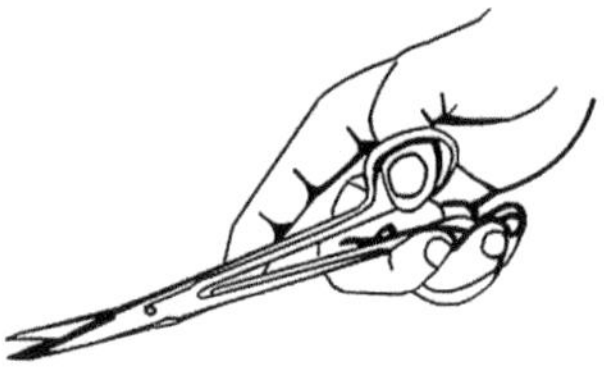

图 3－50　持剪法

（3）普通粗剪刀：用来剪毛、皮肤、肌肉、骨和皮下组织。

持剪的方法是以拇指和无名指分别持剪刀柄的两环，中指放在无名指指环的外侧柄上，食指轻压在剪刀柄和剪刀口连接部（图 3－50）。

15. 止血钳

止血钳有大、小，有齿、无齿，直形、弯形之分。根据不同操作部位选用不同类型的止血钳。持止血钳的方法与手术剪相同。

(1) 直止血钳和无齿止血钳：用于手术部位的浅部止血和组织分离，有齿止血钳主要用于强韧组织的止血、提拉切口处的部分等。

(2) 弯止血钳：用于手术深部组织或内脏的止血，有齿止血钳不宜夹持血管、神经等组织。

(3) 蚊式止血钳：较细小，适于分离小血管及神经周围的结缔组织，用于小血管的止血，不适宜夹持大块或较硬的组织。

16. 镊子

镊子分有齿和无齿两类，大小长短不一。主要用于夹捏或提起组织。圆头镊用于较大或较厚的组织及牵拉皮肤切口，眼科镊用于夹捏细软组织。执镊方法为用拇指对食指和中指，具体见图 3－51。

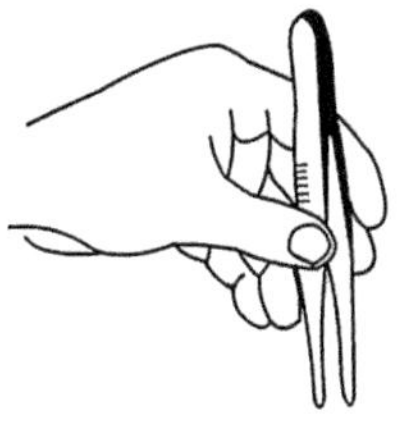

图 3－51　执镊法

17. 颅骨钻

颅骨钻用于动物开颅钻孔。

18. 骨钳

先用颅骨钻钻孔，然后用骨钳咬切骨质，扩大骨孔。

19. 开创器

开创器用于撑开手术创面。

20. 组织钳

组织钳弹性大而软，尖端有细齿，对组织损伤比较小，用于皮下组织及水巾的夹持。

21. 持针钳

持针钳有大小之分，持针钳的头端较短，内口有槽。

22. 注射器

注射器有可重复使用的玻璃注射器和一次性塑料注射器，规格有 0.1 mL 的微量注射器至 100 mL 的大容量注射器。常用的为 1～20 mL 的注射器，根据注射溶液量的多少选用合适容量的注射器。注射器抽取药液时应将活塞推到底，排尽针筒内的空气，安装针头时，注射器针头的斜面与注射器容量刻度标尺在同一平面上，旋力压紧针头。注射器握持方法有平握法和执笔法两种(图 3－52)。

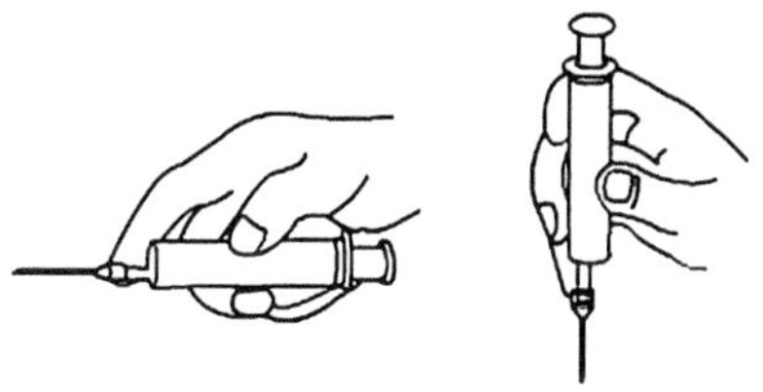

图 3－52　注射器握持方法

23. 手术台

动物实验用手术台有蛙手术台(蛙板)、兔手术台和狗手术台。

(1) 蛙板：一般用平整的松木板制成，长宽约 20 cm×15 cm。蛙板用来固定蛙体及标本制备，可用蛙钉或大头针将蛙体或标本钉在蛙板上。有的蛙板上开有一圆孔(图 3-53)，将蛙的肠系膜覆盖在圆孔上，通过显微镜可观察微循环。

(2) 兔手术台：有木质、金属和工程塑料不同材质，构造基本相同，固定杆用于固定兔的头部，固定钩或捆绑式锁扣用来固定动物的四肢(图 3-54)。为了防止动物的体温降低，金属和工程塑料材质手术台的底部安装了加热装置。

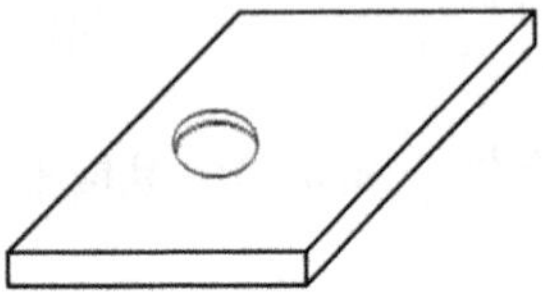

图 3-53　蛙板

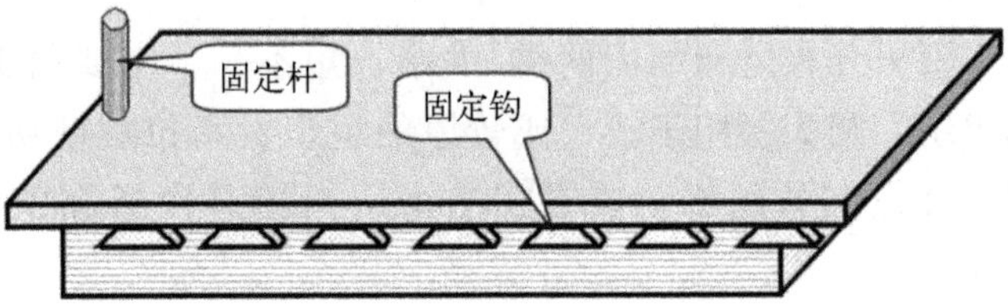

图 3-54　木质兔手术台

(姜海英，方燕)

第四章　实验动物基本知识

实验动物(laboratory animal)是指经人工培育,对其携带微生物实行控制,遗传背景明确,来源清楚,可用于科学实验、药品、生物制品的生产和检定及其他科学研究的动物。实验用动物(animal for research)是指一切能用于科学实验的动物,其中除实验动物外,还包括野生动物、经济动物和观赏动物。

第一节　常用实验动物

一、蟾蜍

蟾蜍属两栖纲,无尾目,蟾蜍科。蟾蜍品种很多,中华蟾蜍指名亚种(*Bufo gargarizans gargarizans* Cantor, Zhoushan Toad)(图 4-1)是我国分布最广的品种之一。

(一) 生物学特性

蟾蜍用肺呼吸。蟾蜍的身体背腹扁平,左右对称,头为三角状,眼大并突出于头部两侧,有上眼睑、下眼睑、瞬膜及鼻耳等感受器官。前肢有 4 趾,后肢有 5 趾,趾间有蹼。背部皮肤上有许多疣状突起的腺体,分泌蟾蜍素,尤以眼后的椭圆状耳腺,分泌液多。雄性蟾蜍皮肤光滑,前肢 3 趾上有黑色、粗糙的斑块称婚垫(或婚刺),会鸣叫。雌性蟾蜍皮肤粗糙,前肢趾上无婚垫,不会鸣叫。

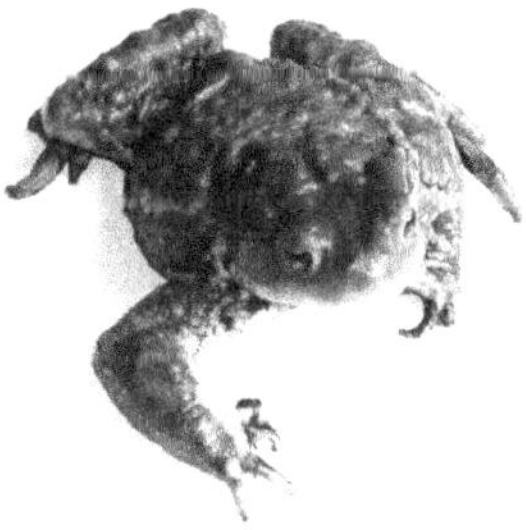

图 4-1　中华蟾蜍指名亚种

(二) 在生物科学研究中的应用

蟾蜍的一些基本生命活动和生理功能与温血动物近似,其离体组织和器官所需的生活条件比较简单(无须人工供氧和恒温环境),实验条件易于控制和掌握。蟾蜍常用于神经生理、肌肉生理、心脏生理、微循环、水肿、肾功能不全等实验,蟾蜍是教学实验常用的小动物。

二、蛙

蛙属两栖纲,无尾目,蛙科。蛙品种繁多,其中牛蛙(*Rana catesbiana*)原产于北美洲地

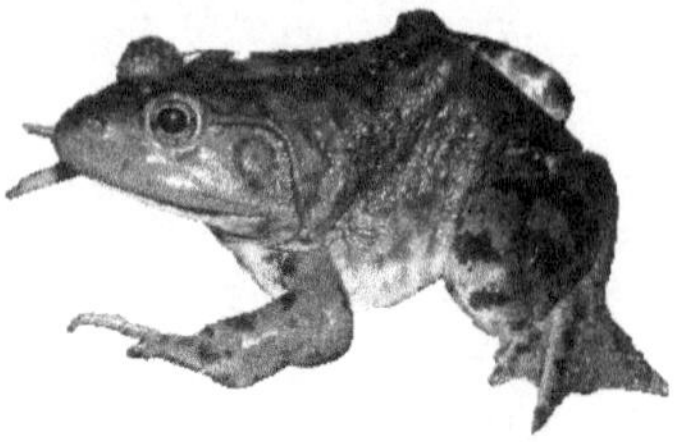

图 4－2　美洲牛蛙

区，已被引入世界多个国家和地区。

（一）生物学特性

美洲牛蛙（图 4－2）皮肤通常光滑，无背侧褶，体色由于地区的不同，往往变化很大，背部变化从绿色至棕色均有，但多为绿色。眼睛突出，有棕色虹膜和水平的杏仁形瞳孔。吻部宽圆。前腿短而结实，后腿长。前脚趾没有蹼，后脚趾趾间有蹼，第四趾甚长，蹼不能完全达趾端。

（二）在生物科学研究中的应用

美洲牛蛙体型大，繁殖力高，生长速度快，出肉率高，环境适应能力强，是食用蛙中的主要养殖种类。

蛙因容易获得，常用于替代蟾蜍用于教学实验中。

三、小鼠

小鼠（mouse）是目前世界上用量最大、用途最广、品系最多的实验动物。实验小鼠（图 4－3）来自野生小鼠，经过人们长期选择培育而成。

（一）生物学特性

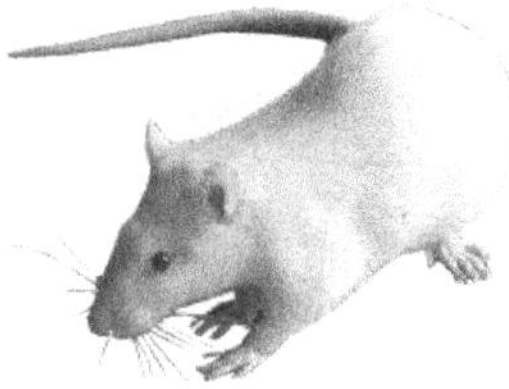

图 4－3　小鼠

（1）小鼠体型较小，是啮齿目实验动物中较小的动物，出生体重 1.5 g 左右，月龄可达 12～15 g，二月龄体重达 25 g 左右。90 日龄昆明小鼠体重可达 37～40 g，体长为 90～110 mm。面部尖突，触须长，耳耸立呈半圆形，尾长与体长约相等。

（2）小鼠性情温顺，胆小易惊，易于捕捉，夜间比较活跃，尤其是傍晚时更为活跃。雄鼠分泌的乙酸铵臭气是引起室内特异臭气的主要原因。不耐饥饿，不耐热，对环境适应性差，对疾病抵抗力低。实验小鼠自发肿瘤多。白化小鼠怕强光。

（3）体温 38（37～39）℃，心率 625（470～780）次/分，收缩压 113（95～125）mmHg，舒张压 81（67～90）mmHg，呼吸频率 163（84～230）次/分，通气量 24（11～36）mL/min，潮气量 0.15（0.09～0.23）mL，血量占体重的 7.78%。

（二）在生物科学研究中的应用

小鼠具有广泛的用途，其繁殖力强，便于大量人工饲养，可用于需要大量动物的实验，如药物筛选、毒性试验、药物效价比较等；其妊娠期短，繁殖力强，也常用于避孕药和营养试验；小鼠对多种疾病比较敏感，如流行性感冒、血吸虫、疟疾、狂犬病和一些细菌性疾病，因此可用于治疗实验；人工接种方法或化学致癌物在小鼠中易引起肿瘤，可用于肿瘤的研究等；小鼠还广泛用于血清、菌苗、疫苗等生物制品的生物鉴定。此外，其还可用于遗传性疾病，如黑色素瘤、白化病、遗传性贫血、系统性红斑狼疮等的研究；用于免疫学的研究如利用各种免疫缺陷小鼠研究免疫机制等。总之，小鼠被广泛地用于生物学、医学、兽医学、生理学、遗传学、发生学等方面，为科学研究和生产做出了重要的贡献。

四、大鼠

大鼠(rat)属脊椎动物门哺乳纲啮齿目鼠科大鼠属的动物。实验大鼠(图4－4)由褐色家鼠驯化而成,19世纪中期开始用于实验。欧美等国已培育成无菌大鼠。

(一) 生物学特性

(1) 大鼠性情温顺,行动迟缓,但捕捉方法粗暴或缺乏维生素A时常咬人。喜居安静环境,夜间活跃。嗅觉发达,味觉很差,汗腺不发达,温度过高会流出唾液以调节体温。大鼠不能呕吐,因此不能用于呕吐实验。抵抗力较强,容易饲养,但对营养、维生素缺乏敏感,可发生典型缺乏症。有多种毛色,白、黑、棕、黄、斑驳等。

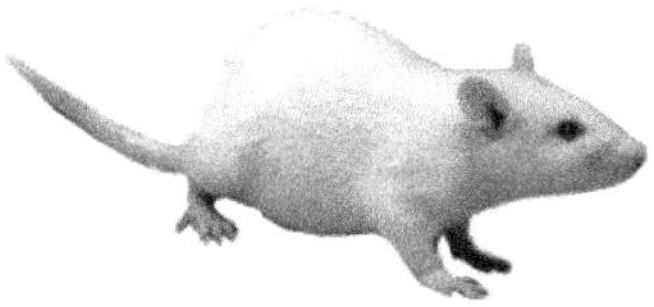

图4－4　大鼠

(2) 正常生理值:体温39(38.5~39.5)℃,心率475(370~580)次/分,麻醉时收缩压116(88~138)mmHg,呼吸频率85.5(66~114)次/分,通气量73(56.8~98.0)mL/min,潮气量0.86(0.6~1.25)mL,血量占体重的7.4%。

(二) 在生物科学研究中的应用

在生物医学研究中,大鼠的用量仅次于小鼠,居第2位。

(1) 大鼠在营养学和代谢疾病的研究上,是首选的实验动物。例如,对维生素A、维生素B、维生素C、氨基酸、蛋白质缺乏和营养代谢异常研究,是至关重要的。大鼠在免疫学、内分泌学和神经生理的研究中,都有一定的价值。例如,应用大鼠切除内分泌腺,进行肾上腺、垂体、卵巢等实验及行为表现的研究,筛选新的心血管及老年病药物研究。

(2) 对传染病的研究,如在对于支气管肺炎、副伤寒的研究中大鼠是常用的实验动物。

(3) 畸胎、多发性关节炎、化脓性淋巴结炎、中耳炎的研究,或筛选抗炎药物等研究。其因易患肝癌,可应用化学致癌物诱发肝癌,在培育肿瘤模型方面,应用广泛。

(4) 应用于药物的毒理实验,由于大鼠无胆囊,常用于胆管插管、收集胆汁,进行消化功能的研究。大鼠肝切除60%~70%后,仍能再生,因此常用于肝外科研究。

五、豚鼠

豚鼠(guinea pig)属于啮齿目豚属科豚鼠属的动物。在分类上更接近于豪猪、栗鼠。原产于南美大陆西北部,16世纪由西班牙人带入欧洲,后向全世界传播。有多种称呼,如荷兰猪、天竺鼠、海猪等。习惯上将应用于动物实验的称为豚鼠(图4－5)。

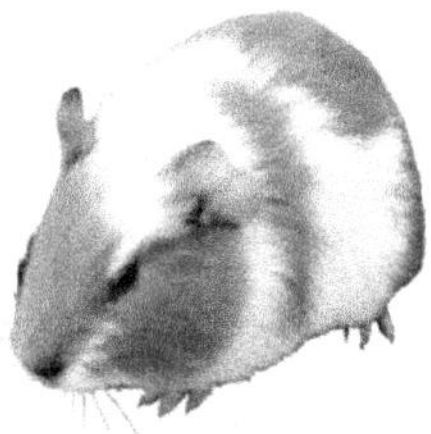

图4－5　豚鼠

(一) 生物学特性

(1) 豚鼠性情温顺,轻易不伤人,胆小易惊,喜群居和干燥清洁的生活环境。嗅觉、听觉较发达,对各种刺激有较高的反应,如空气混浊、气温突变、寒冷或炎热等,都会引起豚鼠体重减轻、厌食、妊娠末期流产、仔鼠发育迟缓,甚至诱发肺炎等多种疾病。受到惊吓、特殊音响持续刺激以及异形物体的出现等,也会使动物出现一系列不良反应。

(2) 对抗生素极为敏感,尤其是对青霉素及四环素族的致敏性很高。豚鼠调节体温的能力较差,易受外界温度变化的影响,新生仔鼠更为明显,主要依靠室内温度的恒定和母体的抚育来维持其正常的体温。温度过高或过低都会降低豚鼠的抵抗力。

(3) 正常生理值:体温 38.6(37.8~39.5)℃,心率 280(200~360)次/分,血压 75~120 mmHg,呼吸频率 90(69~104)次/分,通气量 160(100~280)mL/min,潮气量 1.8(1.0~3.9)mL,血量占体重的 6.4%。

(二) 在生物科学研究中的应用

豚鼠在实验和研究中的用途不断被人们所发现和利用。根据豚鼠的固有特性,很多实验必须使用豚鼠而不能用别的动物代替。

(1) 豚鼠对很多致病菌和病毒十分敏感,是微生物感染试验中常用的实验动物。例如,对结核杆菌、白喉杆菌、鼠疫杆菌、布氏杆菌、沙门菌、霍乱弧菌、淋巴细胞性脉络丛脑膜炎病毒、钩端螺旋体等易感,常用于上述传染病的研究,以及病原的分离、鉴别和诊断。

(2) 豚鼠是研究维生素 C 生理功能的重要动物模型。由于豚鼠体内不能合成维生素 C,如果饲料中缺乏维生素 C,豚鼠就会出现维生素 C 缺乏症,故常用于研究实验性坏血症。

(3) 在免疫学研究中常使用豚鼠进行过敏性反应和变态反应的研究。若给豚鼠注射马血清,很容易复制过敏性休克动物模型,豚鼠迟发型超敏反应性的反应与人相似。另外,豚鼠的血清可为免疫学补体结合试验提供所需要的补体。

(4) 豚鼠的耳蜗发达,故听觉敏锐,听觉音域广,可用于听力试验以及一些内耳疾病的研究。

(5) 具有对某些药物、毒物非常敏感,对缺氧耐受性强等特点,常用于有关方面的实验。

六、兔

兔(rabbit)属于哺乳纲兔形目兔科的动物。作为实验动物,主要使用真兔属中的家兔,也使用野兔属和白尾棕色兔属的兔。家兔是由野生穴兔在欧洲驯化而成,我国养兔已有几千年的历史,但现在用作实验动物的兔(图 4-6)都是欧洲兔的后代。我国在 1985 年已培育出无菌兔和无特殊病原体兔。

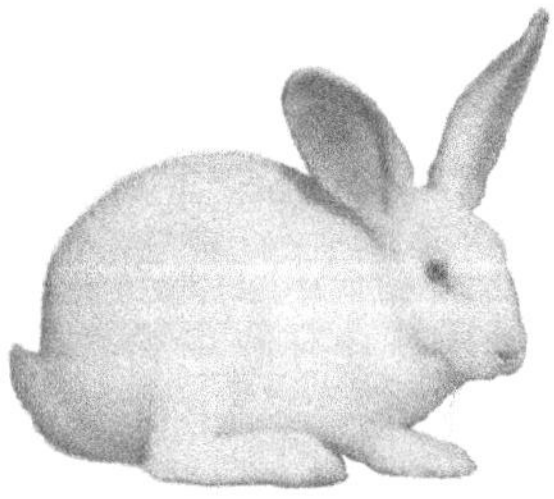
图 4-6 兔

(一) 生物学特性

(1) 家兔是草食性动物,喜食粗饲料,齿尖,喜磨牙,有啃木、扒土的习惯。夜间活跃,吃食多,白天多处于假眠和休息状态。听觉、嗅觉灵敏,胆小易惊。喜居安静、清洁、干燥、凉爽、空气新鲜的环境,耐冷不耐热,耐干不耐湿,有良好的卫生习惯。有夜间直接从肛门吃粪的食粪癖。白天排圆形颗粒状硬粪,夜间排软粪。乳兔也有吃食母兔粪的习性。

(2) 刚出生仔兔体裸无毛,闭眼,体重 40~100 g。兔生长很快,4 周龄可达成年体重的 12%。寿命可长达 8 年甚至 10 年。

(3) 被毛较厚,依靠耳和呼吸散热,易产生发热反应,对热源反应灵敏、典型、恒定。有特殊的血清型和唾液型。小肠不能吸收大分子物质,仔兔不能从初乳中得到抗体,而是在胚胎期从母体获得抗体。有能产生阿托品酯酶的基因,因此,吃了含有颠茄叶的饲料不会出现中毒症状。同胞兄弟姐妹交配容易产生近亲退化。

(4) 正常生理值:体温 39.0(38.5~39.50)℃,心率(258±2.8)次/分,动脉血压 110(95~130)mmHg,呼吸频率 51(38~60)次/分,通气量 1 070(800~1 140)mL/min,潮气量 21.0(19.3~24.6)mL,血量(59±2.3)mL/kg 体重。

(二) 在生物科学研究中的应用

(1) 生殖生理研究:雌兔由于只能在交配后排卵、能准确判定其排卵时间,故可用于胚胎学的妊娠诊断等方面的研究。

(2) 遗传性疾病研究:兔可用于如软骨发育不全、血管性血友病、青光眼、高血压等症的研究。

(3) 制造生物制品及各类抗血清的制剂:兔耳静脉粗,抽取血样方便,其血清量与其体重相比较其他的动物多,广泛地用于各种抗血清的制备,制造预防家畜疫病的疫苗,如兔化猪瘟弱毒疫苗等。

(4) 在实验生理学方面的应用:机能学实验教学常采用家兔作为实验用动物。

(5) 研究代谢失常:兔也可用于如低淀粉酶血症、维生素 A 缺乏、脑水肿和动脉硬化。

(6) 肿瘤疾病和免疫学方面的研究:兔也可用于如肿瘤的移植,在免疫学的研究中,尤其是涉及对抗原刺激的抗体应答保护方面,常以兔为实验动物。

(7) 其他

兔广泛应用于研究药物的致畸作用或其他干扰正常生殖过程的现象。食品药物的毒理学试验。

七、猫

猫(cat)属哺乳纲食肉目猫科猫属动物(图 4-7)。

(一) 生物学特性

(1) 猫的大脑和小脑较发达,其头盖骨和脑具有一定的形态特征,对去大脑实验和其他外科手术耐受力也强。平衡感觉、反射功能发达,瞬膜反应敏锐。

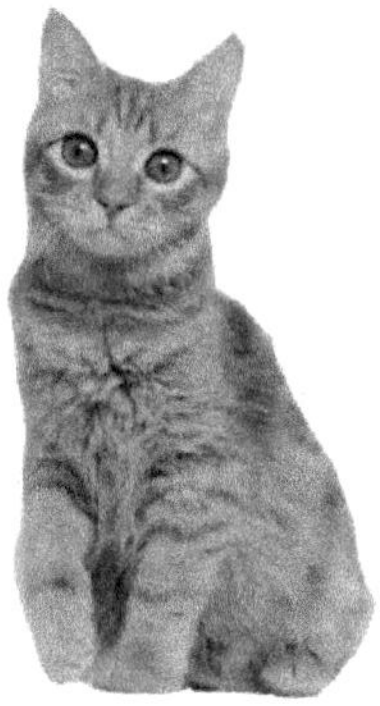

图 4-7 猫

(2) 猫的循环系统发达,血压稳定,血管壁较坚韧,对强心苷比较敏感。

(3) 猫对吗啡的反应和一般动物相反,狗、兔、大鼠、猴等主要表现为中枢抑制,而猫却表现为中枢兴奋。猫对呕吐反应灵敏。猫的呼吸道黏膜对气体或蒸汽反应很敏感。猫对吩噻嗪非常敏感。

(4) 猫在正常条件下很少咳嗽,但受到机械刺激或化学刺激后易诱发咳嗽。

(5) 猫的眼睛能按照光线强弱的程度灵敏地调节瞳孔,白天光线强时,瞳孔可以收缩成线状,晚上视力很好。猫舌的形态学特征是猫科动物所特有的。舌表面有无数突起的乳头能舔除附在骨上的肉。猫的大网膜也非常发达。

(6) 正常生理值 猫正常体温 38.7(38.0~39.5)℃,心率 120~140 次/分,收缩压 120~150 mmHg,舒张压 75~100 mmHg,呼吸频率 26(20~30)次/分,血量约占体重的 5%。

(二) 在生物科学研究中的应用

猫主要用于神经学、生理学和毒理学的研究。猫可以耐受麻醉与脑的部分破坏手术,在手术时能保持正常血压,猫的反射功能与人近似,循环系统、神经系统和肌肉系统发达。实验效果较啮齿类更接近于人,特别适用于观察各种反应的实验。

八、狗

狗(dog)属哺乳纲食肉目犬科犬属的动物(图 4-8)。

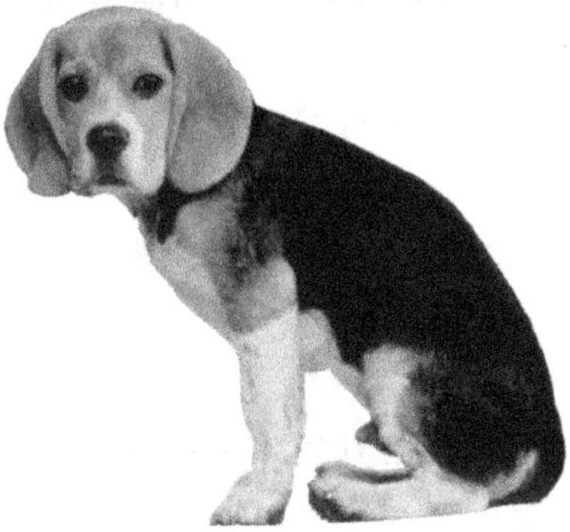

图 4-8 Beagle 犬

(一) 生物学特性

(1) 具有发达的血液循环和神经系统,内脏与人相似,比例也近似。胸廓大,心脏较大。肠道短,尤其是小肠。肝较大,胰腺分两支,胰岛小,数量多。眼的晶体较大。嗅脑、嗅觉器官、嗅神经发达,鼻黏膜上布满嗅神经。食管全由横纹肌构成。皮肤汗腺极不发达。雄狗无精囊和尿道球腺,有一块阴茎骨。

(2) 正常生理值:体温 39(38.5~39.5)℃,心率 80~120 次/分,收缩血压 149(108~189)mmHg,舒张压 100(75~122)mmHg,呼吸频率 18(15~30)次/分,潮气量 320(251~432)mL,通气量 5 210(3 300~7 400)mL/min,血量为体重的 7.7%(5.6%~8.3%)。

(二) 在生物科学研究中的应用

(1) 实验外科学:临床研究新的手术或麻醉方法时往往选用狗进行动物实验,获得经验和技巧后用于临床,如心血管外科、脑外科、断肢再植、器官和组织移植等。

(2) 基础医学研究:是目前基础医学研究和教学理想的首选动物,尤其是生理、病理生理研究。狗的神经、血液循环系统发达,适用于失血性休克、弥漫性高血压、脊髓传导、大脑皮层定位、条件反射、内分泌腺摘除的实验,以及腺瘘、肠瘘、胃瘘、胆囊瘘、唾液腺瘘、胰液管瘘等的实验。基于价格、伦理等因素,其在选择使用时受到一定程度的限制。

(3) 药理、毒理学实验:各种化学物品和药品临床前的毒性实验。

(4) 某些疾病研究:如高胆固醇血症、动脉粥样硬化、糖原缺乏综合征、先天性白内障、先天性心脏病、淋巴肉瘤、中性粒细胞减少症、肾盂肾炎、狂犬病等的研究。

(5) 行为学、肿瘤学研究以及核辐射研究等。

九、斑马鱼

斑马鱼(zebrafish)是一种脊椎动物,属鱼纲鲤科(图4-9)。

(一)生物学特性

斑马鱼体型小,成鱼体长3~4 cm,耐热性和耐寒性都很强,属低温低氧鱼。斑马鱼有完整的消化系统、泌尿系统,性成熟周期短,雌鱼性成熟后可产几百颗卵子,卵子体外受精及发育。

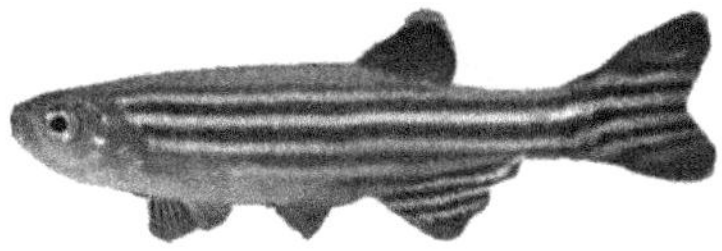

图4-9 斑马鱼

(二)在生物科学研究中的应用

斑马鱼具有性成熟周期短、产卵数量多、体外受精、胚胎透明及体外发育等生物学特点等,其基因与人类基因的相似度达87%,不仅可以用来研究脊椎动物的胚胎发育过程,而且是一种重要的脊椎动物模式动物,在发育生物学、免疫学、毒理学和人类疾病研究等众多的研究领域得到广泛应用,被誉为水中小白鼠。

(王欢欢,姜海英)

第二节 实验动物分类

科学研究须有可比性、可重复性和科学性。应用动物进行生物医学研究,其可比性、可重复性和科学性首先要求研究对象的同一性。从遗传学、微生物学、营养和环境生态学等方面进行严格控制而培育的同一品系实验动物,它们的生物学特性基本相同或差异较小。采用这类动物进行生物医学研究,才有可能使同类的动物实验获得可比性或可重复性。

一、实验动物的遗传分类

(一)近交系

近交系一般是指采用20代以上全同胞兄弟姐妹或亲子(子女与年轻的父母)进行交配,而培养出来的基因纯化的品系(图4-10)。因全同胞兄弟姐妹交配较为方便而多被采用。如以杂种亲本作为基代开始用上述近交方式,至少要连续繁殖20代才初步育成近交系。因到此时基因基本接近纯化,品系内个体间差异很小,一般用近交系数代表纯化程度,全同胞兄弟姐妹近交一代可使异质基因(杂合度)减少19%,即可使纯化程度增加19%。全同胞兄弟姐妹或亲子交配前20代纯合度的理论值可达98.6%,然而纯化程度仅从近交系数来说明并不足为凭,还需要通过遗传学检测加以鉴定。

(二)突变品系

在育种过程中,由于单个基因的突变,或将某个基因导入或敲除,或通过多次回交"留种",而建立一个同类突变品系,此类个体具有同样遗传缺陷或病态,如侏儒、无毛、肥胖症、

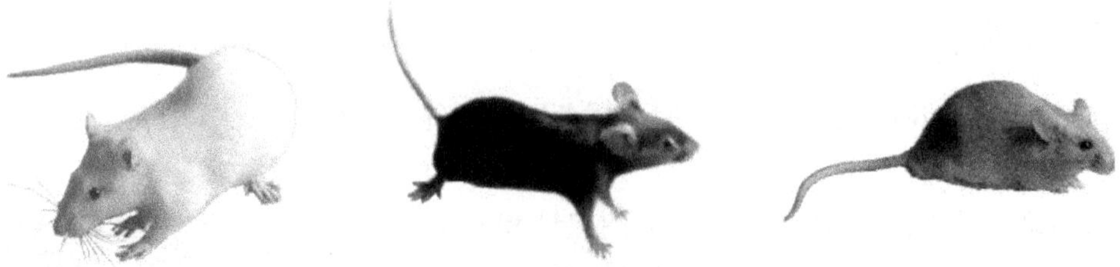

图 4-10 近交系小鼠

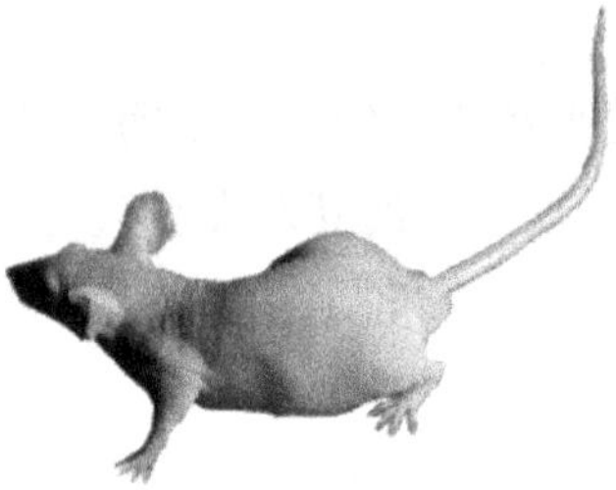

图 4-11 裸鼠

肌萎缩、白内障、视网膜退化等。现已培育成的自然具有某些疾病的突变品系有贫血鼠、肿瘤鼠、白血病鼠、糖尿病鼠、高血压鼠和裸鼠(无胸腺、无毛)(图 4-11)等。这些品系的动物大量应用于相应疾病的防治研究,具有重大的价值。

(三) 杂交一代

由两个近交系杂交产生的子一代称为杂交一代。它既有近交系动物的特点,又获得了杂交优势。杂交一代具有旺盛的生命力、繁殖率高、生长快、体质健壮、抗病力强等优点。它与近交系动物有同样的实验效果。杂交一代又称为系统杂交性动物。

(四) 远交系

远交系又称封闭群。在同一血缘品系内,不以近交方式而进行随机交配繁衍,经 5 年以上育成的相对维持同一血缘关系的种群,如 Sprague - Dawley (SD) 大鼠。我国已大量繁殖封闭群新西兰白兔和封闭群青紫蓝兔,可用于科教实验。

(五) 非纯系

非纯系动物即一般任意交配繁殖的杂种动物。杂种动物具有旺盛的生命力,适应性强,繁殖率高,生长快,易于饲养管理。个体差异大,反应性不规则,实验结果的重复性差,其中包含最敏感的与最不敏感的两种极端的个体。适用于筛选性实验。杂种动物比较经济,在教学实验中最常用。

二、实验动物的微生物学和寄生虫学等级分类

动物体内外存在许多细菌、病毒、寄生虫等生物体,其中一部分是动物生存所必需的,一部分对动物体是有害的,而实验动物所带的一些病原体不但影响动物本身,更重要的是影响了试验的准确性。为了保证实验的准确性、可重复性,必须对实验动物所携带的其他生物体加以控制,特殊情况下,使之成为无菌动物。根据实验动物体内外所携带微生物与寄生虫的控制要求,我国《实验动物　微生物、寄生虫学等级及监测》(GB 14922—2022)将实验动物分为普通级动物、无特定病原体级动物和无菌级动物三大类。

(一) 普通级动物

普通级动物(conventional animal, CV animal)指不携带所规定的对动物和(或)人健

康造成严重危害的人兽共患病病原体和动物烈性传染病病原体的实验动物。

（二）无特定病原体级动物

无特定病原体级动物（specific pathogen free animal, SPF animal）指除普通级动物应排除的病原体外，不携带对动物健康危害大和（或）对科学研究干扰大的病原体的实验动物。例如，无特定病原体级动物小鼠应排除金黄色葡萄球菌、绿脓杆菌、小鼠肺炎病毒、小鼠腺病毒、小鼠微小病毒、毛滴虫、鞭毛虫等。这类动物是目前国际公认的标准级别的实验动物，适用于所有科学实验。这种动物繁殖饲养条件复杂，价格较贵。目前我国科研普遍采用无特定病原体级动物。

（三）无菌级动物

无菌动物（germ free animal, GF animal）指动物体内无可检出任何生命体的实验动物。

第三节 实验动物选择的一般要求

根据不同的实验目的，选择使用相应的种属、品系实验动物，是实验研究成败的关键之一。

一、表型相似性

动物实验研究的目的是把研究结果外推到目标动物，实验动物与目标动物的相似程度越高，则结果外推的准确性就越高。表型相似性是指不同个体或物种在外观或行为上的相似性，实验动物选择应遵循相似性原则，即在可能的条件内，尽量选择在结构、功能、代谢及疾病特点等表型与目标动物相似的动物进行实验。

医学研究，首先选用在整体上与人的结构、功能及进化程度相似的实验动物，如灵长类猕猴病原微生物的感染谱的生殖生理。其次，选用局部与人的系统、器官结构、功能相似的实验动物，如蛙的反射弧、猪的皮肤结构、猪的心血管系统实验。药物筛选和毒性试验一般采用封闭群模拟自然群体基因型，以体现群体中个体基因的杂合状态和群体基因频率的稳定性。此外，同一种病因/病原对不同个体的致病作用各不相同，应选用与人类有关疾病相似或接近的自发或诱发性疾病动物模型，如自发性高血压大鼠等。

二、种属的选择

许多实验动物具有特殊的生理结构，不同种属的动物对于同一刺激的反应可不同，适当地利用这些特质，可以为实验研究带来很多的便利条件。例如，过敏反应或变态反应的研究宜选用豚鼠，因为豚鼠易于致敏；家兔体温变化灵敏，故常用于发热、热原检定、解热药和过热的实验；狗、大鼠、家兔常用于高血压的研究；肿瘤研究则大量采用小鼠和大鼠。

三、品系的选择

同一种属不同品系的动物，对同一刺激的反应也有很大差异。例如，津白2号小鼠容易致癌，津白1号小鼠则不易致癌；以嗜酸性粒细胞为变化指标，C57BL/6小鼠对肾上腺皮质激素的敏感性显著高于DBA/2小鼠。

四、个体的选择

同一品系的实验动物，对同一刺激物反应存在个体差异。年龄、性别、生理状态和健康状况等的不同，往往导致对同一刺激的结果不同。

（一）年龄

应根据实验目的选用适龄动物。动物年龄一般可按体重大小来估计，成年小鼠20~30 g，大鼠180~250 g，豚鼠450~700 g，兔2.0~2.5 kg，猫1.5~2.5 kg，狗9~15 kg。年幼动物一般较成年动物敏感，慢性实验最好选用年轻一些的动物，急性实验宜选用成年动物。减少同一批实验动物的年龄差别，可以增加实验结果的正确性。

（二）性别

不同性别对同一刺激的反应也不同。在实验研究中，对性别无特殊需要时，在各组中宜选用雌雄各半。如已经证明无性别影响，则可雌雄不拘。

（三）生理状态

动物的特殊生理状态如妊娠、哺乳期机体的反应性有很大变化。在个体选择时，应该予以考虑。

（四）健康状况

动物处于衰弱、饥饿、寒冷、炎热、疾病等情况下，对刺激的反应是很不稳定的。健康状况不好的动物，不能用作实验。可根据以下几点判定哺乳动物健康状况的一般特征。

1. 一般状态

身体匀称，发育良好，眼睛有神，好动，反应灵活，食欲良好。

2. 头部

眼结膜不充血，瞳孔清晰。眼鼻部均无分泌物流出。呼吸均匀，无啰音，无鼻翼扇动，不打喷嚏。

3. 皮毛

皮毛清洁柔软而有光泽，无脱毛、蓬乱现象，皮肤无真菌感染。

4. 腹部

不膨大，肛门区清洁无稀便、无分泌物。

5. 外生殖器

无损伤、脓痂和分泌物。

6. 爪趾

无溃疡和结痂。

（叶雪威）

第五章　动物实验伦理与相关技术

动物实验技术是进行动物实验时的各种操作技术和实验方法，如动物的捉拿、麻醉、手术、生理指标和生化测定等，也包括实验动物本身的饲养管理技术和各种监测技术等。本章主要介绍与机能学实验相关的动物实验技术。掌握动物实验基本操作技术，并在实验中正确应用是保证实验成功的关键。

第一节　动物实验伦理

人类是自然的产物，人类的生存和发展离不开自然，人类在追求自身发展的过程中，对自然要有敬畏之心，要善待自然及自然所孕育的生命。

医学研究离不开实验动物和动物实验，人类今天的医学成就是建立在实验动物和动物实验基础上的。人类在利用实验动物进行科学实验，获得科学研究成果的同时，避免人类自身受到痛苦或伤害，而实验动物却不可避免地受到了生理或心理的伤害，甚至死亡。维护动物福利，是促进人与自然和谐发展的需要。为此，世界多数国家制定了善待实验动物的法律法规，我国科学技术部于 2006 年发布了《关于善待实验动物的指导性意见》；2018 年，国家发布《实验动物　福利伦理审查指南》（GB/T 35892—2018）国家标准，对实验动物福利的主要要求和措施如下：

（1）使用实验动物进行动物实验应有益于科学技术的创新与发展；有益于教学及人才培养；有益于保护或改善人类及动物的健康及福利或有其他科学价值。

（2）倡导“减少、替代、优化”的“3R”原则，科学、合理、人道地使用实验动物。减少（reduction，R）是指如果某一研究方案中必须使用实验动物，同时又没有可行的替代方法，则应把使用动物的数量降低到实现科研目的所需的最小量；替代（replacement，R）是指使用低等级动物代替高等级动物，或不使用活着的脊椎动物进行实验，而采用其他方法达到与动物实验相同的目的；优化（refinement，R）是指通过改善动物设施、饲养管理和实验条件，精选实验动物、技术路线和实验手段，优化实验操作技术，尽量减少实验过程对动物机体的损伤，减轻动物遭受的痛苦和应激反应，使动物实验得出科学的结果。

（3）使实验动物免遭不必要的伤害、饥渴、不适、惊恐、折磨、疾病和疼痛，保证动物能够实现自然行为，受到良好的管理与照料，为其提供清洁、舒适的生活环境，提供充足的、保证健康的食物、饮水，避免或减轻疼痛和痛苦等。

(4) 不得戏弄或虐待实验动物。在抓取动物时，方法应得当，动作应轻柔，避免引起动物的不安、惊恐、疼痛和损伤。在日常管理中，应定期对动物进行观察，若发现动物行为异常，应及时查找原因，采取有针对性的必要措施予以改善。

(5) 应用实验动物过程中，应将动物的惊恐和疼痛降到最低程度。实验现场避免无关人员进入。

(6) 在对实验动物进行手术、解剖或器官移植时，必须进行有效麻醉。术后恢复期应根据实际情况，采取镇痛、抗感染措施，有针对性地进行护理及饮食调理。

(7) 保定(restraint)(动物实验时采取适当的方法或设备限制动物的行动)实验动物时，应遵循“温和保定，善良抚慰，减少痛苦和应激反应”的原则。保定器具应结构合理、规格适宜、坚固耐用、环保卫生、便于操作。在不影响实验的前提下，对动物身体的强制性限制宜降到最低程度。

(8) 处死实验动物时，须实施安乐死术。安乐死是指以科学人道的理念和方式，使动物生理和心理痛苦最小化而采取的使动物意识迅速丧失的处死过程。实施安乐死应遵循尊重生命、快速少痛、守法合规的基本原则，操作者应掌握正确的安乐死技术，以人道的方式、正确的方法，在远离其他动物的非公开场所实施。操作者在确认动物死亡后妥善处置尸体。

(9) 在不影响实验结果判定的情况下，应选择“仁慈终点”(动物实验过程中，选择动物表现疼痛和压抑的较早阶段为实验的终点)，避免延长动物承受痛苦的时间。

(10) 灵长类实验动物的使用仅限于非用灵长类动物不可的实验。除因伤病不能治愈而备受煎熬者外，灵长类动物原则上不予处死，实验结束后单独饲养，直至自然死亡。

第二节　动物实验的基本操作

一、常用实验动物的捉拿和固定方法

(一) 蟾蜍或蛙的捉拿和固定

捕捉时可持其后肢。固定时操作者以左手食指和中指夹住动物前肢，用左拇指压住动物脊柱，右手将其双后肢拉直后用左手无名指和小指夹住(图 5-1A)，此法用于捣毁蟾蜍或蛙的脑脊髓。进行注射操作时，操作者将动物背部紧贴手心，左手拇指及食指夹住动物头部及躯干交界处，左手其他三指则握住其躯干及后肢(图 5-1B)。在捉拿、固定蟾蜍时，注意勿挤压两侧耳部突起的耳后腺，以免蟾蜍素溅射到操作者的眼中造成伤害。

对蟾蜍或蛙进行手术或其他复杂操作时，则按实验需要的体位，用蛙钉或大头针将其四肢钉于蛙板上(图 5-2)。

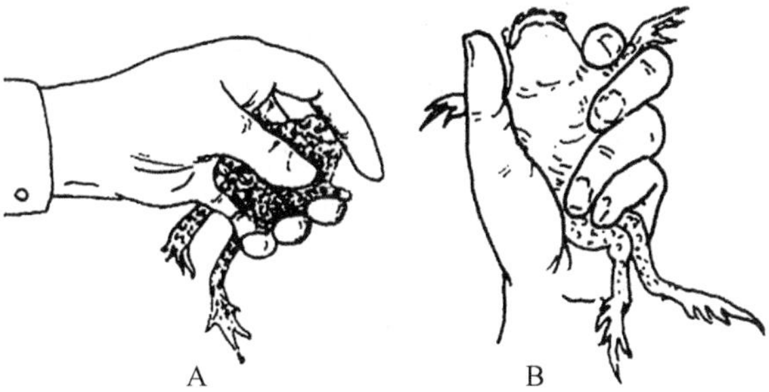

图 5-1　蟾蜍或蛙的捉拿方法

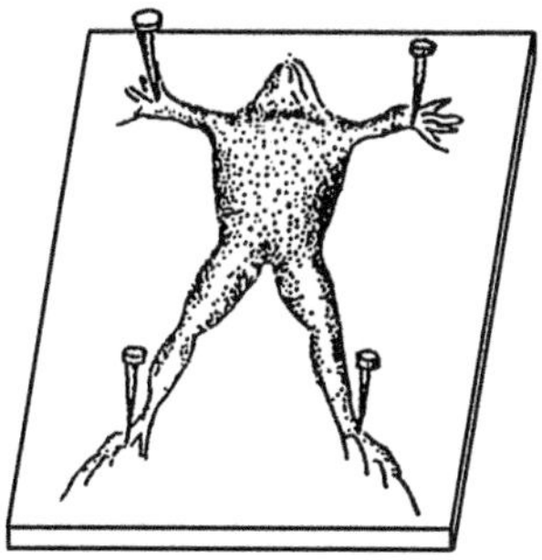

图 5-2　蟾蜍或蛙的固定方法

（二）小鼠的捉拿和固定

实验者以右手拇指及食指抓住其尾巴，并令其在粗糙台面上或鼠笼上爬行（图 5-3A），轻轻向后拉鼠尾，这样小鼠会四肢紧紧抓住笼面，起到暂时固定的作用。以左手拇指和食指沿其背向前抓住其颈部皮肤（图 5-3B），拉直鼠身，以左手中指抵住其背部，翻转左手，小鼠腹部向上。然后以左手无名指及小指固定其躯干下部及尾部（图 5-3C）。右手可进行腹腔内注射、肛温测量操作（图 5-3），需要尾静脉注射时，可将其放置在小鼠固定管内，将鼠尾留在管外供实验操作。

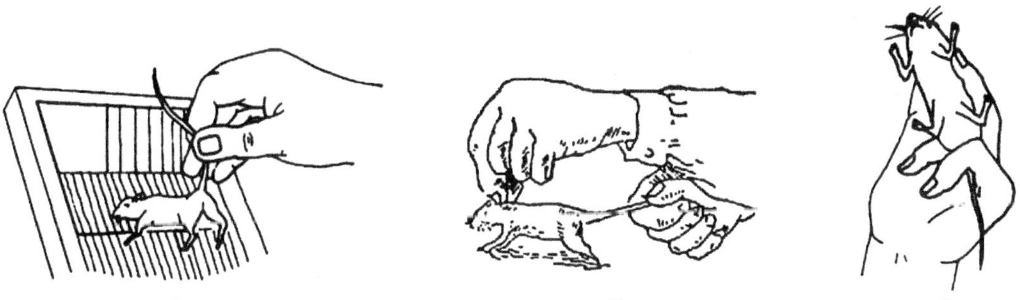

图 5-3　小鼠的捉拿方法

（三）大鼠的捉拿和固定

大鼠被激怒后易咬人，所以实验前应尽量避免刺激它。捉拿时操作者戴纱手套或用布覆盖大鼠全身，这样对大鼠的刺激小，并可防止操作者被咬伤。

对大鼠进行注射、灌胃等操作时，用右手将鼠尾抓住提起，放在较粗糙的台面或鼠笼上，抓住鼠尾向后轻拉，左手抓紧两耳和头颈部皮肤，余下三指紧捏鼠背部皮肤，如果大鼠后肢挣扎厉害，可将鼠尾放在小指和无名指之间夹住，将整个鼠固定在左手中，右手进行操作（图 5-4A）。

若进行手术或解剖，则应事先麻醉或处死，然后用绳缚四肢，用棉线固定门齿，背卧位固定在手术台上。需要取尾血及尾静脉注射时，可将其固定在大鼠固定盒内，将鼠尾留在盒外供实验操作。

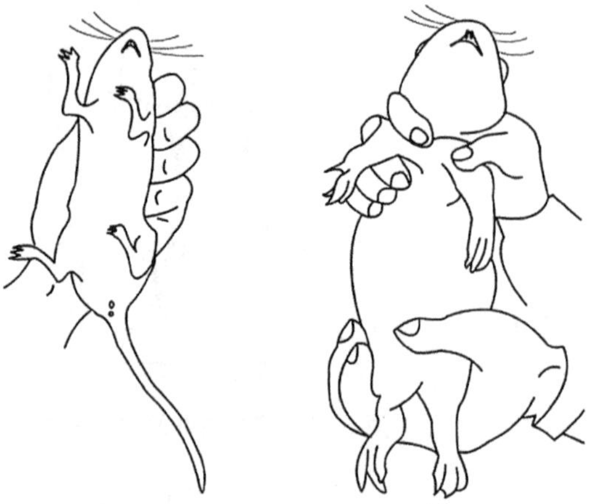

图 5－4 大鼠和豚鼠的捉拿方法

(四) 豚鼠的捉拿和固定

豚鼠具有胆小易惊的特性，因此抓取时要求快、稳、准。先用右手掌轻轻地扣住豚鼠背部，抓住其肩胛上方，以拇指和食指环握颈部，对于体形较大或妊娠的豚鼠，可用另一只手托住其臀部(图 5－4B)。

(五) 兔的捉拿和固定

1. 捉拿

捕捉时以右手抓住其颈背部皮肤(不能抓两耳)，轻轻把动物提起，迅速以左手托住其臀部，使动物体重主要落在抓取者的左掌心上，避免直接提起从而损伤动物颈部(图 5－5)。兔一般不咬人，但脚爪锐利，在挣扎反抗时容易抓伤捕捉者，所以捕捉时要特别注意其四肢。此外，抓动物的耳朵、腰部或四肢容易造成动物耳、脊柱或双侧肾脏的损害。

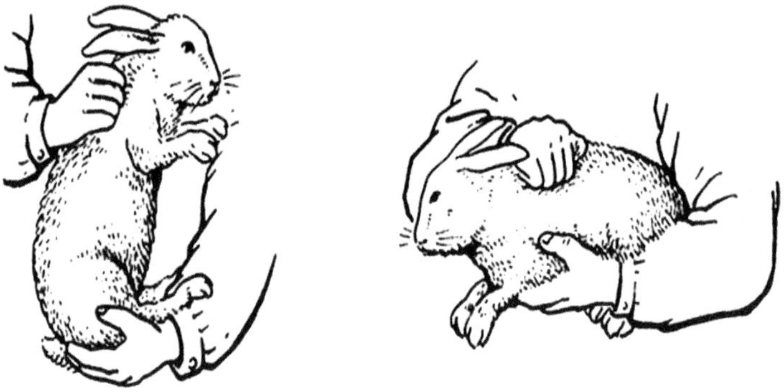
图 5－5 兔捉拿方法

2. 固定

对兔施行手术，须将兔固定于手术台上，多数实验采用仰卧位固定。根据手术台类型的不同，四肢使用扣式绑带或缚绳固定。使用自带扣式绑带的手术台时(图 5－6)，只需要将绑带套在兔四肢拉紧后压下锁扣即可。无扣式绑带的手术台使用缚绳固定，缚绳打套结(图 5－6)绑缚四肢在踝关节上，然后将两后肢拉直，把缚绳的另一头缠绕于兔手术台后缘的钩子上打结固定，再将绑前肢的绳子在兔的背部穿过，并压住其对侧前肢，交叉到兔手术台对侧的钩上打结固定。最后固定头部，头部可用棉绳或兔头固定器固定。使用棉绳固定头部时，用一根粗棉绳钩住兔两颗上门齿，将棉绳拉直后在手术台的固定柱上绕两圈后打结固定，注意固定柱与鼻部保持一定距离，以免影响呼吸。使用兔头固定器(图 5－6)时先将兔颈部放在半圆形的铁圈上，再把铁圈推向嘴部压紧后拧紧固定螺丝，将固定器的铁柄固定在兔手术台的固定柱上。做颈部手术时，可将一圆筒(如大容量注射器筒）垫于动物的颈项下，以抬高颈部，便于操作。以上方法较适合仰卧位固定。动物取俯卧时（如头颅部实验），常用马蹄形兔头固定器固定。

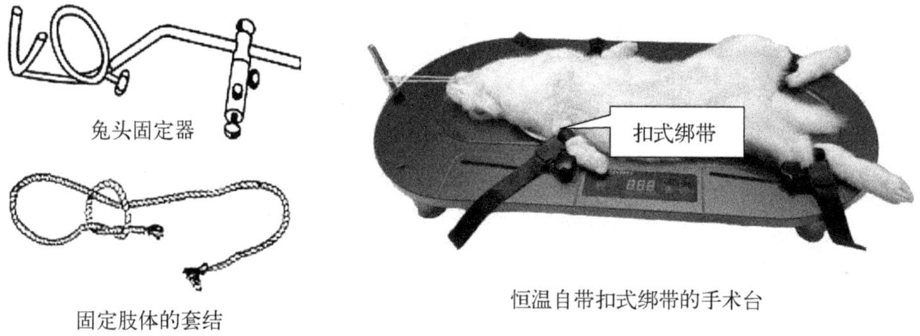

图5-6 兔固定装置

（六）猫的捉拿和固定

捉拿猫时，动作应轻、慢，轻抚猫的头、颈及背部，一手抓住其颈背部皮肤，另一手抓其背部。对凶暴的猫，可用套网捉拿，注意猫的利爪和牙齿，避免被其抓伤或咬伤。必要时可用固定袋将猫固定。手术时的固定方法与兔相同。

（七）狗的捉拿和固定

1. 捕捉

捉狗时，首先是用狗头钳捕捉，用一长棉带（长约 1 m）打一空心结绳圈，操作者从狗背面或侧面将绳圈套在其嘴面部，迅速拉紧绳结，将绳结打在上颌，然后绕到下颌再打一个结，最后将棉带引至后颈部打结把带子固定好，防止其被挣脱。也可用狗头钳捕捉后，直接进行腹腔麻醉。当动物麻醉后，应立即解绑，尤其用乙醚麻醉时更应特别注意。因狗嘴被捆绑后，动物只能用鼻呼吸，如此时鼻腔有大量黏液填积，可能会造成窒息。

2. 固定

麻醉后，将动物以仰卧位或俯卧位固定在手术台上。仰卧便于进行颈、胸、腹、股等部的实验，俯卧位便于脑和脊髓实验。固定狗头可用特别的狗头夹。狗头夹为一圆铁圈，圈的中央横有一根铁条和固定弧圈，固定弧圈与一螺杆相连，下面的一根铁条平直并可抽出。固定时先将狗舌拽出，将狗嘴伸进铁圈，再将平直铁条插入上下颌之间，然后下旋螺杆，使固定弧圈在鼻梁上（俯卧位固定时）或下颌上（仰卧位固定时）。铁圈附有铁柄，用以将狗头夹固定在手术台上。头部固定后，再固定四肢。先用粗棉绳的一端缚扎于踝关节的上方。将两后肢左右分开，将棉绳的另一端分别缚在手术台两侧钩上，而前肢须平直放在躯干两侧。将缚左右前肢的两根棉绳从狗背后交叉穿过，压住对侧前肢小腿，分别缚在手术台两侧的钩上。

二、实验动物性别的辨别

（一）蟾蜍性别的辨别

雄性者背部光滑，前肢的大趾外侧有一直径约 1 mm 的黑色突起（婚垫），捏其背部时

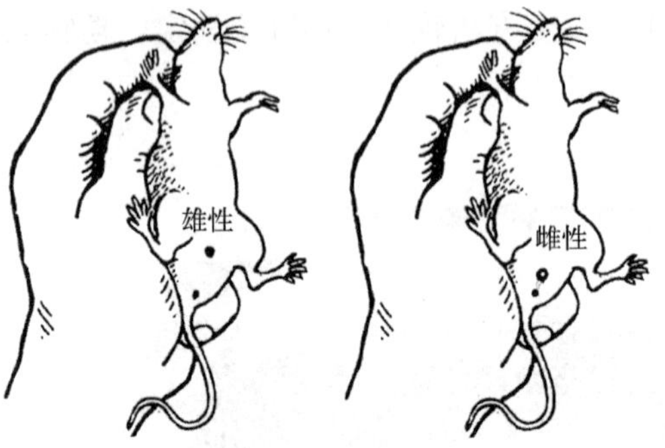

图 5-7　小鼠的性别特征

会叫，前肢多半呈曲环钩姿势；雌性者无上述特点。

（二）小鼠性别的辨别

雄鼠外生殖器与肛门之间的距离长，二者之间有毛生长；雌鼠外生殖器与肛门之间的距离短，二者之间无毛，能见到一条纵行的沟（图 5-7）。此辨别方式亦适用于大鼠。

（三）兔性别的辨别

雄兔可见阴囊及其内之睾丸，有突出的外生殖器，雌兔无上述特征。

三、实验动物的编号

为了分组和辨别的方便常需要给实验动物编号。动物实验中，常用的编号标记有染色法、挂牌法、烙印法等。

（一）染色法

染色法是用化学药品涂染动物体表一定部位的皮毛，以染色部位、染色颜色不同来标记区分动物的方法。

1. 常用染色剂

（1）黄色：3%~5%苦味酸溶液。

（2）红色：0.5%中性红或品红溶液。

（3）咖啡色：200 g/L 硝酸银溶液（涂上后需要在日光下暴露 10 min）。

（4）黑色：煤焦油乙醇溶液。

2. 染色编号方法

此法对白色毛皮动物如兔、大鼠和小鼠都很实用，常用的染色方法有以下几种。

（1）直接用染色剂在动物被毛上标号码。此法简单，但如果动物太小或号码位数太多，不宜采用此法。

（2）用一种染色剂涂染动物的不同部位，其惯例是先左后右，从上到下；其顺序为左前腿 1 号，左腹部 2 号，左后腿 3 号，头部 4 号，腰部 5 号，尾根部 6 号，右前腿 7 号，右腹部 8 号，右后腿 9 号，10 号则不染色（图 5-8）。

（3）用多种染色剂染动物的不同部位。可用另一种颜色作为 10 位数，照（2）法染色，配合（3）法，可编到 99 号。例如，使用红色表示十位，黄色表示个位，则 13 号标记涂色为左前腿红色、左后腿黄色。

染色法简单方便，不会给动物造成损伤和痛苦，常用于急性实验，但因为时间久后，动物舔毛，尿和水浸渍、换毛脱毛，染剂褪色，极易造成染色模糊、消失，因此不适用于慢性实验。

（二）挂牌法

挂牌法是指将刻压有数字的金属牌挂在动物身上或笼门的编号方法。

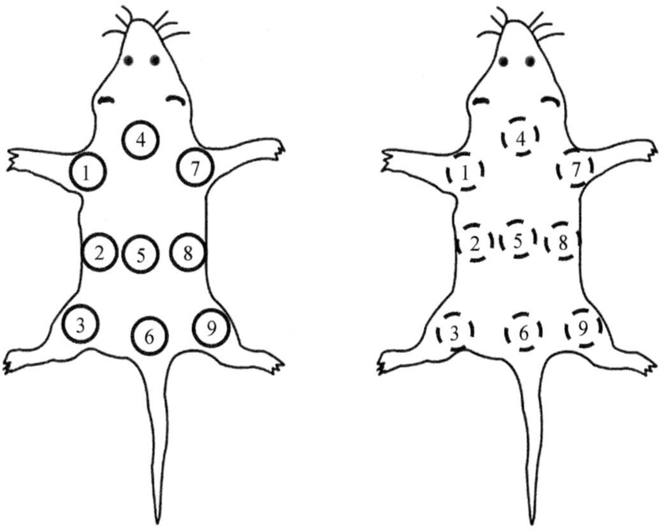

图 5－8　小鼠背部的编号方法(镜面图)

狗的号码牌可挂在颈链绳上。豚鼠可挂在耳朵上,挂时应注意避开血管,将金属小牌直接穿过耳郭折叠在耳部。但挂牌使动物感到不适,会用前爪搔抓金属号牌而致耳部损伤。金属牌应选不易生锈、对动物局部组织刺激较小的金属制造而成。

四、常用给药方法

机能学实验中,无论是急性动物实验,还是慢性动物实验,都需要对实验动物进行处理,用药物对实验动物进行处理是一种基本方法。实验动物药物处理时涉及给药的方法,机能学实验中常用的给药方法有经消化道给药法、注射给药法、涂布法和吸入法,其中前两种方法较为常用。

在急性实验中所进行的各种注射,一般不需要无菌操作。进行慢性动物实验时,应根据给药途径选择无菌操作。

(一) 经消化道给药法

1. 自动摄取法

把药物放入饲料或溶于饮水中让动物自动摄取。此法的优点是操作简便,不会因操作损伤动物。但由于不同个体饮水和摄食量有差异,摄入的药量难以控制,不能保证给药剂量准确。饲料和饮水中的药物容易分解,难以做到平均添加。该方法一般适用于对动物疾病的防治或某些药物的毒性实验,复制某些与食物相关的人类疾病动物模型。

2. 喂药法

如药物为固体,对体形较大的动物如豚鼠、兔、猫和狗,可用喂药法给药。将动物抓取固定后,操作者的左手拇指和食指压迫动物颌关节处或其口角处,使口张开,用镊子夹住药物,放进动物舌根部,然后闭合其嘴,使动物吞咽药物。

不温顺的猫,可固定在猫固定袋里操作。给狗喂药,先用狗头钳固定其头部,用粗棉带绑住狗嘴，操作者用双手抓住狗的双耳，两腿夹住狗身固定，然后解开绑嘴绳，由另一操作者用木制开口器将狗舌压住，用镊子夹住药物从开口器中央孔放入狗嘴，置舌根部，然后迅速取走开口器，使动物吞下药物。给药前可先用棉球蘸水湿润动物口腔，以利吞咽药片。

3. 灌胃给药法

灌胃给药能准确掌握给药量、给药时间、发现和记录药效出现时间及过程。但灌胃操作会对动物造成损伤和心理影响，熟练的灌胃技术可减轻对动物的损伤。

小动物灌胃用灌胃器，灌胃器由注射器和灌胃管构成，可将注射器针头尖端磨平后稍加弯曲制成灌胃管。小鼠的灌胃管长 4~5 cm，直径约 1 mm（10~12 号针头），大鼠的灌胃管长 6~8 cm，直径约 1.2 mm（12~14 号针头）。灌胃管插入深度大致是从口腔至最后一根肋骨后缘，成年动物插管深度一般是小鼠 3 cm、大鼠 5 cm、兔 15 cm、狗 20 cm。

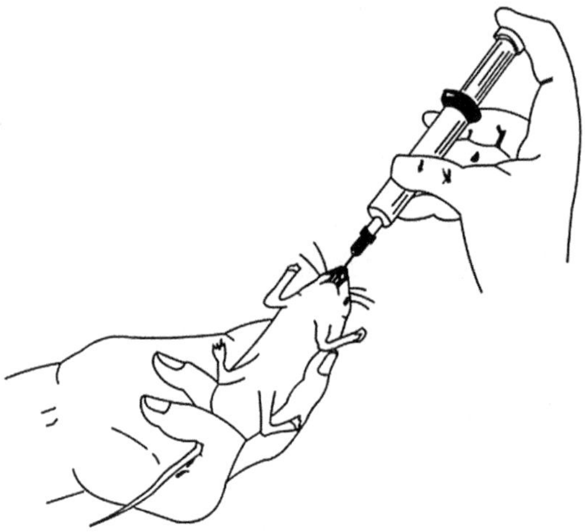

图 5-9　小鼠灌胃

（1）小鼠灌胃：左手拇指和食指捏住小鼠颈背部皮肤，无名指或小指将尾部紧压在手掌上，使小鼠腹部向上，右手持灌胃器经口角将灌胃管插入口腔。用胃管轻压小鼠上腭部，使口腔和食管成一直线，再将胃管沿上腭缓缓插入至预定深度，如稍感有阻力且动物无呼吸异常，可将药液注入（图 5-9）。若动物挣扎厉害、憋气，则应抽出重插。如果胃管插入气管，动物会立即死亡。药液注完后轻轻退出胃管，操作宜轻柔，以防损伤食管及膈肌。灌注量为 0.1~0.3 mL/10 g 体重。

（2）大鼠灌胃：一只手的拇指和中指分别放到大鼠的左右腋上，食指放于颈部，使大鼠伸开两前肢，握住动物。灌胃法与小鼠相似。插管时，为防止插入气管，应先回抽注射器针芯，无空气抽回说明灌胃管头端不在气管内，即可注药。灌注量为 1~2 mL/100 g 体重。

（3）豚鼠灌胃：两位操作者配合完成，一位操作者以左手从动物背部把后肢伸开，握住腰部和双后肢，用右手拇指和食指夹持两前肢。另一位操作者右手持灌胃器沿豚鼠上腭壁滑行，插入食管，轻轻向前推进 5 cm 左右插入胃内。

插管时亦可用木制或竹制的开口器，将 9 号导尿管穿过开口器中心的小孔插入胃内。将导管一端置于水杯中，若有连续气泡，说明插入呼吸道，应立即拔出重插，如无气泡，即可注入药物，注药完毕后再注入生理盐水 2 mL，以保证给药剂量的准确性。灌胃完毕后，先退出胃管，后退出开口器。拔插管时，应慢慢抽出，当抽到近咽喉部时应快速抽出，以防残留的液体进入咽喉部，反流入气管。灌胃量每次 4~7 mL/只。

（4）兔灌胃：使用兔固定箱时可一人操作。如无固定箱则需要两位操作者协作进行，一位操作者坐位，腿上垫围裙，将兔的后肢夹于两腿间，左手抓住双耳，固定其头部，右手抓住其两前肢。另一位操作者将开口器横置于兔口中，把兔舌压在开口器下面（图 5－10），将 9 号导尿管自开口器中央的小孔插入，慢慢沿上腭壁插入 15～18 cm。插管完毕将胃管的外口端放入水杯中，切忌伸入水中过深。如有气泡从胃管逸出，说明胃管在气管内，应拔出来重插。如无气泡逸出，则可将药推入，并以少量清水冲洗胃管，以保证给药剂量的准确性。灌胃完毕后，先退出胃管，后退出开口器。灌胃量每次 80～150 mL/只。

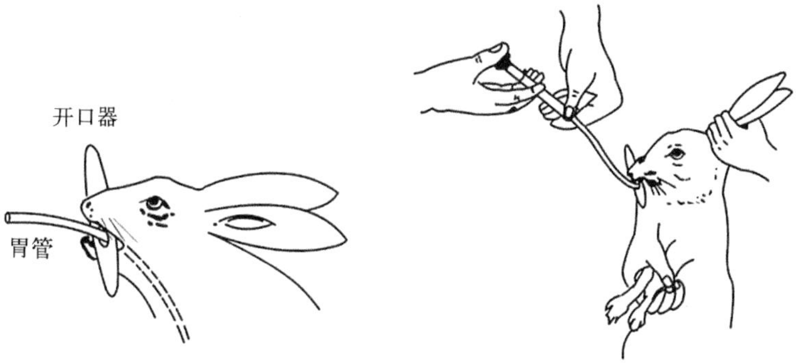

图 5－10 兔灌胃方法

（5）狗灌胃：给狗灌胃时，用狗头钳捕捉狗，一操作者坐姿，将狗的后肢夹于两腿间，左手抓住双耳，固定其头部，右手抓住其两前肢。另一操作者将开口器横置于狗口中，将狗舌压在开口器下面，将 12 号导尿管自开口器中央的小孔插入，慢慢沿口腔上腭壁插入食管约 20 cm 即可入胃内。其余过程与兔灌胃法相同。灌胃量每次 200～500 mL/只。

4. 直肠给药法

根据动物大小选择不同的导尿管，在导尿管的头部涂上凡士林，使动物取蹲位，一操作者以左臂及左腋轻轻按住动物的头部及前肢，用左手拉住动物尾巴以暴露肛门，右手轻握后肢。另一操作者将导尿管缓慢送入肛门。药物灌入后，取生理盐水将导尿管内的药物全部冲入直肠内，然后将导尿管在肛门内保留一会再拔出。

（二）注射给药法

1. 皮下注射法

在准备注射部位的皮肤后，左手将注射部位附近的皮肤提起，右手握住注射器，斜向刺入。刺入后左手放开皮肤，先用左手将针芯回抽，若无血液流入注射器则表明并未刺伤血管，则可将药液徐徐注入。若回抽有血表明注射针头已刺伤血管，则应将针头拔出，重新注射。

（1）小鼠：用左手拇指和中指将小鼠颈背部皮肤轻轻提起，食指轻按其皮肤，使其形成一个三角形小窝，右手持注射器从三角窝下部刺入皮下，轻轻摆动针头，如易摇动则表明针尖在皮下，回抽无血后可将药液注入。针头拔出后，以左手在针刺部位轻轻捏住皮肤片刻，以防药液流出，大批动物注射时，可将小鼠放在鼠笼盖或粗糙平面上，左手拉住尾部，小鼠自然向前爬动，此时右手持针迅速刺入背部皮下，推注药液。注射量为 0.1～

0.3 mL/10 g 体重。

（2）大鼠：注射部位可在背部或后肢外侧皮下，操作时轻轻提起注射部位皮肤，将注射针头刺入皮下，一次注射量约为 1 mL/100 g 体重。

（3）豚鼠：注射部位可选用两肢内侧、背部、肩部等皮下脂肪少的部位。通常在大腿内侧，注射针头与皮肤呈 45°角的方向刺入皮下，确定针头在皮下后推入药液，拔出针头后，拇指轻压注药部位片刻。

（4）兔：注射方法参照小鼠皮下注射法。

2. 腹腔内注射法

动物腹部向上固定，腹腔穿刺部位一般在腹白线偏左或偏右的下腹部。

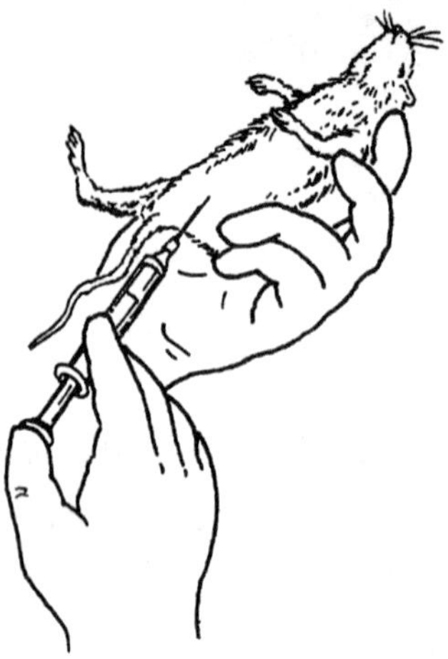

图 5-11 小鼠腹腔内注射法

（1）小鼠：左手固定动物，使鼠腹部面向捉持者，鼠头略朝下。右手持注射器进行穿刺，注射针与皮肤面呈 45°角刺入腹肌，针头刺入皮肤后进针 3 mm 左右，当感到落空感时表示已进入腹腔，回抽无肠液、尿液后即可推注药物（图 5-11）。注射量 0.1～0.2 mL/10 g 体重。应注意切勿使针头向上注射，以防针头刺伤内脏。

（2）大鼠、豚鼠、兔、猫等：皆可参照小鼠腹腔内注射法。但应注意兔与猫在腹白线两侧注射，离腹白线约 1 cm 处进针。大鼠注射量 1～3 mL/100 g 体重。

3. 肌内注射法

肌内注射主要用于注射不溶于水而悬于油或其他剂型中的药物。肌内注射应选择肌肉发达、血管丰富的部位，如大鼠、小鼠和豚鼠的大腿外侧缘，兔、猫、狗、猴的臀部或股部。注射时固定动物，剪去注射部被毛，与肌肉层组织接触面呈 60°角刺入注射器针头，回抽针芯无回血后注入药液（小动物可免回抽针芯）。注射完毕后用手轻轻按摩注射部位，促进药液吸收。

小鼠、大鼠、豚鼠一般较少进行肌内注射，如需要时，小鼠一次注射量不超过 0.1 mL/只。

4. 静脉注射法

静脉注射应根据动物的种类选择注射的血管。大鼠和小鼠多选用尾静脉，兔多选用耳缘静脉，狗多选用后肢小隐静脉，豚鼠多选用耳缘静脉或后肢小隐静脉注射。因为静脉注射是通过血管给药，所以只限于液体药物。如果是混悬液，可能会因悬浮粒子较大而引起血管栓塞。

（1）小鼠、大鼠：多采用尾静脉注射。鼠尾静脉有 3 根，左、右两侧及背侧各 1 根，左、右两侧尾静脉较易固定，应优先选择。注射时，先将动物固定于固定器内（图 5-12），固定器可采用筒底有小口的有机玻璃筒、透明塑料筒或铁丝网笼。将全部尾巴露在外面，以右手食指轻弹尾尖部，必要时可用 45～50℃的温水浸泡尾部或用 75%乙醇擦拭尾部，使血管扩张充血、表皮角质软化。以拇指与食指捏住尾部两侧，使尾静脉充盈明显，以无名指和小指夹持尾尖部，中指从下托起尾巴固定。选用 4 号针头，针头与尾部呈 30°角刺入静脉，推动药液无阻力，且可见沿静脉出现一条白线，说明针头在血管内，可推注药物。如遇到阻力较大，皮下发白且有隆起时，说明针头不在静脉内，需要拔出针头重新穿刺。注射完毕后，拔出针头，轻按注射部位止血。注射时一般选择尾两侧静脉，宜从尾尖端开始，渐向尾根部移动，以备反复注射，一次注射量为 0.05~0.1 mL/10 g。

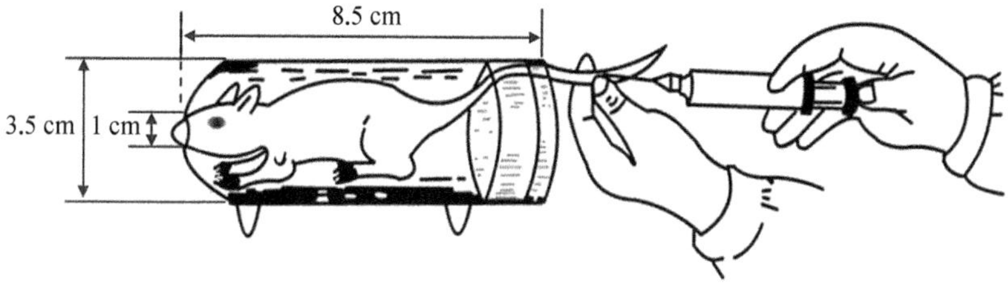

图 5-12 小鼠尾静脉注射方法

大鼠亦可舌下静脉注射，或将大鼠麻醉后，切开其大腿内侧皮肤进行股静脉注射，或颈外静脉注射。

（2）豚鼠：可选用多部位的静脉注射，如前肢皮下头静脉、后肢小隐静脉、耳缘静脉或雄鼠的阴茎静脉，偶可心内注射。一般前肢皮下静脉穿刺易成功。也可将动物麻醉后将后肢皮肤切开，暴露静脉，直接穿刺注射，注射量不超过 2 mL/只。

（3）兔：一般采用耳缘静脉注射。兔耳缘静脉沿耳背后缘走行（图 5-13）。将覆盖在静脉皮肤上的兔毛仔细拔去或剪去，可用水湿润局部，将兔耳略加搓揉或用手指轻弹血管，使兔耳血流增加，并在耳根将耳缘静脉压迫使血管怒张。注射者用左手食指和中指夹住静脉近心端，拇指和小指夹住耳缘部分，以左手无名指在耳下作垫，待静脉充盈后，右手持注射器使针头尽量由静脉末端刺入，顺血管方向平行、向心端刺 1~1.5 cm，放松左手食指和中指对血管的压迫，右手试推注，若注射阻力较大或针头所在周围出现局部肿胀，说明针头没有刺入静脉，应立即拔出针头重新穿刺，若推注阻力不大，可将药物徐徐注入，注射完毕后，与血管平行地将针头抽出，随即以棉球压迫针眼，以防止出血。

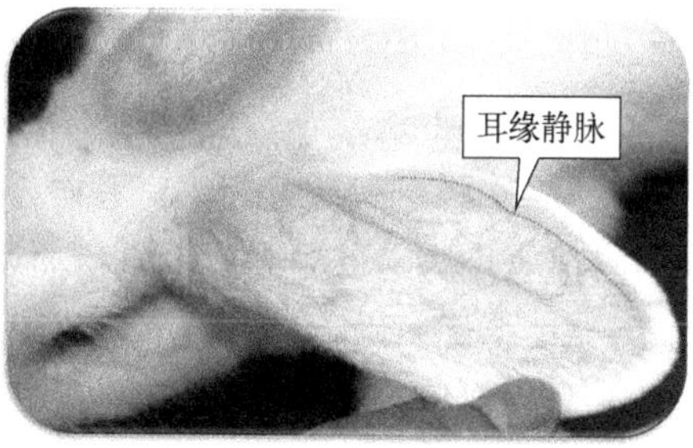

图 5-13 兔耳缘静脉

实验过程中如需要反复静脉给药，可使用静脉输液针，用夹子将针头与兔耳固定，注射完毕换一有肝素钠生理盐水的注射器接上，防止血液流失和输液针内凝血。

（4）狗：用狗头钳夹住狗颈部，将其压倒在地，并固定好，剪去前肢或后肢皮下静脉部位的被毛（前肢多取内侧的头静脉，后肢多取外侧面的小隐静脉），用碘伏消毒，在静脉近心端用胶管绑扎或用手捏紧，使血管充盈，针头自远心端向心刺入血管，待回抽有血后，松开绑扎的胶管，缓缓地注入药液。

5. 淋巴囊注射法

蛙或蟾蜍可经淋巴囊给药。蛙或蟾蜍有数个淋巴囊，该处注射药物易吸收。一般多以腹淋巴囊作为注射部位，将针头先经后肢上端刺入，经大腿肌肉层，再刺入腹壁皮下腹淋巴囊内，然后注入药液。这种注射方法可防止拔出针头后药液外溢。注射量为0.25～1.0 mL/只。

(三) 涂布法给药

涂布法给药主要用于鉴定药物经皮肤的吸收作用、局部作用或致敏作用等。药液与皮肤接触的时间可根据药物性质和实验要求而定。

五、动物被毛的去除法

对动物进行注射、手术、皮肤过敏试验前，应先去除手术部位或试验局部的被毛。常用的除毛法有下列几种。

(一) 拔毛法

将动物固定好后，用食指和拇指将要暴露部位的毛拔去。此法一般用来暴露采血点或动、静脉穿刺部位，如兔耳缘静脉和鼠尾静脉采血法，就需要拔去顺静脉走行方向的被毛。拔毛不但暴露了血管，又可刺激局部组织，起到扩张血管、利于操作的作用。

(二) 剪毛法

将动物固定后，用水润湿要剪去的被毛，备冷水1杯，用来装剪下的被毛，以免被毛到处飞扬。用剪刀紧贴动物皮肤剪除被毛。剪毛过程中要特别小心，切不可提起被毛，以免剪伤皮肤。这种方法适用于暴露中等面积的皮肤，兔和狗的颈部手术以及兔的腹部手术常采用这种除毛法。

(三) 剃毛法

建议使用宠物专用电动剃毛器，其可以安全、快速地剃除被毛。如使用剃毛刀，则将动物固定，用刷子蘸温肥皂水将所要暴露部位的被毛浸润，先用剪刀剪短被毛，然后用剃毛刀顺被毛倒向剃去残余被毛，剃毛时用手绷紧动物皮肤，避免损伤皮肤。这种去除方法适用于暴露外科手术区。

(四) 脱毛法

采用化学脱毛剂脱毛。常用的脱毛剂配方有以下几种。

(1) 配方1：硫化钠8 g溶于100 mL水中。

(2) 配方2：硫化钠3份、肥皂粉1份、淀粉7份加水调成糊状软膏。

(3) 配方3：硫化钠10 g、生石灰15 g，加水100 mL。

使用脱毛剂前，先用剪刀剪去脱毛部位的被毛，以节省脱毛剂。使用脱毛剂时切不可用水浸润被毛，否则脱毛剂会顺被毛流入皮内毛根深处，损伤皮肤。动物应放在凹型槽等容器内，以免脱毛剂及洗毛水四处流淌。用镊子夹棉球或纱布团蘸取脱毛剂涂抹在已剪去被毛的部位，等3～5 min后，用温水洗去脱下的毛和脱毛剂。操作时动作应轻，以免脱毛剂沾在实验操作人员的皮肤黏膜上，造成不必要的损伤。脱毛剂配方 1 和配方 2 适用于兔和啮齿类动物脱毛，配方 3 适用于狗脱毛。

第三节　实验动物的麻醉

进行在体动物实验时，清醒状态的动物更接近其生理状态。但在进行各类动物实验时，各种强刺激（疼痛）可引起动物应激反应，致使动物生理功能发生改变，影响实验效应。同时，强刺激可引起动物挣扎、撕咬等行为，容易伤及实验者。根据实验动物伦理，要求动物实验时减轻动物的恐惧、痛苦等。因此，对动物进行有创性操作等实验时必须对动物进行麻醉。

动物麻醉是指用物理的或化学的方法，使动物全身或局部暂时痛觉消失或痛觉迟钝。

动物与人类麻醉有不同之处，特别是麻醉毒性、副作用、使用剂量等方面与人类有较大差别，麻醉剂量不能完全通用。

动物麻醉的方法有全身麻醉、局部麻醉、针刺麻醉、复合麻醉、低温麻醉等。一般实验室采用全身麻醉和局部麻醉方法居多。

麻醉药的种类较多，作用原理也各有不同，它们除能抑制中枢神经系统外还可引起其他一些生理功能的变化，所以需要根据动物的种类和实验手术的要求加以选择。麻醉必须适度，过浅或过深都会影响手术或实验的进程和结果。

一、常用麻醉药

麻醉药按其使用方法分为局部麻醉药与全身麻醉药两大类。前者常用于浅表或局部麻醉（如 1% 普鲁卡因局部浸润麻醉、0.1% 丁卡因黏膜喷洒麻醉等）。后者可分为挥发性麻醉药与非挥发性麻醉药两类。挥发性麻醉药（如乙醚等）作用时间短，麻醉深度易掌握，动物麻醉后苏醒快，但麻醉过程中要随时注意动物的反应，防止麻醉过量或过早复苏。非挥发性麻醉药（如氨基甲酸乙酯、巴比妥、氯醛糖等）作用时间较长，且不一定需要专人照管，但苏醒慢，不易掌握麻醉深度。

（一）氨基甲酸乙酯

氨基甲酸乙酯（ethyl carbonate）又名乌拉坦、乌来糖、脲酯。氨基甲酸乙酯可导致较持久的浅麻醉，注射速度过快或超剂量给药对呼吸有较强的抑制作用。常用于兔、猫、狗、蛙等动物。氨基甲酸乙酯对兔的麻醉作用较强，是兔急性实验常用的麻醉药。对猫和狗则起效较慢，可诱发大鼠和兔产生肿瘤，需要长期存活的慢性实验动物不宜使用。氨基甲酸乙酯易溶于水，使用时可配成 200 g/L 的溶液。具有价廉、使用简便、一次给药可维持 4~5 h、麻醉过程较平稳、动物无明显挣扎现象的优点，缺点是苏醒慢、麻醉深度较难掌握。

（二）氯醛糖

氯醛糖（α - chloralose）溶解度较小，常配成 1% 水溶液。使用前需要先在水浴锅中加热使其溶解，但加热温度不宜过高，以免降低药效。本药的安全度大，能导致持久的浅麻醉，对自主神经中枢的功能无明显抑制作用，对痛觉的影响也极微，故特别适用于研究要求保留生理反射（如心血管反射）或研究神经系统反应的实验。

（三）氯醛糖和氨基甲酸乙酯混合麻醉剂

1 g 氯醛糖和 10 g 氨基甲酸乙酯，分别用少量 0.9%氯化钠溶液加温助溶后再混合，然后加 0.9%氯化钠溶液至 100 mL。注意，加温过高可降低氯醛糖药效。氯醛糖和氨基甲酸乙酯混合麻醉剂静脉注射剂量为 5 mL/kg，常用于中枢性实验，如大脑皮层诱发电位等。

（四）巴比妥类

巴比妥类药物种类很多，由巴比妥酸衍生物的钠盐组成，是有效的镇静及催眠剂。根据作用的时限可分为长、中、短、超短效作用四大类。戊巴比妥钠（sodium pentobarbital）作用时间为 3~5 h，属中效巴比妥类，硫喷妥钠作用时间仅 10~15 min，属超短效巴比妥类，适用于较短时间的实验。长、中效作用的巴比妥类药物多用于动物实验抗痉和催眠，实验麻醉所使用的则属于中、短、超短效作用的巴比妥类药物。

巴比妥类药物主要作用是抑制外周冲动传入大脑皮层，从而对中枢神经系统起到抑制作用。巴比妥类对呼吸中枢有较强的抑制作用，麻醉过快或过深时，导致呼吸肌麻痹甚至死亡，故应注意防止给药过多过快。对心血管系统也有复杂的影响，抑制微循环导致血压降低，直接抑制心脏的收缩功能，影响基础代谢，降低体温。故这类药物不宜用于心血管功能研究实验。

戊巴比妥钠是一种常用动物麻醉剂，呈白色粉状，毒性小，作用发生快，持续时间为 3~5 h。既可腹腔内注射，又可以静脉注射，一般用生理盐水配制成 1%~5%的溶液，用该药麻醉时中型动物多为静脉给药，也可腹腔给药，小型动物多为腹腔给药。

（五）异氟烷

异氟烷又称异氟醚，是卤代醚类吸入性麻醉剂。异氟烷为无色液体，具有辛辣和发霉气味，易挥发，不易燃不易爆，化学性质相对稳定。用于动物麻醉，能引起中枢神经系统抑制。麻醉深度容易控制，一般在停药后数分钟即可苏醒。在常用吸入性麻醉药中被认为是对心血管系统影响最小的，是脑部手术的最佳选择。异氟烷需要使用麻醉机给药。

（六）吗啡

吗啡对中枢抑制作用很强，尤其是对呼吸和心血管中枢。不宜用于呼吸或循环实验。慢性实验消毒手术时，常用吗啡作为基础麻醉（2~4 mg/kg，静脉注射），然后再加乙醚麻醉。吗啡止痛效力很强，有利于维持动物术后的安静，故在消毒手术时极为有用。猫、兔及鼠等小动物不宜用吗啡。

（七）氯胺酮

氯胺酮主要阻断大脑联络径路和丘脑反射到大脑皮层各部分的径路，选择性地阻断痛觉，是一种具有镇痛效应的麻醉剂。注射氯胺酮后，机体整个中枢神经系统出现短暂的、自浅向深的轻微抑制，称为浅麻醉。

（八）乙醚

乙醚无色透明，极易挥发，气味特殊，易燃易爆，与空气中的氧接触能产生刺激性很强的乙醛及过氧化物。于暗色容器中置阴凉处保存。乙醚的麻醉作用主要是抑制中枢神经系统，对其他系统影响不明。使用时能刺激呼吸道黏膜，使分泌物增加，使用乙醚麻醉时应注意使用阿托品来对抗这一作用。有呼吸道病变的动物禁用乙醚麻醉。

（九）局部麻醉药

1. 普鲁卡因

手术局部浸润麻醉可用1%溶液，剂量按所需麻醉面的大小而定，骨髓穿刺、局部皮肤切开等均可采用。例如，以狗作为实验动物时，为避免狗只兴奋躁动，可先给半量吗啡做皮下注射，这种局部麻醉加全身镇静方法，使实验结果受麻醉药的影响较小，在急性实验中被广泛使用。另外，神经封闭可采用2.5%普鲁卡因注射，脊髓麻醉可用1%~2%普鲁卡因。

2. 氯乙烷

氯乙烷的特点是沸点低，在高于12℃室温中即可沸腾，具有强大的挥发性，故必须装在密闭的瓶内。用时按下瓶上开关，氯乙烷迅速蒸发，皮肤急剧冷却，因而使皮肤感觉神经末梢发生暂时性麻痹。可进行无痛的皮肤切开。氯乙烷获得的麻醉，不向深处扩散，对于炎症组织亦能出现麻痹作用。

二、麻醉方法

麻醉方法可分为全身麻醉和局部麻醉两种。

（一）全身麻醉

全身麻醉简称全麻。全身麻醉可使动物意识和感觉暂时不同程度消失。麻醉动物肌肉充分松弛、感觉完全消失、反射活动减弱。全身麻醉分为吸入麻醉和注射麻醉，一般吸入麻醉采用挥发性麻醉药，注射麻醉使用非挥发性麻醉药，动物常用麻醉药物的剂量及作用特点见表5-1。

表5-1　动物常用麻醉药物的剂量及作用特点

药物（常用浓度）	动物	给药途径	剂量（mg/kg）	作用时间及特点
乙醚	各种动物	吸入		实验过程中持续吸入麻醉剂，麻醉时间由实验决定
异氟烷	各种动物	吸入		实验过程中持续吸入麻醉剂，麻醉时间由实验决定
戊巴比妥钠（1%~5%）	狗、兔、猫	静脉、腹腔	30	3~5 h，中途加1/5量，可增加维持1 h以上，麻醉力强，易抑制呼吸
	豚鼠	腹腔	40~50	
	大鼠、小鼠	腹腔	40~50	

续表

药物(常用浓度)	动物	给药途径	剂量(mg/kg)	作用时间及特点
氨基甲酸乙酯(200 g/L)	狗、兔、猫	静脉	750~1 000	2~3 h,毒性小,较安全,主要适用于小动物的麻醉
	大鼠、小鼠	皮下或肌肉	1 350	
	大鼠、小鼠	腹腔	1 000~1 500	
	蛙、蟾蜍	淋巴囊注射	2 000~2 500	
氨基甲酸乙酯(10%) 氯醛糖(1%)	兔、猫 大鼠	静脉、腹腔	500+50	5~6 h,安全,肌松不完全
普鲁卡因(1%~2%)	各种动物	脊髓黏膜	视情况而定	30 min

1. 吸入麻醉

吸入麻醉是将挥发性液体麻醉剂或气体麻醉剂经呼吸道送入动物体内,从而产生麻醉效果的方法。挥发性液体麻醉剂常温为液态,如乙醚、异氟烷、七氟烷、地氟烷等,气体麻醉剂常温为气态,如氧化亚氮(笑气)、氙气等。

(1) 乙醚麻醉

乙醚因易燃、易爆和强刺激特性,已基本被淘汰,仅用于特殊教学或历史研究。

1) 大鼠、小鼠、豚鼠:麻醉前准备好一个密封、透明的容器(可用大烧杯倒扣代替),再将乙醚与动物容器相通,也可用浸润乙醚的棉球或纱布放在密闭的容器内,再将动物放入,并注意观察动物的行为。开始时动物出现兴奋,进而出现抑制,自行倒下,当动物角膜反射迟钝、肌紧张降低,即可取出动物,若动物逐渐开始恢复肌紧张(重新挣扎)则重复麻醉一次,待平静后即可进行实验。若实验时间长,可先将动物固定在实验台上,将乙醚棉球或纱布靠近其鼻部,即可开始实验。实验过程中,应注意动物的反应,适时追加乙醚吸入量,维持其麻醉深度和时间。有些非吸入麻醉的实验,在动物出现苏醒行为时,可施乙醚吸入麻醉,维持实验的顺利进行。

2) 狗:乙醚用于狗麻醉时,应提前半小时给动物皮下注射吗啡(1%盐酸吗啡 0.7~1 mL/kg)和阿托品(0.1~0.3 mg/kg)。吗啡可镇静止痛,阿托品可对抗乙醚刺激呼吸道分泌黏液。然后将狗嘴扎紧,以防麻醉初期动物兴奋时躁动咬人。按动物大小选用合适的麻醉口罩,并在口罩内放浸润乙醚的纱布。一人将狗按倒,用膝盖和两手固定动物的髋部及四肢。麻醉者一手握住狗下颌以固定其头部(注意防止窒息),另一手将口罩套在狗嘴上,使其吸入乙醚。动物吸入乙醚后,常先有一个兴奋加强期,动物开始挣扎,同时呼吸变得不规则,有时甚至出现呼吸暂停。此时应移开口罩,待动物恢复呼吸后,再继续吸入乙醚。随着麻醉加深,动物可出现呼吸加深和肌张力增强的现象。深呼吸有吸入过量乙醚的危险,此时可让动物每呼吸数次乙醚后,取下口罩,呼吸一两次新鲜空气,这样可避免这种危险。等度过这一时期后,麻醉将逐渐加深,动物呼吸渐趋平稳,肌张力逐渐降低,瞳孔缩小。如果出现角膜反射消失,表示麻醉已达足够深度,可以进行手术。这时应立即解去狗嘴上的绑绳，开始手术。

3）猫：给猫进行乙醚麻醉时，可将其罩在特制的玻璃罩（或密闭箱等代用物）中，将浸有乙醚的棉花或纱布放入罩内。麻醉时间不可过长，以免缺氧。麻醉猫亦可用口罩法。在进行手术或实验过程中，需要继续吸入少量乙醚以维持麻醉。此时，仍可采用口罩给药。如实验中行气管切开术，则可通过气管插管用麻醉瓶滴加给药。

乙醚麻醉的优点是麻醉深度易掌握，较安全，麻醉后动物苏醒较快。缺点是需要有专人照管，在麻醉初期常出现兴奋加强现象。乙醚可强烈刺激呼吸道，促使黏液分泌增加，从而有堵塞呼吸道的危险，故需要特别注意。必要时可皮下或腹腔内注射阿托品（0.1～0.3 mg/kg），以减少黏液分泌。

（2）气体麻醉机麻醉法：使用专用的吸入麻醉机将挥发性麻醉药物与氧气进行混合，气体经呼吸道吸入肺内，通过肺泡进入血液循环而到达中枢神经系统，抑制中枢神经从而暂时使机体的意识、感觉、反射和肌肉张力部分或全部丧失。例如，气体麻醉机通过氧气气流使异氟烷挥发，诱导麻醉一般使用 2%～3% 的浓度面罩给药，维持麻醉使用 1.5%～2% 的浓度密闭环路给药。麻醉时长由持续给药时间控制。

2. 注射麻醉法

注射麻醉法指通过对动物的肌肉、腹腔、静脉等注射麻醉药实现麻醉的方法。注射麻醉因给药的部位不同，麻醉药物的剂量、麻醉起效时间和麻醉持续时间都有差异。一般情况下，腹腔给药比静脉给药剂量大、起效时间慢、持续时间长，且麻醉深度不易控制，静脉麻醉起效快、麻醉深度比较容易控制。

大鼠、小鼠和豚鼠多采用腹腔内注射给药法进行麻醉。兔、猫和狗等动物，除腹腔给药外，还可静脉注射给药。

（二）局部麻醉

局部麻醉指在用药局部可逆性地阻断感觉神经冲动的发出和传导，在动物意识清醒的条件下用药使局部感觉消失。局部麻醉药一般在用药后几分钟内起效，药效维持 1 h 左右。局部麻醉药对感觉神经尤其是痛觉神经的作用时间较运动神经长。

局部麻醉方法很多，有表面麻醉、浸润麻醉和阻断麻醉等。应用最多的是浸润麻醉。

浸润麻醉是将药物注射于皮内、皮下组织或手术野深部组织，以阻断用药局部的神经传导，使痛觉消失。常用的浸润麻醉药是 1% 盐酸普鲁卡因。此药安全有效、吸收显效快，但失效也快。注射后 1～3 min 开始作用，可维持 30～45 min。它可使血管轻度舒张，导致手术局部出血增加，且药物容易被吸收入血而失效。

施行局部浸润麻醉时，先把动物抓取固定好，再将进行实验操作的局部皮肤区域用皮试针头先做皮内注射，形成橘皮样皮丘，然后换局部麻醉长针头，由皮丘点进针，放射到皮丘点四周继续注射，直至要求麻醉区域的皮肤都浸润到为止。再按实验操作要求的深度，按皮下、筋膜、肌肉、腹膜或骨膜的顺序，依次分别注入麻醉药，以达到浸润神经末梢的目的。每次注射时必须先回抽，以免把麻醉药注入血管内。注意进针后，如麻醉药用完，又需要继续用药，此时不需要拔出针头，只要将注射器取下另抽吸麻醉药即可。这样既可减少对动物痛觉的刺激,又可降低对局部组织的损伤。

三、麻醉操作要求

(一) 麻醉的基本原则

(1) 不同动物个体对麻醉药的耐受性是不同的。因此,在麻醉过程中,除参照一般药物用量标准外,还必须注意动物的健康、状态,并决定麻醉药的用量。

(2) 麻醉的深浅可根据呼吸的深度和快慢、角膜反射的灵敏度、四肢和腹壁肌肉的松弛程度、皮肤夹捏反应等进行判断。当呼吸突然变深变慢,角膜反射的灵敏度明显下降或消失,四肢和腹壁肌肉松弛,皮肤夹捏无明显疼痛反应时,应立即停止给药。

(3) 静脉注射麻醉时应坚持先快后慢的原则,一般给药先一次推入总量的2/3,观察动物的行为,若已达到所需的麻醉深度,如角膜反射的灵敏度明显下降,则不一定全部给完所有药量。动物的健康状况、体质、年龄、性别也影响给药剂量和麻醉效果,因此,实际麻醉动物时应视具体情况对麻醉剂量进行调整。避免动物因麻醉过深而死亡。

(二) 麻醉并发症和急救

1. 呼吸停止

呼吸停止可出现在麻醉的任何一期,如在兴奋期,呼吸停止具有反射性质。在深麻醉期,呼吸停止是延髓麻醉的结果或由麻醉剂中毒时组织中血氧过少所致。

呼吸停止的表现是胸廓呼吸运动停止、黏膜发绀、角膜反射消失或极低、瞳孔散大等。呼吸停止的初期,可见呼吸浅表、呼吸不规则。此时必须停止供给麻醉剂,先张开动物口腔,拉出舌尖到口角外,立即进行人工呼吸,可用手有节奏地压迫和放松胸廓,或推压腹腔脏器使胸上下移动,以保证肺通气。与此同时,迅速做气管切开并插入气管套管,连接人工呼吸机以代替徒手人工呼吸,直至其恢复主动呼吸。另外,还可给予苏醒剂以促恢复。常用的呼吸中枢兴奋剂有咖啡因(1 mg/kg)、尼可刹米(2~5 mg/kg)和洛贝林(0.3~1 mg/kg)等。

2. 心脏停搏

吸入麻醉剂量过大可能会出现心脏停搏。此外,手术后麻醉剂所致的心脏急性变性也可导致心功能急剧衰竭而心脏停搏。

心脏停搏的到来可能无预兆。呼吸和脉搏突然消失,黏膜发绀。心脏停搏应迅速采用心脏按压,即用掌心(小动物可用指心)在心脏区有节奏地敲击胸壁,其频率相当于该动物正常心脏收缩节律。同时,心室注射强心剂如肾上腺素。

(三) 补充麻醉

实验过程中如麻醉过浅,可临时补充麻醉药,一般一次补充注射剂量不宜超过总量的1/5,且须经一定时间后才能补充,如戊巴比妥钠须在第一次注射后5 min,苯巴比妥钠须在第一次注射后30 min以上。

(四) 麻醉注意事项

(1) 乙醚是挥发性很强的液体,易燃易爆,使用时应远离火源。平时应装在棕色玻璃瓶中，储存于阴凉干燥处，不宜放在冰箱内，以免遇到电火花时引起爆炸。

（2）因麻醉药的作用，致使动物体温缓慢下降，所以应设法保温，不使肛温降至 37℃以下。在寒冷季节，注射前应将麻醉剂加热至与动物体温相一致的水平。

（3）狗、猫或灵长类动物，手术前 8～12 h 应禁食，避免麻醉或手术过程中发生呕吐。兔或啮齿类动物无呕吐反射，术前无须禁食。

（方燕，饶芳，李天一）

第四节　实验动物标本制备和手术方法

动物实验不仅从动物的体表探测生物信号，还常常需要从动物体的深部或将其器官组织取出体外进行生物信号的探测和记录，通过手术的方法将探测装置放置于动物的体内深部或获取动物的器官组织是机能学实验的基本方法和技术。手术质量和标本制备质量直接关系到实验的成败和实验结果的可靠性，实验者应高度重视动物手术环节并熟练掌握实验动物的基本手术方法和技术。

一、蟾蜍或蛙离体坐骨神经-腓肠肌标本制备

（一）捣毁蟾蜍或蛙脑脊髓

左手握住蟾蜍或蛙，以食指压其头部前端使其尽量前俯（图 5－14），右手持探针从两眼之间沿中线向后端触划，直到触到枕骨后凹陷即枕骨大孔处，自枕骨大孔处垂直刺入，到达椎管，即将探针改变方向刺入颅腔，向各侧不断搅动，彻底捣毁脑组织；再将探针原路退至刺入点，转向刺入尾侧，捻动探针逐渐刺入整个椎管内，捣毁脊髓。成功捣毁脑脊髓的蟾蜍或蛙，表现为下颌呼吸运动消失，四肢松软。

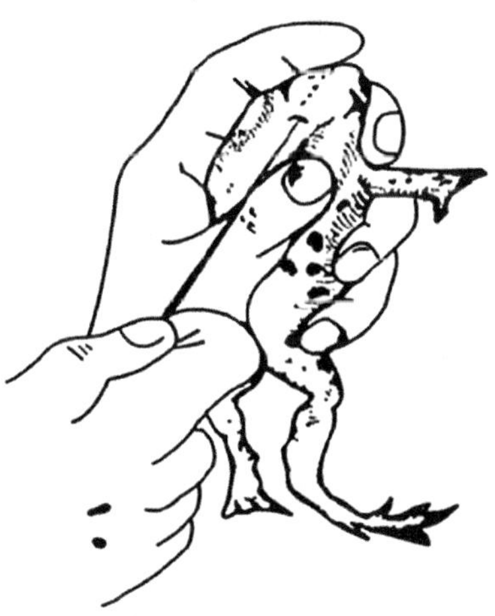

图 5－14　脑和脊髓的破坏

（二）下肢标本制备

1. 剪除躯干上部及内脏

左手握住蟾蜍或蛙脊柱，右手持粗剪刀在颅骨后方插入剪断脊柱（图 5－15），再沿腹壁两侧（避开坐骨神经）剪开腹壁。此时躯干上部及内脏全部下垂。剪除全部躯干上部及内脏组织（图 5－16），弃于瓷盆内。

2. 去皮

用右手拇指和食指夹住脊柱，注意避开神经，左手捏住皮肤边缘，逐步向下牵拉剥离皮肤（图 5－17）。拉至大腿时，如阻力较大，可先剥下一侧，再剥另一侧。全部皮肤剥除后，将脊柱和下肢标本置于盛有任氏液的培养皿中。

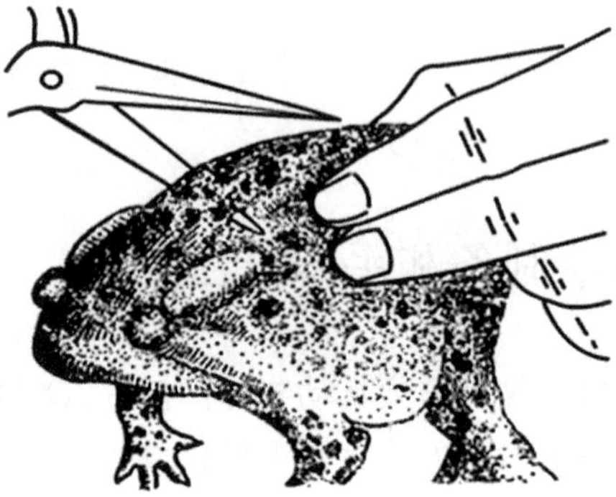

图 5－15 横断脊柱

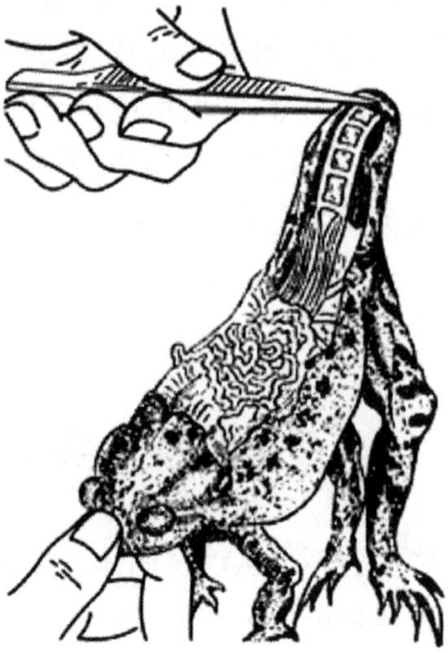

图 5－16 剪除躯干上部及内脏

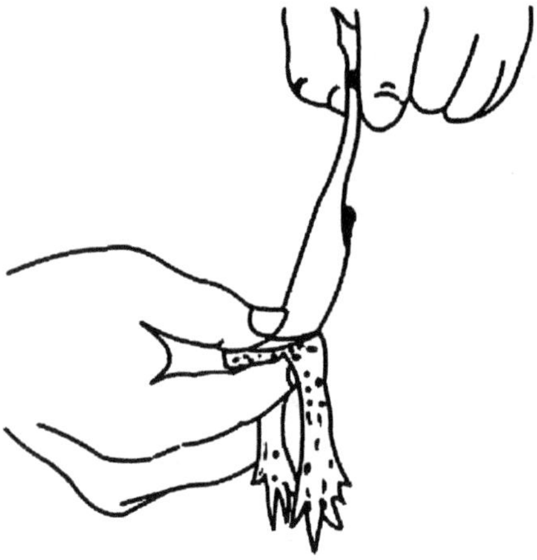

图 5－17 剥去皮肤

（三）离体坐骨神经-腓肠肌标本制备

1. 分离下肢标本

取下肢标本，用粗剪刀从背侧剪去骶骨，然后沿中线将脊柱剪成左右两半，再从耻骨联合中央剪开，操作时注意避开坐骨神经，为保证两侧坐骨神经完整，应避免剪时偏向一侧。将分离的标本浸入盛有任氏液的培养皿中。

2. 观察下肢标本肌群解剖结构

从腹面和背面仔细辨认和观察下肢标本肌群解剖结构（图 5－18）：缝匠肌起于髂骨和耻骨愈合处的前缘，止于胫腓骨近端内侧，为大腿腹面中线狭长带状肌。股三头肌为大腿背面外侧最大的一块肌肉，起自髂骨的中央腹面、后面，以及髋臼的前腹面，其末端以共同的肌腱越过膝关节止于胫腓骨近端下方。股二头肌为大腿背面一狭条肌肉，介于半膜肌和股三头肌之间且大部分被它们覆盖，起于髋骨背面正当髋臼的上方，末端肌腱分为两部分，分别附着于股骨的远端和胫骨的近端。半膜肌位于股二头肌后方的宽大肌肉，起于坐骨联合的背缘，止于胫骨近端。腓肠肌是小腿后面最大的一块肌肉，起点有大小 2 个肌头，大的起于股骨远端的屈曲面，小的起于股三头肌止点附近，其末端以一跟腱越过跗部腹面，止于跖部。胫前肌位于胫腓骨前面，起于股骨远端，末端以两腱分别附着于跟骨和距骨。胫后肌位于腓肠肌内侧前方，起于胫腓骨内缘，止于距骨。

3. 分离坐骨神经和腓肠肌

取一条腿，先用玻璃分针沿脊柱侧游离坐骨神经腹腔部，然后用大头针将标本俯位固

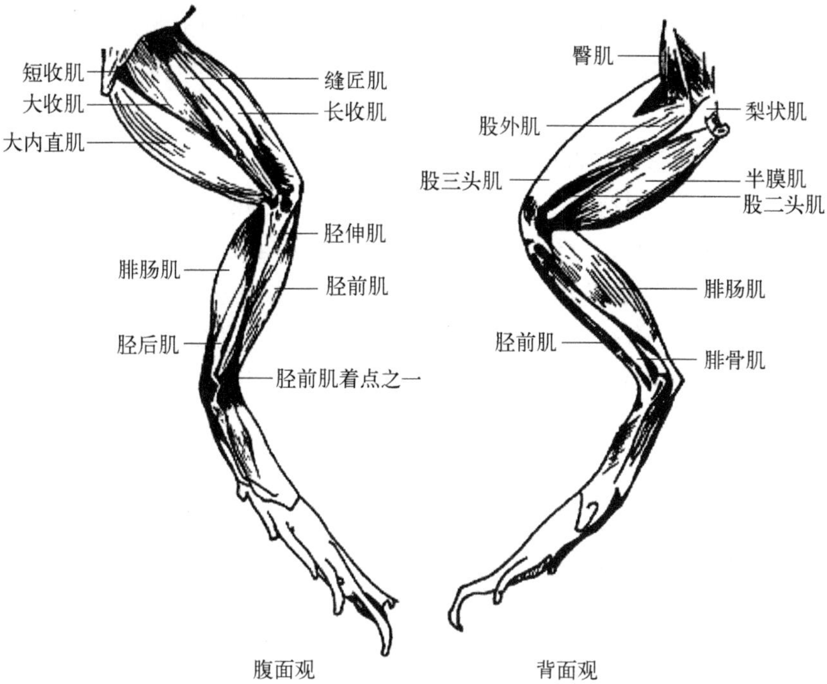

图 5-18 蟾蜍后肢肌肉

定于蛙板上。按图 5-19A 所示,用玻璃分针循股二头肌和半膜肌之间的坐骨神经沟,纵向分离暴露坐骨神经的大腿部分至腘窝。然后剪断股二头肌、股三头肌和半膜肌等大腿肌肉在腘窝处的肌腱。自上向下剪断所有坐骨神经分支。将连着 3~4 节椎骨的坐骨神经分离出来。

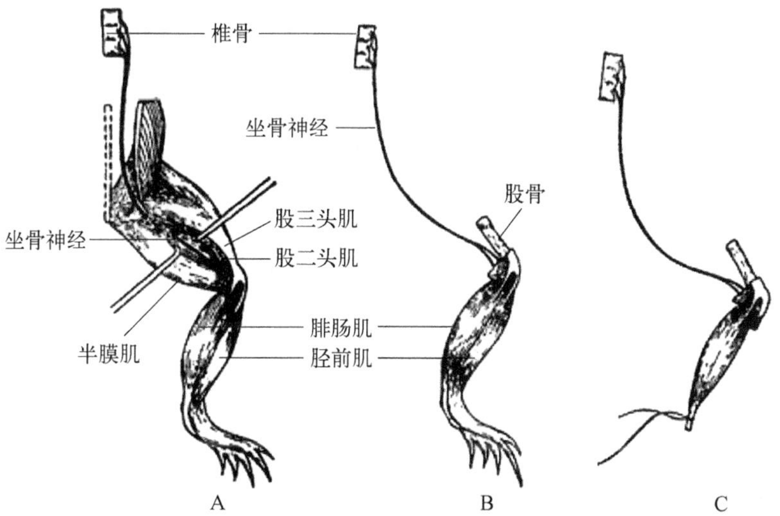

图 5-19 坐骨神经-腓肠肌标本

4. 离断股骨

将已游离的坐骨神经搭在腓肠肌上。用粗剪刀自膝关节周围向上剪除并刮净所有大腿肌肉，在距膝关节约 1 cm 处剪断股骨。弃去上段股骨，保留部分即坐骨神经-腓肠肌标本（图 5－19B）。

5. 游离腓肠肌，检验标本兴奋性

用尖头镊子在上述坐骨神经-腓肠肌标本的跟腱下方穿孔，穿线结扎跟腱。提起结扎线，在结扎线下方剪断跟腱，并逐步游离腓肠肌至膝关节处，左手握住标本的股骨部分，使已游离的坐骨神经和腓肠肌下垂，右手持粗剪刀水平方向伸进腓肠肌与小腿之间，在膝关节处剪断，与小腿其余部分分离。左手保留部分即附着于股骨之上的、具有坐骨神经支配的腓肠肌标本（图 5－19C）。用润湿的锌铜弓刺激坐骨神经，可见腓肠肌发生收缩反应。将标本浸入盛有任氏液的培养皿中待用。

二、蟾蜍或蛙在体坐骨神经-腓肠肌标本制备

（1）捣毁蟾蜍或蛙脑脊髓：方法见本节“一、蟾蜍或蛙离体坐骨神经-腓肠肌标本制备”中的“（一）捣毁蟾蜍或蛙脑脊髓”。

（2）剥去一侧下肢自大腿根部起的全部皮肤，然后将蟾蜍或蛙俯卧位固定于蛙板上。用玻璃分针在大腿背内侧的股二头肌与半膜肌之间，纵向分离坐骨神经至腘窝处，并在神经下穿线备用。然后分离腓肠肌的跟腱，穿线结扎，并连同结扎线将跟腱剪下，提起跟腱将腓肠肌分离至膝关节。在膝关节旁钉一枚大头针，大头针折弯并压住膝关节。

三、蟾蜍或蛙离体坐骨神经干标本制备

1. 捣毁蟾蜍或蛙脑脊髓和下肢标本制备

方法见本节“一、蟾蜍或蛙离体坐骨神经-腓肠肌标本制备”中的“（一）捣毁蟾蜍或蛙脑脊髓”和“（二）下肢标本制备”。

2. 分离腹部神经干

下肢标本俯卧位放置于蛙板上，用尖头镊子夹住骶骨尾端稍向上提，使骶部向上隆起，用粗剪刀水平位剪除骶骨。然后将标本仰卧位放置于蛙板上，用玻璃分针分离脊柱两侧的坐骨神经，穿线，紧靠脊柱根部结扎，近中枢端剪断神经干，用尖头镊子夹结扎线将神经干从骶部剪口处穿出至背侧。

3. 分离腿部神经干

标本俯卧位放置于蛙板上，使其充分伸展呈“人”字形，用 3 根大头针将标本固定在蛙板上。然后用玻璃分针循股二头肌和半膜肌之间的坐骨神经沟，纵向分离暴露坐骨神经大腿部分，直至分离至腘窝胫、腓神经分叉处，用玻璃分针将胫神经与胫骨前肌分离。

4. 游离坐骨神经干

用手轻提结扎神经的线头，辨清坐骨神经走向，置剪刀于神经与组织之间，剪刀与下肢成 30°角，紧贴股骨、腘窝，顺神经走向，剪切直至跟腱并剪断跟腱和神经，标本须保留腓

浅神经和胫神经。用手捏住结扎神经的线头，用镊子剥离附着在神经干上的组织，将剥离出来的坐骨神经干标本浸入盛有任氏液的培养皿中待用。

四、蟾蜍或蛙离体心脏标本制备

1. 捣毁蟾蜍或蛙脑脊髓

方法见本节“一、蟾蜍或蛙离体坐骨神经-腓肠肌标本制备”中的“(一)捣毁蟾蜍或蛙脑脊髓”。

2. 蟾蜍或蛙固定

蟾蜍或蛙仰卧固定于蛙板上。用粗剪刀从剑突下将胸部皮肤向头端剪开(或剪掉)，沿正中剪开胸骨，暴露心包。用眼科镊子轻轻提起心包膜，使用眼科剪将心包膜剪开，暴露心脏。

3. 心脏和主要血管解剖结构观察

心脏位于胸腔前端胸骨背面，被包在半透明的心包膜内。蟾蜍或蛙心脏为两房一室结构，从腹面观察，心脏前部2个薄壁有皱襞的囊状体为心房，左右各一。连于心房之后厚壁部分的圆锥形为心室。在两心房和心室交界处有明显的冠状沟(房室沟)。由心室腹面右上方发出的1条较粗的肌质管为动脉圆锥，与心室相通，其后端稍膨大并分为两支，即左、右动脉干(图5－20A)。将心尖翻向头端，观察心脏背面，可见一暗红色三角形的薄壁囊为静脉窦，静脉窦开口于右心房，其前角连接肝门静脉，后角连接后大静脉(图5－20B)。在分析心脏兴奋传导顺序时，可分别在房室沟和窦房沟位置进行结扎，即斯氏第二结扎和斯氏第一结扎。

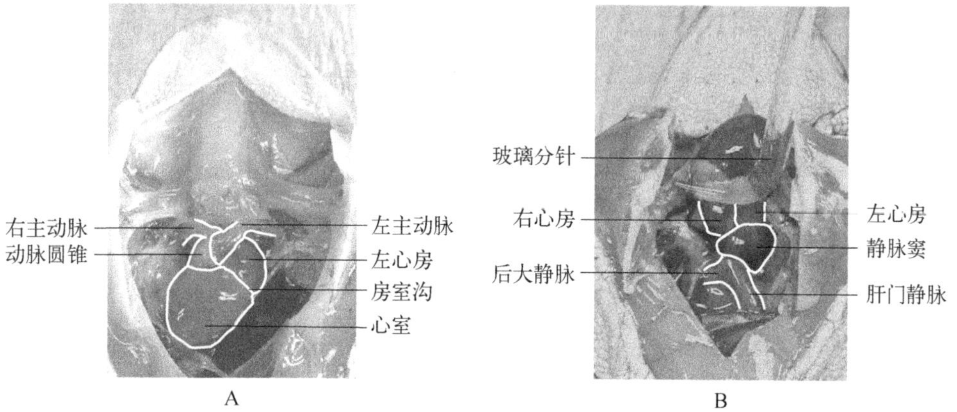

图5－20 蟾蜍心脏

4. 分离结扎左主动脉

在左主动脉下方穿1根线(线1)，靠远心端结扎并保留线头待插管时牵拉用。

5. 预置固定线

在左、右主动脉干下方穿1根线(线2)，系一松结准备用于结扎固定蟾蜍或蛙心脏插管。

6. 结扎静脉

在左、右主动脉(主动脉干)下方穿1根线(线3),玻璃分针在主动脉干下穿过,将心脏抬起,线3绕向腹部方向,在静脉窦与腔静脉交界处系一松结待用,用一镊子从头侧压住松结并下压,用两把镊子夹住松结两头、下压结扎,以免伤及静脉窦。

7. 蟾蜍或蛙心脏插管

左手持左主动脉远心端的结扎线(线1),轻轻拉紧左主动脉,用眼科剪在结扎线前方左主动脉上剪一小斜口,右手将盛有少许任氏液的蟾蜍或蛙心脏插管由此切口处插入动脉,向前插入至动脉圆锥。用镊子夹住动脉圆锥少许,将插管稍后退,并转向心室中央方向,镊子向插管的平行方向提拉,心室收缩期时将插管插入心室(图5-21)。插管进入心室后管内任氏液的液面会随心室的舒缩而上下波动。插管进入心室后,将预先准备好的松结(线2)扎紧,固定动脉在插管上,扎线进一步套在插管的侧钩上打结固定。轻轻提起插管以抬高心脏,在结扎线外侧剪断所有组织,将蛙心游离出来。用任氏液反复换洗插管内含血的任氏液,直至插管内无血液残留为止。

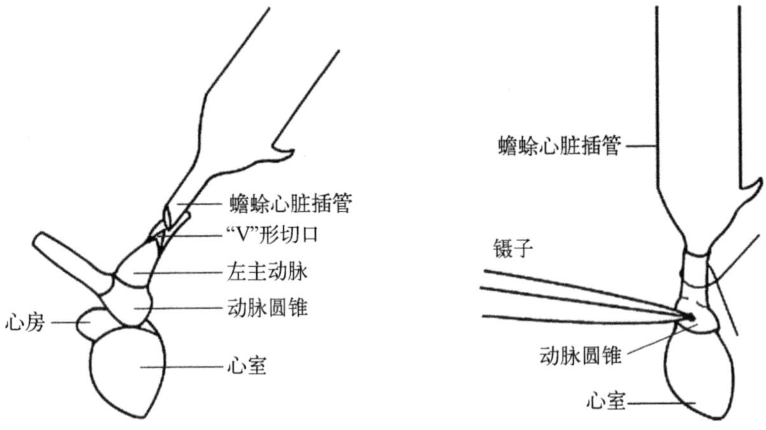

图5-21 蟾蜍心脏插管示意图

五、蟾蜍或蛙动脉插管和静脉插管

1. 插管准备

插管长约10 cm,距插管尖端2~3 cm处用胶带缠绕成固定圈。插管后端接三通阀,三通阀连注射器,管道排尽气体并充满肝素钠任氏液。

2. 蟾蜍或蛙麻醉

注射器按2 g/kg剂量抽取200 g/L氨基甲酸乙酯,注射器针头从蟾蜍或蛙大腿处进针,插入腹部淋巴囊注射麻醉。

3. 动脉插管

蟾蜍或蛙麻醉后仰卧于蛙板,从腹部正中切开皮肤至下颚,正中切开剑突软骨和胸骨,剪开心包膜暴露心脏。分离左主动脉,动脉下预置两线,一线结扎动脉头端,在结扎线下方剪一倒“V”形切开，从切口插入插管，另一线结扎固定。

4. 静脉插管

（1）分离左肝静脉：蟾蜍或蛙麻醉后仰卧于蛙板，从腹部正中切开皮肤至下颚，正中切开剑突软骨和胸骨，剪开心包膜暴露心脏。沿腹白线切开腹壁，暴露腹部组织。将心脏用玻璃分针向头端翻起，用湿棉条包裹心脏向头端并固定（图 5－22），可见静脉窦、后大静脉和左肝静脉。用玻璃分针小心分离左肝静脉周围组织，在静脉下方穿 2 根线，1 根线靠远心端结扎静脉并保留线头待插管时牵引用，另 1 根线系一松结准备用于结扎静脉插管。

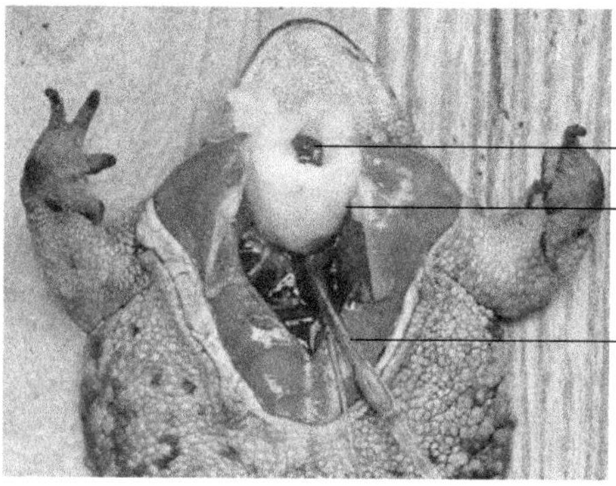

图 5－22　蟾蜍静脉插管

（2）插管：左手持牵引线，右手用眼科剪在牵引线前方静脉上剪一小斜口，向心方向插入静脉导管，将预备的松结结扎固定，结扎线在固定圈处打一结缠绕两圈打结固定（图 5－22）。

六、蟾蜍或蛙迷路毁损和脊蟾蜍或脊蛙标本制备

1. 蟾蜍或蛙迷路毁损

将蟾蜍或蛙躯干用纱布包裹，腹部朝上握于手中。张开蟾蜍或蛙口，用手术刀在其颅底口腔黏膜处做一横切口，分开黏膜，即可看到“十”字形的副蝶骨。副蝶骨左右两旁的横突即迷路所在部位。用手术刀削去一侧横突骨膜，可见粟粒大的小白点，即是迷路（图 5－23）。用探针刺入小白点约 2 mm 并捣毁之，用棉球止血。内耳迷路中的前庭器官是感受头部空间位置和运动变化的装置。破坏或消除动物一侧前庭器官后，会发生肌紧张协调障碍，静止和运动时的失平衡。

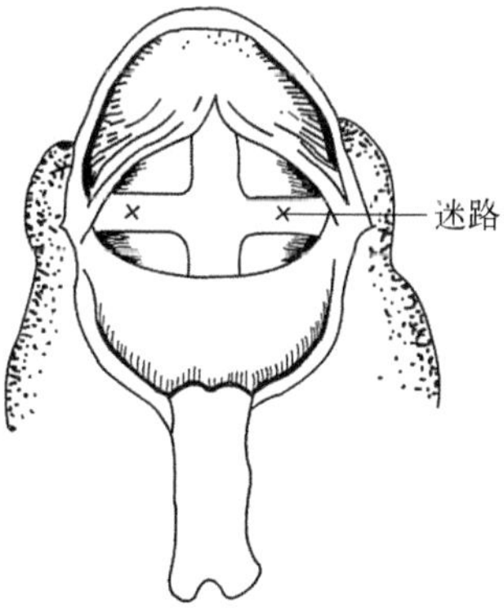

图 5－23　蟾蜍迷路位置

2. 脊蟾蜍或脊蛙制备

蟾蜍或蛙在断头后，尽管出血较多，各组织器官功能可基本维持正常，其脊休克时间也只有数秒，最长不过数分钟，是用于观察反射现象的较为理想的动物。

将蟾蜍或蛙躯干用纱布包裹，用粗剪刀由两侧口裂剪去上方头颅，制成脊蟾蜍或脊蛙。

七、狗颈部解剖

兔、狗、猫和大鼠的颈部解剖结构比较相似，下文以狗的颈部解剖结构（图 5－24）为例。

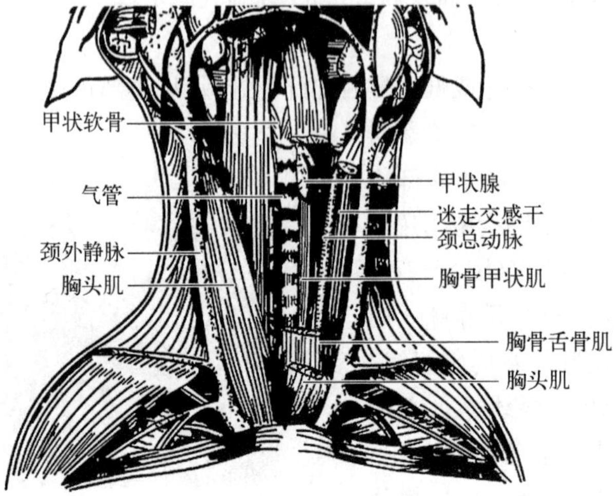

图 5-24　狗颈部解剖结构(右侧颈部浅层、左侧颈部深层)

1. 浅层肌肉

在兔、猫、狗,颈部腹面浅层肌肉的分布基本相同,仅个别肌肉名称有异。自浅入深有3对肌肉。胸锁乳突肌起自胸骨,斜向外侧方,止于头部颞骨的乳突处(在狗颈部称为胸头肌),左右胸锁乳突肌呈“V”形斜向分布。胸骨舌骨肌位于颈腹面正中线,左右两条互相接触,平行排列,起自胸骨,止于舌骨体。覆盖于气管腹面。该肌的胸骨端位于胸锁乳突肌的深处,其外侧的深面则有胸骨甲状肌平行排列。胸骨甲状肌起自胸骨和第一肋软骨,止于甲状软骨后缘正中处。在靠近胸骨的一部分,完全被胸骨舌骨肌所覆盖,仅在向前至喉的部位才渐渐显露出来。

2. 颈外静脉

兔、猫、狗的颈外静脉很粗大,是头颈部静脉的主干。其前端在下颌腺的后缘,它是由上颌外静脉和上颌内静脉合并而成的。颈外静脉分布很浅,在颈部的皮下、胸锁乳突肌(狗为胸头肌)的外缘。

3. 气管

气管位于颈部正中位,起自喉头环状软骨的下缘,向后伸展,呈圆筒状。颈部气管全部被胸骨舌骨肌和胸骨甲状肌所覆盖。猫和狗的胸骨舌骨肌的腹侧,有较大面积被胸锁乳突肌(在狗为胸头肌)所覆盖。气管的背侧为食管。喉头以下气管的两侧有甲状腺紧贴于气管壁上。左右各一叶,两叶之间可连接一个很窄的峡部,横跨在气管的腹侧面。甲状腺的侧叶多为长圆形,狗的甲状腺侧叶自喉的后端向后可达到第6或第7个气管软骨环处。每叶的侧面被胸头肌(猫为胸锁乳突肌)所覆盖,而其腹侧缘与胸骨甲状肌相接触。

4. 颈总动脉

颈总动脉位于气管外侧,其腹面被胸骨舌骨肌和胸骨甲状肌所覆盖。分离胸骨舌骨肌与胸骨甲状肌之间的结缔组织,在肌缝下可找到呈红色较粗大的血管,用手指触之有搏动感,此为颈总动脉。颈总动脉与颈部神经被结缔组织膜束在一起。在甲状腺附近颈总动脉发出一较大的侧支,为甲状腺前动脉。

5. 颈动脉窦

颈动脉窦位于颈内动脉基部的稍膨大处。在分离颈总动脉的基础上,沿着颈总动脉继续向头端分离,至甲状腺附近,注意勿损伤甲状腺前动脉,分离至下颌骨后缘附近时,注意分离至颈总动脉分叉处,较粗大的一支为颈外动脉,较小的一支并向深层移行为颈内动脉,在其基部可见稍膨大部,即为颈动脉窦。

6. 颈部神经

颈部神经的分布因动物种类而异。

(1) 兔颈部神经:在气管外侧,颈总动脉与 3 根粗细不同的神经在结缔组织膜的包绕下形成血管神经束。其中,最粗者呈白色,为迷走神经;较细者呈灰白色,为颈部交感神经干;最细者为减压神经,居于迷走神经和交感神经之间。

(2) 猫颈部神经:迷走神经与交感神经干并列而行,粗大者为迷走神经;较细者为交感神经,主动脉神经并入迷走神经中移行。

(3) 狗颈部神经:在颈总动脉的背外侧仅见一较粗大的神经干,称为迷走交感神经干。迷走神经与交感神经干紧靠而行,并被一总鞘所包。进入胸腔后,迷走神经与交感神经即分开移行。

八、兔颈部手术

1. 麻醉、固定和备皮

用 200 g/L 氨基甲酸乙酯 1 g/kg 剂量行耳缘静脉注射麻醉,动物仰卧固定,左手绷紧颈部皮肤,用粗剪刀紧贴皮肤,将手术部位及其周围的被毛剪去,或使用专用电动剃毛器快速剃毛。详见本章第二节“五、动物被毛的去除法”。

2. 颈部皮肤切开

术者先用左手拇指和另外四指将颈部皮肤绷紧固定,右手持手术刀,沿颈部正中线切开皮肤,上起甲状软骨,下达胸骨上缘,长度为 5~7 cm。实验后创口不需要缝合的,也可用止血钳提起两侧皮肤,距胸骨上 1 cm 处的正中线剪开皮肤约 1 cm 的切口,用止血钳贴紧皮下向头部钝性分离浅筋膜,再用钝头手术剪剪开皮肤 5~7 cm。用止血钳提起皮肤并将其向外侧牵拉,分离结缔组织。

九、兔颈外静脉和右心房插管

颈外静脉插管可用于注射、取血、输液和测量中心静脉压。

1. 麻醉和颈部皮肤切开

具体见本节“八、兔颈部手术”。

2. 插管(心导管)及仪器准备

静脉插管长 10 cm,后端接三通阀,管内充满 125 U/mL 肝素钠生理盐水。心导管长

20 cm，后端接三通阀，三通阀通过测压管连接压力换能器，管道排尽气体并充满 125 U/mL 肝素钠生理盐水。换能器和生物信号采集处理系统在实验前连接调试并定标，处于工作状态。

3. 颈外静脉分离

颈部皮肤切开后，用左手拇指和食指捏住颈部右侧缘皮肤切口，其余三指从皮肤外向上顶起外翻，可清晰地看见位于颈部皮下，胸锁乳突肌外缘的颈外静脉。沿血管走向，用玻璃分针钝性分离颈外静脉两侧的浅筋膜 3~5 cm 长，在血管的远心端穿丝线（或 2－0 手术线），用动脉夹夹闭颈外静脉的近心端，待血管内血液充盈后用手术线结扎颈外静脉的远心端。

4. 颈外静脉插管

靠远心端结扎线处用眼科剪向心方向呈 45°角在静脉上剪一"V"形小口（为管径的 1/3~1/2），用弯眼科镊提起血管切口，向心插入导管 2.5 cm。用线将血管和插管结扎在一起，此线在导管固定处打结，并绕导管两圈结扎固定。

5. 腔静脉插管

测量颈外静脉的远心端结扎点到心脏的距离，并在心导管上做好标记，作为插入导管长度的参考。靠近远心端结扎线处用眼科剪向心方向呈 45°角在静脉上剪一"V"形小口（为管径的 1/3~1/2），用弯眼科镊提起血管切口，向心插入导管 2.5 cm。用线将血管和插管结扎（该结的松紧度既要保证血管切口处无渗血，又要使心导管可以继续顺利地插入），去掉动脉夹，打开三通阀。将心导管向心沿血管方向轻缓地推送导管 5~6 cm，结扎固定心导管，导管后端接高灵敏度压力换能器，可记录中心静脉压。

6. 右心房插管

在上述腔静脉插管的基础上，监视生物信号采集处理系统上显示的波形，若导管向前推送 5~6 cm 时遇到阻力（接触锁骨），则应将心导管提起呈 45°的角度后退约 0.5 cm，再继续插入导管，插管时出现脱空感，表示心导管已进入右心房。生物信号采集处理系统出现右心房压力波形（图 5－25），表明导管已进入右心房。如导管推送的长度超过标记处，导管仍未进入心房，此时应将导管退出 1~2 cm，改变导管方向后再推送导管，可反复多次尝试，直至导管进入心房。

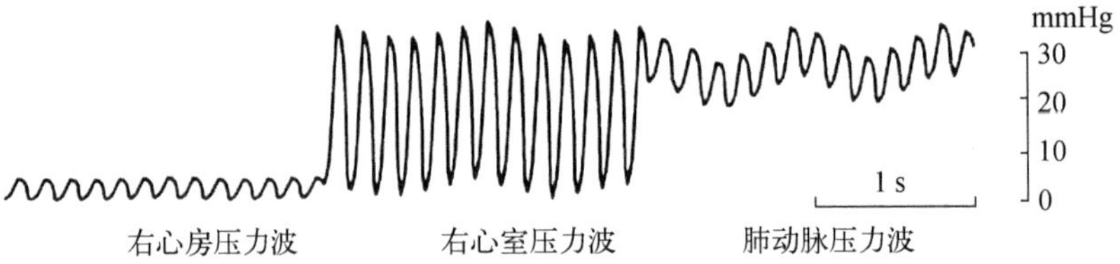

图 5－25 右心各部位血压波形图

在近心端处重新牢固地结扎血管。在远心端处将结扎血管的线再结扎到导管上，可防止导管从心房滑出。清理手术视野，闭合颈部皮肤。

狗、猫、大鼠等的静脉插管、右心导管插管可参照此法。

十、兔气管插管

气管插管可用于测定气道压力、通气量及给动物进行人工呼吸。

1. 插管准备

笔形气管插管连接流量头，流量头接气体流量换能器，这个装置可测量肺通气量。"Y"形气管插管接压力换能器，只能定性观察气道压力。"Y"形气管插管接马利氏(Marey's-tambour)气鼓，再接张力换能器，也只能定性观察气道压力。

2. 麻醉和颈部皮肤切开

具体见本节"八、兔颈部手术"。

3. 气管分离

气管位于颈腹正中位，全部被胸骨舌骨肌和胸骨甲状肌所覆盖，用玻璃分针或止血钳插入左右两侧胸骨舌骨肌之间，进行钝性分离，将两条肌肉向两外侧缘牵拉并固定，再在喉头以下分离气管两侧及其与食管之间的结缔组织，使气管游离，并在气管下穿两根较粗结扎线。

4. 气管插管

提起结扎线，用手术刀或手术剪在甲状软骨下缘1~2 cm处的气管两软骨环之间横向切开气管前壁(横切口不能超过气管口径的一半)，再用剪刀向气管的近头端做一长0.5 cm的纵向切口，切口呈"⊥"形，用棉签擦净气管内的血液或分泌物，将气管插管由切口处向胸腔方向插入气管腔内(图5-26)，用一结扎线结扎气管及插管，结扎线绕插管固定钩或分叉处一圈打结固定，另一结扎线将头端的气管切口结扎，以免气管切口处渗血。

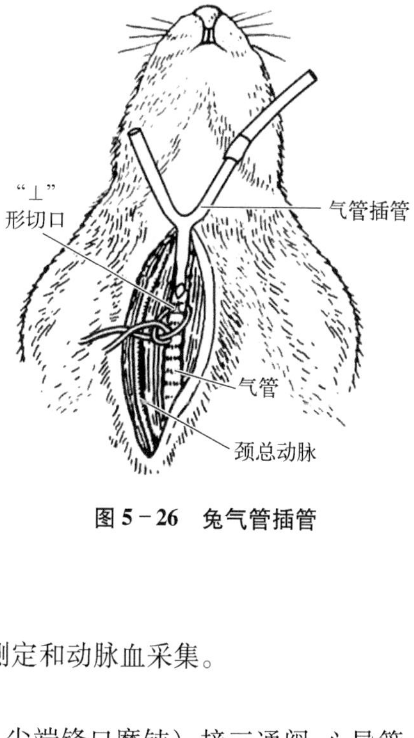

图5-26 兔气管插管

狗、猫、大鼠等气管插管可参照此法。

十一、兔颈动脉和左心导管插管

颈动脉和左心导管插管可用于动脉血压、心功能测定和动脉血采集。

1. 插管(心导管)及仪器准备

动脉插管长5~10 cm(可用12~16号注射器针头，尖端锋口磨钝)，接三通阀，心导管长20 cm，接三通阀。动脉插管或心导管的三通阀通过测压管连接压力换能器，管道内排尽气体并充满125 U/mL肝素钠生理盐水。换能器和生物信号采集处理系统实验前连接调试并定标，使其处于工作状态。

2. 麻醉和颈部皮肤切开

具体见本节"八、兔颈部手术"。

3. 颈总动脉分离

颈总动脉位于气管外侧，其腹面被胸骨舌骨肌和胸骨甲状肌所覆盖。在这两条肌肉组织的汇集点上插入玻璃分针或弯止血钳，以上下左右的分离方式分离肌肉组织若干次后，分离左、右胸骨舌骨肌和胸骨甲状肌，用左手拇指和食指捏住颈部皮肤和肌肉，其余三指从皮肤外向上顶起外翻，可清晰地看见颈总动脉及在其内侧与之伴行的3根神经。在距甲状腺下方较远的部位，右手用玻璃分针轻轻分离颈总动脉与神经之间结缔组织，分离出3~4 cm长的颈总动脉，在其下穿2根预置线。动脉插管前应尽可能将动脉分离得长些。一般狗分离4~5 cm，兔分离3~4 cm，豚鼠和大鼠分离2~3 cm。

4. 颈总动脉插管

在分离出来的动脉的远心端，用一预置线结扎动脉，在动脉的近心端，用动脉夹将动脉夹住，以阻断动脉血流（图5－27）。两者之间的另一预置线打一松结。在紧靠结扎处的稍前方，用眼科剪向心方向与动脉呈45°角在动脉上做一"V"形切口，切口约为管径的1/2，用弯眼科镊夹提切口边缘，将动脉插管由切口向心脏方向插入动脉约2.5 cm后（图5－27）。拉紧预置松结将插管与动脉结扎在一起。结扎线在固定环打一结，在固定环上绕两圈打结固定。然后将插管放置稳妥，适当固定，以免扭转。去除动脉夹，打开三通阀，观察动脉血压波形。

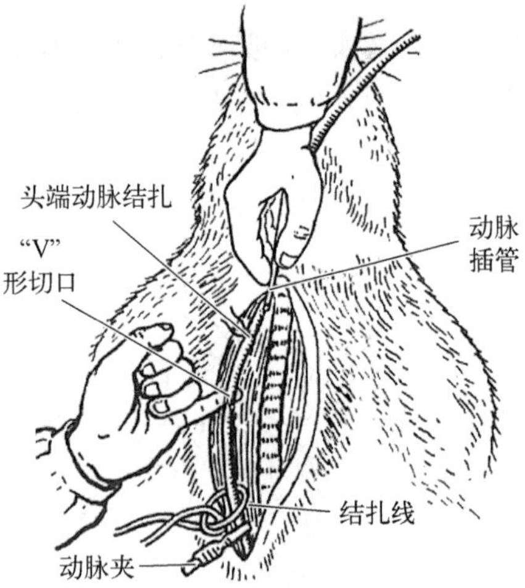

图5－27 颈总动脉插管

5. 左心导管插管

测量颈总动脉的远心端结扎点到心脏的距离，并在心导管上做好标记，以作为插入导管长度的参考。靠远心端结扎线处用眼科剪向心方向呈45°角在颈动脉上剪一"V"形小口（约为管径的1/3或1/2），用弯眼科镊提起血管切口边缘，向心插入导管2.5 cm。用线将血管和插管适度结扎（该结的松紧度既要保证血管切口处无渗血，又要使心导管可以继续顺利地插入），去掉动脉夹，打开三通阀。监视生物信号采集处理系统上的波形，可以看到动脉压的曲线图形变化。当心导管到达主动脉入口处时，即可感觉到脉搏搏动，继续推进心导管。若遇到较大阻力，切勿强行推入，此时可将心导管略微提起少许呈45°角，再顺势向前推进。如此反复数次可在主动脉瓣开放时将心导管插入心室。插管时出现脱空感，表示心导管已进入心室部位。同时，在计算机屏幕上可见到血压波突然下降，脉压明显加大的心室压力波形（图5－28）。

狗、猫、大鼠等动脉插管、左心导管插管可参照此法。

十二、兔颈部神经分离

1. 麻醉和颈部皮肤切开

具体见本节"八、兔颈部手术"。

2. 颈部降压神经（主动脉神经、减压神经）、迷走神经和交感神经的分离方法

在腹面胸骨舌骨肌和胸骨甲状肌的汇集点上插入玻璃分针或弯止血钳，以上下左右

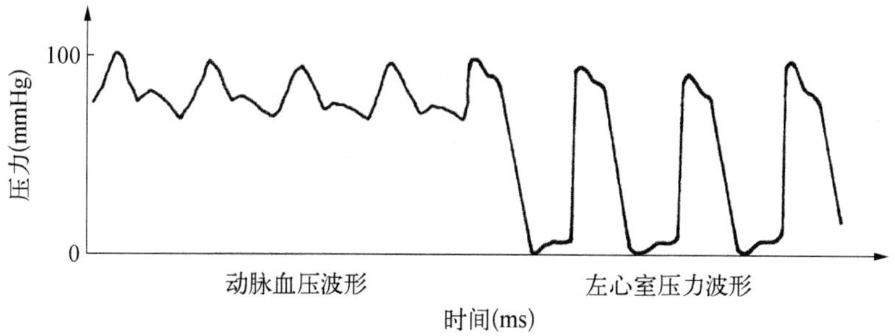

图 5-28　动脉血压和左心室压力波形

的分离方式分离肌肉组织若干次后，分离左、右胸骨舌骨肌和胸骨甲状肌，用左手拇指和食指捏住颈部皮肤和肌肉，其余三指从皮肤外向上顶起外翻，可清晰地看见颈总动脉及在其内侧与之伴行的 3 根神经。最粗白色者为迷走神经；较细呈灰白色者为颈部交感神经干；最细者为降压神经，位于迷走神经和交感神经之间，但位置常有变异。用玻璃分针在气管外侧距血管神经鞘 0.5 cm 处分离筋膜并从血管神经鞘下穿过，在血管神经鞘外侧穿破筋膜，用眼科镊在血管神经鞘下穿一线，此线可防止血管神经鞘被打开后神经与筋膜、结缔组织混淆。根据 3 根神经的特点，用玻璃分针先后将降压神经、迷走神经和交感神经逐一分离 2~3 cm，各穿 2 根线，打虚结备用。神经分离完毕，及时用生理盐水润湿，并闭合创口。

3. *颈部膈神经的分离方法*

用止血钳在颈外静脉和胸锁乳突肌之间向深处分离，分离到气管边缘近脊柱处，可见到较粗的臂丛神经从外方走行，在臂丛的内侧有一条较细的神经即膈神经，该神经大约在颈下 1/5 处横跨臂丛并与臂丛交叉，向内侧、后向走行，用玻璃分针细心地将膈神经分离出 1~2 cm，在神经下穿一线，打活结备用。

十三、兔腹腔解剖

腹腔脏器众多，结构复杂，实验涉及神经、循环、消化、泌尿、内分泌、免疫系统等。兔的腹腔解剖见图 5-29。

1. *肝*

肝位于腹腔前部，附着于膈肌的后方，前表面突出。

2. *胆囊*

胆囊位于肝的方形叶与右中叶之间的沟裂处，是一个绿色梨状的囊袋，胆汁经胆总管排入十二指肠，胆总管开口在十二指肠球部(幽门下 1 cm)。

3. *胃*

胃呈囊袋状，横卧于腹部的前方，肝的下方。

4. *肠*

成年兔肠管长 5 m，十二指肠长约 50 cm，空肠 200~230 cm，回肠 35 cm，盲肠 50~60 cm，结肠 25 cm，直肠 65~70 cm。

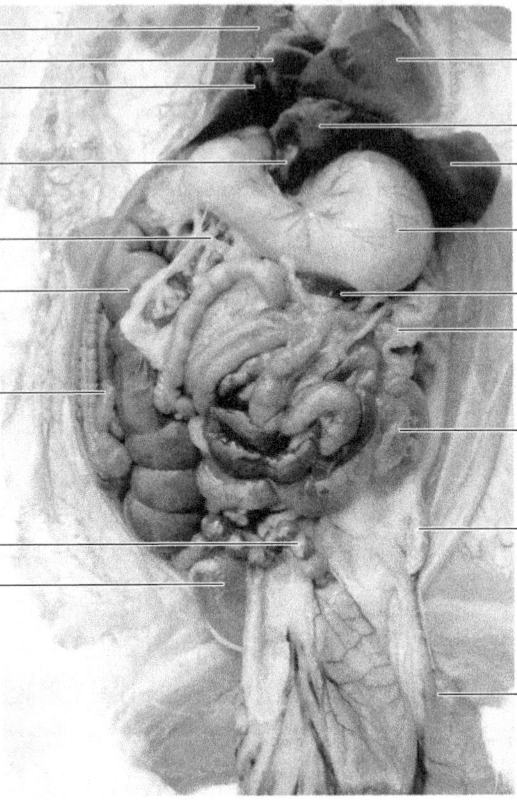

图 5-29 兔腹腔器官

5. 胰腺

兔胰腺大部分呈单独的小叶状，色呈浅粉黄，与脂肪相似。基本上可聚集成两叶，右叶沿着十二指肠肠袢内的肠系膜分布，从右叶的中间部分向前分出另一小部分分布至胃小弯和十二指肠的起始端，而且继续左侧顺胃小弯至与胃相连的脾的前端，即为左叶。胰导管是一条薄壁的小导管，在十二指肠肠袢的后部，从胰腺右叶发出并立即开口十二指肠的后段 1/3 处。

6. 脾

兔的脾脏长 5.2 cm，宽 1.5 cm，脾悬挂在大网膜上，紧贴于胃大弯的左侧部，其长轴与胃大弯的方向一致，曲度与胃大弯相适应。

7. 肾

兔肾呈豆形，深红褐色，位于腹腔的背壁，分布在腰椎两侧并由脂肪组织包埋。右肾处于末肋和第 1、2 腰椎的横突的腹面，前端伸至肝的尾叶处。左肾的位置靠后外侧，位于第 2~4 腰椎横突的腹面。

8. 膀胱

膀胱是一梨形肌质囊，位于腹腔后部。输尿管从肾发出，斜行至膀胱，开口于膀胱基部背侧。

十四、兔胆总管插管

1. 麻醉、固定和备皮

用 200 g/L 氨基甲酸乙酯 1 g/kg 剂量行耳缘静脉麻醉，动物仰卧固定。术者左手绷紧动物腹部皮肤，用粗剪刀紧贴皮肤，将腹部被毛剪去。

2. 打开腹腔

术者先用左手拇指和另外四指绷紧腹部皮肤，左手持手术刀沿剑突下正中切开长约 10 cm 的皮肤，用止血钳将皮肤与腹壁分离，用手术刀或手术剪沿腹白线自剑突向下切开腹壁长约 10 cm。

3. 胆总管插管

用手轻轻地将肝脏向胸腔部位推移，将胃向左下方推移，找到胃幽门端，将胃幽门端向左下方翻转，可见与胃幽门连接的十二指肠，其始部有一圆形隆起，与圆形隆起相连向右上方走行的一黄绿色较粗的肌性管道，则为胆总管。用玻璃分针在近十二指肠处仔细分离胆总管并在其下方置一棉线（或用圆形缝针在胆总管穿线），轻轻提起胆总管，在靠近十二指肠处的胆总管用眼科剪与胆总管呈 30°角剪一斜口，向右与胆总管相平行方向插入直径 1.5 mm 聚乙烯管结扎固定（图 5－30）。管子插入胆总管后，可见绿色胆汁从插管流出，如不见胆汁流出，可按压胆囊，如仍不见胆汁流出，则可能是未插入胆总管内，应取出重插。

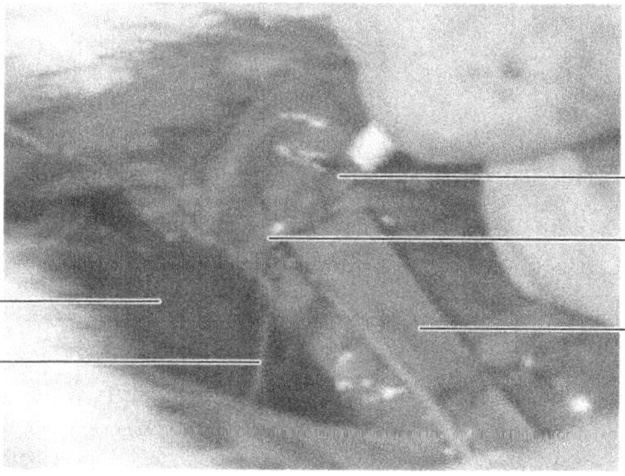

图 5－30　胆总管插管

十五、兔肠系膜微循环标本制备

1. 麻醉、固定、备皮和打开腹腔

具体参见本节“十四、兔胆总管插管”。

2. 固定小肠肠袢

用手轻轻地将肝脏向胸腔部位推移，寻找到胃幽门，沿十二指肠找到十二指肠与小肠交界处后约 5 cm 的部位，轻轻地牵拉出一段肠袢，置于微循环观察台上。一旦将小肠置于微循环观察台上后，立刻启动灌流装置（克氏液灌流）。

3. 微循环观察部位

在低倍镜下，调试微循环观察盒，选择一个理想的微循环观察视野（镜下范围内肠袢血管中包括动脉、静脉和毛细血管)。

十六、兔膀胱插管和输尿管插管

1. 麻醉、固定

具体见本节“十四、兔胆总管插管”。

2. 打开腹腔

剪去耻骨联合以上腹部的被毛,在耻骨联合上缘处向上切开皮肤 4~5 cm,用止血钳分离皮肤与腹壁,用手术剪或手术刀沿腹白线切一 0.5 cm 小口,用止血钳夹住切口边缘并提起。然后向上、向下切开腹壁层组织 4~5 cm。

3. 膀胱插管

双手轻轻地按压切口两侧的腹壁,如膀胱充盈,膀胱会从切口处滑出。如未见膀胱滑出,用止血钳牵拉两侧切口,寻找膀胱,用止血钳提起膀胱移至腹外,用两把止血钳相距0.5 cm对称地夹住膀胱顶,用手术剪在膀胱顶部剪一纵行小口,将膀胱插管插入(图 5-31),用棉线将膀胱壁结扎在插管的颈部处。膀胱上翻,在膀胱颈部穿线,结扎尿道。完成上述操作后,将膀胱插管平放在耻骨处,引流管自然下垂,管口低于膀胱水平。

4. 输尿管插管

将膀胱移至腹外,在膀胱背侧的部位(即膀胱三角)可见输尿管进入膀胱,在输尿管靠近膀胱处,细心地用玻璃分针分离出一侧输尿管(或用圆针通过输尿管下穿线),穿一丝线扣一松结备用,用弯眼科镊托起输尿管,持眼科剪使其与输尿管表面呈 45°角剪开输尿管(约输尿管管径的 1/2),用镊子夹住切口的一角,向肾脏方向插入输尿管导管(事先充满生理盐水),用丝线结扎固定,防止导管滑脱,平放插管(图 5-32)。同样方法插入另一侧输尿管导管。

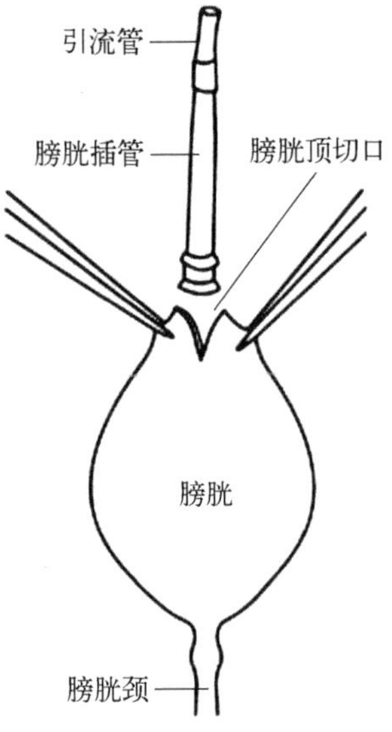

图 5-31 膀胱插管示意图

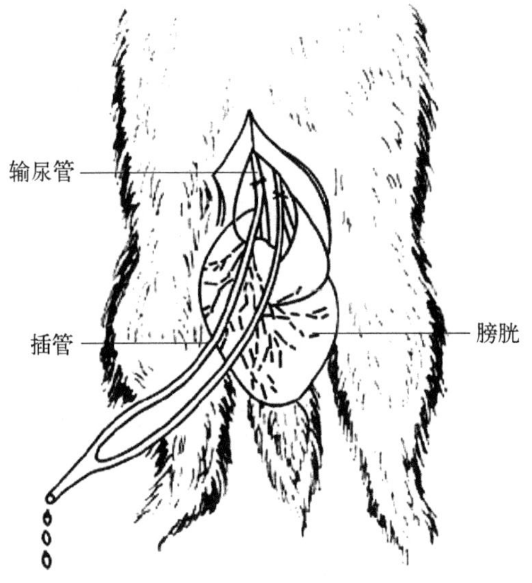

图 5-32 输尿管插管

手术完毕后，用温热（38℃左右）生理盐水纱布覆盖腹部切口。如果需要长时间收集尿样，则应关闭腹腔。

注意：输尿管分离、插管操作应轻巧，不能过度牵拉输尿管，防止输尿管挛缩导致尿液排出受阻，输尿管严重痉挛时，可在局部滴数滴2%普鲁卡因。输尿管导管插入时应防止导管插入输尿管的黏膜下。导管内事先充满生理盐水，不能有气泡，不能扭曲，以免导尿不畅。

十七、兔急性肝功能不全模型复制

1. 麻醉、固定、备皮和开腹

具体参见本节“十四、兔胆总管插管”。

2. 肝脏结扎和肠插管

暴露肝脏，向下压肝脏，剪断肝与横膈之间的镰状韧带，再将肝叶上翻，钝性分离肝胃韧带，使肝叶完全游离，辨明肝脏各叶（图5－33）。用粗棉线绕肝左外叶、左中叶、右中叶和方形叶根部一周并结扎，以阻断肝血流。找出十二指肠，切一小口，插入导管向下推进4～5 cm，切口荷包缝合固定导管（图5－34），组织钳关闭腹壁切口。

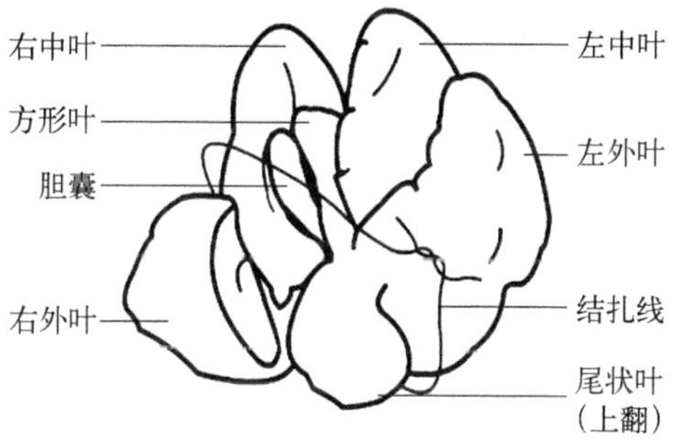

图5－33　兔肝背面倒视示意图

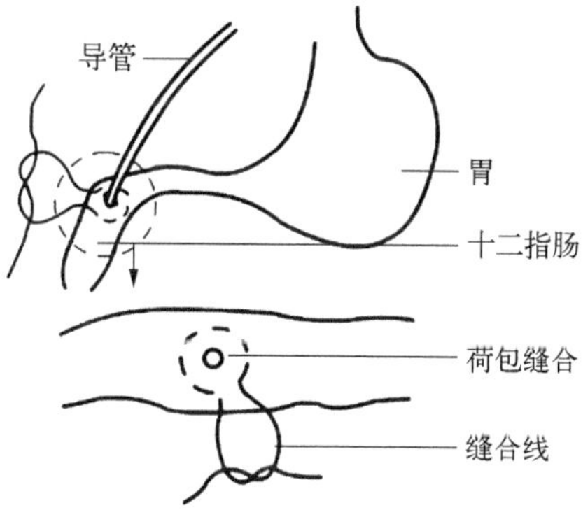

图5－34　十二指肠壁的荷包缝合示意图

3. 氯化铵中毒观察

每隔5 min向十二指肠导管中注入25 g/L复方氯化铵溶液5 mL，动态观察并记录各项指标的变化，直至出现全身性抽搐、角弓反张为止。

十八、兔股动、静脉插管

股部手术分离股动脉、股静脉并进行插管操作，供血压记录、放血、输血、输液及注射药物之用。

1. 兔股部的解剖结构

（1）股部皮下：股部内侧面正中线、腹股沟皮下有浅层透明筋膜，大鼠有较多的脂肪，分离筋膜和脂肪，从外至内可见股内侧肌、缝匠肌和股薄肌。

(2) 股三角：股三角上面以腹股沟韧带为界、外侧面以缝匠肌后部的内侧缘为界、内侧面以耻骨外侧缘为界形成的三角区域(图 5－35)。

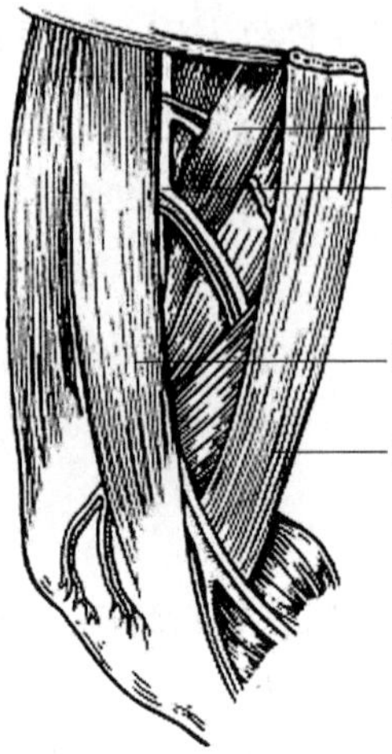

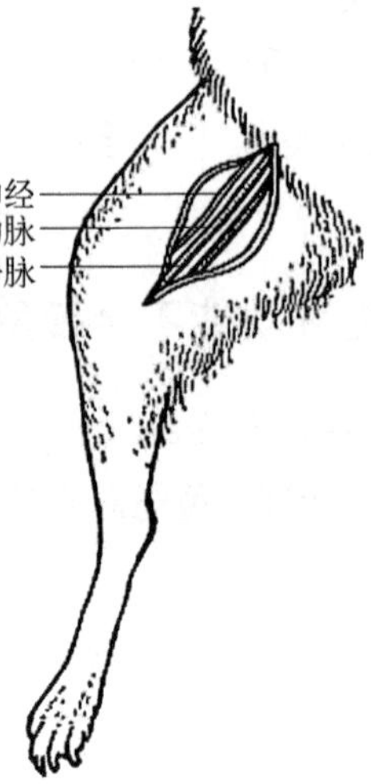

图 5－35　股三角和股部神经血管

(3) 股神经、股动脉、股静脉：股神经、股动脉、股静脉组成的血管神经束在股三角内通过。由外向内分别为股神经、股动脉、股静脉(图 5－35)。股动脉的位置中间偏后，被股神经和股静脉所遮盖，血管神经束暴露时仅见股神经和股静脉。

股动脉呈鲜红或淡红色，壁厚、有搏动现象；股静脉颜色为深红或紫红色，壁薄、无搏动感。

2. 插管及仪器准备

动脉插管或静脉插管接换能器，生物信号采集处理系统实验前连接调试并定标，处于工作状态，测压管道内充灌肝素钠生理盐水、排净空气。

3. 麻醉、固定和备皮

用 200 g/L 氨基甲酸乙酯 1 g/kg 剂量行耳缘静脉麻醉，动物仰卧位固定。用左手绷紧股部皮肤，用粗剪刀紧贴皮肤，将股部的被毛剪去。

4. 切开皮肤

术者先用左手拇指和另外四指将股部皮肤绷紧固定，右手持手术刀，沿股腹面正中线从腹股沟下缘向膝部切开皮肤 4～5 cm。用止血钳分离皮下组织，暴露股部肌肉。

5. 血管神经分离

用玻璃分针或蚊式钳小心地沿缝匠肌后部内侧缘，暴露缝匠肌下方的血管神经束，用玻璃分针将股神经首先分离出来，然后再分离股动脉与股静脉之间的结缔组织(勿损伤血管小分支)，如有渗血或出血的情况需要及时止血，分离血管长度为 2～3 cm，在其下面穿入 2 根手术线备用。当确定游离的血管有足够的长度时结扎血管的远心端，待血管内血液充盈后在近心端用动脉夹夹闭血管。

6. 股动、静脉插管

靠近血管结扎线 0.3 cm 处,用医用眼科剪呈 45°角剪开血管直径的 1/3,用弯眼科镊提起切口,插入导管约 2 cm,在近心端结扎血管导管、放开动脉夹。利用远心端的结扎线再次结扎固定导管。

7. 记录动、静脉血压

开启生物信号采集处理系统即可记录动、静脉血压。动脉放血、静脉给药可通过开启与插管连接的三通阀进行操作和控制。

十九、兔脑干切断术

兔脑干切断常用于探究去大脑僵直现象及机制实验。

1. 兔颅骨及脑干的解剖结构

具体见图 5－36。

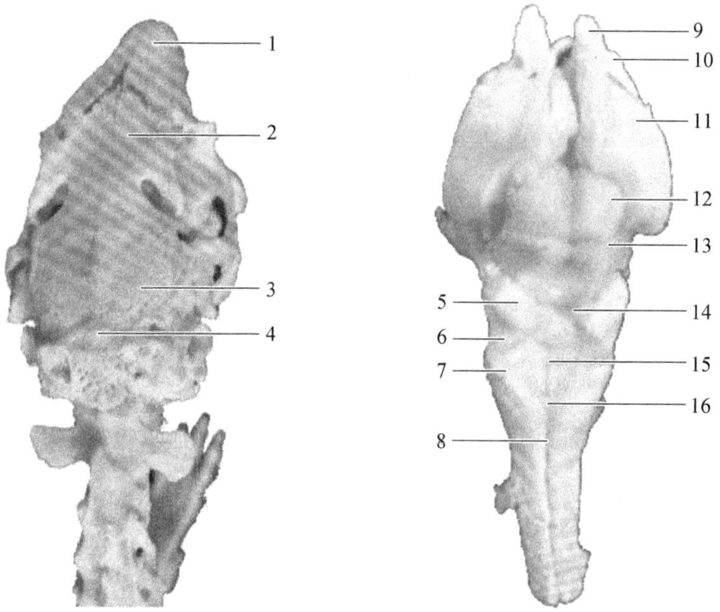

图 5－36　兔颅骨和脑干背面图

1. 鼻骨;2. 额骨;3. 顶骨;4. 顶间骨;5. 前小脑脚;6. 后小脑角;7. 绳状体;8. 背正中沟;9. 内囊;10. 大脑髓质;11. 纹状体;12. 上丘;13. 下丘;14. 前髓帆;15. 菱形窝;16. 后髓帆

2. 麻醉固定

按 0.5~0.8 g/kg 体重剂量于耳缘静脉缓慢注射 200 g/L 氨基甲酸乙酯,麻醉后背位固定于手术台上。

3. 手术

沿颈正中线切开皮肤,暴露气管,行气管插管,以防开颅术时窒息死亡。分离两侧颈总动脉并结扎。将动物改为俯卧位,头部抬高固定。剪去头顶部毛,沿颅顶正中线切开皮肤并用刀柄刮去颅顶骨膜。用骨钻在冠状缝后矢状缝外的骨板上钻孔(图 5－37),勿伤及硬脑膜。用咬骨钳扩大创口,若遇到颅骨出血,可用骨蜡或明胶海绵填塞止血。在向对侧扩展时,注意勿伤及矢状窦,以免大出血。可用小缝针在矢状窦前、后各穿一线并结扎。小心剪开硬脑膜,露出大脑皮层。

4. 切断脑干

松开动物四肢,将动物头托起并使呈屈曲低头位。用刀柄由大脑半球后缘与小脑之间伸入,轻轻托起两大脑半球枕叶,即可见到中脑上、下丘部分。用手术刀在上、下丘之间向口裂方向呈 45°方位插入切断脑干(图 5－38)。

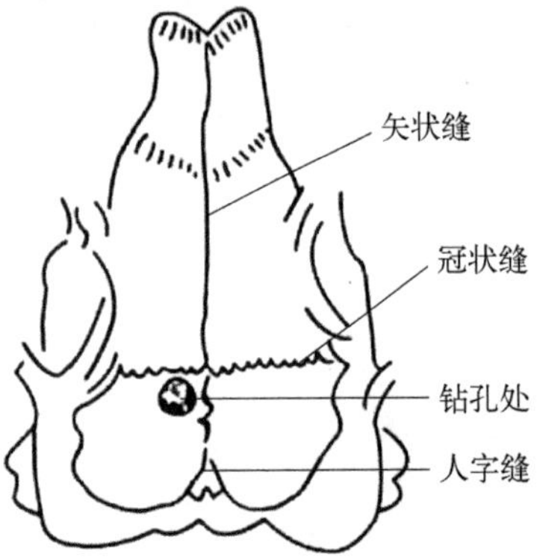

图 5－37 兔顶骨标志图

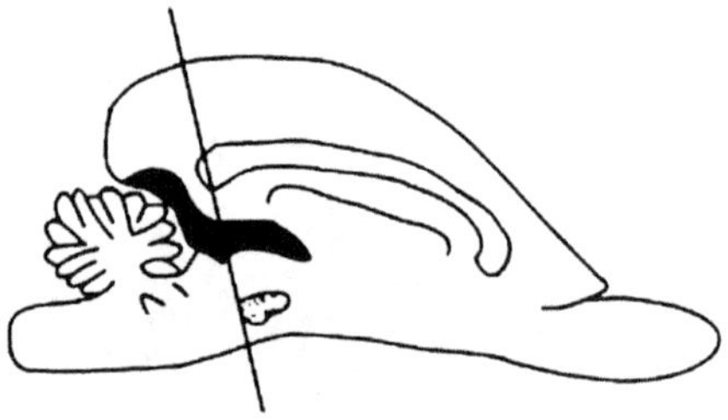

图 5－38 脑干切断部位示意图

二十、离体大鼠心脏标本制备

离体大鼠(或兔)心脏常用于心脏活动功能及冠状动脉血流量的研究。

1. 导管及仪器准备

带水囊的导管长约 15 cm,导管后端接三通阀,三通阀接压力换能器,管道排尽气体并充满生理盐水。换能器和生物信号采集处理系统在实验前连接调试并定标,处于工作状态,超级恒温器与心脏兰登多夫(Langendorff)法灌流装置连接,温度设定为 38℃,灌流液持续充 95%O_2+5%CO_2混合气体。

2. 摘取心脏

用 200 g/L 氨基甲酸乙酯按 5 mL/kg 体重剂量腹腔内注射麻醉,大鼠麻醉后迅速断头处死,仰置于手术台上。迅速沿胸前壁正中剪开皮肤和胸骨,打开胸腔,轻轻提起心脏,小心剪断腔静脉、主动脉及心脏周围组织,手术过程中注意不要损伤心脏,主动脉根部要留 1 cm 长度以备插管用,迅速将心脏取出。心脏取出后立刻置于预先备好的 95%O_2+5%CO_2 混合气体饱和的 4℃克氏液中,溶液中保持混合气体持续通气。用手指轻压心室将剩余的血液排出,防止凝血块形成。用注射器向主动脉根部徐徐注入混合气体饱和的 4℃克氏液,其作用一方面使心脏停搏以减少其能量消耗,另一方面也借以冲洗冠状血管,清除残血以免形成凝血小块堵塞血管。心脏停搏后，迅速剪去心脏周围的肺组织、气管及附着于心脏上的其他组织。

3. 灌流心脏

将心脏插管插入主动脉，用棉线将主动脉和心脏插管结扎在一起并固定，接通灌流液对心脏进行灌流。在左心房做一切口，插入带水囊的导管至左心室，导管连压力换能器，调整水囊中注液量使左心室舒张末压为 10 mmHg，记录心室内压力。流量仪收集冠状动脉流出液测定冠状动脉血流量。

二十一、离体大鼠胸主动脉环标本制备

离体大鼠胸主动脉环常用于药物对血管的作用及机制的研究。

1. 换能器及仪器准备

张力换能器悬臂梁悬挂血管固定钩，换能器和生物信号采集处理系统在实验前连接调试并定标，处于工作状态。超级恒温器与麦氏浴槽连接，温度设定为 37℃，浴槽内克氏液持续充 95% O_2+5% CO_2混合气体。

2. 动脉环标本制备

用 200 g/L 氨基甲酸乙酯按 5 mL/kg 体重剂量腹腔内注射麻醉，大鼠麻醉后迅速断头处死，仰置于手术台上。迅速沿胸前壁正中剪开皮肤和胸骨，打开胸腔，迅速取出心脏及胸主动脉放入预先备好的 95% O_2+5% CO_2混合气体饱和的 4℃ 克氏液中，溶液中保持混合气体持续通气。剪去心脏，分离出胸主动脉，在溶液中轻轻晃动胸主动脉将血管内的残存血液冲洗干净，小心剥离血管外围的结缔组织，将主动脉弓以下的胸主动脉剪成 3 mm 长的动脉环数段备用。

3. 去内皮标本制备

用棉线（或牙签）穿入血管内来回轻拉将内皮轻轻擦去。

4. 动脉环标本灌流

将固定架上的固定钩轻轻穿入血管环，并将张力换能器上的固定钩也轻轻穿入，将血管环固定悬挂于盛有克氏液的麦氏浴槽内灌流，调节初始负荷为 1 g，记录血管收缩的张力。

二十二、离体大鼠子宫标本制备

离体大鼠子宫标本常用于药物等因素对子宫平滑肌的作用及其机制研究。

1. 换能器及仪器准备

张力换能器和生物信号采集处理系统在实验前连接调试并定标，处于工作状态。超级恒温器与麦氏浴槽连接，稳定设定为 38℃，浴槽内乐氏液持续充 95% O_2+5% CO_2混合气体。

2. 离体大鼠子宫标本制备

取 220 g 左右健康雌性大鼠，实验前 24 h 腹腔内注射 1 g/L 雌二醇 0.2 mL。用击打法

或断头法处死大鼠，剖腹找出子宫（呈“V”形），取出子宫，立即置于盛有 4℃乐氏液的培养皿中，培养皿内放少许棉花，将子宫平放在浸湿的棉花上，仔细剥离附着于子宫壁上的结缔组织和脂肪，然后将子宫的两角在其相连处剪开，取下一条长 1.5～2 cm 子宫角，两端对角线位置分别穿线结扎。

3. 标本灌流

将子宫肌条移入麦氏浴槽灌流，两结扎线一端固定于固定钩上，另一端与张力换能器相连，调节初始负荷为 1 g，记录肌条收缩力。

二十三、离体豚鼠气管标本制备

离体豚鼠气管条标本常用于药物对气管收缩、舒张等作用及其机制研究。

1. 换能器及仪器准备

张力换能器和生物信号采集处理系统在实验前连接调试并定标，处于工作状态。超级恒温器与麦氏浴槽连接，温度设定为 37℃，浴槽内克-亨氏液持续充 95% O_2+5% CO_2混合气体。

2. 取气管

豚鼠用木槌击昏或用 200 g/L 氨基甲酸乙酯按 5 mL/kg 体重剂量腹腔内注射麻醉，放血致死，迅速于腹面正中切开颈部皮肤，分离气管，并自甲状软骨下至气管分叉处剪下全部气管，立刻置于预先备好的 95% O_2+5% CO_2混合气体饱和的 4℃克-亨氏液中。

3. 制备气管标本

在气管软骨面纵向剪开气管，再以 2～3 个软骨环的间隔横向剪断（可将取下的气管平分成 8～9 片），每一气管片在其纵向切口处用缝线连上，相互连接 3～4 片为一气管标本，如图 5－39 所示。若气管环需要去除内膜，则用棉签轻擦气管的内膜面即可。

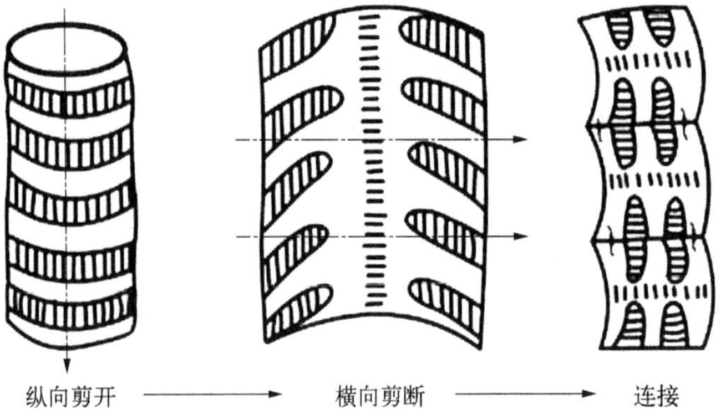

图 5－39　气管标本制备步骤

4. 标本灌流

将气管片标本的下端用线固定于固定架上，标本的上端将线与张力换能器连接，立刻将标本放入浴槽内，调节初始负荷为 1 g，记录气管收缩张力。

二十四、离体豚鼠回肠标本制备

离体豚鼠(或兔)回肠标本用于药物对消化道平滑肌收缩作用的研究。

1. 换能器及仪器准备

张力换能器和生物信号采集处理系统在实验前连接调试并定标,处于工作状态。超级恒温器与麦氏浴槽连接,温度设定为37℃,浴槽内台氏液持续充95%O_2+5%CO_2混合气体。

2. 回肠标本制备

用木槌击豚鼠(或兔)头部致昏,立即剖开腹腔,找到回盲部,然后在离回盲部1 cm处剪断,取出长度为10 cm左右一段回肠,置于95%O_2+5%CO_2混合气体饱和的台氏液培养皿中,沿肠壁除去肠系膜,用5 mL注射器抽取台氏液推注至肠道,将肠内容物冲洗干净,然后将回肠剪成数小段(长1~1.5 cm)。将小段肠管移至另一氧饱和的台氏液培养皿中,在肠段两端对角壁处,分别用缝针穿线,并打空结用于悬挂,注意保持肠管通畅,勿使其封闭。整个操作过程注意勿牵拉肠段以免影响收缩功能。

3. 灌流回肠标本

肠管一端连线系于浴槽固定钩上,放入麦氏浴槽中,另一端系结在张力换能器的悬臂梁上,调节肌张力至2~3 g,记录回肠收缩张力。

二十五、小鼠小脑毁损术

小鼠小脑毁损通常用于观察小脑的肌紧张和平衡功能,分析小脑对躯体运动的调节功能。

将小鼠置于烧杯内,同时放入一个浸透乙醚的棉球。待小鼠出现麻醉时立即取出。剪去小鼠颅顶部的毛,沿头颅正中线剪开头皮,直达耳后部。以左手拇、食二指捏住其头部两侧,右手持棉球将顶间骨上的一层薄肌向后推压分离,尽量使顶间骨暴露出来。通过半透明的颅骨即可看到小脑。用探针在如图5-40所示顶间骨的一侧刺入3 mm,搅动破坏一侧小脑后出针,用棉球按压止血。

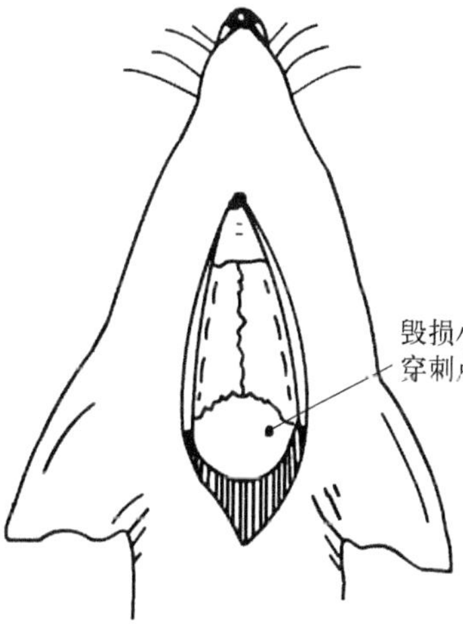

图5-40　毁脑示意图

(厉旭云,方燕,王欢欢,姜海英)

第五节　实验动物体液的采集

无论是来自外界环境,还是机体自身代谢产生的物质,我们都可以在机体的内环境中找到它们的痕迹。采集动物的体液并测定所含细胞或物质成分和含量,可以了解动物的机体功能和代谢变化。采集和测定动物体液的物质成分和含量是机能学实验的基本方法之一。实验动物体液的采集主要包括血液、尿液、消化液、肠道内容物、阴道液、精液等的采集。

一、血液的采集

动物的终末和非终末采血技术(如麻醉、取血体积)是有区别的,终末采血指的是以动物死亡为实验结束时采血,与在清醒动物身上单次或多次采血的情况是迥然不同的。非终末采血可分为单次和多次采血,单次采血量低于动物总血量的15%对动物不会有明显影响,若取血量为总血量的15%~20%,则会使动物出现心排血量或血压降低;若取血量为总血量的30%~40%,则会引起动物缺血性休克。

(一) 大鼠、小鼠的采血方法

1. 尾尖采血

(1) 剪尾尖采血法:动物麻醉后,将尾巴置于50℃热水中浸泡数分钟(也可用二甲苯或酒精棉签涂擦鼠尾),擦干,使尾静脉充血后,剪去尾尖(小鼠剪去1~2 mm,大鼠剪去5~10 mm),用试管接取血液,自尾根部向尾尖按摩,血液会自尾尖流入试管,小鼠每次可采血约0.1 mL,大鼠每次可采血0.3~0.5 mL。采血结束,伤口消毒并压迫止血。

(2) 切割尾静脉采血法:动物麻醉后,用上文方法使尾部血管扩张,用锐利刀片切割开尾静脉,用试管等物接取血液,大鼠每次可取血0.3~0.5 mL。采血后伤口消毒并压迫止血,伤口短时间内即可结痂痊愈。鼠尾的3根静脉可交替切割,由尾尖开始,一根静脉可切割多次。这种方法主要适用于大鼠,小鼠因尾静脉太细不适用。

2. 眼部采血

(1) 眼眶静脉丛(窦)采血法:用毛细管(玻璃或塑料均可)或特制的眶静脉丛采血器,采血前将毛细管或采血器浸泡在1%肝素钠溶液中数分钟,然后取出干燥备用。将小鼠放在实验台上,左手抓住鼠耳之间的头皮,并轻轻向下压迫颈部两侧,致动物静脉血回流障碍,眼球外突。右手持毛细管由眼球和眼眶后界之间将其尖端插入结膜,使毛细管与眶壁平行地向喉头方向推进3~5 mm深,即达小鼠静脉窦,可见血液顺毛细管外流。大鼠则需要轻轻转动毛细管,使其穿破静脉丛,让血液顺毛细管流出。采血结束,用纱布轻压眼部止血。同一动物可反复交替穿刺双眼多次,按此法小鼠可一次采血0.2 mL,大鼠可一次采血0.5 mL。眼底静脉丛采血必须在麻醉状态下进行。

(2) 眼眶动脉和静脉采血法:用左手抓住鼠,拇指和食指将鼠头部皮肤捏紧,使鼠眼球突出。用弯眼科镊在鼠右侧眼球根部将眼球摘去,并立即将鼠倒置,头朝下,此时眼眶内动、静脉很快流血,将血滴入预先加有抗凝剂的器皿内,直至动、静脉不再流血为止。此种采血法在采血过程中动物没有死,心脏搏动在继续,因此采集到的血液量比其他方法要多,适用于血液需求量较大的实验。采血毕,立即用纱布压迫止血。这种方法易导致动物死亡,如需要继续实验,就不能采用此法。眼球摘除采血必须在麻醉状态下进行。

3. 大血管采血

颈动、静脉或股动、静脉采血法。把麻醉的动物取仰卧位固定，分离暴露上述任何一条血管，穿一线结扎血管。静脉采血，提起结扎线，待血液充盈血管，注射器向远心端穿刺血管采血。动脉采血，注射器向近心端穿刺血管采血。如果动物血管太细，无法穿刺，可剪断血管直接用注射器或吸管吸取血液。

4. 断头采血

左手拇指和食指握住鼠颈部，头部朝下，动物麻醉后用利剪在鼠颈、头间 1/2 处剪断，提起动物，将血液滴入放有抗凝剂的容器内。小鼠可采血 1 mL 左右，大鼠可采血 10 mL 左右。

5. 心脏采血

鼠类的心脏较小且心率较快，心脏采血比较困难，故少用。终末开胸采血，先将鼠深麻醉，打开胸腔，暴露心脏，用针头刺入右心室，吸取血液。

（二）豚鼠的采血方法

1. 心腔穿刺采血法

将豚鼠仰卧固定于小手术台上，把左侧心区部位的被毛剪去。用左手触摸动物左侧第 3~4 肋间，触摸心跳最明显处穿刺进针。进针角度与胸部垂直，当针头接近心脏时，就会感到心脏的跳动，再向里穿刺就可进入心室。若将注射器抽成负压，血液可自动流入注射器内。采血时动作要迅速，缩短留针时间以防止血液凝固。一个星期后，可重复进行心腔穿刺采血。此种方法也适用于兔的心腔穿刺采血。

2. 耳缘剪口采血法

用二甲苯或酒精棉签反复擦拭耳缘使血管充分充盈，然后用刀片或剪刀割（剪）破耳缘血管，血液会从血管中流出，此法可采血 0.5 mL 左右。

（三）兔的采血方法

1. 耳（中央）动脉采血法

将兔置于固定器内，用手轻揉或用加热的方法使兔耳充血，可发现在其中央有一条较粗、颜色较鲜红的血管，即为耳中央动脉。左手固定兔耳，右手持注射器在中央动脉末端，使针头沿动脉平行方向穿刺入动脉，血液即可进入注射器内。取血后压迫止血。另一种方法是，待耳中央动脉充血后，在靠耳尖中央动脉分支处，用锋利的手术刀片轻轻切一小口，血液就会从切破的血管中流出，立即取加有抗凝剂的容器在血管破口处采血。取血后应压迫止血。

2. 兔耳缘静脉采血法

将动物固定好后，用手轻揉动物耳缘，待耳缘静脉充血。在靠耳尖部的静脉处，用针头刺破静脉，血液即可流出，也可用 6 号针头沿耳缘静脉远端（末梢）刺入血管，抽取血液。取血后压迫止血。一次可采血 5~10 mL。此法也适用于豚鼠。

3. 兔颈动、静脉采血法

采血前将动物麻醉固定后，暴露颈部皮肤，做颈侧皮肤切开，分离出颈动、静脉。根据所需血量可用注射器直接采血，也可行动脉、静脉插管采血。用注射器采血。结扎颈动脉远心端，动脉夹夹住颈动脉近心端，用连有7号针头的注射器，向心方向刺入血管，放开动脉夹，即可见动脉血流入注射器。静脉采血，结扎静脉近心端，待血液充盈静脉，提起结扎线，注射器针头向远心方向刺入血管，缓缓地抽取血液。动脉采血时要注意止血，可用纱布或动脉夹止血。

4. 兔股动、静脉采血法

具体可参照上文“3. 兔颈动、静脉采血法”。

二、尿液的采集

（一）代谢笼采尿法

代谢笼是特别设计的为采集动物各种排泄物的密封式饲养笼。有的代谢笼除可收集尿液外，还可收集粪便和动物呼出的二氧化碳。一般简单代谢笼主要是用来收集尿液，只要将实验动物放在代谢笼内饲养，就可通过其特殊装置采集到动物尿液。

（二）强制排尿法

1. 压迫膀胱法

在实验研究中，有时为了某种实验目的，要求每间隔一定的时间收集一次尿液，可采用人工从体外压迫膀胱的方法来采集尿液。操作人员用手在动物下腹部加压，手法要既轻柔又有力。当增加的压力足以使动物膀胱括约肌松弛时，尿液即会自动由尿道排出。如果事先给动物用了镇静剂或麻醉剂，使膀胱和尿道括约肌麻醉，更易用此法采集到尿液。此种采集尿液的方法，适用于兔、猫、狗等较大的动物。

2. 提鼠采集尿液

鼠类在被抓住尾巴提起时，有排便反射。特别是小鼠的这种反射更明显。要采集少量尿液时，可提起动物，当动物排尿时，尿液不会马上流走，而可看见挂在阴部开口处或其下方的被毛上，所以在提动物的同时，操作人员要很快用吸管或玻璃管接住尿液。

3. 膀胱导尿法

用导尿管经尿道插入导尿，可采集到没有受到粪便、食物等污染的尿液。施行导尿术，一般不必麻醉动物。

4. 穿刺膀胱法

动物麻醉固定，剪去耻骨联合之上腹正中线双侧的被毛，消毒后用注射针头接注射器穿刺，穿刺取钝角角度，入皮肤后针头应稍改变一下角度，这样可避免穿刺后漏尿。猫和狗不用麻醉也很配合。

（三）膀胱瘘和输尿管瘘法

行膀胱插管或输尿管插管，即可采集尿液。这种采尿法一般是用于要精确计量单位时间内动物排尿量的实验。可将插管开口置于计量容器上。在整个观察过程中，要用38℃生理盐水纱布覆盖好切口及膀胱。

采尿之前，可让动物多饮水，特别是沙鼠、小鼠等动物尿量特别少，多饮水后，动物的排尿量增加，有利于采集尿液。

三、消化液的采集

（一）胃液

1. 胃管法

灌胃管由动物口内正确插入食管再进入胃内，胃液可自行流出，也可在灌胃管的出口端连接注射器，轻轻抽取，采集胃液。

2. 胃瘘法

将特制的金属套管的一端安装在动物的胃大弯处的胃壁上，另一端通至腹壁处。这种方法收集的胃液不够纯净，但比插管法方便，适用于须随时或定时反复抽胃液的实验。

3. 食管瘘

在动物食管上造一瘘管，胃上造一胃瘘。动物进食时，食物进入口腔后从食管瘘处流出体外，胃液等消化液却大量分泌。这种方法可收集到较纯净的胃液。

4. 小胃法

将动物的胃体分离出一小部分，缝合起来形成小胃，然后在小胃上造瘘管，并将主胃的切口缝合，但仍与食管及小肠相连，使其可以进行正常消化。这样，主胃和小胃互不相通，从小胃可收集到纯净的胃液。

（二）胆汁

行胆总管插管，即可随时或定时采集。有胆囊的动物也可做胆囊瘘管，这样就可以长期采取胆汁。

（三）胰液

将实验动物的十二指肠及与十二指肠连接的胰腺用手术方法取出，并把胰腺向上翻过来，仔细分离到胰大管或胰小管。一般从胰大管采集胰液，在胰大管上插入适当粗细的塑料管，就可采集到胰液。

（四）肠液

在实验动物的小肠上做造瘘手术，把肠瘘管缝到腹壁肌上，瘘管口伸出到动物腹部的皮肤外面。待伤口愈合后，即可从肠瘘管中采集肠液。

（五）腹腔液

小实验动物无菌腹腔细胞的采集，可用输入无菌盐水再回收腹腔无菌液方法采集，用该法可采集 80%～90%的腹腔液。

动物麻醉后腹部剃毛消毒皮肤，用消毒巾擦干。用无菌血管钳小心提起皮肤，用注射器刺入腹腔下部，分别从 3 个方向注入无菌盐水或培养液，将动物从颈部提起，用无菌血管钳将针头夹住，拔去注射器，无菌盐水洗液即由针头流出到消毒容器内。

四、肠道内容物的采集

(一) 肠道内容物采样

肠道内容物采样适用于采集肠道内的食物和消化产物,可用于研究肠道内食物的消化和吸收情况,以及肠道微生物与食物的相互作用等。将受试动物解剖后,把所需采集部位(盲肠/结肠)的肠道内容物使用无菌工具,如无菌棉签、无菌吸管等取出。鱼类、昆虫等小型动物的肠道内容物采集时可用大头针固定肠一端,使用无菌镊子将肠道内容物挤出。固体内容物直接放入无菌试管中,建议采样量 1 g 左右,小型动物的肠道内容物最少保证 0.1~0.2 g。

(二) 肠道黏膜表面采样

肠道黏膜表面采样适用于研究肠道黏膜表面的微生物群落结构和功能。将无菌棉签轻轻插入肛门直肠部位 1~2 cm,稍旋转后取出。取出的样品可以分为若干部分,一部分可直接用于 DNA 或 RNA 的提取,另一部分可用于微生物的分离培养等后续实验。

(三) 粪便采样

准备经过高温高压或紫外线灭菌处理的采集工具和器材,包括采便器、镊子或牙签、纸巾、采集管、酒精喷壶、冰盒和超净台。通过应激排便或等待动物自然排便两种方式促使动物排便。应激排便涉及固定动物,轻轻按压其下腹部以促进其排便;自然排便则需要将动物放入采便器或空鼠笼中,等待其自然排便。使用镊子或牙签采集粪便,每次更换工具或使用新的工具前需要用乙醇消毒。采集的粪便应立即放入无菌的试管中,并放置于冰盒中,最后存放在-80℃冰箱中保存。

注意事项:采集过程中需要保持环境清洁和无菌,以避免污染样本。使用无菌操作,避免手部接触粪便或肠道内容物,以减少外界污染。采集的样本应立即送至实验室进行处理,以保持样本的新鲜度和微生物的活性。记录采集时间、样本来源等信息,以便于后续的数据统计和分析。其中,粪便样本应在每天的同一时段收集,以避免微生物组成在同一天内发生变化。

五、阴道液和精液的采集

(一) 阴道液的采集

1. 蘸取法

将消毒的细棉签用生理盐水润湿,轻轻插入实验动物阴道内,慢慢转动几下蘸取出阴道内含物。用该棉签涂片,即可进行镜下观察。

2. 冲洗法

用装有橡皮球的头端光滑的滴管吸少量生理盐水插入动物阴道,挤出盐水冲洗阴道后用该滴管吸出,反复几次后抽出洗液滴在玻片上晾干染色。

（二）精液的采集

1. 人工阴道法

市售的兽用人工阴道适用于牛、马、猪、羊等大动物。兔、狗等动物亦可仿制。用人工阴道套在动物的外生殖器上采集精液。

2. 阴道栓采集精液法

大、小鼠在雌雄交配后，24 h 内可在雌性动物阴道口发现白色稍透明的阴道栓，这是雄鼠的精液和雌鼠阴道分泌物在雌鼠阴道内凝固而成的。可通过阴道栓涂片染色观察凝固的精液。

第六节 实验动物的处死

安乐死（euthanasia），即以科学人道的理念和方式，使动物生理和心理痛苦最小化而采取的动物意识迅速丧失的处死过程。我们应遵循人道主义精神，爱护和善待动物。本节参考《实验动物 安乐死指南》（GB/T 39760—2021）给出了实施实验动物安乐死的基本原则、实施条件、常用方法及药物选择等建议。

一、基本原则

尊重生命、快速少痛、守法合规、方法正确、人员培训、场所适当、死亡确认。其中，守法合规指符合《关于善待实验动物的指导性意见》、《实验动物 福利伦理审查指南》（GB/T 35892—2018）等相关要求，并通过所在机构实验动物管理和使用/福利伦理委员会（IACUC）的审查；实施动物安乐死环境设施符合《实验动物 环境及设施》（GB14925—2023）的有关要求。

二、实施条件

得到实验结果或动物实验结束；经实验动物医师结合动物的体重、食欲、感染、肿瘤、濒死症状等，评估判定，动物痛苦程度达到或超过预设的仁慈终点；其他原因不适合继续饲养。

三、常用方法及药物选择

安乐死方法包括吸入药物、注射药物和物理方法。常用吸入性气体和药物包括 CO_2、氮气（N_2）、氟烷、甲氧氟烷、异氟烷等。CO_2 适用于小鼠、大鼠、豚鼠和仓鼠等啮齿类动物，是啮齿类动物最常用的安乐死吸入性气体，长时间持续吸入 40% CO_2 可致动物死亡。注射药物包括巴比妥类药物、氯化钾等。常用注射方式包括静脉注射、腹腔内注射、心脏注射等，优先选择静脉注射，腹腔内注射需要使用较高剂量的药物，心脏注射只适用于呈现垂死、休克状态或处于深度麻醉中的动物。慎用颈椎脱臼、断颈、电击、头部击碎、放血等物理方式安乐死动物。

（叶雪威）

第七节 动物实验常用生理溶液

细胞的生命活动受到它所浸浴的环境体液中各种理化因素的影响,如各种离子、渗透压、pH、温度等。浸浴离体标本或机体输液,皆须配制各种接近于生理情况的液体,这类液体称为生理溶液(physiological solution)。生理溶液的理化性质如各种离子、渗透压、pH、温度等与离体标本或机体的组织液相似。

一、常用生理溶液的配制

生理溶液由无机盐、葡萄糖和纯水(蒸馏水)配制而成。配制生理溶液有以下两种方法。

(1) 按表5-2计算出各成分的用量,用天平称取各成分溶解于纯水(氯化钙单独用容器溶解),将溶液用纯水稀释至配制量的80%左右,再将氯化钙溶液一边搅拌一边缓慢加入。

表5-2 常用生理盐溶液的成分及配制

固体成分(基础液)	单位	任氏液	拜氏液	乐氏液	台氏液	克氏液	克-亨氏液	豚鼠支气管液	大鼠子宫液
NaCl (200 g/L NaCl 溶液)	g mL	6.5 32.5	6.5 32.5	9.2 46	8.0 40	6.6 33.0	6.92 3.46	5.59 27.95	9.0 45
KCl (100 g/L KCl 溶液)	g mL	0.14 1.4	0.14 1.4	0.42 4.2	0.2 2.0	0.35 3.5	0.35 3.5	0.46 4.6	0.42 4.2
$CaCl_2$ (50 g/L $CaCl_2$溶液)	g mL	0.12 2.4	0.12 2.4	0.12 2.4	0.2 4	0.28 5.6	0.28 5.6	0.075 1.5	0.03 0.6
$NaHCO_3$ (50 g/L $NaHCO_3$溶液)	g mL	0.20 4	0.2 4	0.15 3	1.0 20	2.10 42	2.10 42	0.52 10.4	0.5 10.0
NaH_2PO_4 (10 g/L NaH_2PO_4溶液)	g mL	0.01 1	0.01 1	—	0.05 5	—	—	0.1 10	—
$MgCl_2$ (50 g/L $MgCl_2$溶液)	g mL	—	—	—	0.1 2	—	—	0.023 0.45	—

续表

固体成分（基础液）	单位	任氏液	拜氏液	乐氏液	台氏液	克氏液	克-亨氏液	豚鼠支气管液	大鼠子宫液
KH_2PO_4 （100 g/L KH_2PO_4溶液）	g mL	—	—	—		0.162 1.62	0.16 1.6	—	—
$MgSO_4 \cdot 7H_2O$ （100 g/L $MgSO_4 \cdot 7H_2O$ 溶液）	g mL	—	—	—		0.294 2.94	0.29 2.9	—	—
葡萄糖	g		2.0	1.0	1.0	2	2	—	0.5
pH				7.5	8.0				
蒸馏水		加至 1 000 mL	加至 1 000 mL	加至 1 000 mL	加至 1 000 mL	加至 1 000 mL	加至 1 000 mL	加至 1 000 mL	加至 1 000 mL

（2）按表 5－2 先将各成分分别配成一定浓度的基础溶液，然后按表 5－2 所载分量混合，氯化钙溶液在其他成分混合稀释后再一边搅拌一边缓慢加入。

葡萄糖应在临用时加入，加入葡萄糖的溶液不能久置，否则会发生变质。

二、常用生理溶液的用途

各种生理溶液都有其适用的对象，实验时应根据实验对象选择合适的生理溶液。

1. 生理盐水（physiological saline）

生理盐水即 0.9% NaCl 溶液，适用于哺乳动物的输液、手术部位的湿润等；0.65% NaCl 溶液适用于蛙、龟、蛇等变温动物器官组织的湿润。

2. 任氏液（Ringer's solution）

任氏液适用于蛙类动物组织器官的湿润、离体器官的润湿、储存或灌流。

3. 拜氏液（Baylis's solution）

拜氏液适用于离体蛙心的润湿、储存或灌流。

4. 乐氏液（Locke's solution）

乐氏液适用于哺乳动物心脏、子宫等的润湿、储存或灌流。

5. 台氏液（Tyrode's solution）

台氏液适用于哺乳动物，特别适用于哺乳动物小肠的润湿、储存或灌流。

6. 克氏液（Kreb's solution）

克氏液适用于哺乳动物各种组织的润湿、储存或灌流。

7. 克-亨氏液（Krebs-Hensleit's solution）

克-亨氏液适用于豚鼠离体气管、大鼠肝脏等的润湿、储存或灌流。

8. 豚鼠支气管液(Thoroton's solution)

豚鼠支气管液适用于豚鼠离体支气管的润湿、储存或灌流。

9. 大鼠子宫液(De-Jalon's solution)

大鼠子宫液适用于离体大鼠子宫的润湿、储存或灌流。

(孙家唯)

第六章　机能学实验基本理论和原理

第一节　神经、肌肉实验基本理论和原理

神经、肌肉和腺体组织称为可兴奋组织。不同组织、细胞的兴奋表现各不相同，神经组织的兴奋表现为动作电位(action potential, AP)，肌肉组织的兴奋主要表现为收缩活动。因此，神经或肌肉组织是否产生兴奋，可以通过观察神经细胞膜内外的电位变化或肌肉的收缩情况来判断。

一、电刺激和神经干动作电位引导的基本理论和原理

1. 电刺激

电刺激是机能学实验中最常用的一种刺激。电刺激通过正、负两个刺激电极将刺激电压或电流施加于机体、组织器官或细胞。电刺激有恒压刺激和恒流刺激两种方式，恒压刺激时正、负两个电极间的电压保持恒定，恒流刺激时由刺激电极和被刺激对象构成的刺激回路中刺激电流保持恒定。电刺激的实质是向被刺激对象施加一个定向能量场，使被刺激对象的带电粒子(离子)做定向运动，正离子向负电极运动，负离子向正电极运动。对细胞而言，刺激发生时，膜内负离子向正刺激电极运动聚集，正刺激电极下的膜超极化，该处膜兴奋性(excitability)降低，膜内正离子向负刺激电极运动聚集，负刺激电极下的膜去极化，去极化达到阈电位水平时钠通道开放，Na^+大量内流，爆发形成动作电位。

电刺激能否使组织发生兴奋(excitation)与刺激时间、刺激强度和刺激强度变化率(dV/dt)三要素有关。机能学实验中，电刺激波绝大多数实验采用方波(注：以下文中所述电刺激、脉冲均为方波)，方波的 dV/dt 是固定的，在一定的刺激时间(波宽)情况下，组织兴奋只与刺激强度有关。用方形电脉冲刺激组织，在一定的波宽情况下，刚能引起组织兴奋的刺激称为阈刺激(threshold stimulus)，此时的刺激强度称为阈强度(threshold intensity)，能引起组织最大兴奋的最小刺激，称为最大刺激，相应的刺激强度称最大刺激强度，大于阈刺激的刺激称阈上刺激，相应的刺激强度称阈上刺激强度。电刺激波使用三角波，会产生适应现象，不同 dV/dt 的三角波所测定的阈强度和最大刺激强度也是不同

的。正弦波的电刺激多用于动物电惊厥实验。

2. 神经干动作电位引导

生物电放大器有正、负两个输入端。负电位输入负输入端,输出端电位为正电位,显示为正相波形,反之亦然。正、负电位输入正输入端,输出端电位为正、负电位,显示为正、负相波形。在生物电的引导中,规定先兴奋为正、后兴奋为负。神经干动作电位引导中,负刺激电极置于引导电极一侧,负引导电极(负输入端)置于负刺激电极一侧,正引导电极(正输入端)置于负引导电极后。神经干受电刺激,在负刺激电极下的神经纤维膜产生去极化,爆发动作电位,该动作电位先后通过负、正两个引导电极,在两个引导电极间产生动态的电位差,该电位差在输出端呈现先正后负波形,称为双相动作电位(biphasic action potential, BAP)。两个引导电极之间的神经纤维完全损伤,动作电位只通过负引导电极,产生一个负电位变化,动作电位不能通过第二个引导电极,电位不变,两电极形成的动态电位差在输出端呈现一个正相波,称为单相动作电位(monophasic action potential, MAP)。

二、影响神经纤维兴奋性的因素

神经纤维的兴奋性与神经纤维的直径相关。相同的刺激下,神经纤维的直径越大,膜内外产生的电流越大,神经纤维越容易兴奋,反之亦然。即神经纤维的直径与其兴奋性成正比关系、与阈强度成反比关系。有髓鞘的神经纤维比无髓鞘的神经纤维兴奋性高,传导兴奋的速度快。高等动物的神经纤维比低等动物的神经纤维兴奋性高,传导兴奋的速度快。低温使神经纤维兴奋性降低,传导兴奋的速度减慢。普鲁卡因从膜内阻断钠通道、高钾溶液使膜去极化,钠通道失活,神经纤维不能兴奋。

三、神经干动作电位及传导速度的测定

神经干动作电位是由许多不同直径和类型的神经纤维动作电位叠加而成的综合性电位变化,称复合动作电位(complex action potential, CAP)。复合动作电位的振幅与神经干中兴奋的神经纤维数量成正比关系。神经纤维直径和类型等不同,其兴奋性有高低,由这些神经纤维构成的神经干动作电位并不表现单根神经纤维动作电位的“全或无”“不衰减性”特性。方波刺激时,刺激波宽一定的情况下,当刺激强度达到某一值时,神经干中兴奋性最高的神经纤维兴奋,可引导出一个微小复合动作电位。当刺激强度增加到某一值,神经干中的神经纤维全部兴奋,可引导出一个最大复合动作电位。大于最大刺激强度的刺激,复合动作电位振幅不再增大。刺激强度在阈强度至最大刺激强度范围内,复合动作电位幅度与刺激强度成正比关系。刺激强度小于阈强度的刺激称阈下刺激,刺激强度大于阈强度的刺激称阈上刺激。在一定范围内,阈强度、最大刺激强度与刺激波宽成反比关系。复合动作电位是两个引导电极间的动态的电位差,因此,在相同的实验条件下,一定范围内,复合动作电位振幅、时程与引导电极间的距离成正比关系。电刺激神经干,单刺激的刺激波宽大于某一值时,能记录到前后两个复合动作电位,后一个复合动作电位由“断电兴奋”产生。

动作电位在神经纤维上传导有一定的速度。不同类型的神经纤维传导速度不同,神经纤维越粗则传导速度越快。蛙类坐骨神经干中的 A_α 类纤维的最快传导速度为 30~40 m/s。其中一种测定兴奋传导速度的方法:在神经干动作电位实验中,测定两对引导电极引导的两复合动作电位起始点时间差(t)和两对引导电极的第 1 个引导电极间的距离(s),s/t 是神经干中兴奋传导速度最快的神经纤维的兴奋传导速度(v_1)。复合动作电位起始点时间是兴奋传导到一对引导电极的第 1 个电极的时间,t 则是兴奋从第一对引导电极的第 1 个电极传导到第二对引导电极的第 1 个电极的时间,s 是兴奋从第一对引导电极的第 1 个电极传导到第二对引导电极的第 1 个电极经过的距离。另一种测定兴奋传导速度的方法:测量第一对引导电极引导的双相动作电位或单相动作电位起点到刺激伪迹的时间(t_2)和刺激电极负极到第一对引导电极的第 1 个电极的距离(s_2),s_2/t_2即兴奋传导速度(v_2),t_2包含潜伏期,v_2略小于 v_1。神经干动作电位传导速度的说法是习惯性说法,但欠准确。引导电极距离影响神经干复合动作电位的振幅、时程和正相波峰出现的时间,用两复合动作电位正相波波峰时间差(t_3)代替两复合动作电位起始点时间差(t)显然是错误的。影响神经干兴奋性的因素均能影响神经纤维传导速度。

四、神经干兴奋不应期测定

神经组织和其他可兴奋组织一样,在接受一次刺激产生兴奋后,其兴奋性将会发生规律性的变化,依次经过绝对不应期、相对不应期、超常期和低常期,然后重新回到正常的兴奋水平。可兴奋细胞的兴奋性周期变化与钠通道状态和膜电位有关,组织兴奋时钠通道开放,绝对不应期钠通道失活,相对不应期时钠通道复活数量逐渐增加,超常期钠通道完全复活,此时膜电位高于静息电位,距阈电位水平较近,兴奋性高于静息状态,低常期膜电位低于静息电位,与阈电位距离较大,兴奋性低于静息状态。

用最大刺激强度的双脉冲刺激神经干,引导得到两个振幅相同的动作电位。两个刺激脉冲间隔由大到小逐渐减小,第 2 个动作电位振幅刚好小于第 1 个动作电位振幅,此时的刺激波间隔即为绝对不应期和相对不应期的总时间(T_s)。继续减小两个刺激脉冲间隔,第 2 个动作电位刚好消失,此时的波间隔即为绝对不应期时间(T_a),相对不应期 = $T_s - T_a$。

神经纤维兴奋的不应期有长短,神经干兴奋不应期复合了众多神经纤维的不应期,神经干中神经纤维最短的绝对不应期是神经干的绝对不应期,神经干中神经纤维最长的相对不应期是神经干的相对不应期。

五、骨骼肌收缩与刺激强度、频率的关系

用单脉冲刺激坐骨神经-腓肠肌标本的坐骨神经,在刺激波宽不变情况下,刺激强度从零逐渐增加,引起腓肠肌第一个收缩的刺激是坐骨神经-腓肠肌标本的阈刺激,刺激强度为阈强度,第一个最大收缩波对应的是坐骨神经-腓肠肌标本的最大刺激,刺激

强度为最大刺激强度。在阈强度和最大刺激强度之间，腓肠肌收缩张力和刺激电压成正比关系。

一块腓肠肌包含很多纤维束，纤维束包含很多肌纤维，每根肌纤维由运动神经元支配。支配腓肠肌的神经由 α 运动神经纤维组成，一个 α 运动神经元和其支配的肌纤维构成一个运动单位。α 运动神经元兴奋，其所支配的肌纤维发生收缩。支配运动单位的神经纤维的直径不同，直径大的神经纤维兴奋性高，直径小的神经纤维兴奋性低。刺激电压低于阈强度时，没有神经兴奋，也就没有运动单位的收缩；当刺激电压达到阈强度时，兴奋性最高的运动神经纤维兴奋，其支配的肌纤维收缩，产生一个很小的收缩张力；增加刺激电压，兴奋性稍低的神经纤维相继发生兴奋，其所支配的肌纤维发生收缩，整体表现为收缩张力增加；当刺激电压达到最大刺激强度时，支配腓肠肌的所有的 α 运动神经纤维都兴奋，其所支配的运动单位的肌纤维都发生收缩，收缩张力达到最大值；继续增加刺激强度，收缩的运动单位不再增加，腓肠肌的收缩张力也不再增加。

用最大刺激强度、连续脉冲刺激坐骨神经-腓肠肌标本的坐骨神经，刺激频率从 1 Hz 逐步增加，当刺激的波间隔时间大于一次肌肉收缩舒张的持续时间，肌肉收缩表现为一连串的单收缩（single twitch）；刺激频率增加至刺激波间隔时间大于一次肌肉收缩的收缩时间但小于一次肌肉收缩舒张的持续时间，肌肉在舒张未完全时再次收缩，表现为不完全强直收缩（incomplete tetanus）；刺激频率增加至刺激波间隔时间小于一次肌肉收缩的收缩时间，肌肉在收缩的基础上再次收缩，表现为完全强直收缩（complete tetanus）。

肌膜上的动作电位沿 T 管膜传至肌细胞内部，激活 T 管膜和细胞膜中的 L 型钙通道使通道开放，触发肌质网 Ca^{2+} 释放机制，细胞质内 Ca^{2+} 浓度由静息时的 0.1 μmol/L 迅速升高至 1～10 μmol/L 水平，促使 Ca^{2+} 与肌钙蛋白结合，导致肌钙蛋白构象变化，引发横桥与肌动蛋白结合，产生肌丝滑行而收缩。细胞质 Ca^{2+} 浓度快速下降至静息水平，促使 Ca^{2+} 与肌钙蛋白解离，横桥与肌动蛋白解离，肌肉舒张，肌肉完成一次收缩、舒张过程。单收缩时，第二个动作电位在第一个动作电位引起细胞质内 Ca^{2+} 浓度升高且恢复到静息浓度后才到达，肌肉可完成一次完整的收缩和舒张，由于单个动作电位引起终池释放的 Ca^{2+} 数量较少，细胞质 Ca^{2+} 浓度较低，Ca^{2+} 与肌钙蛋白结合的数量少，所以肌肉的收缩张力小（图 6－1）。不完全强直收缩时，第一个动作电位引起细胞质内 Ca^{2+} 浓度升高，在细胞质 Ca^{2+} 浓度下降但还没有恢复到静息水平时，第二个动作电位到达，终池再次释放 Ca^{2+}，终池 Ca^{2+} 浓度呈波动性增高，横桥与肌动蛋白结合的数量呈波动性上升，肌肉收缩张力呈波动性增大（图 6－1），由于细胞质累积的 Ca^{2+} 浓度大于单收缩而低于完全强直收缩，因此收缩张力大于单收缩而小于完全强直收缩。完全强直收缩时，第一个动作电位引起细胞质 Ca^{2+} 浓度升高，当细胞质 Ca^{2+} 浓度尚未开始下降时，第二个动作电位到达，终池再次释放 Ca^{2+}，胞质 Ca^{2+} 浓度持续升高，Ca^{2+} 与肌钙蛋白结合的数量、横桥与肌动蛋白的数量达到最大值，横桥持续扭动，肌肉持续收缩，肌肉收缩的张力达到最大（图 6－1）。

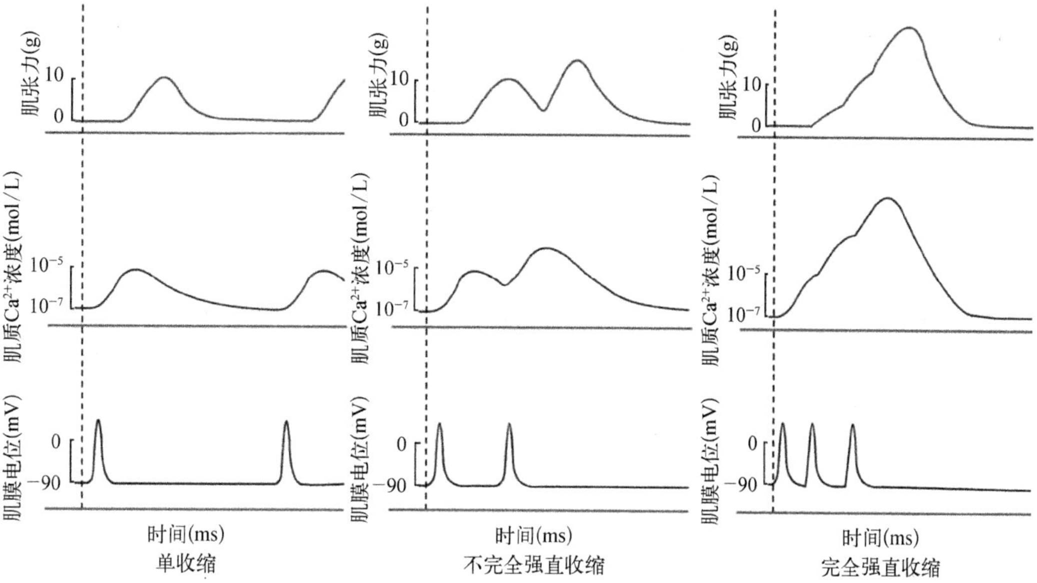

图 6－1 不同收缩形式时肌膜电位、肌质 Ca^{2+} 浓度和肌张力

六、骨骼肌收缩张力、做功与前、后负荷的关系

肌肉收缩前所承受的负荷，称前负荷(preload)，前负荷决定了肌肉在收缩前被拉长的程度，即肌肉的初长度(initial length)。肌肉收缩时遇到的负荷，称后负荷(afterload)。前负荷在肌肉收缩时成为其后负荷。肌肉收缩所做的功等于肌肉缩短长度与负荷的乘积。

每一块肌肉都有一个最适初长度，在最适初长度的情况下，肌肉收缩可做最大的功。在不同前负荷，肌肉收缩产生的张力不同，在最适前负荷时肌肉的初长度为最适初长度，粗、细肌丝处于最适重叠状态，横桥都处于能与肌动蛋白上的横桥结合位点相重叠的位置，当细胞质中 Ca^{2+} 浓度升高到一定水平时，粗、细肌丝之间就会有最多数量的横桥与肌动蛋白结合，产生最大的收缩张力。如果肌肉初长度大于或小于最适初长度，则粗、细肌丝重叠程度小于最适初长度时，横桥与肌动蛋白结合数量减少，所以肌肉收缩时产生的张力会下降。

固定一个前负荷，改变后负荷，肌肉收缩做功也随之改变。前负荷固定，横桥与肌动蛋白结合点重叠数量一定情况下，后负荷增大时，肌肉收缩时每一横桥周期中横桥与肌动蛋白结合的时间就会延长，使每一瞬间处于结合状态的横桥数量增加，收缩张力增大，但肌肉缩短的时间延迟，缩短的速度减慢，缩短的长度减小，肌肉缩短长度与后负荷的乘积会出现先增后减现象。

观察不同前负荷或后负荷对腓肠肌收缩做功的影响时，使用等张换能器和生物信号采集处理系统测定肌肉缩短的长度和收缩的张力。等张换能器是一种角度(位移)换能器，其转臂的转动阻尼几乎等于0，转臂左右等长。当左臂与腓肠肌标本相连，右臂加载负荷，通过调节挡杆的位置，可以将该负荷设定为前负荷或后负荷，腓肠肌收缩时，先等长收缩，待肌肉收缩张力等于后负荷时，肌肉进行等张收缩，肌肉缩短，转臂转动。根据转臂转过的角度，利用三角函数可计算出肌肉缩短的长度。肌肉缩短时的后负荷等于肌肉收缩张力，缩短长度刚等于0时的后负荷约等于肌肉收缩的最大主动张力。

七、神经干、骨骼肌兴奋和骨骼肌收缩的关系

采用波间隔递增或递减的双脉冲刺激坐骨神经-腓肠肌标本的坐骨神经，同步记录神经干动作电位、肌膜动作电位、腓肠肌收缩波，结果具有如下特点：

在时间轴上依次出现神经干动作电位、肌膜动作电位和腓肠肌收缩波。在刺激波间隔减小的过程中，神经干动作电位和肌膜动作电位不发生融合，肌肉收缩波依次表现为单收缩、不完全强直收缩和完全强直收缩，收缩张力逐渐增加。当刺激波间隔小于一定值时，第2个神经干动作电位和肌细胞动作电位消失，肌肉收缩波变为单收缩波。

兴奋的运动神经通过局部电流将神经冲动传导至神经-肌接头，使接头前膜释放神经递质乙酰胆碱(acetylcholine, ACh)，乙酰胆碱与接头后膜N_2受体结合使后膜去极化，后膜去极化至阈电位水平便爆发动作电位，促使细胞质内Ca^{2+}浓度迅速上升进而引起肌肉的收缩。上述过程中，神经、骨骼肌兴奋的电变化与收缩(长度与张力变化)是两种不同性质的生理过程，但又密切相关。运动神经产生动作电位到骨骼肌的收缩经历动作电位的神经传导、神经-肌接头兴奋传递、兴奋-收缩耦联的生理过程均需要时间，因此，神经干动作电位、肌膜动作电位和腓肠肌收缩波之间有一个时间差。肌膜动作电位起点与腓肠肌收缩波起点的时间差为兴奋-收缩耦联时间。逐渐减小刺激波间隔等于逐步增加刺激频率，其效应和机制参见本节上文“五、骨骼肌收缩与刺激强度、频率的关系”。当刺激波间隔小于不应期时，第二个刺激不能使神经干兴奋，肌肉也不兴奋，肌肉只发生一次单收缩。

八、人体肌电图

神经兴奋动作电位以局部电流的方式进行传导，兴奋通过神经-肌接头的传递，引起肌膜兴奋产生动作电位。将表面电极置于肌肉上的皮肤表面或将针形引导电极插入肌肉，使用肌电图仪或生物信号采集处理系统记录肌肉兴奋时的电活动曲线图，称为肌电图(electromyogram, EMG)。人体是一个容积导体，因此所记录到的肌电不是单根肌纤维的电活动，而是许多肌纤维的电活动在空间和时间上的总和。针形电极引导的通常是几个毫米范围内一个运动单位或亚单位的数十条肌纤维的电活动；表面电极记录的为多个运动单位的总和波形，研究人体活动时整块肌肉的状态。用表面电极完成的神经传导检查和某些特殊检查，主要用于了解神经和神经-肌接头功能；用针形电极完成的肌电图检查，主要用于了解肌肉本身的功能状态。通过表面电极无创性采集肌电广泛应用于医学和生理学等领域。

用置于皮肤上的刺激电极，在两个刺激点上分别刺激运动神经，以贴在肢体远端皮肤上的引导电极记录两个诱发肌电图。两个刺激点之间的距离除以两个肌肉动作电位起始

点时间差，就可以计算得出运动神经传导速度（motor nerve conduction velocity，MNCV）。

α运动神经元及其所支配的所有肌纤维组成运动单位。肌肉收缩的力量大小通过调节参与兴奋的运动单位的数量实现。不同运动单位的活动并非同时开始，而是相继的，即在某一时程内，不同运动单位在不同时间相继参与兴奋，活动终止的时间也不同，从而保证肌肉收缩的稳定和持续。参与兴奋的运动单位的数目和频率可根据生理需要而改变，即肌肉轻度收缩时参与兴奋的运动单位数目少、频率低；大力收缩时则参与兴奋的运动单位数目多、频率高，这与运动单位的募集数量有关。随着运动时间的延长，骨骼肌收缩速度及力量性能变差，输出功率下降。先参与工作的运动单位发生疲惫，为了维持工作，必须募集新运动单位参与活动。运动单位数量增加，使肌电信号振幅增加。此外，快肌容易疲劳，慢肌不容易疲劳，快肌疲劳后工作能力下降，此时要继续进行工作，就要募集更多没有疲劳的慢肌参与，而慢肌频率比快肌低。而当肌肉工作至疲劳时，运动单位同时活动加强，运动单位同时放电，表现为频率降低。

神经和肌肉的兴奋性、兴奋传导有赖于神经及肌肉的结构和功能完整性。神经发生病变，如神经脱髓鞘、轴索损伤、神经水肿、缺血和炎症等可导致神经兴奋阈值升高、潜伏期延长、动作电位幅度降低、动作电位时程延长和传导速度减慢等变化；严重的周围神经损伤，如神经离断时即使超强的刺激也不能引起所支配的肌肉产生反应；肌肉病变时，诱发的肌电在幅度、时程等方面也会出现不同程度的变化。根据神经传导速度和相应的肌电图波形，可用来诊断周围神经障碍的性质和部位。临床上肌电图广泛应用于神经科、外科、骨伤科和五官科等有关疾病的诊断，用于判定损伤部位、区分神经源性和肌源性疾病、判定治疗效果等。在运动医学方面，肌电图用来研究肌肉运动生理、肌肉的力量和肌肉疲劳等指标。

（厉旭云）

第二节　血液系统实验基本理论和原理

血液在人体生命活动中承担着输送氧气和营养物质、移除代谢废物、调节体温、免疫防御和凝血等关键生理功能。血液各种功能的实现依赖于血浆和血细胞的正常参与以及理化特性的相对恒定。由于血液成分和性质的变化往往与身体器官的功能状态密切相关，因此临床上常通过血液检查来诊断血液系统及相关系统的疾病。

一、ABO 血型鉴定

ABO 血型的分型：根据红细胞膜上是否存在 A 抗原和 B 抗原将血液分为 A、B、AB 和 O 4 种血型。红细胞只含 A 抗原者为 A 型，只含 B 抗原者为 B 型，含有 A 与 B 两种抗原者为 AB 型，A 和 B 两种抗原均无者为 O 型。A 型者的血清中含有抗 B 抗体，B 型者的血清中含有抗 A 抗体，AB 型者的血清中无抗 A 和抗 B 抗体，O 型者的血清中则含有抗 A

和抗 B 两种抗体。ABO 血型鉴定是一个简单但极其重要的测试,在血型匹配、亲子鉴定、犯罪识别等领域都有着广泛的应用。

ABO 血型鉴定:将已知的抗 A 和抗 B 抗体滴加在玻片上与受检红细胞混合做凝集试验。红细胞与抗 A 抗体发生凝集则为 A 型,红细胞与抗 B 抗体发生凝集则为 B 型,红细胞与抗 A、抗 B 抗体均发生凝集则为 AB 型,红细胞与抗 A、抗 B 抗体均不发生凝集则为 O 型。

二、红细胞渗透脆性

红细胞在低渗盐溶液中发生膨胀破裂的特性称为红细胞渗透脆性(erythrocyte osmotic fragility)。测定红细胞渗透脆性可以帮助诊断某些血液疾病,如遗传性球形红细胞增多症。

红细胞渗透脆性试验,将血液与不同浓度的 NaCl 溶液混合,观察红细胞在不同渗透压盐溶液中是否发生溶血(破裂),可以检查红细胞对低渗溶液的抵抗力。开始出现溶血现象的低渗盐溶液浓度,为该血液红细胞的最小抵抗浓度(正常人为 0.4%~0.45% NaCl 溶液);出现完全溶血时的低渗盐溶液浓度,则为该红细胞最大抵抗浓度(正常人为 0.3%~0.35% NaCl 溶液)。对低渗盐溶液的抵抗力小,表示红细胞的脆性大;反之,表示脆性小。

三、血液凝固

血液凝固(blood coagulation)过程是由许多凝血因子参加的酶促反应。根据血液凝固过程中凝血酶原激活途径的不同,可将血液凝固分为内源性激活途径凝血和外源性激活途径凝血。内源性凝血是指参与血液凝固的凝血因子全部存在于血浆中,外源性凝血是指在组织因子参与下的血液凝固过程。血液凝固功能测试对于诊断和监测凝血障碍、出血性疾病以及抗凝治疗的效果至关重要。

从动脉内直接采血,血液几乎未接触血管外组织因子(Ⅲ因子)。将该血液放入干净试管,仅有试管内表面负电荷激活血浆中的Ⅻ因子而启动内源性凝血系统而发生凝血,凝血时间约几分钟。将上述血液放入肺组织浸液(含有Ⅲ因子)的试管中,Ⅲ因子启动外源性凝血,同时激活内源性凝血,凝血时间约十几秒。粗糙面加速血小板解体,并促进Ⅻ因子的激活,加速血液凝固。光滑面与粗糙面作用相反。血凝是一系列酶促反应,酶的活性对温度很敏感,低温使酶活性降低甚至丧失,因此,增加凝血时间。肝素钠与抗凝血酶结合,形成复合物,灭活 60%~70%凝血酶,并增强抗凝血酶对凝血因子的抑制作用,抑制凝血酶原激酶的形成,抑制凝血酶对凝血因子的激活作用;肝素钠具有负电荷,可以干扰血小板表面的负电荷,从而阻止血小板之间的聚集。在外源性凝血和内源性凝血一系列酶促反应过程中都需要 Ca^{2+} 的参与,从血液、血浆中去除 Ca^{2+} 可起到抗凝作用。

四、弥散性血管内凝血

弥散性血管内凝血(disseminated intravascular coagulation, DIC)是指在某些致病因子

作用下,大量促凝物质入血,使机体凝血系统被激活,引起以广泛的微血栓形成和凝血功能障碍为主要特征的病理过程。由于微血管堵塞、凝血因子消耗和继发性纤维蛋白溶解,机体表现为严重的出血、休克、器官功能障碍及贫血。

兔脑粉浸液中含有大量的组织凝血活酶(Ⅲ因子)和微小颗粒,当将兔脑粉浸液从静脉注入兔体内后,组织凝血活酶迅速激活外源性凝血系统,其中颗粒成分则通过激活Ⅻ而启动内源性凝血系统。凝血酶大量生成,在凝血酶作用下,大量纤维蛋白原被分解成纤维蛋白。在凝血系统被激活以后,纤溶系统也随之被激活,所产生的纤溶酶又可促使纤维蛋白原或纤维蛋白分解为纤维蛋白降解产物(fibrin degradation products, FDP)。故在注射兔脑粉浸液后纤维蛋白原含量明显降低,参与内源性、外源性凝血系统的因子被大量消耗,凝血过程障碍,反应时间延长。

血浆鱼精蛋白副凝固试验(plasma protamine paracoagulation test, 3P 试验)是测定血浆中纤维蛋白单体可溶性复合物的一种方法。纤维蛋白降解产物能和血浆中的纤维蛋白单体形成可溶性复合物,在含有这种可溶性复合物的血浆中加入鱼精蛋白,则鱼精蛋白可使这种复合物解体,游离出纤维蛋白单体,后者可相互交链成纤维蛋白多聚体沉淀,肉眼观察呈絮状或凝胶状,从而反映纤维蛋白降解产物的存在。

(厉旭云,姜海英)

第三节 循环系统实验基本理论和原理

循环系统是由心血管系统和淋巴系统构成的相对封闭的管道系统,主要受神经和体液因素的调控。心脏节律性的舒缩活动推动血液在心血管系统中循环流动,循环的血液具有运输物质、调节体温和维持内环境稳定的重要功能。循环系统功能一旦发生障碍,机体的新陈代谢便不能正常进行,重要器官将受到严重损害。

一、离体心脏灌流方法的基本理论和原理

离体心脏脱离了机体的神经支配和体液因素的影响,可以观察灌流液的成分、药物等处理因素对心脏活动的作用及机制。

1. 心脏 Langendorff 法

心脏 Langendorff 法适用于哺乳动物心脏离体灌流,在机能学实验研究中被广泛应用。动物心脏从动物体内摘取之后,用有一定压力、温度并含氧的克氏液经主动脉根部灌流。灌流液的压力高,推动动脉瓣关闭,灌流液经冠状动脉口进入冠状血管营养心脏,以维持心脏的节律性兴奋和舒缩活动。灌流液经冠状血管流入右心房,然后由腔静脉口及肺动脉口流出,单位时间内灌流液的流出量即为冠状动脉血流量。灌流液压力恒定灌流心脏为恒压灌流法,灌流液流量恒定灌流心脏为恒流灌流法。经左心房将水囊放入左心室可记录左心室内压,用心脏夹夹住心尖连接到张力换能器

可记录心肌收缩力。在心脏表面贴敷电极或将针形电极插入心表肌肉可以记录心电。

2. 心脏 Straub 法

心脏 Straub 法适用于蛙类动物心脏离体灌流,无须恒温和供氧。心脏 Straub 法指心脏插管从主动脉进入后插入心室,插管中的灌流液直接作用于心室,在房室瓣完好无损的情况下灌流液不接触到心房和静脉窦。蛙类动物的心脏没有营养性血管,营养物质和 O_2 等通过心室、心房内膜直接渗透到心肌周围的组织液中,为心肌提供活动所需的营养物质。

3. 心脏八木氏灌流法

心脏八木氏灌流法亦适用于蛙类动物心脏离体灌流,无须恒温和供氧。心脏八木氏灌流法指灌流液从左肝静脉插管进入,心室收缩射出的灌流液进入动脉插管,构成“工作心脏”,此法可用于心输出量的测定等研究。

二、动脉血压测定方法的基本理论和原理

1. 导管测压法

导管测压法为有创、直接测压法。将带有压力换能器的导管插入血管内测量血压或将血管插管插入血管内通过液压传递系统测量血压。动物实验中通常应用液压传递系统测定血压,系统由插管、测压管道及压力换能器相互连通,其内充满抗凝液体,构成液压传递系统。将插管插入动脉或静脉内,血管内的压力及其变化可通过密闭的液压传递系统传递,通过压力换能器将压力变化转换为电信号,用生物信号采集处理系统记录血压变化曲线。

2. 间接测压法

(1) 柯氏音测压法:为无创、间接测压法。人体动脉血压测定的常用方法是袖带间接测压法,也称柯氏音法。该方法利用袖带压迫动脉使动脉血流发生湍流并产生的柯氏声(Korotkoff 声),通过听诊器听取血管音来测量血压。该法使用水银式血压计。测量部位一般多在肱动脉。血液在血管内顺畅地流动时通常并没有声音,但当血管受压变狭窄或时断时通,血液发生湍流时,则可发生所谓的柯氏声。用充气袖带缚于上臂加压使动脉被压迫关闭,然后放气逐步降低袖带内的压力。当袖带内压力超过动脉收缩压时,血管受压,血流阻断,此时听不到柯氏声,也触不到远端的桡动脉搏动;当袖带内压力等于或略低于动脉内最高压力时,有少量血液通过压闭区,在其远侧血管内引起湍流,此时用听诊器可听到血管壁震颤音,并能触及脉搏,此时袖带内的压力即为收缩压,其数值可由压力表或水银柱读出,在血液通过压闭区的过程中一直能听到声音;当袖带内压力等于或稍低于舒张压时,血管处于通畅状态,失去了造成湍流的因素,声音突然由强变弱或消失,此时袖带内压力即为舒张压。

(2) 柯氏音测压法电子血压计测压法:柯氏音测压法电子血压计通过换能器检测动脉内的血流声音,并将压力转化为数字显示血压值。该法易受环境噪声干扰。

（3）示波法电子血压计测压法：示波法电子血压计通过压力换能器检测血流断续通过动脉引起震荡波(图6-2)，震荡波波峰包络线与动脉血压有稳定的关系，以震荡波的最大波峰为基础，用算法计算出收缩压、舒张压等，并用柯氏音测压法测得的血压进行校正。不同厂家的算法不同，测量结果有差异。在血压较低情况下，测量误差可达40%。

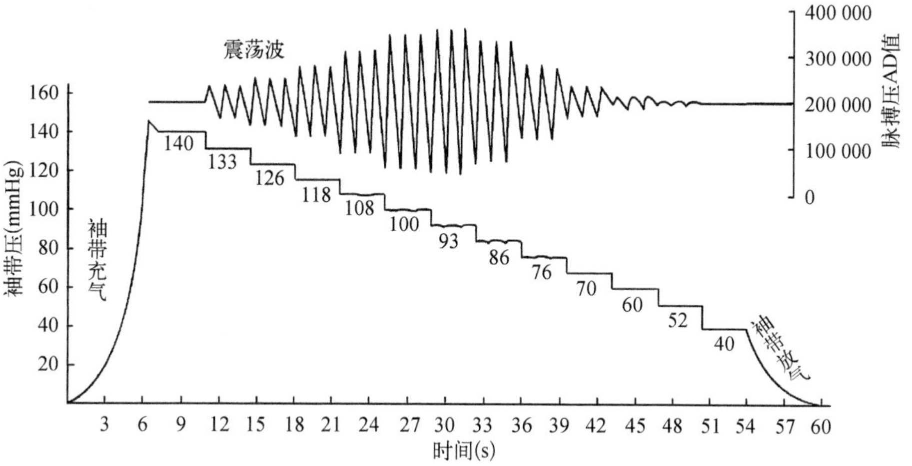

图6-2　示波法测量血压原理示意图

（4）鼠尾测压法：为无创、间接测压法，原理与柯氏音测压法类似，测量系统由压力换能器、充放气装置、脉搏换能器、数据处理单元和软件构成，通过检测鼠尾压闭区后的脉搏信号间接获得血压值。

三、心动周期中心脏的生理活动

心脏起搏细胞4期自动去极化到阈电位水平产生兴奋，兴奋通过特殊传导组织依次传导到心房和心室，引起心房肌和心室肌的兴奋，反映在心电图上分别是P波和QRS波群(图6-3)。心室肌细胞动作电位2期，细胞外Ca^{2+}内流，通过钙致钙释放(calcium induced calcium release，CICR)机制使肌质网释放Ca^{2+}，细胞质内Ca^{2+}浓度升高，Ca^{2+}与肌钙蛋白结合引起原肌球蛋白位移，使横桥和肌动蛋白结合，引起粗细肌丝滑行，心室肌收缩。心室肌收缩导致室内压增高，当室内压高于心房压时，房室瓣关闭，心室进入等容收缩期，随着心室肌的进一步收缩，室内压急剧升高，当室内压高于动脉压时，主动脉瓣开启，心室内的血液射入动脉，动脉压升高。心室肌继续收缩，室内压和血压持续升高至收缩压水平(图6-3)。心室肌复极化3期，反映在心电图上为T波，在复极3期的后期及4期，随着肌质网钙泵、$Na^{+}-Ca^{2+}$交换体、细胞膜钙泵的激活，细胞质Ca^{2+}浓度下降，Ca^{2+}与肌钙蛋白解离，心肌舒张，心肌张力减小。心室肌舒张导致室内压降低，当室内压低于动脉压时主动脉瓣关闭，心室进入等容舒张期，心肌继续舒张，当室内压低于心房压时，房室瓣开启，进入心室充盈期。心室舒张期，随着动脉内的血压流向外周，血量减少，动脉内压力降低至舒张压水平。

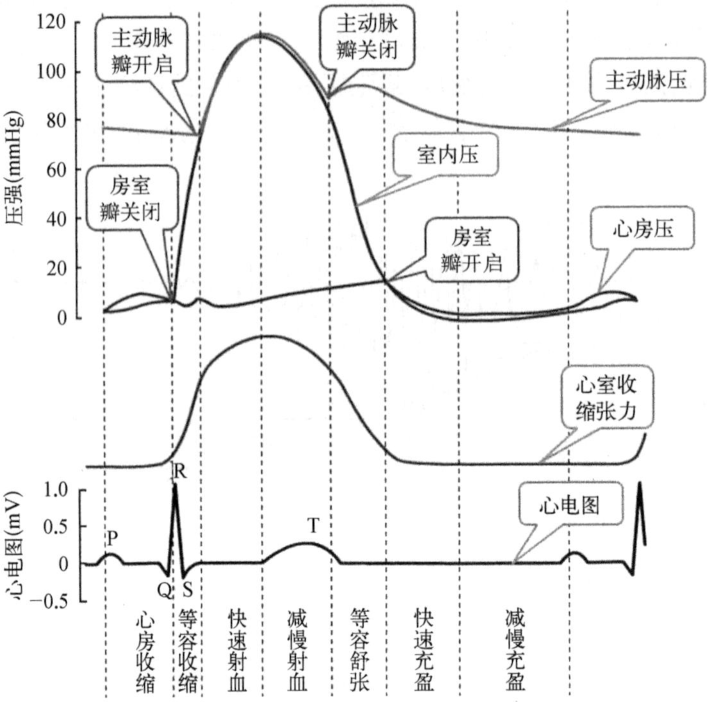

图 6－3　心动周期中心电图、心室收缩张力、心室内压和血压的关系

四、心脏兴奋传导分析

心脏各部分自律细胞的自律性有差异，哺乳动物心脏自律细胞的自律性从高到低依次是窦房结、房室交界、房室束、末梢浦肯野细胞。正常情况，窦房结控制心脏兴奋的频率和节律，窦房结为正常起搏点，其他部分的自律组织为潜在起搏点。窦房结通过“抢先占领”和“超速驱动抑制”两种机制对潜在起搏点的活动进行控制。窦房结的节律性兴奋依次从心房肌、房室结、房室束、心室内传导组织传导，引起心房和心室的先后兴奋和收缩。

蛙心的静脉窦自律性最高，蛙心的兴奋、收缩频率和节律由静脉窦主导，其他部位自律组织受其节律控制，并不表现出自身的自动节律性。通过结扎窦房沟阻断静脉窦的兴奋向心房传导，心房的潜在起搏点发生兴奋，心房的兴奋传导到心室，引起心房、心室的兴奋和收缩。可以观察到静脉窦搏动频率与结扎前相同，心房和心室搏动频率低于结扎前水平。通过结扎房室沟阻断心房兴奋向心室传导，心室的潜在起搏点可能发生兴奋，此时可观察到，心房的搏动频率与结扎前相同，心室的搏动频率低于结扎前，在心电图上可观察到 P 波与 QRS 波分离，频率不同，在心脏收缩曲线可观察到心房收缩波与心室收缩波分离，心房波频率高于心室收缩波频率。

五、期前收缩与代偿间歇

心肌每兴奋一次，其兴奋性就发生一次周期性的变化。心肌兴奋性的特点在于其有效不应期(effective refractory period, ERP)特别长,约相当于整个收缩期和舒张早期。因此,在心脏的收缩期和舒张早期内,任何刺激均不能引起心肌兴奋与收缩,但在舒张早期以后,给予一次较强的阈上刺激就可以在正常节律性兴奋到达以前,产生一次提前出现的兴奋和收缩,称之为期前兴奋(premature excitement)和期前收缩(premature systole)。同理,期前兴奋亦有不应期,因此,如果下一次正常的窦性节律性兴奋到达时正好落在期前兴奋的有效不应期内,便不能引起心肌兴奋和收缩,这样在期前收缩之后就会出现一个较长的舒张期,称为代偿间歇(compensatory pause)。用电脉冲在心脏活动的不同时期给予刺激,记录心肌收缩力和心电图变化,可观察心肌兴奋性阶段性变化的特征。

六、正常及异常心电图

(一) 正常心电图

在正常人体内,心脏在收缩之前,首先发生电位变化,心电变化由心脏的起搏点窦房结开始,按一定路径和时序,依次传向心房和心室,引起整个心脏的兴奋。因此,每一心动周期中,心脏各部分兴奋过程中的电变化及其时间顺序、方向和途径等,都存在一定的规律。心脏犹如一个悬浮于容积导体中的发电机,其综合电位变化可通过体内导电组织和体液构成的容积导体传导到全身,在体表出现有规律的电变化。将体表电极放置在人体表面的一定部位可记录到的心脏电变化曲线,称心电图(electrocardiogram, ECG),心电图是心脏兴奋的产生、传导和恢复过程中的生物电变化的反映,与心脏的机械收缩活动无直接关系。正常人心电图包括 P、QRS、T 三个波形以及相关的时程(包括间期和段),其中 P 波表示心房去极化,QRS 波群表示心室去极化,T 波表示心室复极化(图 6-4)。心电图

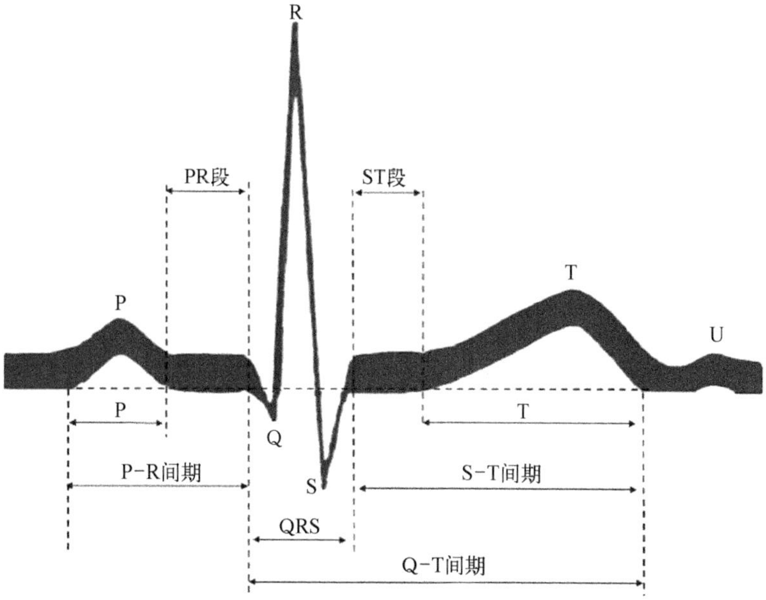

图 6-4 心电图

对心起搏点的分析、传导功能的判断以及心律失常、房室肥大、心肌损伤的诊断具有重要价值。可以通过药物来复制心律失常模型。

（二）心肌缺血心电图

给动物注射大剂量垂体后叶素可使动物冠状动脉痉挛而致心肌缺血，出现心电图异常改变，主要表现在ST段与T波的异常及心律失常。硝酸甘油具有松弛血管平滑肌，扩张静脉、动脉和冠状血管，降低心肌耗氧量并增加心肌供氧作用，可改善心肌缺血。硝酸甘油在血管平滑肌内经谷胱甘肽转移酶的催化释放一氧化氮（nitric oxide, NO），一氧化氮激活鸟苷酸环化酶（guanylyl cyclase, GC），使血管平滑肌细胞内环磷酸鸟苷（cyclic guanosine monophosphate, cGMP）生成增多，环磷酸鸟苷抑制三磷酸肌醇（inositol triphosphate, IP_3）的促肌质网释放 Ca^{2+} 作用，环磷酸鸟苷激活肌质网上的钙泵，将细胞质中的 Ca^{2+} 摄回肌质网，环磷酸鸟苷激活细胞膜上的钾通道，K^+ 外流使细胞复极化，减少 Ca^{2+} 内流，平滑肌细胞细胞质 Ca^{2+} 水平降低，血管平滑肌舒张。硝酸甘油效应可能伴随内源性的前列环素（prostacyclin, prostaglandin I_2, PGI_2）的间接合成和降钙素基因相关肽（calcitonin gene-related peptide, CGRP）的释放。

（三）异位节律心电图

氯化钡能促进心脏浦肯野纤维 Na^+ 内流、抑制 K^+ 外流，促进4相自动除极，使浦肯野纤维自律性增强，导致异位节律而出现心律失常，心电图可表现出宽大畸形的QRS波。利多卡因属于Ⅰb类室性心律失常药，可选择性作用于浦肯野纤维，抑制 Na^+ 内流，促进 K^+ 外流，降低心肌细胞自律性，消除折返激动，在临床上常作为防治急性心肌梗死室性心律失常的首选药物。

（四）强心苷中毒心电图

去乙酰毛花苷为强心苷类抗心功能不全药物。强心苷类药物可抑制钠钾ATP酶，加强心肌收缩性。强心苷中毒时，过度抑制心肌细胞钠钾ATP酶，导致细胞内 Na^+、Ca^{2+} 大量增加，K^+ 明显减少，使心肌及浦肯野纤维自律性升高，传导减慢，有效不应期缩短；且可引起迟后除极及触发活动，或抑制窦房结或房室传导，使传导减慢引起折返激动而导致多种类型的心律失常。

（五）高血钾心电图

血钾升高到一定水平，心肌细胞钾通道的通透性明显增高，心肌细胞动作电位复极化期 K^+ 外流加速，复极化加速。血钾浓度升高引起的以上改变在心电图中可表现为P波幅度降低、波宽增加，QRS波幅度降低、波宽增加，T波幅度增高、波宽变窄，P－R间期延长，Q－T间期缩短。

七、心音和心音图

1. 心音

心脏的舒缩活动、瓣膜的启闭及血液的流动等因素引起振动所产生的声音称心音（heart sound）。一个心动周期中，先后出现第一心音（S_1）、第二心音（S_2）、第三心音（S_3）

和第四心音（S_4），正常成人一般可听到 S_1 和 S_2 两个心音，S_1 频率为 40～60 Hz，时程为 0.1～0.12 s；S_2 频率为 60～100 Hz，时程 0.07～0.08 s；在某些健康儿童和青少年也可听到 S_3；正常情况下听不到 S_4，如能听到可能是病理性的。

2. 心音图

用心音换能器将心音转换成电信号并用记录仪器记录得到的图形称心音图（phonocardiogram），由 S_1 和 S_2 组成（图 6－5）。

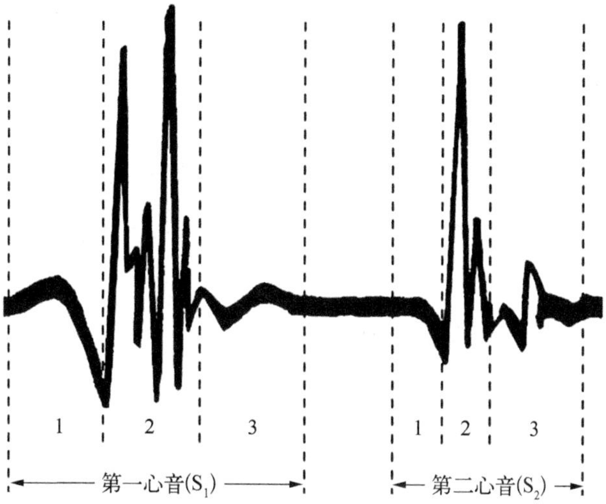

图 6－5　心音图的成分

1、2、3 分别表示起始部、中心部、终末部

（1）S_1：全程可分为起始部、中心部和终末部 3 部分。S_1 起始部为 1～2 次低频低幅的振动波，出现在相当于心电图的 Q 波之后，主要产生于心室等长收缩期，为血液在心室中加速朝向房室瓣冲击所形成的。S_1 中心部为 4～5 次高频高幅的振动波，位于心电图 R 波稍后，反映了心室收缩时心肌的振动和房室瓣的关闭以及半月瓣的开放，为 S_1 的主要组成部分。S_1 终末部一般为 1～2 次低频低幅的振动波，出现于心电图 S 波之后，为心室收缩快速射血导致大血管振动所产生。

（2）S_2：主要由半月瓣的关闭和房室瓣的开放造成。它同样可分起始部、中心部和终末部 3 部分。S_2 起始部为心室等长舒张时由于心室壁弛张所引起的低频低幅振动，一般为 1～2 次波。S_2 中心部为 S_2 的主要成分，反映了半月瓣的关闭和心室壁以及血管的振动，一般出现 2～3 次波，前半部振幅较高，被认为是主动脉瓣及肺动脉瓣成分，后半部振幅略低，被认为是血管成分。S_2 终末部反映了房室瓣的开放，一般出现在心电图 T 波终末以后，为 1～3 次的低频低幅波。

八、无创性左心室功能测定

收缩时间间期（systolic time interval，STI）测定是一种评估心脏收缩功能的无创方法，特别适用于评估左心室功能。在左心室射血过程中，如果射血前期(pre-ejection period, PEP)(相当于等容收缩期)延长，则射血时间缩短，每搏输出量(stroke volume)减少和射血分数(ejection fraction)减小，左心室工作性能降低。射血前期缩短则反之。因此，测量射血前期和射血期的时间比值可作为检查心脏工作性能的指标。

采用脉搏波、心音图和心电图同步记录的方法，颈动脉脉搏图的升支开始到降支降中峡切迹底部的时间为左心室射血时间(left ventricular ejection time, LVET)，心电图Q波开始到心音图第二心音开始时间($Q-S_2$间期)代表从左心室兴奋开始到收缩完毕的时间，即为心室收缩期。从兴奋开始到射血开始的时间，即PEP，$PEP=(Q-S_2)-(LVET)$，$STI=PEP/LVET$。

在心血管功能障碍或器质性病变而影响心脏收缩功能如甲状腺功能降低、心力衰竭，以及应用负性肌力作用药物如β肾上腺素受体阻断剂等时，心脏工作性能降低，STI值增大。在人体应用强心药如洋地黄类、β受体激动剂以及静脉滴注葡萄糖酸钙等时，心脏工作性能增高，比值减小。

九、心脏活动与影响因素及其机制

1. 心肌的收缩、舒张

肌细胞兴奋时，细胞外的Ca^{2+}经L型钙通道流入细胞质，通过钙致钙释放机制使肌质网(sarcoplasmic reticulum, SR)释放大量Ca^{2+}。细胞质内Ca^{2+}浓度的升高促使Ca^{2+}与肌钙蛋白结合引起原肌球蛋白位移，使横桥和肌动蛋白结合而触发心肌收缩。心肌收缩期细胞质中高浓度Ca^{2+}使肌膜Na^+-Ca^{2+}交换体、钙泵和肌质网钙泵的活性增加。肌质网上的钙泵逆浓度差将Ca^{2+}主动泵回肌质网，肌膜中的钙泵和Na^+-Ca^{2+}交换体将Ca^{2+}排出细胞外，使细胞质Ca^{2+}浓度下降，Ca^{2+}与肌钙蛋白解离，心肌细胞得以舒张。心肌收缩时，连接蛋白积累的弹性恢复力(弹性势能)促进心肌细胞的舒张。心肌收缩力越强，其产生的弹性回缩力(弹性势能)越大，心肌舒张越完全。

2. 影响心肌收缩、舒张的因素

心肌细胞的自律性、兴奋性、传导性和收缩性与细胞外液的Na^+、K^+及Ca^{2+}等离子有关。细胞外Ca^{2+}浓度升高时，心肌细胞兴奋时Ca^{2+}内流增加，钙致钙释放作用增强，心肌收缩力增强。细胞外Ca^{2+}浓度过高，导致细胞质内Ca^{2+}持续增加，Ca^{2+}与肌钙蛋白大量结合而不解离，心室肌细胞处于持续收缩状态，心脏停搏于收缩期，这种现象称为“钙僵”。细胞外液Ca^{2+}浓度降低，心肌兴奋时Ca^{2+}内流减少，钙致钙释放作用降低，心肌收缩力降低。心肌细胞外K^+浓度轻度升高，心肌的静息电位上升，使心肌的兴奋性升高，而内向整流钾通道(I_{K_1})对K^+的通透性增加，使心肌细胞动作电位的平台期K^+外流加快，平台期缩短，Ca^{2+}内流减少，钙致钙释放作用降低，使心肌收缩力下降；细胞外液K^+浓度重度升高，心肌细胞的静息电位接近阈电位水平，心肌的兴奋性、自律性、传导性、收缩性都下降，当心肌的静息电位超过阈电位水平，心肌细胞膜的钠通道失活，心肌细胞的兴奋性丧失，表现为心脏停搏于舒张期。肾上腺素(adrenaline, AD)与心肌细胞膜上的β受体结合，通过

G 蛋白-腺苷酸环化酶途径升高环磷酸腺苷（cyclic adenosine monophosphate，cAMP）水平，激活蛋白激酶 A，使心肌细胞膜上的 L 型钙通道开放增加，心肌动作电位平台期内流 Ca^{2+} 增加，通过钙致钙释放机制，肌质网释放进入细胞质的 Ca^{2+} 增加，细胞质 Ca^{2+} 高于正常水平，心肌细胞收缩力增强。肾上腺素降低肌钙蛋白对 Ca^{2+} 的亲和力，加速 Ca^{2+} 与肌钙蛋白解离，肾上腺素加速肌质网对 Ca^{2+} 的回收及促进心肌细胞膜的 Na^{+}-Ca^{2+} 交换，加快 Ca^{2+} 外排，加速 Ca^{2+} 与肌钙蛋白解离，使心肌舒张加强。普萘洛尔（propranolol）具有较强的 β 受体阻断作用，与 β 受体结合后阻断肾上腺素、异丙肾上腺素（isoprenaline，ISO）等 β 受体激动剂的作用。普萘洛尔本身具有膜稳定作用，抑制心肌细胞膜对 Na^{+}、Ca^{2+} 的通透性，导致心肌细胞的自律性和收缩降低，心率减慢、心肌收缩力减弱。乙酰胆碱与心肌细胞膜上的 M 受体结合，通过 G 蛋白使环磷酸腺苷减少，环磷酸鸟苷增多，使钙通道开放概率降低，Ca^{2+} 内流减少；乙酰胆碱激活钾通道，使心肌动作电位复极化期 K^{+} 外流加速，缩短平台期使 Ca^{2+} 内流减少，最终导致细胞质 Ca^{2+} 浓度降低，使心肌收缩力降低。阿托品（atropine）为 M 胆碱受体阻断剂，与 M 受体结合不产生激动作用，可阻断乙酰胆碱对 M 受体的激动作用。

心肌细胞外液 H^{+} 浓度增加，H^{+} 竞争性抑制 Ca^{2+} 内流、抑制肌质网释放 Ca^{2+}，导致细胞质内 Ca^{2+} 浓度低于正常，H^{+} 竞争性抑制 Ca^{2+} 与肌钙蛋白结合，导致心肌收缩力减弱。

垂体后叶素含有血管升压素（vasopressin，VP）和缩宫素（oxytocin，OT），血管升压素也称抗利尿激素（antidiuretic hormone，ADH）。血管升压素与血管平滑肌上血管升压素受体（vasopressin receptor，VPR）结合，通过 G_q 蛋白-磷脂酶 C 介导升高血管平滑肌细胞细胞质 Ca^{2+} 浓度水平使血管平滑肌收缩。药理浓度的血管升压素使全身血管，包括冠状动脉强烈收缩，导致冠状动脉血流量减小，心肌缺血，表现为心肌收缩力降低、血压降低、脉压减小，心电图的 ST 段升高，心律失常。

十、离体血管的舒缩活动

离体血管灌流可使血管免受神经和体液的影响，并精确控制血管生理环境，是血管舒缩机制、抗高血压药物等作用及机制的常用研究方法。

血管收缩可使外周阻力增加，引起血压的升高，血管舒张可使外周阻力降低，使血压降低。血管的舒缩由细胞质 Ca^{2+} 水平决定，细胞质 Ca^{2+} 浓度升高，Ca^{2+} 与钙调蛋白结合，形成 Ca^{2+}-钙调蛋白复合物，Ca^{2+}-钙调蛋白复合物进一步结合并激活肌球蛋白轻链激酶（myosin light-chain kinase，MLCK），活化的 MLCK 可使横桥的肌球蛋白轻链（myosin light chain，MLC）磷酸化，MLC 磷酸化使横桥 ATP 酶活性提高，引发粗、细肌丝的滑行，平滑肌收缩。细胞质 Ca^{2+} 浓度降低，Ca^{2+} 与钙调蛋白解离，MLCK 活性和 MLC 磷酸化降低，横桥与细肌丝中肌动蛋白逐渐解离，平滑肌缓慢舒张。

血管平滑肌细胞去极化，细胞膜上的电压依赖性钙通道开放，细胞外 Ca^{2+} 内流，Ca^{2+} 与肌质网膜上雷诺丁受体（ryanodine receptor，RyR）结合使肌质网释放 Ca^{2+}，引起血管平滑肌的收缩。如将细胞外液的 K^{+} 浓度增加到 0.06~0.1 mol/L 水平，可使血管平滑肌细胞去极化，电压依赖性钙通道开放，引起细胞外 Ca^{2+} 内流，导致血管平滑肌收缩。先用电压依赖性钙通道阻断剂如维拉帕米处理血管，再提高细胞外液 K^+ 浓度，则高 K^+ 的收缩平滑肌作用被取消。

用 α 受体激动剂，如去氧肾上腺素（phenylephrine, PE）作用于血管时，α 受体激动剂与血管平滑肌 α 受体结合，促使细胞膜上的受体操控通道（receptor-operated channel, ROC）开放，引起细胞外 Ca^{2+} 内流而致血管收缩；α 受体激动剂与血管平滑肌 α 受体结合，通过 G 蛋白激活磷脂酶 C，磷脂酶 C 将磷脂酰肌醇-4,5-二磷酸（phosphatidylinositol-4,5-biphosphate, PIP2）分解为二酰甘油和三磷酸肌醇，三磷酸肌醇与肌质网膜上三磷酸肌醇受体结合使肌质网释放 Ca^{2+}，引起血管的收缩。α 受体阻断剂酚妥拉明（phentolamine）能阻断去氧肾上腺素的缩血管作用。

乙酰胆碱激动血管内皮细胞膜上的 M 受体，激活细胞内的一氧化氮合酶（nitric oxide synthase, NOS），血管内皮细胞合成、释放的一氧化氮增加，一氧化氮扩散进入平滑肌细胞内，激活鸟苷酸环化酶，鸟苷酸环化酶将三磷酸鸟苷（GTP）生成环磷酸鸟苷，环磷酸鸟苷抑制三磷酸肌醇的促肌质网释放 Ca^{2+} 的作用，环磷酸鸟苷激活肌质网上的钙泵，将细胞质中的 Ca^{2+} 摄回肌质网，环磷酸鸟苷激活细胞膜上的钾通道，K^+ 外流使细胞复极化，减少 Ca^{2+} 内流，平滑肌细胞细胞质 Ca^{2+} 水平降低，血管平滑肌舒张。

十一、神经、体液因素对动脉血压的影响

（一）心血管中枢和传入、传出神经

在生理情况下，人和其他哺乳动物的血压处于相对稳定状态，这种相对稳定是通过神经和体液因素的调节而实现的，其中以颈动脉窦-主动脉弓压力感受性反射尤为重要，此反射既可在血压升高时降压，又可在血压降低时升压。感受动脉血压高低的压力感受器为颈动脉窦压力感受器和主动脉弓压力感受器，感受器的传入神经分别为窦神经与主动脉神经（兔的主动脉神经为一条独立的神经，也称减压神经，易于分离和观察其作用，而人、狗等动物的主动脉神经与迷走神经混为一条，难以分离，因此，兔是观察压力感受性反射的首选动物）。窦神经与主动脉神经冲动传入孤束核换元到达有关的心血管中枢，经过心血管中枢整合后改变心交感中枢、心迷走中枢和交感缩血管中枢的活动，心交感中枢的传出神经为心交感神经、心迷走中枢的传出神经为心迷走神经、交感缩血管中枢的传出神经为交感缩血管神经纤维。右侧迷走神经对窦房结的支配占优势，主要影响心率；左侧迷走神经对房室交界的作用占优势，因而主要影响房室传导速度。

（二）神经递质对心血管的作用

心交感神经兴奋，其末梢释放去甲肾上腺素（noradrenaline, NA），去甲肾上腺素与心肌细胞膜上的 β_1 受体结合，使窦房结 P 细胞动作电位 4 期 I_f 离子流激活加快、Ca^{2+} 内流增加、加速 K^+ 外流的衰减过程，加快心率，去甲肾上腺素激活心肌细胞膜上的 L 型钙通道，使 Ca^{2+} 内流增加，兴奋传导加快，加强心房肌收缩。心迷走神经兴奋，其末梢释放乙酰胆碱。乙酰胆碱与心肌细胞膜上的 M 受体结合，通过 G 蛋白抑制腺苷酸环化酶，降低细胞

内环磷酸腺苷水平，使钙通道内流 Ca^{2+} 减少，肌质网释放 Ca^{2+} 减少，激活钾通道，复极化时 K^+ 外流加速，动作电位平台期缩短，Ca^{2+} 内流减少，细胞质 Ca^{2+} 浓度降低，心肌收缩力减弱；乙酰胆碱与 M 受体结合，激活乙酰胆碱依赖的钾通道，K^+ 外流增加，引起最大复极电位加大，窦房结 P 细胞动作电位 4 期 I_f 减小，激活一氧化氮合酶，使细胞内环磷酸鸟苷增加，降低钙通道开放的概率，Ca^{2+} 内流减少，P 细胞阈电位水平上移，这些变化使 P 细胞的自律性降低，心率减慢。外源性乙酰胆碱还可作用于血管内皮细胞膜上的 M 受体，激活一氧化氮合酶，血管内皮细胞合成、释放的一氧化氮增加，引起血管平滑肌的舒张。交感缩血管神经纤维兴奋时其末梢释放去甲肾上腺素，去甲肾上腺素与血管平滑肌细胞的 α 受体结合，通过 G 蛋白激活磷脂酶 C，磷脂酶 C 将 PIP2 分解为二酰甘油和三磷酸肌醇，三磷酸肌醇与肌质网膜上三磷酸肌醇受体结合使肌质网释放 Ca^{2+}；去甲肾上腺素与血管平滑肌细胞的 α 受体结合激活平滑肌细胞膜上的钙通道，使 Ca^{2+} 内流增加，Ca^{2+} 与肌质网膜上雷诺丁受体结合使肌质网释放 Ca^{2+}，引起阻力血管的收缩。

（三）实验处理因素对动脉血压的影响

降低压力感受器的压力，如阻断颈总动脉血流以降低颈动脉窦内压力，窦神经传入心血管中枢的冲动减少，经过心血管中枢整合后，心交感中枢和交感缩血管中枢兴奋、心迷走中枢抑制，心交感神经传出冲动增加，末梢释放去甲肾上腺素增加，去甲肾上腺素作用于心肌细胞使心率加快、心肌收缩力加强，心输出量增加；交感缩血管神经纤维传出冲动增加，末梢释放去甲肾上腺素增加，去甲肾上腺素作用于血管平滑肌细胞，使平滑肌细胞收缩，外周阻力增加；心迷走神经传出冲动减少，对心脏的抑制作用减弱；最终使动脉血压升高。以一定强度和频率的电脉冲刺激减压神经的中枢端，减压神经传入心血管中枢的冲动增加，经过心血管中枢整合后，心交感中枢和交感缩血管中枢抑制、心迷走中枢兴奋，心交感神经传出冲动减少，对心肌细胞的兴奋作用减弱；交感缩血管神经传出冲动减少，对血管平滑肌细胞收缩作用减弱，外周阻力降低；心迷走神经传出冲动增加，其末梢释放的乙酰胆碱增加，乙酰胆碱对心脏的抑制作用加强，导致心率和心肌收缩力降低，结果是使动脉血压降低。以一定强度和频率的电脉冲刺激迷走神经的外周端，心迷走神经传出冲动增加，其末梢释放的乙酰胆碱增加，乙酰胆碱对心脏的抑制作用加强，导致心率和心肌收缩力降低，结果是使动脉血压降低。外源性的去甲肾上腺素除对心脏作用外，主要作用于血管平滑肌 α 受体，引起阻力血管的强烈收缩，外周阻力增加使血压急剧升高，急剧升高的血压刺激颈动脉窦和主动脉弓压力感受器，窦神经和减压神经传入冲动增加，减压反射加强，心迷走神经的传出冲动增加，反射性地引起心率减慢。

（四）从生理指标综合分析动脉血压的变化

在血量和动脉弹性不变的情况下，动脉血压的高低受搏出量、心率和外周阻力的影响。如果心率和外周阻力不变、搏出量增加时，收缩压升高程度大于舒张压，脉压增大；搏出量减少时收缩压降低程度大于舒张压，脉压减小。搏出量和外周阻力不变、心率增快时，舒张压增加程度大于收缩压，脉压减小；心率减慢时，舒张压下降程度大于收缩压，脉压增加。心率过快，心室充盈不足，动脉血压下降。搏出量和心率不变时，外周阻力增加时，舒张压升高程度大于收缩压，脉压减小；外周阻力减小时，舒张压降低程度大于收缩压，脉压增加。血压的变化要根据具体情况分析引起血压变化的主要因素和次要因素，譬如，某一处理因素引起收缩压和舒张压均降低，脉压增加 10 mmHg，心率增加 2 次/分，从脉压和心率的增加可知心脏没有被抑制，脉压增加是舒张压降低引起的，因此可以得出该处理因素通过降低外周阻力导致血压降低。

血压升高速率（$+dP/dt$）与搏出量、血压、外周阻力有关。在心率、外周阻力不变时，搏出量增加，$+dP/dt$ 增大，搏出量减少，$+dP/dt$ 减小。在搏出量和心率不变时，外周阻力降低，$+dP/dt$ 增大，外周阻力增加，$+dP/dt$ 减小。在搏出量和外周阻力不变时，血压降低，$+dP/dt$ 增大，血压升高，$+dP/dt$ 减小。血压降低速率（$-dP/dt$）与血压、外周阻力有关。如血压升高、外周阻力降低，心率减慢，$-dP/dt$ 往往增大。在血量和动脉弹性不变的情况下，动脉血压高低是搏出量、心率和外周阻力的综合结果，可以通过对收缩压、舒张压、脉压、心率、$+dP/dt$ 和$-dP/dt$ 指标的综合分析来初步判断血压升高或降低的主要因素和次要因素。例如，收缩压、舒张压均降低，脉压、心率基本没有变化，$+dP/dt$ 略有增加，$-dP/dt$ 增大，从脉压、心率基本没有变化，$+dP/dt$ 略有增加说明心肌收缩力没有变化，收缩压和舒张压降低是由外周阻力降低引起的。

（五）心血管系统的受体激动剂和阻断剂作用及机制

心血管系统的组织细胞有大量的受体分布，分布于心血管系统的肾上腺素受体有 α 受体、β 受体两种，皮肤黏膜、腹腔内脏血管的肾上腺素受体以 α_1受体为主，α_1受体激动时，血管平滑肌收缩；骨骼肌血管、心脏冠状动脉的肾上腺素受体以 β_2受体为主，β_2受体激动时，血管平滑肌舒张；心脏的窦房结、传导系统和心肌的肾上腺素受体以 β_1受体为主，β_1受体激动时，心率和传导加快，心肌收缩力增大。分布于心血管系统的 M 胆碱受体激动时，骨骼肌血管、皮肤黏膜血管和冠状动脉舒张，心率和传导减慢、心肌收缩力减小。

肾上腺素同时激动 α、β 受体。小剂量和治疗剂量的肾上腺素使心肌收缩力增大，心率加快，舒张骨骼肌血管效应大于收缩皮肤黏膜血管效应，外周阻力减小，总体表现为收缩压降低程度小于舒张压的降低程度，脉压增加。大剂量的肾上腺素强烈兴奋心脏，同时使皮肤、黏膜、肾脏和肠系膜血管强烈收缩，外周阻力显著增加，收缩压和舒张压均升高，随着减压反射加强，心率减慢。去甲肾上腺素激动 α 受体，但对 β_1受体作用弱于肾上腺素，对 β_2受体几乎没有作用。去甲肾上腺素使皮肤、黏膜、肾脏、脑、肝、肠系膜血管甚至骨骼肌血管都收缩，但冠状动脉舒张，外周阻力显著增加，去甲肾上腺素激动心脏 β_1受体，心肌收缩力增加，心率和传导加快，外周阻力显著增加使心脏射血阻力增大，搏出量无显著增加，有时甚至降低，总体而言收缩压增加程度等于或低于舒张压增加程度，脉压不变或减小，血压升高使减压反射加强，心率减慢，搏出量增加，收缩压增加，舒张压相对降低，脉压增加。异丙肾上腺素激动 β_1和 β_2受体，对 α 受体几乎无作用。异丙肾上腺素激动心脏 β_1受体，产生正性的变时、变力、变传导作用，心率、搏出量和心输出量增加；异丙肾上腺素激动骨骼肌、肾脏、肠系膜血管的 β_2受体，使血管舒张，外周阻力降低。小剂量的异丙肾上腺素使收缩压升高或不变，舒张压降低，脉压增大，大剂量异丙肾上腺素使舒张压显著降低，收缩压也降低，脉压增加。

肾上腺素或去甲肾上腺素与血管平滑肌细胞的 α 受体结合，通过 G 蛋白激活磷脂酶 C，磷脂酶 C 将 PIP2 分解为二酰甘油和三磷酸肌醇，三磷酸肌醇与肌质网膜上三磷酸肌醇受体结合使肌质网释放 Ca^{2+}；肾上腺素或去甲肾上腺素与血管平滑肌细胞的 α 受体结合激活平滑肌细胞膜上钙通道，使 Ca^{2+} 内流增加，引起阻力血管的收缩。

肾上腺素或异丙肾上腺素与血管平滑肌细胞的 β_2受体结合，通过 G 蛋白活化腺苷酸环化酶，使细胞内环磷酸腺苷水平提高，激活环磷酸腺苷依赖蛋白激酶 A（protein kinase A, PKA）。蛋白激酶 A 抑制 PIP2 分解为二酰甘油和三磷酸肌醇，使三磷酸肌醇对肌质网释放 Ca^{2+}的作用减弱；蛋白激酶 A 激活肌质网膜钙泵、细胞膜钙泵和 Na^+－Ca^{2+}交换体，降低细胞质 Ca^{2+}浓度；MLCK 被蛋白激酶 A 磷酸化而失活；肾上腺素或异丙肾上腺素通过激动 β_2受体升高环磷酸腺苷水平，激活细胞膜钾通道，K^+外流增加使细胞超极化，抑制 Ca^{2+}内流；综合效应使血管平滑肌舒张，外周阻力降低。

酚妥拉明与肾上腺素、去甲肾上腺素等 α 受体激动剂竞争性地与 α 受体结合，阻断或降低 α 受体激动剂对 α 受体的激动作用，使血管舒张，外周阻力降低，血压降低。血压降低引起的减压反射，使心率加快、心肌收缩力增加。总体表现为舒张压降低程度大于收缩压的降低程度，脉压增加，心率加快。普萘洛尔具有较强的 β 受体阻断作用，与 β 受体结合后阻断肾上腺素、异丙肾上腺素等 β 受体激动剂的作用，使心率减慢、心肌收缩力和心输出量降低，血压降低。

小剂量乙酰胆碱以舒张血管效应为主，对心脏作用不明显，收缩压与舒张压降低程度相当，脉压和心率变化不明显。大剂量乙酰胆碱引起心率减慢和房室传导阻滞。乙酰胆碱激动血管内皮细胞膜上的 M 受体，激活一氧化氮合酶，血管内皮细胞合成、释放的一氧化氮增加，一氧化氮进入血管平滑肌细胞内激活鸟苷酸环化酶，提高环磷酸鸟苷水平，引起血管平滑肌的舒张。乙酰胆碱也通过抑制肾上腺素能神经释放去甲肾上腺素，使全身血管舒张。乙酰胆碱对人和多数哺乳动物的心肌收缩影响主要是心房肌，对心室肌作用不明显。乙酰胆碱与心肌细胞膜上的 M 受体结合，通过 G 蛋白抑制腺苷酸环化酶，降低细胞内环磷酸腺苷水平，使肌质网释放 Ca^{2+}减少。乙酰胆碱与心肌细胞膜上的 M 受体结合激活一氧化氮合酶，一氧化氮合酶激活鸟苷酸环化酶，鸟苷酸环化酶使环磷酸鸟苷生成增加，使钙通道开放概率降低，Ca^{2+} 内流减少。乙酰胆碱与心肌细胞膜上的 M 受体结合激活钾通道，复极化时 K^+ 外流加速，动作电位平台期缩短，Ca^{2+} 内流减少，细胞质内 Ca^{2+}浓度降低，心肌收缩力减弱。乙酰胆碱与 M 受体结合，激活乙酰胆碱依赖的钾通道，K^+外流增加，引起最大复极电位加大。窦房结 P 细胞动作电位 4 期 I_f减小，激活一氧化氮合酶，使细胞内环磷酸鸟苷增加，降低钙通道开放的概率，Ca^{2+} 内流减少，P 细胞阈电位水平上移。这些变化使 P 细胞的自律性降低，心率减慢。

阿托品为 M 胆碱受体阻断剂，与 M 受体结合不产生激动作用，可阻断乙酰胆碱对 M 受体的激动作用。较低剂量的阿托品可阻断迷走神经对窦房结的抑制作用，使心率加快。多数血管无胆碱能神经支配，故治疗剂量的阿托品单独使用时对血管和血压无显著影响。

十二、急性右心衰竭的生理指标变化机制

在各种致病因素的作用下，心脏的收缩或舒张功能发生障碍，使心输出量绝对或相对下降，不能满足机体代谢需要的病理生理过程或综合征即为心力衰竭。心力衰竭按照病情严重程度分为轻度心力衰竭、中度心力衰竭、重度心力衰竭；按起病及病程发展速度分为急性心力衰竭和慢性心力衰竭；按心输出量的高低分为低输出量性心力衰竭和高输出量性心力衰竭；按发病部位分为左心衰竭、右心衰竭和全心衰竭。左心衰竭时左心室泵血功能下降，使从肺循环流到左心的血液不能充分射入主动脉，因而出现肺淤血及肺水肿；右心衰竭常见于大块肺栓塞、肺动脉高压、慢性阻塞性肺疾病等，衰竭的右心室不能将体循环回流的血液充分排至肺循环，导致体循环淤血，静脉压上升而产生下肢甚至全身性水肿。

心脏负荷分为压力负荷和容量负荷。压力负荷又称后负荷，指心室射血所要克服的阻力，即心脏收缩所承受的阻力负荷；容量负荷又称前负荷，指心脏收缩前所承受的负荷，相当于心腔舒张末期容量。肺动脉高压、肺动脉狭窄等可引起右室压力负荷过度；三尖瓣或肺动脉关闭不全时引起右心室容量负荷过度。

急性肺栓塞引起的肺动脉高压能导致右心功能不全或右心衰竭。复制右心衰竭的方法之一是将栓塞剂如温热液体石蜡通过兔耳缘静脉缓慢注入，石蜡经静脉回流至肺脏，栓塞肺的微动脉和毛细血管，引起肺动脉高压。右心衰竭首先引起呼吸运动明显变化，肺毛细血管被栓塞导致无效腔增加，肺动脉高压引起肺毛细血管中的血浆渗出到肺泡，影响气体交换，导致动脉血中的 PCO_2升高和 PO_2降低，动脉血 PCO_2升高刺激中枢化学感受器和外周化学感受器、动脉血 PO_2降低刺激外周化学感受器反射性地使呼吸加强。呼吸运动变化后停止注射液体石蜡，肺动脉高压已经形成，肺动脉高压增加右心室后负荷，右心的心输出量减少，导致右心功能不全，右心功能不全时回流至左心的血量减少，左心心输出量减少，动脉血压降低。心输出量减少激活交感-肾上腺髓质系统，肾上腺髓质释放大量儿茶酚胺，交感神经兴奋刺激 β 受体，两者作用增加心肌收缩力和心率，增加心输出量。交感神经兴奋通过刺激 α 受体使外周血管选择性收缩，外周阻力增加，维持血压，同时血流重新分配保证心、脑主要器官的灌流。心输出量减少，肾脏缺血，肾素-血管紧张素-醛固酮系统兴奋性提高，提高外周阻力，增加钠、水重吸收等。机体通过一系列代偿调节，动脉血压可稳定在一定的水平。心输出量的减少使体循环血量减少，导致循环性缺氧，同时动脉血中的 PO_2降低和 PCO_2升高进行性加重，反射性地引起呼吸进行性加强。右心心输出量减少，胸腔大静脉和右心房的血液不能及时排出，胸腔大静脉和右心房的血液增加使中心静脉压升高。在右心功能不全的情况下，再输入大量生理盐水，使回心血量大大增加，右心在后负荷增加的基础上，又增加了右心前负荷，右心功能则急剧衰竭，右心心输出量急剧减少，胸腔大静脉和右心房的血液急剧增多，中心静脉压快速升高，体循环淤血症状加重甚至出现腹水。左心心输出量急剧减少，动脉血压急剧下降。循环性缺氧和肺泡气体交换障碍加重，动脉血中的 PO_2急剧降低和 PCO_2升高，抑制呼吸中枢，呼吸运动减

弱。右心衰竭，呼吸功能衰竭，动物死亡。

十三、左心衰竭复制及救治机制

兔静脉推注戊巴比妥钠，戊巴比妥钠通过抑制心肌细胞肌质网对 Ca^{2+} 摄取，并增加肌质网的磷脂与 Ca^{2+} 的结合，从而降低 Ca^{2+} 的储存并使可利用的 Ca^{2+} 量减少，故可产生负性肌力作用而导致心力衰竭，表现为左心室压和动脉血压降低。强心苷可抑制心肌细胞膜钠钾 ATP 酶，使细胞内 Na^{+} 增多，K^{+} 减少，通过 $Na^{+}-Ca^{2+}$ 交换机制，细胞内 Ca^{2+} 浓度增高，肌质网摄取 Ca^{2+} 增加。同时，细胞内 Ca^{2+} 少量增加，可促进动作电位 2 期平台内流的 Ca^{2+} 增多，通过钙诱导的钙释放机制，促进肌质网内的 Ca^{2+} 释放，发挥正性肌力作用。强心苷对心肌电生理特性的作用机制复杂，治疗剂量的强心苷可增加迷走神经的活动，其神经递质乙酰胆碱可加速细胞内 K^{+} 外流，增加最大舒张电位（绝对值增大），与阈电位距离加大，从而降低窦房结自律性。乙酰胆碱加速细胞内 K^{+} 外流，可使心房不应期缩短。乙酰胆碱可减慢 Ca^{2+} 内流，使房室传导速度减慢。强心苷抑制心肌细胞膜钠钾 ATP 酶的直接作用可导致细胞内失 K^{+}，最大舒张电位降低，与阈电位距离缩短，使浦肯野纤维自律性提高。由于最大舒张电位降低，动作电位去极化速率减慢，动作电位幅度降低，有效不应期缩短。由于强心苷的安全范围较小，且个体对强心苷敏感性不同，因而易发生中毒，出现各种心律失常。

十四、急性失血的代偿

临床急性大失血常见于外伤、消化道血管破裂等。急性大失血如不能及时得到救治就会危及生命。在急性失血研究中，常采用恒压或定量失血方法，恒压失血方法是将动物的大动脉与压力（恒压）管道装置连接，动物失血时血液进入管道，动物血压降低到与管道压力相等时达到动态平衡，恒压失血方法可以控制失血动物的动脉血压；定量失血方法是通过动脉使动物失去一定容量的血液，定量失血方法可控制动物的失血量。

动物恒压急性大动脉失血瞬间及初期，血容量减少，动脉血压下降，压力感受性反射和容量感受性反射加强，阻力血管及容量血管收缩、心肌收缩力增加和心率加快以维持动脉血压。抗利尿激素释放增加至 10 ng/L 以上（抗利尿激素的生理浓度为 1～3 ng/L，此浓度范围内无明显的升压作用），可使全身皮肤、肌肉、内脏等血管收缩，维持血压，抗利尿激素增加肾脏对水的重吸收以维持血容量。急性失血引起交感-肾上腺髓质系统的强烈兴奋，肾上腺髓质大量释放儿茶酚胺入血，儿茶酚胺引起外周血管收缩，增加外周阻力，增加心肌收缩力、加快心率，心输出量增加；同时，儿茶酚胺作用于静脉系统，促使小静脉、微静脉等容量血管强烈收缩，由于静脉系统储存了全身 60%～70%的血液，其收缩可显著减小静脉容积，同时刺激肝、脾脏释放储存的血液并补充到循环血量中，形成“自身输血”效应，从而迅速而短暂地增加回心血量。机体通过以上代偿调节以维持血压，表现为动物的血压缓慢下降。

机体通过代偿调节难以维持持续失血造成的循环血量减少和动脉血压的降低。在持续失血阶段，血压降低导致毛细血管压急剧下降，同时在大量儿茶酚胺的作用下，又因微动脉和毛细血管前括约肌比微静脉对儿茶酚胺更为敏感，导致毛细血管前阻力比后阻力升高更明显，毛细血管灌流不足，毛细血管压进一步下降，使组织液进入血管（自身输液）补充循环血量，血液被稀释。“自身输液”的量小于失血的量，血压最终降低到管道压力水平。

在血压降低到管道压力水平后停止动物失血，机体通过“自身输液”作用增加循环血量，表现为血压持续升高而血红蛋白浓度逐渐降低。

机体失血，肾血流量减少，肾缺血引起肾素大量分泌，肾素将血管紧张素原分解为血管紧张素Ⅰ（angiotensin，AngⅠ），血管紧张素转换酶将血管紧张素Ⅰ分解为血管紧张素Ⅱ（angiotensin，AngⅡ），血管紧张素Ⅱ与血管的血管紧张素受体结合产生强烈的缩血管作用，增加外周阻力；血管紧张素Ⅱ作用于肾上腺素皮质球状带使其释放醛固酮（aldosterone），醛固酮促进肾远端小管和集合管重吸收 Na^+ 和分泌 K^+。血管紧张素、抗利尿激素、肾上腺素、组织缺血缺氧等刺激血管内皮细胞合成、分泌内皮素（endothelin，ET）增加，内皮素与血管平滑肌细胞的内皮素受体结合引起血管的强烈收缩，增加外周阻力。机体大量失血会产生应激反应，增加促肾上腺皮质激素和糖皮质激素（glucocorticoid）的产生和分泌，糖皮质激素维持血糖水平以保证脑、心对糖的利用，糖皮质激素对儿茶酚胺的允许作用可加强心脏、血管的收缩，升高血压。

十五、失血性休克

休克（shock）是多种原因引起的急性循环障碍，使全身组织血液灌流量严重不足，导致细胞损伤，各重要生命器官发生严重障碍的全身性病理过程。

失血导致血容量减少是休克常见的原因。当机体失血量少于全身血量的10%时，机体可通过自身的代偿功能使血压和组织灌流量保持基本正常。当机体快速失血超过总血量的20%左右时，血容量急剧减少，静脉回流不足，心输出量减少，血压下降；加之压力感受性反射活动减弱，引起交感神经强烈兴奋，外周血管收缩，组织有效血液灌流量不足而发生休克。休克对机体的影响是全方位的，临床上出现心脑功能障碍、心搏无力、皮肤发凉及发绀等表现。补充血容量是提高心输出量和改善组织灌流的基本措施，在此基础上通过合理应用血管活性药物可进一步改善微循环功能，肾上腺素具有强心作用，可在一定程度上增强心肌收缩力，升高血压。

十六、微循环

微循环（microcirculation）是指微动脉（arteriole）与微静脉（venule）之间微细血管中的血液循环。由于这些血管尤其是毛细血管十分细小，肉眼难以观察，故必须借助于显微镜进行观察。蛙的肠系膜组织很薄、透光性好，实验操作简单易行，故常用蛙的肠系膜作为观察微循环的对象。除了蛙的肠系膜外，蛙的肺、舌、蹼微循环也较易观察到。观察兔小肠肠袢的微循环变化，有助于研究兔在失血性休克及抢救过程中微循环的动态反应。人的甲襞微循环血管结构比较简单，形如“发夹”，很容易进行观察。典型的微循环由 7 种血管组成，即微动脉、后微动脉、通血毛细血管、毛细血管前括约肌、真毛细血管网、动-静短路、微静脉。微循环中血管数目最多的为毛细血管，纵横交错，形成网络。由于毛细血管的总横截面积远远大于动脉和静脉，故其中的血流速度极为缓慢。这为血液与组织进行物质交换提供了时间上的保证。临床上对人体甲襞、球结膜等处微循环的无创伤性观察，有助于对某些疾病的诊治。

微循环血流受神经、体液因素调控。去甲肾上腺素激动血管 α 受体使血管收缩，尤其是小动脉和小静脉收缩，微循环血流量减少，血流速度减慢。组胺对微循环血管作用机制比较复杂，主要有组胺激动毛细血管内皮细胞 H_1受体，通过三磷酸肌醇和二酰甘油介导，引起毛细血管内皮细胞收缩，导致内皮细胞间连接缝隙增大，毛细血管通透性增加。组胺激动小动脉内皮细胞 H_1受体，三磷酸肌醇和二酰甘油生成增加，细胞内 Ca^{2+}浓度升高，Ca^{2+}激活一氧化氮合酶，一氧化氮生成增加，一氧化氮作用于平滑肌细胞，小动脉扩张。组胺作用于小静脉平滑肌细胞的 H_2受体，增加环磷酸腺苷水平，环磷酸腺苷抑制磷脂酶 C 活性，使磷脂酶 C 分解 PIP2 生成三磷酸肌醇减少，肌质网释放 Ca^{2+}减少；环磷酸腺苷增加肌质网钙泵活动，将细胞质中的 Ca^{2+}泵回肌质网，降低细胞质中 Ca^{2+}浓度；环磷酸腺苷激活钙激活钾通道，K^+外流增加，膜电位降低，Ca^{2+}内流减少；细胞质内 Ca^{2+}浓度降低，使小静脉扩张。

（厉旭云）

第四节 呼吸系统实验基本理论和原理

呼吸系统由呼吸道和肺组成，是人体与外界空气进行气体交换的重要功能系统。呼吸过程包括外呼吸、气体在血液中的运输和内呼吸 3 个环节。呼吸运动是由呼气和吸气组成的节律性运动，受中枢神经系统调控，血液中 O_2、CO_2、H^+等化学因素的变化以及肺牵张反射也是呼吸运动的重要调节方式。呼吸系统功能异常会导致机体出现严重的供氧不足，进而引发多器官的功能障碍。

一、胸膜腔内压

胸膜腔是由胸膜脏层和壁层所构成的密闭而潜在的间隙。在平静呼吸时胸膜腔内的压力低于大气压，故称为胸膜腔负压或胸内负压。胸内负压是由肺的弹性回缩力导致的，可随呼吸运动发生周期性波动，用力呼吸时波动大幅度增加。在胸膜腔密闭性受到破坏时，外界气体可直接进入胸膜腔，形成气胸（pneumothorax），胸内负压也会减小或消失，肺依其自身的弹性而随之回缩，静脉回心血流受阻，引起呼吸、循环功能障碍。

动物实验时将穿刺针刺入胸膜腔内，穿刺针与水检压计相连可以直接测定胸膜腔内压，或者，穿刺针可与压力换能器构成液压传导系统，然后应用生物信号采集处理系统检测压力换能器信号从而记录胸膜腔内压。

二、气管平滑肌

气管平滑肌是构成气管和支气管壁的重要部分，其生理特性对维持呼吸道的正常功能至关重要。气管平滑肌的收缩和舒张与细胞膜上的离子通道密切相关，改变平滑肌细胞膜内外相关离子的浓度，可直接引起气管平滑肌张力变化。其中 K^+ 对于维持平滑肌细胞的膜电位及阈电位水平、促进复极化、稳定细胞的兴奋性具有重要作用。此外，气管平滑肌的细胞膜上分布着大量胆碱能受体和肾上腺素受体，其收缩、舒张还受到神经系统的调控。

1. 平滑肌收缩

平滑肌细胞的粗肌丝由肌球蛋白构成，肌球蛋白头部（横桥）的 ATP 酶活性很低，其激活依靠 MLCK 对头部的一对调节轻链的磷酸化作用而实现。细胞质内游离 Ca^{2+} 浓度增加时，4 个 Ca^{2+} 与细胞质内的 1 个钙调蛋白形成 Ca^{2+}-钙调蛋白复合物，Ca^{2+}-钙调蛋白复合物结合并激活 MLCK，活化的 MLCK 使肌球蛋白横桥中的调节轻链发生磷酸化，引起横桥构象改变，ATP 酶活性增强，激活后的横桥与肌动蛋白结合、扭动、解离、复位、再结合，引起平滑肌收缩。

2. 乙酰胆碱作用

胆碱能神经释放的乙酰胆碱和外源性乙酰胆碱与气管平滑肌膜上的 M_3 受体结合，通过 G 蛋白激活的磷脂酶 C 增加，磷脂酶 C 将 PIP2 分解生成的二酰甘油和三磷酸肌醇增加，三磷酸肌醇与肌质网膜上三磷酸肌醇受体结合使肌质网释放 Ca^{2+} 增加，细胞质内 Ca^{2+} 浓度升高，平滑肌收缩加强。但是，以下这一机制是有争议的：乙酰胆碱与气管平滑肌膜上的 M_3 受体结合，激活细胞膜上钙通道，内流的 Ca^{2+} 增加，内流的 Ca^{2+} 与肌质网膜上雷诺丁受体结合，引起继发性肌质网 Ca^{2+} 释放，细胞质内 Ca^{2+} 浓度增加，使平滑肌收缩加强。

3. 肾上腺素作用

肾上腺素能神经释放的去甲肾上腺素和外源性肾上腺素与气管平滑肌膜上的 β_2 受体结合，激活的腺苷酸环化酶增加，腺苷酸环化酶催化 ATP 生成环磷酸腺苷增加；环磷酸腺苷抑制磷脂酶 C 活性，使磷脂酶 C 分解 PIP2 生成的三磷酸肌醇减少，三磷酸肌醇与肌质网膜上三磷酸肌醇受体的结合减少，肌质网释放 Ca^{2+} 减少；环磷酸腺苷增加肌质网钙泵活动，将细胞质中的 Ca^{2+} 泵回肌质网，降低细胞质中 Ca^{2+} 浓度；环磷酸腺苷激活钙激活钾通道，K^+ 外流增加，膜电位降低，Ca^{2+} 内流减少；细胞质内 Ca^{2+} 浓度降低，Ca^{2+}-钙调蛋白复合物减少，激活的 MLCK 减少；环磷酸腺苷抑制蛋白激酶 A 激活 MLCK；活化的 MLCK 减少，使横桥与肌动蛋白的结合减少，支气管平滑肌舒张。

4. 组胺作用

组胺（histamine，HA）与细胞膜上的组胺受体（H_1）结合，通过 G 蛋白激活的磷脂酶 C 增加，磷脂酶 C 将 PIP2 分解生成的二酰甘油和三磷酸肌醇增加，三磷酸肌醇与肌质网膜上三磷酸肌醇受体结合使肌质网释放 Ca^{2+} 增加，细胞质内 Ca^{2+} 浓度升高，平滑肌收缩加强。

5. 氨茶碱作用

氨茶碱（aminophylline）主要作用机制是抑制磷酸二酯酶活性，减少环磷酸腺苷分解为 5′-核苷酸（5′- AMP），增加环磷酸腺苷的浓度从而发挥松弛气管平滑肌的作用。氨茶碱阻断腺苷受体，减少腺苷介导的气管肥大细胞释放组胺和白三烯。氨茶碱还可能减少细胞外 Ca^{2+} 内流和肌质网释放 Ca^{2+}，降低细胞质内的 Ca^{2+} 浓度。

豚鼠的气管对药物的反应较其他动物的反应更敏感，且接近于人的气管，因此豚鼠常作为观察气管药物反应的实验对象。

三、呼吸运动的调节

呼吸运动是呼吸中枢节律性活动的反映。呼吸中枢的中枢吸气活动发生器神经元的活动引起吸气神经元发放冲动使吸气肌运动神经元兴奋，吸气肌收缩，产生吸气动作。肺扩张，气管到细支气管的平滑肌的牵张感受器兴奋，冲动经迷走神经传入吸气切断机制神经元，吸气神经元活动能增强吸气切断机制神经元活动，当吸气切断机制神经元活动增强到一定阈值时，就能抑制中枢吸气活动发生器神经元的活动，使吸气活动及时终止，于是吸气过程转换为呼气过程。在呼气过程中，吸气切断机制神经元因接受的兴奋性刺激减少而活动减弱，中枢吸气活动发生器神经元的活动便逐渐恢复，吸气活动再次发生，周而复始地形成节律性的呼吸运动。

在不同生理状态下，呼吸运动所发生的适应性变化有赖于神经系统的反射性调节，其中较为重要的有呼吸中枢、肺牵张反射（pulmonary stretch reflex）以及外周化学感受器的反射性调节。体内外各种刺激，可以直接作用于中枢部位或通过不同的感受器反射性地影响呼吸运动。化学感受器（chemoreceptor）能感知动脉血或脑脊液中 O_2、CO_2 和 H^+ 等的水平。其中，中枢化学感受器位于延髓腹外侧的浅表部位，主要感受脑脊液和局部细胞外液的 H^+ 浓度；外周化学感受器位于颈动脉体和主动脉体，对动脉血中 PO_2、PCO_2 或 H^+ 浓度变化十分敏感，可将冲动经窦神经和迷走神经传入延髓，反射性地调节呼吸运动。肺牵张反射是肺扩张或肺萎陷引起的吸气抑制或兴奋的反射，也是呼吸运动的重要调节方式，平静呼吸时不参与正常的呼吸调节，仅在特定情况下发挥作用，可阻止吸气过度，加速吸气和呼气交替，调节呼吸频率及深度。

（一）吸入气异常和呼吸道长度增加

（1）兔吸入气中的 N_2 增加时，吸入气中 PN_2 升高使 PO_2 降低，肺泡气 PO_2 降低使动脉血 PO_2 降低，低氧刺激颈动脉体和主动脉体的外周化学感受器，使传入神经冲动增加，冲动通过窦神经和迷走神经传入延髓呼吸中枢，反射性地引起呼吸加深加快。缺氧对中枢的直接作用为抑制，其经外周化学感受器对呼吸中枢的兴奋作用可对抗其对中枢的直接抑制作用，但在严重缺氧时其反射兴奋效应不足以对抗直接抑制作用，将导致呼吸运动减弱。

（2）兔吸入气中的CO_2增加时，肺泡气PCO_2升高使动脉血PCO_2升高，脂溶性的CO_2透过血脑屏障进入脑脊液，CO_2和H_2O在碳酸酐酶作用下生成H_2CO_3，H_2CO_3解离出H^+刺激延髓腹外侧浅表区的中枢化学感受器，反射性地引起呼吸加深加快；另外，高CO_2刺激外周化学感受器，反射性地引起呼吸加深加快。中枢化学感受器在CO_2引起的调节反应中起到主要作用，但反应较慢，而外周化学感受器在动脉血PCO_2突然升高时能够快速反应。

（3）兔呼吸道长度增加使无效腔增大，肺泡通气量下降，血液中的PCO_2上升、PO_2下降，PCO_2上升刺激中枢化学感受器和外周化学感受器，PO_2下降刺激外周化学感受器，反射性地使呼吸运动加深加快；另外，如果延长的气道较长较细，会增加气道阻力，使呼吸肌本体感受性反射加强，反射性地引起呼吸加深加快。

（二）H^+浓度增加和代谢性酸中毒

（1）当动脉血中的H^+浓度升高时，主要通过刺激外周化学感受器发挥作用，引起呼吸加深加快。H^+通过血脑屏障（blood brain barrier）的速度较慢，限制了它对中枢化学感受器的作用。

（2）代谢性酸中毒：特征是血浆HCO_3^-浓度原发性降低。复制代谢性酸中毒模型通过给动物静脉注射NaH_2PO_4的方法增加细胞外液H^+浓度，消耗HCO_3^-并使血浆HCO_3^-浓度降低。复制代谢性酸中毒模型成功的血气指标：实际碱剩余（actual base excess，ABE）值减小或负值增大，实际碳酸氢盐、标准碳酸氢盐、缓冲碱（buffer base，BB）、动脉血PCO_2降低，实际碳酸氢盐小于标准碳酸氢盐。代谢性酸中毒时，血液内H^+浓度增加，刺激颈动脉体和主动脉体外周化学感受器及延髓中枢化学感受器，反射性地兴奋延髓呼吸中枢，使呼吸加深加快，肺泡通气量增加，CO_2排出增多，动脉血PCO_2降低，血液H_2CO_3浓度随之下降，恢复$[NaHCO_3]/[H_2CO_3]$的正常值。这种代偿调节作用可在数分钟内发生，并很快达到高峰，但一般不容易获得完全代偿。$NaHCO_3$可作为首选补碱药物纠正代谢性酸中毒动物血浆碳酸氢盐减少，直接由静脉输入，使细胞外液的$[NaHCO_3]/[H_2CO_3]$值恢复正常。

（三）肺牵张反射

1. 切断迷走神经

迷走神经是肺牵张感受器的传入神经，切断一侧迷走神经，通过迷走神经传入延髓的肺牵张感受器传入冲动减少，兴奋吸气切断机制作用减弱，抑制吸气神经元作用下降，导致吸气时间延长，吸气向呼气转换时间延长，吸气变深变慢。切断两侧迷走神经，阻断了肺牵张感受器通过迷走神经传入延髓的通路，兴奋吸气切断机制作用消失，抑制吸气神经元作用消失，即肺牵张反射消失，导致吸气时间进一步延长，吸气更深更慢。

2. 电刺激迷走神经中枢端

高频电刺激迷走神经中枢端，相当于肺牵张感受器持续传入冲动，兴奋吸气切断机制和抑制吸气神经元持续作用，吸气停止，持续呼气。

（四）哌替啶和尼可刹米对呼吸的作用

哌替啶（pethidine）是阿片类的中枢镇痛药物，哌替啶与其他阿片类药物一样作用于阿片受体（μ 受体），抑制脑干呼吸中枢，抑制中枢对血液中 CO_2的敏感性，造成严重的呼吸抑制。中枢兴奋药能提高中枢神经系统的功能活动，其中尼可刹米（nikethamide）兴奋延髓呼吸中枢（又称呼吸兴奋药）和外周化学感受器，提高呼吸中枢对 CO_2的敏感性，使呼吸加深加快。

大剂量的尼可刹米可以引起神经元的异常兴奋和放电导致惊厥，在惊厥的过程中，神经元放电过程中的离子流动、细胞膜通透性等生理变化，也可能参与了惊厥的发生过程。

四、咳嗽反射

咳嗽反射是很重要的防御性反射。小鼠吸入具有挥发性的浓氨水后，浓氨水可刺激小鼠呼吸道黏膜上皮的感受器，由感觉神经末梢传至咳嗽中枢并使之兴奋，引起咳嗽，即制成咳嗽模型，咳嗽模型可用于观察药物的镇咳作用。可待因作为中枢性镇咳药，可选择性抑制延脑咳嗽中枢，阻断咳嗽反射弧，产生强大的镇咳作用。

五、急性肺水肿

肺水肿（pulmonary edema）是指过量的液体积聚在肺组织间隙和（或）溢入肺泡腔内的病理过程。主要由肺脏内血管与组织间液交换功能紊乱导致。根据液体积聚的部位，肺水肿可以分为间质性肺水肿和肺泡性肺水肿。根据其发生机制，肺水肿还可以分为以肺毛细血管流体静压升高为特征的压力性肺水肿和以肺毛细血管通透性增大为特征的通透性肺水肿。在临床上，急性肺水肿（acute pulmonary edema）常突然发生或呈爆发性，输液过量或过快、急性心肌梗死、慢性心力衰竭等均可引起肺水肿。肺水肿可严重影响呼吸功能，常诱发呼吸衰竭。

实验中可通过静脉大量快速输入生埋盐水并注入大剂量肾上腺素来复制急性肺水肿动物模型。短时间内大量快速输入生理盐水导致实验动物血压升高，血浆胶体渗透压下降，肺毛细血管流体静压升高，有效滤过压增加，组织液生成增加；大剂量肾上腺素兴奋心肌细胞，使心肌收缩力急剧增强，心率加快，回心血量过度增加，导致肺循环血容量急剧增加，肺毛细血管流体静压升高，微血管通透性增加，从而引起急性肺水肿的发生。

六、急性呼吸衰竭

外呼吸的基本环节包括肺通气（pulmonary ventilation）和肺换气（gas exchange in lungs）两个基本过程，任何引起通气和换气功能障碍的病因，都可导致呼吸衰竭。通气功能障碍包括限制性通气障碍（通气动力减弱）和阻塞性通气不足（通气不畅、阻力加大），限制性通气障碍的原因可为呼吸肌活动障碍、呼吸肌本身病变、中枢神经系统病变和胸廓顺应性降低；而阻塞性通气不足主要为气道狭窄和阻塞。限制性通气障碍或阻塞性通气不足的共同后果是肺泡通气不足，肺泡气不能及时更新，动脉血 PO_2 下降，动脉血 PCO_2

升高,导致Ⅱ型呼吸衰竭。换气功能障碍包括弥散障碍和通气/血流值失调。弥散障碍主要见于肺泡膜的面积减小和厚度增加;通气/血流值失调可以是肺泡通气量减少、血流减少或肺内动静脉分流。单纯弥散功能障碍可引起Ⅰ型呼吸衰竭,而通气/血流值失调则根据代偿情况的不同导致Ⅰ型或Ⅱ型呼吸衰竭。

动物实验中可通过缩窄气道复制通气障碍所致的急性呼吸衰竭。通过静脉注射油酸造成动物肺水肿,复制肺泡通气/血流值失调和气体弥散障碍所致的急性呼吸衰竭。

七、缺氧

(一)缺氧的类型

当供应组织的氧不足,或组织利用氧障碍时,机体的功能和代谢可发生异常变化,这种病理过程称为缺氧(hypoxia)。缺氧是多种疾病共有的病理过程。许多原因都能使机体发生缺氧。不同类型的缺氧,其机体的代偿适应性反应和症状表现有所不同。根据缺氧的原因不同可将缺氧分为低张性缺氧(hypotonic hypoxia)、血液性缺氧(hemic hypoxia)、循环性缺氧(circulatory hypoxia)和组织性缺氧(histogenous hypoxia)4种类型。

1. 低张性缺氧

将动物放置于密闭的容器内,使其吸入气中的 PO_2 逐步降低以复制低张性缺氧模型。低张性缺氧(又称低张性缺氧)主要表现为动脉血 PO_2 降低,氧含量减少,组织供氧不足。正常毛细血管血液中氧离血红蛋白浓度约为26 g/L。低张性缺氧时,动、静脉血中的氧离血红蛋白浓度增高。当毛细血管血液中氧离血红蛋白浓度达到或超过50 g/L时,可使皮肤和黏膜呈青紫色(称为发绀)。

2. 血液性缺氧

(1) CO中毒及抢救:在CO浓度较高的环境中,如密闭房间内燃烧煤炭、使用CO场所的CO泄漏等,因CO无色、无味,人会在不知不觉中中毒。CO与血红蛋白的亲和力比氧与血红蛋白的亲和力高210倍。当吸入气中含有0.1%的CO时,血液中的血红蛋白可能有50%为碳氧血红蛋白(HbCO)。HbCO不能与 O_2 结合,同时还可抑制红细胞的糖酵解,使2,3-二磷酸甘油酸(2,3-DPG)生成减少,氧离曲线左移,HbO_2 中的 O_2 不易释放,从而加重组织缺氧。当血液中的HbCO增至50%时,动物可迅速出现痉挛、呼吸困难、昏迷,甚至死亡。此时,动物的动脉血含过多的HbCO,使其皮肤、黏膜呈HbCO的樱桃红色。CO中毒的急救,首先是立即将中毒者转移到空气新鲜处,保持其呼吸道通畅,后续的临床治疗采用吸氧,有条件的用高压氧舱进行治疗。对危重患者采用呼吸中枢兴奋药或人工呼吸机通气,同时采取防治并发症的治疗措施。

(2) 亚硝酸盐中毒及抢救:亚硝酸盐物理性状与食盐相似,容易引起误食,多数因食用硝酸盐、亚硝酸盐含量高的腌制食品、水等导致中毒。亚硝酸盐的中毒剂量为0.3~0.5 g,致死量约3 g。亚硝酸盐被肠道吸收入血后氧化血红蛋白的二价铁生成三价铁,形成高铁血红蛋白($HbFe^{3+}OH$),导致高铁血红蛋白血症。高铁血红蛋白中的三价铁因与羟基结合牢固,失去结合氧的能力,或者血红蛋白分子中的4个二价铁中有部分氧化成三价铁,剩余的二价铁虽能结合氧,但不易解离,导致氧离曲线左移,使组织缺氧。亚硝酸盐等氧化剂中毒时,如高铁血红蛋白含量超过血红蛋白总量的10%,就可出现缺氧表现,当血液中 $HbFe^{3+}OH$ 达到 15 g/L,皮肤、黏膜可出现青紫色。高铁血红蛋白含量达到30%~50%,则发生严重缺氧。亚硝酸盐中毒急救首先采用催吐、洗胃、导泻,将含有亚硝酸盐的食物、消化物排出体外,以防亚硝酸盐进一步被吸收加重中毒。低浓度亚甲蓝为还原剂,能够抑制氧化剂的中毒反应,可采用静脉注射或滴注低浓度亚甲蓝与葡萄糖混合液解毒和吸氧治疗。

3. 循环性缺氧

机体大量失血使平均动脉压降至40~50 mmHg并维持时可导致循环性缺氧。

4. 组织性缺氧

氰化钾与氧化型细胞色素氧化酶的三价铁结合为氰化高铁细胞色素氧化酶,中断呼吸链,导致组织用氧障碍。

(二) 提高缺氧耐受性的方法

缺氧影响机体的功能与代谢,严重缺氧可导致组织代谢障碍和各系统功能紊乱,甚至引起死亡。中枢神经系统对缺氧极为敏感,缺氧可导致神经元的线粒体结构和功能受损、ATP合成减少、能量代谢障碍、神经递质失调、酸碱平衡紊乱等。严重持续缺氧可触发神经元凋亡等。用药物抑制中枢神经系统和体温调节中枢,配合物理降温以降低体温的方法称为人工冬眠。人工冬眠应用于严重创伤、感染性休克、高热惊厥、中枢性高热及甲状腺危象等病症的辅助治疗,以降低机体对各种病理刺激的反应,提高各组织对缺氧的耐受力,保护机体重要器官,为治疗赢得时间。在临床上,以氯丙嗪、异丙嗪、哌替啶、二氢麦角碱等药物组成不同的人工冬眠合剂配方针对不同的病症。

通过体育锻炼、低氧环境(如高原)生活和训练、抗缺氧药物可提高机体缺氧耐受性。

(三) 耗氧量测定装置原理

图6-6是耗氧量测定装置示意图,量筒充以一定量的水,移液管一端插入量筒水中,移液管另一端用胶管与缺氧瓶塞上的管子相连并构成一密闭的空间。小鼠在这密闭的缺氧瓶中,不断消耗氧气,产生的 CO_2 被钠石灰吸收,瓶内气压逐渐降低而产生负压,移液管内液面因瓶内负压而上升,而量筒内的液面却下降,量筒内液面下降的毫升数即为小鼠的耗氧量。

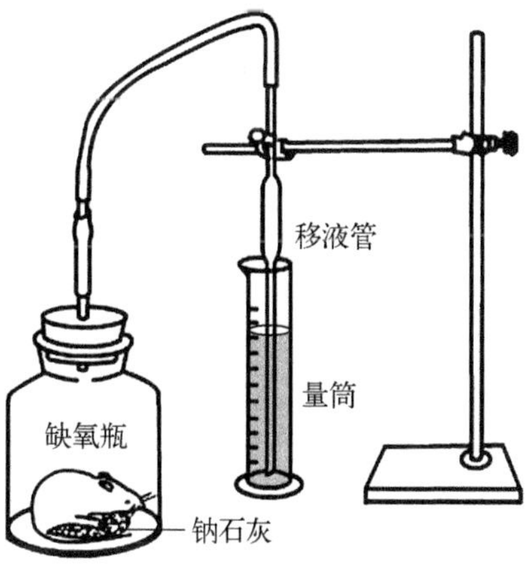

图6-6　耗氧量测定装置

八、肺通气功能测定

肺的主要功能包括肺与外界的气体交换(即肺通气)和肺泡与血液间的气体交换(即肺换气),肺通气功能直接影响肺换气,肺通气功能的测定对评定肺功能具有重要的生理意义。在临床上，通过肺功能测定，可以提示呼吸功能不全的严重程度，鉴别通气障碍的类型，显示气体分布和气体交换的基本状态等。肺通气功能采用肺功能检测仪（肺量计）进行测定。

1. 自动肺功能检测仪

自动肺功能检测仪采用呼吸流量传感技术和计算机技术，能自动完成肺功能各项指标自动测定。

2. 水封式肺量计

水封式肺量计为较早期肺功能测定仪器，测试结果精确。除测定肺通气功能外，通过测定耗氧量可计算获得基础代谢或能量代谢。

(1) 原理：水封式肺量计原理如图 6－7 所示，浮筒悬浮于隔层水筒中，浮筒内部形成一密闭空间，两根管道分别通过呼气、吸气导管与测试口相通。在呼气导管上安置 CO_2 吸收剂（钠石灰）吸收呼出气中的 CO_2。呼、吸气导管的另一端连接三通阀，三通阀上安装橡胶接口，被测试者嘴衔橡胶接口，通过呼、吸气导管进行呼吸。浮筒内充灌氧气。被测试者的呼吸运动，引起浮筒内气体容积的变化，使浮筒发生上下运动。浮筒顶部的缆索通过滑轮与平衡锤（抵消浮筒的重力）连接，固定在缆索的记录笔随浮筒的上下运动，在记录纸上描记出浮筒内气体容积的变化曲线（即肺通气功能曲线）。

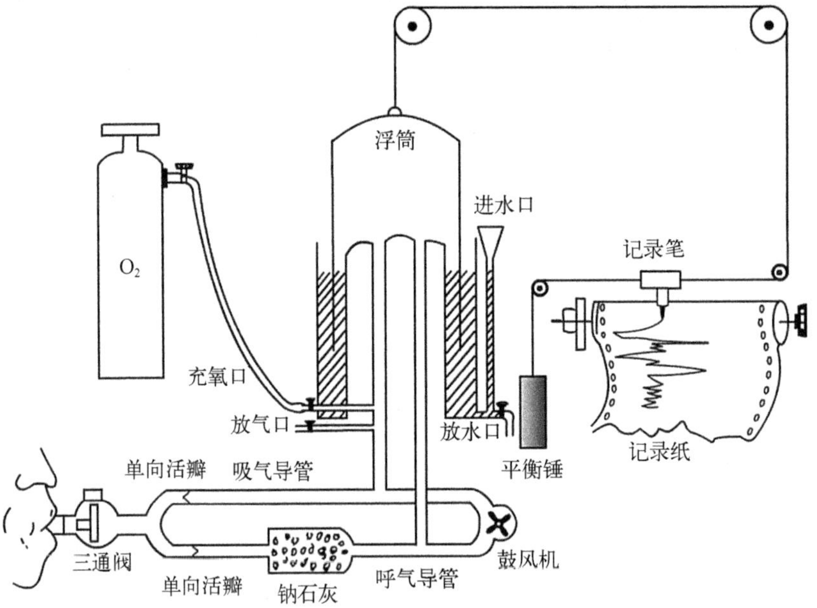

图 6－7　水封式肺量计原理图

(2) 仪器准备：首先在肺量计内的钠石灰筒里加上新鲜粒状钠石灰，向水筒内加水至适量。筒内加水后切勿用力压浮筒，以免水溢出，关闭三路开关。打开充 O_2 开关，经与氧气瓶连接的橡胶管，缓缓向浮筒内注入 O_2，使浮筒慢慢上升，充气至 5～8 L 时关闭氧气瓶和充气导管开关。装好记录纸，放下记录笔使其接触记录纸面，接通电源。取经煮沸并用 75%乙醇消毒的橡胶接口衔接于三通阀上，受检者取立位，嘴衔接口，接口的薄橡胶片置于口腔前庭，用牙咬住接口上的两个突起，以便密封。夹上鼻夹，此时被试者由口腔经三通阀与外界进行呼吸。让被试者呼吸适应后，在呼气末将三通阀打开。此时，即可见记录笔随呼吸左右移动。根据记录笔移动幅度，可在记录纸上直接读出肺通气量。按下“记录”钮，使仪器处于记录准备状态。纸速 60 mm/min，开始记录。

（3）肺功能测定

1）潮气量（tidal volume，TV）：令被试者平静呼吸，此时所描记曲线的变化幅度即为潮气量。

2）补吸气量（inspiratory reserve volume，IRV）：令被试者在平静吸气末继续做一次最大限度的吸气。

3）补呼气量（expiratory reserve volume，ERV）：稍待呼吸平静，即令被试者在平静呼气末继续做一次最大限度的呼气。

4）肺活量（vital capacity，VC）：平静呼吸 5 次后，令被试者进行一次最大限度的吸气，然后紧接着尽力呼气。

5）用力肺活量（forced vital capacity，FVC）：令被试者做最大限度吸气至肺总容量（total lung capacity，TLC）位，在吸气末屏气 1～2 s，按下 1 200 mm/min 的纸速按钮，立即令被试者用最快的速度呼气，呼气持续 3 s 以上，直至不能呼出为止。重复 2～3 次。

6）最大自主通气量（maximal voluntary ventilation，MVV）：纸速调于 60 mm/min，平静呼吸 4～5 次以后，令被试者以最大呼吸幅度、最大呼吸速度持续呼吸 12 s 或 15 s。其间呼吸频率为 10～15 次/分。休息 5～10 min 后重复第二次测定。2 次或 3 次测定结果中取最大值作为实测值。

（4）测量计算：测试结果如图 6－8 所示，对结果进行测量计算。

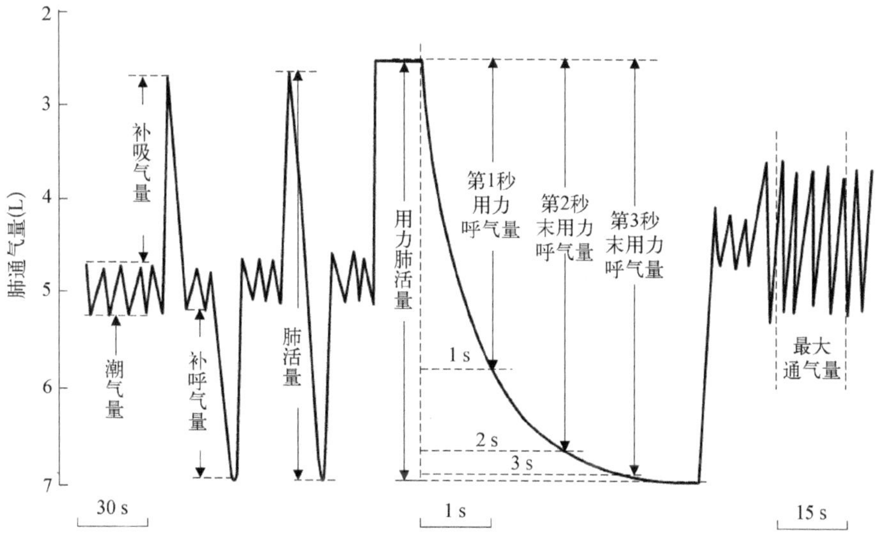

图 6－8　肺通气功能测试曲线

1）潮气量：呼吸基线平稳，取5次平静呼吸波，每次吸入或呼出的平均气量。

2）补吸气量：平静吸气末以后曲线的幅度为补吸气量。深吸气量（inspiratory capacity，IC）为平静呼气位与最大吸气位之间的容量差，常态下为肺活量的42%～57%。

3）补呼气量：平静呼气末曲线的增加幅度即为补呼气量。正常状态下为肺活量的26%～34%。

4）肺活量：整个曲线的变化幅度即为肺活量。

5）最大自主通气量（MVV）：计算12 s或15 s内吸入气（或呼出气）总量，乘以5或4，即为每分钟最大通气量。2次或3次测定结果中取最大值作为实测值。

$$\text{通气储量}\ \% = (\text{MVV} - \text{静息通气量})/\text{MVV} \times 100\% \qquad (6-1)$$

通气储量%>93%以上者为正常，<70%为通气功能严重损害。

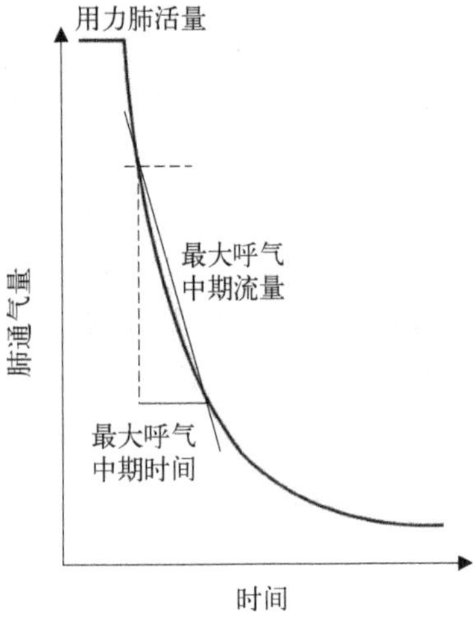

图6-9 最大呼气中期流量

6）用力肺活量：最大吸气至肺总容量位后1 s之内的快速呼出量，即为第1秒用力呼气量（forced expiratory volume in one second，FEV_1）。1 s的平均流量用FEV_1%（FEV_1/FVC）表示。大部分的正常人1 s能呼出FVC的70%～80%。第3秒末用力呼气容积（FEV_3）指最大吸气至肺总容量位后第3秒末的快速呼出量。

7）最大呼气中期流量（maximal mid-expiratory flow，MMF）：由FVC曲线上计算获得用力呼出肺活量25%～75%的平均流量。将FVC曲线分为4个等分（图6-9），取肺活量的25%～75%部分除以呼出肺活量25%～75%容量所需的时间（最大呼气中期时间，maximal mid-expiratory time，MET）：

$$\text{MMF} = \text{FVC}/2\text{MET} \qquad (6-2)$$

MMF主要取决于FVC非用力依赖部分，即呼气流量随用力程度达到一定限度后，尽管继续用力流量固定不变，与用力无关（在测定FVC全过程中需要持续用力呼气以达到流量限度）。有研究表明，低肺容量位的流量包括MMF的改变受小气道直径所影响，流量下降反映小气道的阻塞。FEV_1、FEV_1%和气道阻力均正常者，MMF值却可低于正常，常见于小气道疾患。

（5）基础代谢率的测定

1）测定耗氧量：受试者在基础状态下，通过肺功能检测仪呼吸6 min，测量6 min的耗氧量，6 min的耗氧量乘以10为每小时耗氧量，换算成标准状态下的耗氧量。

2）计算每小时产热量：产热量 = V_0 × 4.825（基础条件下的呼吸商按0.82计算，此时氧热价为4.825）。

3）计算体表面积：测量身高、体重值，依据身体表面积检查图，查出体表面积（m^2）。

或用公式计算体表面积：

$$体表面积(S) = 0.006\,1 \times 身高(cm) + 0.012\,8 \times 体重(kg) - 0.152\,9(m^2) \quad (6-3)$$

4）计算基础代谢值，即每小时单位体表面积的产热量：

$$V_0 \times 4.825/S[kcal/(h \cdot m^2)] \quad (6-4)$$

5）查表与同性别、同年龄人的正常基础代谢平均值相比较，求出基础代谢率相对值。

基础代谢率 =（基础代谢实测值－正常基础代谢平均值）/正常基础代谢平均值×100%。若测得的基础代谢率超出正常基础代谢率平均值的±15%以上时，可视为异常。

（厉旭云，方瑜，孙岑岑）

第五节　消化系统实验基本理论和原理

消化系统由消化道和消化腺两大部分组成，消化道舒缩活动对食物进行机械消化、消化腺分泌的消化液对食物进行化学消化，消化道和消化腺的活动受神经和体液因素的调节。消化系统分泌的激素对机体进行调节。

一、胃肠平滑肌运动的调节

消化道平滑肌与骨骼肌、心肌一样，具有肌肉组织共有的特性，如兴奋性、传导性和收缩性等。但消化道平滑肌兴奋性较低，收缩缓慢，富有伸展性，具有紧张性、自动节律性，对化学、温度和机械牵张刺激较敏感等特点。给予离体肠肌以接近于在体情况的适宜环境，消化道平滑肌仍可保持良好的生理特性。

胃肠道平滑肌细胞存在机械阈（mechanical threshold）或电阈（electrical threshold）两个临界膜电位值，当慢波去极化达到或超过机械阈时，细胞内 Ca^{2+} 浓度增加到足以激活肌细胞收缩水平，平滑肌细胞出现小幅度收缩；当慢波去极化达到或超过电阈时，可引发动作电位，平滑肌细胞收缩增强，慢波上出现的动作电位数目越多，平滑肌细胞收缩越强。平滑肌细胞去极化达到机械阈或电阈，胞膜上的电压依赖性钙通道开放，细胞外 Ca^{2+} 内流，内流的 Ca^{2+} 与肌质网膜上雷诺丁受体结合，诱发肌质网释放 Ca^{2+}；细胞质内 Ca^{2+} 浓度升高，Ca^{2+} 与钙调蛋白结合，形成 Ca^{2+}-钙调蛋白复合物，Ca^{2+}-钙调蛋白复合物进一步激活 MLCK，活化的 MLCK 可使横桥的 MLC 磷酸化，MLC 磷酸化使横桥 ATP 酶活性提高，引发粗、细肌丝的滑行，平滑肌收缩。

胃肠道平滑肌以胆碱能神经占优势，小剂量或低浓度的乙酰胆碱即能激动 M 受体，产生与兴奋胆碱能神经节后纤维相似的作用，兴奋胃肠道平滑肌。乙酰胆碱与平滑肌细胞膜上的 M 受体结合，激活细胞膜上钙通道，同时抑制平滑肌细胞膜上的生电性钠泵活动，使细胞膜去极化，平滑肌兴奋性增加，两者均使内流的 Ca^{2+} 增加，内流的 Ca^{2+} 与肌质网膜上雷诺丁受体结合，引起继发性肌质网 Ca^{2+} 释放，使平滑肌收缩。阿托品与 M 受体结合而本身不产生受体激动作用，却能阻断胆碱能递质或拟胆碱药物与受体的结合，从而产生抗胆碱受体激动剂的作用。新斯的明（neostigmine）通过抑制乙酰胆碱酯酶（acetylcholinesterase，AChE）活性而发挥完全拟胆碱作用，以及通过乙酰胆碱兴奋 M 受体。

交感神经兴奋，其节后纤维释放去甲肾上腺素，去甲肾上腺素与肠平滑肌细胞膜上的 α 受体结合，使 Ca^{2+} 激活的大电导钾通道开放，K^+ 外流增加，肌膜超极化，平滑肌兴奋性下降。肾上腺素与平滑肌细胞膜上的 β 受体结合，细胞内环磷酸腺苷合成增加，环磷酸腺苷使肌质网和细胞膜钙泵活动加强，激活 Na^+-Ca^{2+} 交换体，细胞质内 Ca^{2+} 浓度降低，平滑肌收缩张力减小。肾上腺素激动平滑肌 β_2 受体，K^+ 和 Ca^{2+} 外流增加、生电性钠泵活动增加，导致细胞膜电位降低，平滑肌的兴奋性降低，收缩频率降低。

在哺乳动物，组胺合成后储存于肥大细胞和嗜碱性粒细胞的颗粒内。组胺对多种动物的胃肠道和气道平滑肌 H_1 受体有兴奋作用，豚鼠尤其敏感。组胺与细胞膜上的组胺受体结合，通过 G 蛋白激活磷脂酶 C，磷脂酶 C 将 PIP2 分解为二酰甘油和三磷酸肌醇，三磷酸肌醇与肌质网膜上三磷酸肌醇受体结合使肌质网释放 Ca^{2+}，细胞质内 Ca^{2+} 浓度升高，平滑肌收缩加强。氯苯那敏（chlorpheniramine）与 H_1 受体结合而不产生激动作用，但能阻断组胺与 H_1 受体的结合，从而产生抗组胺作用。

氯化钡（$BaCl_2$）中的 Ba^{2+} 性质与 Ca^{2+} 相似，Ba^{2+} 可经钙通道进入细胞，同时使膜电位升高，增加 Ca^{2+} 内流，诱发肌质网释放 Ca^{2+}，细胞质内 Ca^{2+} 浓度升高引发肌肉收缩。膜电位升高使平滑肌的兴奋性增加，可使平滑肌的收缩频率增加。Ba^{2+} 可进入肠组织内的胆碱能神经纤维末梢，使神经纤维末梢释放乙酰胆碱，乙酰胆碱与 M 受体结合引发平滑肌收缩。阿托品可以阻断神经纤维末梢释放乙酰胆碱引起的收缩作用。

平滑肌的收缩过程有一系列酶促反应，酶具有最适温度，消化道平滑肌酶促反应最适温度约为 38℃，低于该温度，酶的活性降低，能量代谢水平降低，导致平滑肌的兴奋性和收缩性降低，表现为收缩频率和收缩张力的降低。酶具有最适 pH，pH 降低影响酶的活性。H^+ 和 Ca^{2+} 竞争性地通过钙通道，H^+ 和 Ca^{2+} 竞争性地与肌质网膜上的雷诺丁受体结合，也竞争性地与钙调蛋白结合，H^+ 增加，导致 Ca^{2+} 内流减少、肌质网释放 Ca^{2+} 减少、Ca^{2+} 与钙调蛋白结合量减少，最终导致平滑肌收缩频率和收缩张力降低。

二、肝性脑病

肝性脑病是继发于严重肝脏疾病的一系列精神/神经异常综合征。有关肝性脑病的发病机制有多种学说，其中氨中毒学说受到重视。正常情况下，血氨的来源与清除保持动态平衡，而氨在肝中合成尿素是维持此平衡的关键。病理情况下当肝功能严重受损，或慢性肝硬化等疾病使肠壁吸收肠道内生成的氨过多，或经侧支循环进入体循环，均可导致血氨升高。增高的血氨可通过血脑屏障进入脑组织，通过干扰脑组织的能量代谢，使脑内神经递质发生改变等，引起脑的功能障碍，从而出现相应的症状和体征。

谷氨酸（glutamic acid）可与血中过多的氨结合而成为无毒的谷氨酰胺，谷氨酰胺由尿排出进而降低血氨。谷氨酸还可参与脑细胞的代谢，改善中枢神经系统的功能。给予肠道乙酸溶液可使肠道 pH 降低，能减少氨的吸收。

三、导泻

泻药是刺激肠蠕动或增加肠内容积和软化粪便、润滑肠道而使排便通畅的药物。按作用机制可分为 4 类：容积性泻药、渗透性泻药、刺激性泻药和大便软化剂。硫酸镁为渗透性泻药，口服后，由于 Mg^{2+} 和 SO_4^{2-} 不易被吸收，在肠内形成高渗盐溶液而阻止肠内水分的吸收，使肠腔容积增大，刺激肠壁，反射性地引起肠蠕动加强而导泻。此外，盐类本身对肠黏膜也有化学性刺激作用，促进肠蠕动。

第六节　泌尿和生殖系统实验基本理论和原理

肾脏通过生成和排出尿液能够排出机体的代谢终产物，是机体最重要的排泄器官。肾脏还能合成和释放肾素、促红细胞生成素等多种生物活性物质。泌尿系统与循环系统及呼吸系统协同作用，调节机体水、电解质和酸碱平衡，调节动脉血压，从而维持内环境的稳定。

一、尿液生成的调节

尿液生成过程包括肾小球的滤过作用及肾小管与集合管的重吸收和分泌作用。肾小球滤过作用的动力是有效滤过压，而有效滤过压的高低主要取决于以下 3 个因素：肾小球毛细血管血压、血浆胶体渗透压和囊内压。正常情况下，囊内压不会有明显变化。肾小球毛细血管血压主要受全身动脉血压的影响，当动脉血压为 80～180 mmHg 时，由于肾血流的自身调节作用，肾小球毛细血管血压均能维持在相对稳定水平，但当动脉血压高于 180 mmHg 或低于 80 mmHg 时，肾小球毛细血管血压就会随血压变化而变化，肾小球滤过率（glomerular filtration rate，GFR）也就发生相应变化。另外，血浆胶体渗透压降低，会使有效滤过压增高，肾小球滤过率增加。影响肾小管、集合管泌尿功能的因素包括肾小管溶液中溶质浓度和抗利尿激素等。肾小管溶质浓度增高，可妨碍肾小管对水的重吸收，因而使尿量增加；抗利尿激素可促进肾远端小管与集合管对水的重吸收，导致尿量减少。

静脉快速注射较大量的生理盐水，首先血容量快速增加刺激心房和容量感受器，反射性地促进心房钠尿肽（atrial natriuretic peptide，ANP）合成和释放增加以及抑制抗利尿激素的释放，血容量快速增加使血压升高，血压升高也反射性地抑制抗利尿激素的释放。心房钠尿肽使入球小动脉舒张，使肾的滤过率增加，心房钠尿肽抑制集合管对 Na^+ 的重吸收，抗利尿激素减少使远端小管和集合管对水的重吸收减少。其次，大量生理盐水的输入使血液被稀释，血浆胶体渗透压降低，增加了有效滤过压，肾小球滤过率增加；血容量增加和血压升高，使肾血流量增加，肾的滤过分数（filtration fraction，FF）增加，使肾小球滤过率增加。

正常新西兰兔的血糖浓度约为 1 g/L，兔的血量约占体重的 8%，正常肾糖阈为 1.8 g/L。静脉注射一定量的高渗葡萄糖溶液，当血糖浓度超过肾糖阈，小管液中的葡萄糖不能被完全重吸收，小管液的渗透压升高，使肾小管对水的重吸收减少，尿量增加。高渗葡萄糖溶液提高了血浆晶体渗透压，刺激下丘脑的渗透压感受器，反射性地引起抗利尿激素释放增加，使尿量减少，但此效应小于高渗葡萄糖引起的渗透性利尿效应。静脉注射葡萄糖溶液所增加的血容量使血压升高。

右侧心迷走神经主要支配窦房结，其兴奋时，心率减慢或心脏停搏、心房收缩力降低，心输出量减少，血压降低，血压降低至 80 mmHg 时，肾血流量减少，肾小球滤过压减小，尿量减少。另外，血压降低反射性地增加了抗利尿激素的释放，肾小管对水的重吸收增加，尿量减少。

去甲肾上腺素与血管平滑肌上 α 受体结合，使血管收缩，外周阻力增加，血压升高。肾小球入球小动脉收缩使肾小球毛细血管压降低和肾小球毛细血管血流量减少，导致肾小球滤过率减少。另外，去甲肾上腺素促进近端小管和髓袢升支粗段等部位对 Na^+ 和水的重吸收，去甲肾上腺素作用于球旁细胞的 β 肾上腺素受体刺激球旁细胞释放肾素，血液中的血管紧张素Ⅱ增加，血管紧张素Ⅱ促进肾上腺皮质球状带合成释放醛固酮，加强肾小管 Na^+ 和水的重吸收，分泌 K^+。

呋塞米(furosemide)也称呋喃苯胺酸或速尿，是一种强利尿剂。呋塞米与 $Na^+-K^+-2Cl^-$ 同向转运体结合后抑制肾小管重吸收 NaCl，干扰尿的浓缩机制而产生利尿效应。

垂体后叶素(pituitrin)是下丘脑视上核和室旁核生成而储存于神经垂体的血管升压素和缩宫素，血管升压素也称抗利尿激素，缩宫素也称催产素。血管升压素主要由视上核合成，缩宫素主要由室旁核合成。血管升压素与血管平滑肌上血管升压素受体结合使血管平滑肌收缩，生理浓度的血管升压素浓度为 1～3 ng/L，生理浓度范围内的血管升压素无明显的升压作用；失血时血管升压素浓度可达 10 ng/L 甚至以上，可使全身皮肤、肌肉、内脏等处血管收缩，对维持和提升血压有重要作用；药理浓度的血管升压素可使全身血管包括冠状动脉强烈收缩，冠状动脉强烈收缩引起心肌缺血，导致心肌收缩力降低、心律失常，表现为血压降低、脉压减小，心律不规则。血压降低使肾小球滤过率减小。血管升压素与肾集合管主细胞膜上的 V_2 受体结合，通过 G 蛋白激活蛋白激酶 A，使细胞质中的水孔蛋白(aquaporin, AQP)嵌入主细胞膜，增强上皮细胞顶端膜对水的通透性，促进水的重吸收，血管升压素也使内髓集合管对尿素的通透性增加，提高肾髓间隙液的渗透压，增加肾小管对水的重吸收。

临床上酚红排泄试验(phenolsulfonphthalein excretion test)用于检查肾小管的排泄功能。静脉注射酚红，80%～90%的酚红与血浆蛋白结合，游离酚红通过肾小管上皮细胞排泄到小管液中。从静脉注射到终尿中出现酚红的正常时间为 5 min 左右。

二、急性肾功能不全

引起急性肾功能不全的主要原因有肾前性、肾性、肾后性 3 种。氯化汞是重金属盐，兔皮下或肌内注射 10 g/L 氯化汞，可引起以肾小管坏死为主的急性肾功能不全。急性肾功能不全临床分为少尿型和非少尿型两种，前者多见。少尿型一般出现少尿甚至无尿、等渗尿，尿钠浓度高，尿常规可发现血尿，镜检有多种细胞并有管型（颗粒管型和细胞管型等）。急性肾功能不全时血液尿素氮（blood urea nitrogen, BUN）和血浆肌酐进行性升高，肌酐从尿中排出障碍，尿肌酐/血肌酐<20。功能性肾衰竭时尿肌酐/血肌酐>40。急性肾功能不全评价的病理生理学指标主要有内生肌酐清除率、尿肌酐/血肌酐值、肾脏酚红排泄率、钠排泄分数等。

三、缩宫素对子宫平滑肌的作用

目前，临床使用的缩宫素为人工合成品或从牛、猪的垂体后叶中提取分离的制剂。缩宫素也称催产素，是一种肽类激素。下丘脑室旁核和视上核产生的激素原沿丘脑-垂体束以每天 2~3 mm 的速度转运至神经垂体，在转运过程中激素原转化为缩宫素和血管升压素。缩宫素与同时合成的神经垂体激素运载蛋白-1 形成复合物，储存于神经末梢。在适宜刺激下，室旁核和视上核神经元发生兴奋，神经冲动沿丘脑-垂体束下传至神经垂体的轴突末梢，末梢内的分泌颗粒以出胞形式释放神经激素，缩宫素与神经垂体激素运载蛋白-1 分离，各自进入毛细血管中，运送到靶器官。

缩宫素对子宫平滑肌有选择性兴奋作用，缩宫素作用于子宫平滑肌细胞膜，与 G 蛋白耦联的缩宫素受体（oxytocin receptor, OTR）结合，激活磷脂酶 C，使 PIP2 水解成的三磷酸肌醇和二酰甘油增加，三磷酸肌醇与肌质网膜上的三磷酸肌醇受体结合，肌质网大量释放 Ca^{2+}，细胞质内 Ca^{2+}浓度上升，钙-钙调蛋白复合物生成增多，横桥与肌动蛋白结合增加，子宫平滑肌收缩力和频率升高。小剂量缩宫素可促进子宫底部节律性收缩，收缩力量加强，收缩频率加快，其收缩性质与自然分娩类似；大剂量缩宫素则会引起子宫强直性收缩。子宫平滑肌对缩宫素的敏感性与体内雌激素水平有密切关系，雌激素水平升高可提高其敏感性。动物实验中通常会在实验前 24 h 给雌性大鼠注射一定剂量的雌二醇，以提高子宫平滑肌对缩宫素的敏感性。

（厉旭云，王欢欢）

第七节　感觉系统实验基本理论和原理

感觉（sensation）是机体赖以生存的重要功能活动之一。机体内、外环境中的各种刺激首先作用于不同的感受器或感觉器官，然后被转换为神经冲动传至大脑皮层的特定区域进行整合或分析处理，产生相应的感觉。

一、视觉实验原理

（一）视力的测定

视力又称视敏度（visual acuity），是把眼能辨别两个点的最小距离作为衡量标准。这两个点的光线射入眼时,在节点交叉所形成的角度称为视角。视力测定就是测定所需要的最小视角。临床上规定当视角为 1 分时,能辨别两个点或看清楚字或图形的视力为正常视力。测定视力的视力表就是根据视角的原理制定的。我国于 1990 年使用标准对数视力表由我国著名眼科学家缪天荣教授创制。标准对数视力表是由大小、方向不同的“E”字排列而成。表上共有 14 行“E”形符号由上而下逐级缩小。各行字母的大小在规定的距离上,对眼都形成 5 分视角。每个字母每一笔画的宽度以及每一笔画间的距离都是整个字母的 1/5,都对眼睛形成 1 分视角(图 6-10)。

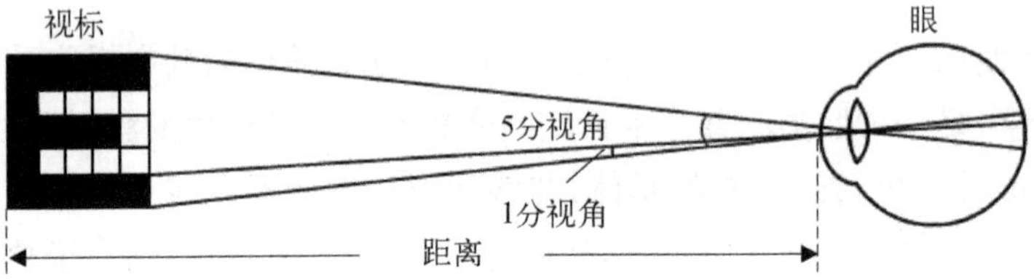

图 6-10 视力表原理图

用此视力表检查视力是按 5 分记录:视力等于 5 减以 10 为底视角 a(分)的常用对数(log),即视力 = 5 - lg(a)。

通常检查视力时,是用固定距离的方法。令被检者站在距视力表 5 m 处,以单眼能正确辨别出第 11 行字母的缺口方向者为正常视力。以 5 分记录为 5,因 5 m 处视清楚 11 行时视角为 1 分,其常用对数为 0,即视力 = 5 - 0。

(二) 盲点的测定

视网膜后部视神经穿出部位为视神经乳头,此处没有感光细胞,不能感光,称为生理盲点(blind spot)。某些视野器官疾病,可在视野中检查出异常的病理性盲点。盲点的测定是了解视觉功能的一种检查方法,根据物体成像的规律从盲点投射区域,找出盲点的所在位置和范围。

(三) 视野的测定

视野(visual field)是当一只眼睛凝视正前方某一点时,同时所能看到的空间范围。由于眼球位置较深,鼻、眉弓、颧骨等可遮住一部分外来光线使不能到达视网膜,故当眼注视某一点不动时,其视野有一定限制。正常单眼视野的范围:颞侧约 90°以上,下方约 70°,鼻侧约 65°,上方约 55°(后两者由于受鼻梁和上眼睑的影响)。各种颜色视野范围并不一致,由于感受色觉的视锥细胞分布于视网膜的中心部分,白色最大,蓝色次之,红色再次之,绿色最小。两眼同时注视时,大部分视野是互相重叠的。

(四) 颜色视觉的测定

颜色视觉简称色觉(color vision),是眼在明亮处视网膜视锥细胞的主要功能。正常人能辨别各种颜色,凡不能准确辨别各种颜色者为色觉障碍。临床上按色觉障碍的程度不同,可分为色盲(color blindness)与色弱(color amblyopia)。色盲中以红绿色盲较为多见,蓝色盲及全色盲较少见。色盲分先天和后天两种,先天性者由遗传而来,后天性者为视网膜或视神经等疾病所致。色弱是辨色力较差，主要表现辨色能力迟钝或易于疲劳，是一种轻度色觉障碍。色盲检查图是利用色调深浅程度相同而颜色不同的点组成数字或图形，在自然光线下识读，色盲或色弱者辨认困难，从而判断受检者色觉是否正常。

（五）瞳孔反射和调节

1. 瞳孔反射

瞳孔反射包括瞳孔对光反射（pupillary light reflex）和瞳孔近反射（near reflex of the pupil）。当眼受光线刺激或视物移近时瞳孔缩小，属瞳孔反射。前者为瞳孔对光反射，是双侧性的。反射途径为强光→视网膜→视神经→视束→外侧膝状体内缘→中脑四叠体顶盖前区（双侧）换元→动眼神经缩瞳核换元→睫状神经节换元→睫状短神经→瞳孔括约肌→使（双侧）瞳孔缩小。瞳孔近反射的反射途径为注视物移近→视网膜→视神经（视交叉）→视束→丘脑外侧膝状体→大脑皮层枕叶→额叶中央前回下行→锥体束→中脑正中核→中脑缩瞳核→睫状神经节→睫状短神经→瞳孔括约肌→瞳孔缩小。正常人瞳孔直径2.5～4.0 mm，可在1.5～8.0 mm范围变动。

2. 瞳孔大小调节

瞳孔大小主要受瞳孔括约肌和瞳孔开大肌调节。瞳孔括约肌上分布有M受体，当M受体激动后，引起瞳孔括约肌收缩，瞳孔缩小。瞳孔开大肌上主要分布的是α受体，当α受体激动时，瞳孔开大肌收缩，瞳孔扩大。阿托品是M受体阻断剂，去氧肾上腺素是α受体激动剂，这两个药物可作用于不同环节产生扩瞳作用；而毛果芸香碱是M受体激动剂，毒扁豆碱则是抗胆碱酯酶药，二者可直接或间接激动M受体产生缩瞳作用。

二、听觉实验原理

声波的传导途径

检查听力的目的是了解听力损失的程度、性质及病变的部位。检查方法甚多，一类是观察患者主观判断后做出的反应，称主观测听法，如耳语、秒表、音叉、听力计检查等，但此法常可因受检者年龄过小、精神心理状态失常等多方面的因素而影响测听结论。另一类是不需要患者对声刺激做出主观判断反应，就可以客观地测定听功能情况的方法，称客观测听法，其结果较精确可靠，如声阻抗-导纳测听、耳蜗电图、听性脑干反应等方法。

音叉振动产生的声波可通过气传导（air conduction）和骨传导（bone conduction）两种途径传入内耳，正常人气传导的效率大于骨传导。在耳蜗、听神经和中枢正常，而气传导途径发生障碍时（传音性耳聋），骨传导不受影响，甚至相对增强，此时音叉检查气传导小于骨传导。当耳蜗病变时（感音性耳聋），气传导与骨传导均减退。该方法属于主观测听法。

三、迷路作用

内耳迷路中的前庭器官是感受头部空间位置和运动变化的装置。通过前庭器官可反射性地影响肌紧张,调节机体姿势平衡和运动协调。破坏或消除动物一侧前庭器官后,会发生肌紧张协调障碍,静止和运动时的失平衡。通过破坏蟾蜍或豚鼠的一侧迷路,可以观察迷路在维持机体正常姿势与平衡中的作用。

四、镇痛

哌替啶(dolantin)是一种合成的镇痛药物,作为吗啡的替代品,通过与中枢神经系统中的阿片受体结合来产生镇痛效果。尽管其镇痛效力大约只有吗啡的1/10,并且药效持续时间较吗啡短,但相比吗啡,哌替啶的成瘾性较低。罗通定(rotundine)为一种化学结构为四氢帕马汀的化合物,具有镇痛效果,但其效力较哌替啶弱。与哌替啶不同的是,罗通定没有成瘾性。其镇痛机制包括阻断大脑内的多巴胺受体,从而抑制痛觉信号在脊髓层面的传递。此外,罗通定还能增加大脑中与痛觉相关的区域的脑啡肽原和内啡肽原的mRNA表达水平,进而促进脑啡肽和内啡肽的释放,实现其镇痛效果。可以通过观察小鼠的热痛反应来分析不同类型镇痛药的镇痛效应。

第八节　神经系统实验基本理论和原理

神经系统由中枢神经系统和周围神经系统两部分构成,神经系统的调节功能可分为信息接收、处理和输出3个阶段或环节。神经系统通过调整机体功能活动,使机体适应不断变化的外界环境,维持机体与外界环境的平衡。人类的神经系统经过长期的进化发展产生了语言和思维等高级功能,人类不仅能被动地适应外界环境的变化,而且还能主动地认识和改造客观世界。

一、反射弧和反射时

在中枢神经系统的参与下,机体对刺激所产生的具有适应意义的反应过程称为反射(reflect)。较复杂的反射需要较高级中枢部位的整合,而一些较简单的反射,只需要通过中枢神经系统的低级部位就能完成。将动物的高位中枢切除,仅保留脊髓的动物称为脊动物,此时动物产生的各种反射活动为单纯的脊髓反射。由于脊髓已失去高级中枢的正常调节作用,故利于观察和分析研究反射过程的某些特征。

反射活动的结构基础是反射弧(reflex arc)。典型的反射弧由感受器、传入神经、神经中枢、传出神经和效应器5个部分组成。一旦其中任何一个环节的解剖结构和生理完整性受到破坏,反射活动就无法实现。反射通过反射弧各组成部分所需的时间称为反射时,即由刺激作用于感受器开始,到效应器出现反射活动所经过的时间。反射时的长短与反射弧在中枢交换神经元的多少及是否有中枢抑制存在等有密切关系。反射时也与刺激强度有关,在一定的条件下和一定的刺激强度范围内,刺激越强,反射时越短。

二、小脑损伤

小脑与大脑、丘脑、脑干网状结构、脊髓等处存在广泛而复杂的纤维联系，是锥体外系的重要组成部分，具有维持身体平衡、调节肌肉紧张和协调随意运动等重要功能。可通过观察小鼠一侧小脑被破坏后所出现的肌紧张失调和平衡功能障碍，了解小脑对躯体运动的调节作用。

三、去大脑僵直

中枢神经系统对肌紧张具有易化和抑制作用。在正常情况下，中枢神经系统通过这两种作用，使骨骼肌保持适当的紧张性以维持机体的正常姿势。若在中脑上、下丘之间切断脑干，使大脑皮层运动区和纹状体等部位与脑干网状结构的功能联系中断，则脑干网络结构对伸肌肌紧张的抑制作用减弱，易化作用相对增强，动物出现四肢伸直、头尾昂起、脊柱挺硬等伸肌紧张亢进的特殊姿势，称为去大脑僵直(decerebrate rigidity)。

四、惊厥

惊厥(convulsion)是由多种原因所引起的中枢神经系统过度兴奋的一种症状，表现为全身骨骼肌不自主强烈收缩。

地西泮(diazepam)为中枢抑制药，其抗惊厥作用可通过抑制大脑皮层、丘脑、边缘系统异常放电的扩散，促进中枢抑制性神经递质γ-氨基丁酸与其受体结合，增加氯通道开放的频率而增加 Cl^- 内流，导致突触后膜超极化，从而加强γ-氨基丁酸的中枢抑制效应。巴比妥(barbital)类药物可抑制中枢神经系统，随着剂量的由小到大，中枢抑制作用的程度由浅入深。当剂量大于催眠剂量时有抗惊厥作用。临床上常利用巴比妥类药物的这一作用将其用于小儿高热、破伤风、子痫、脑炎等及中枢兴奋药中毒引起的惊厥。

二甲弗林(dimefline)对呼吸中枢有直接兴奋作用，作用快，效力比尼可刹米强100倍以上，能显著改善呼吸、增加肺换气，提高动脉血氧饱和度，降低血中 PCO_2。二甲弗林对中枢神经系统有兴奋作用，过量易引起惊厥。二甲弗林的分子结构与γ-氨基丁酸受体阻断剂荷包牡丹碱相似，推测二甲弗林非选择性兴奋中枢神经系统可能与阻断γ-氨基丁酸受体有关。

普鲁卡因(procaine)为局部麻醉药，局部麻醉药与钠通道内侧受体结合，引起钠通道蛋白构象变化，钠通道关闭，产生麻醉作用。局部麻醉药过量时可以被吸收入血，其进入中枢后使得边缘系统兴奋灶扩散，从而出现头晕、烦躁不安、肌肉震颤、肌张力增高甚至惊厥。局部麻醉药引起的惊厥是由边缘系统兴奋扩散所致。过量的普鲁卡因可引起神经系统的兴奋症状，包括头昏、目眩、寒战、震颤、恐慌、多言，最终可能导致惊厥和昏迷。

五、脑电图

大脑皮层的神经细胞在无任何人工刺激情况下，存在持续不断的节律性电活动。大脑皮层有大量神经元同步发生突触后电位,大量同步发生的突触后电位进行总和后引起皮层表面的电位发生改变。脑电图仪或生物信号采集处理系统利用安放在头皮表面的引导电极,记录得到大脑皮层电活动曲线,称为脑电图(electroencephalogram, EEG)。脑电图检查是一种分析和判断大脑电生理功能的神经系统检查方法,脑电图既可作为功能性病变诊断依据,又可作为病理性病变诊断依据,目前其不仅应用于神经系统疾病诊断,也广泛用于各科危重患者的监测,麻醉监测以及心理、行为的研究。

脑电图中 α、β、θ、δ 波是大脑电活动的几种基本波形(图 6-11)。

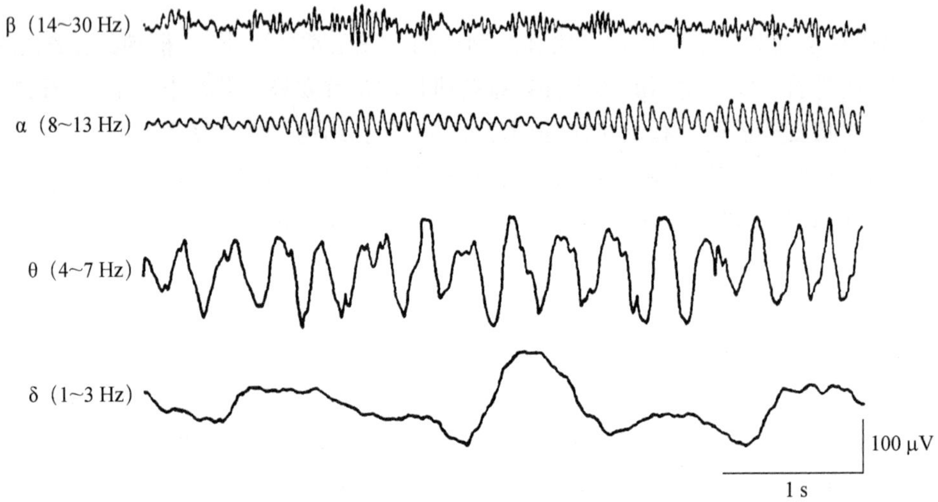

图 6-11 脑电图 α、β、θ、δ 波

α 波频率为 8~13 Hz,波幅为 20~100 μV。α 波通常在清醒、安静、闭眼状态出现,主要分布在枕叶和顶叶区域,是成年人正常觉醒状态下的基本节律波。

β 波频率为 14~30 Hz 或更高,波幅为 5~20 μV。β 波通常在皮层处于紧张活动状态时出现,在额叶和颞叶区域较为明显。β 波的增加可能与焦虑、紧张或过度兴奋有关。

θ 波频率为 4~7 Hz,波幅为 100~150 μV。成年人一般在困倦时出现,通常可以在额叶和颞叶区域观察到。

δ 波频率为 1~3 Hz,波幅为 20~200 μV。δ 波在深睡眠期间最为显著,在大脑的各个区域都可能出现。

(厉旭云,方燕)

第九节 药理实验基本理论和原理

药物代谢动力学(pharmacokinetics, PK,简称药动学)和药物效应动力学(pharmacodynamics, PD,简称药效学)是药理学研究的核心,分别从不同角度探讨药物与机体的相互作用。药动学关注药物在体内的吸收、分布、代谢、排泄及其消除的动力学过程;药效学描述药物效应随着时间和浓度而变化的动力学过程。药动学和药效学研究的是药物剂量与药物浓度改变所导致药理学作用变化之间的关系,因此,在新药临床前研究到Ⅲ期临床试验的药物的研发阶段,为了实现药物最大疗效,同时减少其副作用,常常需要考虑其药动学和药效学。

一、药物剂量对药物作用的影响

药物在体内产生的效应受到多种因素的影响,如药物的剂量、制剂、给药途径、联合应用及患者的生理和病理状况等。其中,剂量(dose)是影响药物效应的重要因素,不同的药物剂量会导致不同的药效。通常,在一定范围内,剂量越大,体内药物浓度越高,药效也越强。此外,某些药物在不同剂量下可能表现出不同性质的作用。以戊巴比妥钠为例,戊巴比妥钠是一种中枢神经系统抑制剂,随着剂量的增加,其对中枢神经系统的抑制作用逐步增强,药效表现为从镇静到催眠,再到抗惊厥、麻醉,最终可能导致延髓麻痹。翻正反射可检测不同剂量戊巴比妥钠的效应。翻正反射检查方法:正常小鼠轻轻用手将其侧卧或仰卧,小鼠会立即恢复正常姿势即为翻正反射存在;如轻轻用手将小鼠侧卧或仰卧,时间超过 1 min 小鼠不能恢复正常姿势即为翻正反射消失,是小鼠产生睡眠的客观指标。

二、给药途径对药物作用的影响

给药途径不同,药物的吸收、分布、代谢、排泄过程不同,会影响血药浓度,从而影响药物的作用速度、强度和维持时间。大多数药物需要进入血液分布到作用部位才能发生作用。药物自给药部位进入全身血液循环的过程称为吸收(absorption),吸收速度的快慢及吸收数量的多少直接影响药物的起效时间及强度。不同给药途径,药物吸收速度和吸收量不同,药物效应因而呈现差异。主要包括“量差异”(即同一效应,但作用强度不同)和“质差异”(即出现不同的药理效应)。

尼可刹米是一种能够选择性激活延髓呼吸中枢的药物,它可以增强呼吸中枢对 CO_2 的敏感度,从而使呼吸加深加快。此外,尼可刹米对血管运动中枢具有兴奋作用,并能刺激颈动脉体化学感受器,反射性地兴奋呼吸中枢。然而,如果使用过量,尼可刹米可能会导致血压升高、心动过速、肌肉震颤、强直性抽搐,甚至死亡。

为了研究药物在体内的代谢过程以及影响其效应的因素,可以通过比较小鼠经灌胃、腹腔内注射和皮下注射相同剂量的尼可刹米后产生的药理作用差异来进行观察。这种比较有助于理解不同给药途径对药物效应的影响。

三、药物在体内的分布

药动学研究药物在生物体内的转运、代谢变化过程和药物浓度随时间变化的规律。其基本的过程是药物的吸收、分布、代谢、排泄。药物吸收后首先进入血液循环,以后继续通过各种屏障进入细胞间隙及细胞内液。

药物分布(drug distribution)是指药物吸收后从血液循环到达各器官和组织的过程。通常药物在体内的分布速度很快,可迅速在血液和各组织之间达到动态平衡。药物在体内各组织分布的程度和速度,主要取决于组织器官血流量和药物与血浆蛋白、组织细胞的结合能力。此外,药物载体转运蛋白的数量和功能状态、体液、pH、生理屏障作用以及药物的分子量、化学结构、脂溶性、pK_a等都能够影响药物在体内的分布。

药物在体内的分布多数是不均匀的,药物优先向血流量丰富的肝、肾、脑、肺等器官分布,并随药物的吸收与排泄不断变化。药理作用强度取决于药物在靶器官的浓度。药物与血浆蛋白结合后形成结合型药物,血浆蛋白水平的变化可以改变药物分布从而影响药物作用强度。了解药物在体内的分布有助于认识和掌握药物的作用和应用。

口服药物通过胃肠道吸收进入门静脉系统,经过肝脏的首过消除后随血液循环到达全身。磺胺嘧啶钠(sodium sulfadiazine, SD - Na)通过抑制叶酸的合成而抑制细菌的繁殖,属广谱抑菌剂,是磺胺药中抗菌作用较强的品种之一。磺胺嘧啶钠口服易吸收,排泄较缓慢,血药浓度易达到有效水平。磺胺嘧啶钠是一种极性低的脂溶性药物,与血浆蛋白结合率较低,易通过血脑屏障进入脑脊液中达到较高的药物浓度,可用于敏感脑膜炎奈瑟菌等所致的脑膜炎治疗。

四、肝功能损伤对药物作用的影响

肝脏是人体内重要的消化腺体之一,也是体内药物生物转化的重要场所。丙泊酚(propofol)是一种新型快速短效的全身麻醉药,在体内主要经肝脏的生物转化(biotransformation)消除。丙泊酚的脂溶性极高,血浆蛋白结合率为96%~98%,由肾小球滤过较少,也易被肾小管再吸收,其主要消除方式由肝药酶代谢。因此,肝脏损伤极易使丙泊酚的生物转化降低,从而使小鼠的麻醉时间延长。可通过观察肝损伤小鼠对丙泊酚麻醉效应的影响,探讨药动学改变对药效的影响。

五、药动学参数测定原理

磺胺嘧啶钠或酚磺酞(phenolsulfonphthalein, PSP)静脉注射后可迅速分布至全身,其血浆浓度与各组织器官的浓度之间保持动态平衡,整个机体可视作单一房式,即一室模型。在给药后不同时间取血测定血药浓度,依血药浓度与时间关系计算如下药动学参数。

(一) 血药浓度

血药浓度(C)随时间(t)变化的关系常用 $C-t$ 曲线表示,0 时刻的血药浓度用 C_0 表示、t 时刻的血药浓度用 C_t 表示等。

(二) 消除速率常数

消除速率常数(k)指单位时间内药物被消除的比。磺胺嘧啶钠或酚磺酞在体内的消除遵循一级动力学规律,血药消除速度与血药浓度成正比: $\mathrm{d}C/\mathrm{d}t=-kC$, C、t、k 分别为血药浓度、时间和一级消除速率常数;负号表示药物浓度随时间下降。对 $\mathrm{d}C/\mathrm{d}t=-kC$ 积分后得：$C_t = C_0e^{-kt}$，C_t、C_0、e 分别表示经 t 时间后的血药浓度、初始血药浓度和自然对数。$C_t = C_0e^{-kt}$ 式两侧取自然对数后：$\ln C_t = \ln C_0 - kt$。该式 $\ln C_t$ 与 t 之间的呈线性关系，若已知几个时间点的血药浓度，则可计算出 k 与 C_0（利用直线回归分析法）。令 $\ln C_t = y$、$\ln C_0 = a$（a 为截距）、$-k = b$（b 为斜率），$t = x$，则 $\ln C_t = \ln C_0 - kt$ 可表示为直线方程：$y = bx + a$。

（三）消除半衰期

消除半衰期（$t_{1/2}$）指血浆磺胺嘧啶钠或酚磺酞浓度下降一半所需要的时间，即磺胺嘧啶钠或酚磺酞的血浆半衰期。按 $\ln C_t = \ln C_0 - kt$ 式，当 $C_t = 0.5C_0$ 时得：$t = t_{1/2} = \ln 2/k = 0.693/k$。

（四）清除率

清除率（CL）指单位时间内有多少体液容积内的药量被清除，与消除速率常数的关系为 $CL = k \times V_d$。

（五）表观分布容积

磺胺嘧啶钠或酚磺酞的表观分布容积（V_d）是按照其血药浓度（C）推算体内药物总量（A）在理论上应占有的体液容积，反映磺胺嘧啶钠或酚磺酞在体内的分布广窄程度，计算公式：$V_d = A(mg/kg)/C(mg/L)$，A 一般取 0 时刻（静脉注射后瞬间）的体内药量。C 一般取 C_0（0 时刻的血药浓度，或称初始浓度）。

磺胺嘧啶钠或酚磺酞主要经肾脏排泄，家兔肾功能损伤后，酚磺酞的排泄速率减慢，与消除有关的常数（$t_{1/2}$，k，CL）就会发生改变。

六、比值法测定药物的消除半衰期

水杨酸类药物吸收后分布到机体所有组织和几乎所有的细胞间液，80%~90%水杨酸盐与血浆蛋白结合，主要从肾脏排泄，其血浆浓度与各组织器官的浓度之间保持动态平衡，整个机体可视作单一房式，即一室模型。小剂量水杨酸盐按一级动力学消除，$t_{1/2}$ 为 2~3 h。大剂量水杨酸盐按零级动力学消除，$t_{1/2}$ 为 15~30 h。水杨酸钠在酸性环境中成为水杨酸，水杨酸与三氯化铁生成一种紫色络合物。将该络合物在 520 nm 波长下测定吸光度，其吸光度与水杨酸浓度成正比。可根据水杨酸钠的血药浓度计算 $t_{1/2}$。

测定方法：以无水杨酸钠的血浆为对照管，测定已知水杨酸钠浓度（X_2）血浆样管的吸光度（Y_2）和两个时间点血样管的吸光度（Y_3、Y_4），求比值 K，即 $K = X_2/Y_2$，根据 $X_i = KY_i$，计算两个时间点血样管的血浆水杨酸钠浓度（X_3、X_4），然后计算 $t_{1/2}$，$t_{1/2} = 0.301/[(\lg X_3 - \lg X_4)/\Delta t]$，$\Delta t$ 为两次取血间隔时间。

七、药物毒性及中毒解救

（一）链霉素的急性中毒反应与抢救

链霉素属于氨基糖苷类抗生素，这类药物具有阻滞神经肌肉接头兴奋传递致神经肌肉麻痹的毒副作用，这种作用与给药剂量和给药途径有关，最常见于大剂量腹膜内或胸膜内应用后或静脉滴注速度过快,也偶见于肌内注射后,可引起心肌抑制、血压下降、肢体瘫痪和呼吸衰竭。其作用机制可能是由于药物与突触前膜钙结合部位结合,抑制神经末梢乙酰胆碱释放,造成神经肌肉接头处传递阻断而出现上述症状。抢救此毒性反应临床上应立即静脉注射氯化钙(或葡萄糖酸钙)或新斯的明。

(二)硫酸镁急性中毒与抢救

Mg^{2+}主要存在于细胞内液,细胞外液 Mg^{2+} 的分布仅占 5%,血液中的 Mg^{2+} 为 2~3.5 mg/100 mL,低于此浓度时,神经及肌肉的兴奋性升高。Mg^{2+} 在体内参与多种酶活性的调节,影响神经冲动传递和肌肉应激性。神经化学传递和骨骼肌收缩均需要 Ca^{2+} 参与,Mg^{2+} 与 Ca^{2+} 化学性质相似,可以特异性地竞争 Ca^{2+} 结合点,拮抗 Ca^{2+} 作用,使运动神经末梢乙酰胆碱释放减少,骨骼肌松弛和血压下降,较高浓度的 Mg^{2+} 可直接扩张血管平滑肌,抑制心肌而引起血压下降。同时,Mg^{2+} 也作用于中枢神经系统,引起感觉及意识的消失。

静脉或肌内注射硫酸镁,可引起抗惊厥、降压和中枢抑制作用。硫酸镁注射的安全范围狭窄,血镁过高即可抑制延髓呼吸中枢和血管运动中枢,引起呼吸抑制、血压骤降和心脏骤停。肌腱反射消失是呼吸抑制的先兆,连续注射过程中应经常检查腱反射。中毒时应立即进行人工呼吸,缓慢静脉注射钙剂(氯化钙或葡萄糖酸钙)对抗。

(三)有机磷酸酯类中毒及解救

有机磷酸酯类为持久性抗胆碱酯酶药,主要用作农业杀虫剂和化学战争毒剂。有机磷酸酯类中毒后,胆碱酯酶活性受到抑制,失去水解乙酰胆碱的能力,乙酰胆碱在体内蓄积,导致胆碱能神经过度兴奋,引起一系列中毒症状(M 样症状、N 样症状及中枢神经症状)。

阿托品为 M 受体阻断剂,可迅速解除 M 样症状及部分中枢神经症状,但不能使胆碱酯酶复活,对消除肌颤无效。解磷定为胆碱酯酶复活药,能使失活的胆碱酯酶复活,并可直接与游离的有机磷酸酯类结合成无毒物质,从尿排出,从而缓解 M 样症状、N 样症状(肌颤)及中枢神经症状。在临床治疗中如能尽早联合应用阿托品与解磷定,则治疗效果更好。

(四)普鲁卡因与丁卡因毒性比较

局部麻醉药的作用除了局部麻醉作用外,还可被大量吸收入血而产生其他作用,如抑制中枢、心脏,扩张血管,这些即为局部麻醉药的毒性作用。普鲁卡因毒性较小,是常用的局部麻醉药之一,属短效酯类局部麻醉药,亲脂性低,对黏膜的穿透力弱,常局部注射用于浸润麻醉、传导麻醉、蛛网膜下腔麻醉和硬膜外麻醉,一般不用于表面麻醉。丁卡因亦属于酯类局部麻醉药,其麻醉强度比普鲁卡因强 10 倍,毒性大 10~12 倍,其因毒性大,一般不用于浸润麻醉。

八、半数致死量测定原理

药效中的质反应指接触药物的群体中出现某种效应(包括有效、中毒或死亡)的个体在群体中所占比例,一般以百分率或比值表示。由于实验动物的抽样误差,药物能使动物致死的剂量大都在50%质反应的上下，呈正态分布。在急性毒性试验中50%质反应即所谓 LD_{50}。

半数致死量（LD_{50}）是指能够引起实验动物一半死亡的药物剂量。LD_{50}是衡量药物毒性大小的指标，是评价药物优劣的重要参数，用于评价药物安全性——治疗指数 $TL = LD_{50}/ED_{50}$。

测定 LD_{50}的方法有多种，如目测概率单位法、Bliss 法、改良寇氏法、序贯法等。其中 Bliss 法是目前公认最准确的 LD_{50}测定方法，也是目前推荐的 LD_{50}测定方法。

动物死亡百分率与药物对数剂量形成一条对称的S形曲线（图6-12），在S形曲线的两端处较平，而在50%的曲线斜率最大，50%处的药物剂量稍有变动，则动物的死亡出现明显差异。测定 LD_{50}能比较准确地反映药物毒性的大小，LD_{50}值越小，药物毒性越大。

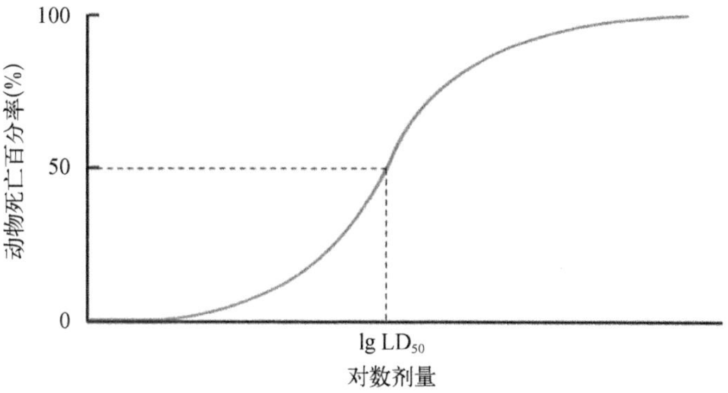

图6-12　不同对数剂量与动物死亡百分率曲线示意图

将动物死亡百分率转换成概率单位，则死亡概率单位与药物对数剂量呈线性关系（图6-13）。以药物对数剂量（$\lg D$）为 X，概率单位为 Y，则 $Y = a + bX$。用直线回归法可求得 a、b，$\lg LD_{50}$（X）对应的 Y 等于5，可计算出 $\lg LD_{50}$，求反对数可得 LD_{50}。百分率转换成概率单位，0和100%无对应的概率单位，可以采用校正数，即0校正为 $0.25/n$（n 为该组动物数），100%校正为 $(n-0.25)/n$。

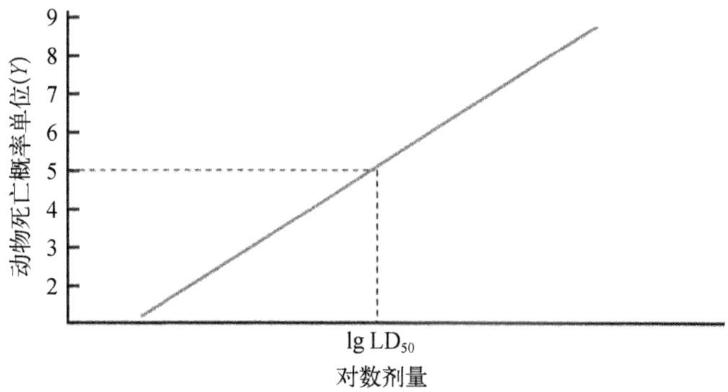

图6-13　不同对数剂量与动物死亡概率单位直线示意图

Bliss 法测定 LD_{50}：

1. 预试

取少量动物，根据文献或以往实验资料设计 5 个或 7 个药物剂量。将动物分成 5~7 组，给药后获取 0 死亡的最小剂量(D_n)和 100%死亡的最大剂量(D_m)。

2. 剂量设计

按组距 $r = D_i/D_{i-1} = 1.25 \sim 1.5$ 设置 5 个或 7 个剂量，$D_1 = D_n$，$D_2 = D_1 \times r$，$D_i = D_{i-1} \times r$ ($i = 2 \sim 5$ 或 7)。

3. 动物分组

按分层随机设计，50 只或 70 只动物，雌雄各半。将 25 只或 35 只雄性动物称重，按体重分成 5 笼，每笼 5 只或 7 只动物；将 25 只或 35 只雌性动物称重，按体重分成 5 笼，每笼 5 只或 7 只动物。每笼动物编号，随机分配到 5 个或 7 个试验组，每组 10 只动物。5 个试验组编号，随机分配到 D_1 至 D_5 或 D_7 剂量组。

4. LD_{50} 的测定

按设计的各剂量组剂量对每组动物给药，观察规定时间(1~7 天)内各组动物死亡数。列 LD_{50} 计算表(表 6-1)，将数据入计算中。概率单位和权重系数查医学统计学书籍的百分率与概率单位对照表和概率单位与权重系数对照表，权重 (W) = 权重系数 × 各组动物数(n)。

表 6-1　LD_{50} 计算表

剂量组	lg D (X_i)	动物数 (n)	死亡率 (P_i)(%)	概率单位 (Y_i)	权重系数	权重 (W)	X_i^2	W_iX_i	$W_iX_i^2$
D_1	X_1	n_1	P_1	Y_1	Q_1	W_1	X_1^2	W_1X_1	$W_1X_1^2$
D_2	X_2	n_2	P_2	Y_2	Q_2	W_2	X_2^2	W_2X_2	$W_2X_2^2$
D_3	X_3	n_3	P_3	Y_3	Q_3	W_3	X_3^2	W_3X_3	$W_3X_3^2$
D_4	X_4	n_4	P_4	Y_4	Q_4	W_4	X_4^2	W_4X_4	$W_4X_4^2$
D_5	X_5	n_5	P_5	Y_5	Q_5	W_5	X_5^2	W_5X_5	$W_5X_5^2$
						$\sum_{i=1}^{5} W_i$		$\sum_{i=1}^{5} W_iX_i$	$\sum_{i=1}^{5} W_iX_i^2$

将 LD_{50} 计算表的 X 和 Y 列式为

$$Y = a + bX \tag{6-5}$$

用直线回归法得到 a 和 b，lg LD_{50} 的概率单位等于 5。

$$X = (5 - a)/b \tag{6-6}$$

$$LD_{50} = \lg^{-1}X = 10X_i \tag{6-7}$$

5. 计算 LD_{50} 的 95%可信限

$$\lg^{-1}(\lg LD_{50} - 1.96 \times S_m) \sim \lg^{-1}(\lg LD_{50} + 1.96 \times S_m) \quad (6-8)$$

$$S_m^2 = 1/b^2\left[(m - \overline{X})^2/\sum_{i=1}^{5} W_i(X_i - \overline{X})^2 + 1/\sum_{i=1}^{5} W\right] \quad (6-9)$$

式中，S_m 为 $\lg LD_{50}$ 标准误，$m = \lg LD_{50}$，$\sum_{i=1}^{5} W_i(X_i - \overline{X})^2 = \sum_{i=1}^{5} WX_i^2 - \left(\sum_{i=1}^{5} W_iX_i\right)^2/\sum_{i=1}^{5} W_i$，$\overline{X} = \sum_{i=1}^{5} W_iX_i/\sum_{i=1}^{5} W_i$。

$m \pm 1.96S_m$ 取反对数即为 LD_{50} 的 95%可信限。

九、普鲁卡因半数致死量的测定

普鲁卡因是一种脂溶性的局部麻醉药，药物与钠通道膜内侧受体结合后，钠通道蛋白构象改变使通道关闭，阻滞 Na^+ 内流产生局部麻醉作用。

普鲁卡因入血达到一定血药浓度，中枢神经系统的兴奋和兴奋传导被抑制。初期表现为眩晕、烦躁、肌震颤、焦虑等，进而发展为神经错乱及全身性强直-阵挛性惊厥，最后转入昏迷、呼吸肌麻痹，可因呼吸衰竭而死亡。

普鲁卡因入血降低心肌的兴奋性、收缩性、传导性，使小动脉舒张，血压降低。少数人用小剂量浸润麻醉也会诱发心室纤颤使心脏停搏而亡。

（厉旭云，姜海英）

第二篇

机能学基础性实验

第七章　神经和骨骼肌实验

实验1　不同强度和频率的刺激对肌肉收缩的影响

【预习要求】

(1) 实验理论：兴奋性、兴奋的概念，神经-肌接头化学传递的机制，骨骼肌的收缩原理和肌肉收缩的运动单位总和与频率效应总和。第六章第一节中的电刺激原理和骨骼肌收缩与刺激强度、频率的关系相关内容。

(2) 实验方法：第二章第五、六节的数据统计和处理；第三章第二节的生物信号采集处理系统；第五章第四节的蟾蜍或蛙坐骨神经-腓肠肌标本制备。

(3) 实验准备：绘制实验原始数据记录表和统计表；预测刺激强度和刺激频率对骨骼肌收缩张力及收缩形式的影响。

【实验目的】探究不同强度、频率的电刺激对肌肉收缩的规律及机制。

【教学目的】知道生物信号采集处理系统和张力换能器的使用方法；知道坐骨神经-腓肠肌标本制备方法；知道不同刺激强度、频率的电刺激对肌肉收缩的作用及机制。

【实验原理】参见第六章第一节的电刺激原理和骨骼肌收缩与刺激强度、频率的关系相关内容。

1　材料

蛙或蟾蜍，任氏液，蛙类手术器械，一维位移微调器，张力换能器，神经肌肉标本盒，生物信号采集处理系统等。

2　方法

2.1　实验系统连接和仪器参数设置　生物信号采集处理系统第1通道连接张力换能器，刺激输出连接标本盒中的刺激电极（图7-1）。从生物信号采集处理系统软件的实验模块菜单中调用肌肉收缩相关实验项目，系统参数：采样频率400~1 000 Hz；第1通道张力模式，RM6240系统灵敏度10~30 g/BL-420系统量程100 g/MedLab或Pclab系统放大倍数50~250倍；低通滤波20~100 Hz，时间常数（高通滤波）直流。RM6240系统在软件窗口左侧“选择”菜单中选择“显示刺激标注”的“强度/频率”项，在信号显示区标注刺激参数。

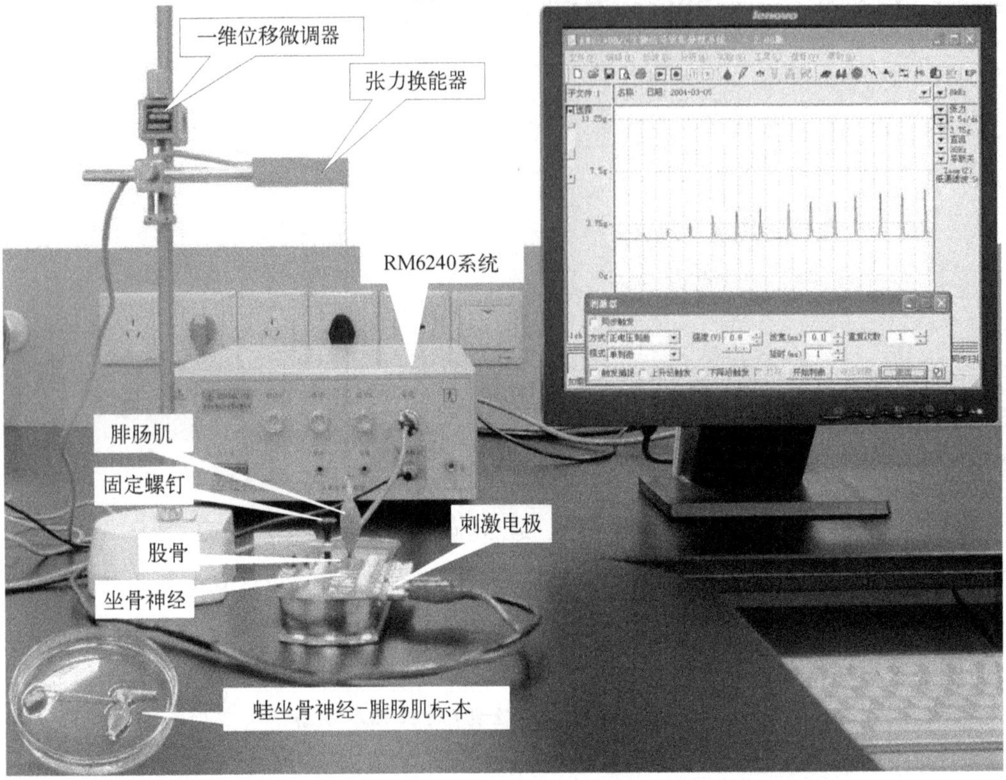

图 7－1　不同刺激强度和频率刺激坐骨神经对骨骼肌收缩的影响实验装置

2.2　离体坐骨神经-腓肠肌实验法　坐骨神经-腓肠肌标本制备方法参见第五章第四节的蟾蜍或蛙离体坐骨神经-腓肠肌标本制备。将离体坐骨神经-腓肠肌标本的股骨插入标本盒的固定孔中，旋转固定螺钉压紧股骨，腓肠肌跟腱的结扎线系于张力换能器的悬臂梁上，连线与桌面、张力换能器悬臂梁保持垂直，调节一维位移微调器，将腓肠肌的前负荷调节为 2~5 g。坐骨神经干平放于标本盒的刺激电极上，保持神经与电极接触良好（图 7－1）。

2.3　在体坐骨神经-腓肠肌实验法　在体坐骨神经-腓肠肌标本制备方法参见第五章第四节的在体蟾蜍或蛙坐骨神经-腓肠肌标本制备。将腓肠肌跟腱的结扎线系于张力换能器悬臂梁上，连线与桌面、张力换能器悬臂梁保持垂直，调节一维位移微调器，将腓肠肌的前负荷调节为 2~5 g。将坐骨神经轻轻提起放在保护刺激电极上，确保神经与刺激电极接触良好。

2.4　实验观察

2.4.1　不同强度的刺激对骨骼肌收缩的影响

（1）刺激器设置：单刺激，波宽 0.1 ms，刺激强度从 0.1 V 逐渐增大，强度增量 0.01~0.05 V。如采用强度递增刺激/程控刺激/自动强度（RM6240 系统/BL－420 系统/MedLab 或 Pclab 系统）模式，设定起始强度 0 V，步长 0.05 V，结束强度 2~3 V。参见相应系统手册。

（2）观察记录：按刺激强度增量逐次增加刺激强度刺激坐骨神经，连续记录肌肉收缩曲线，刺激强度增加至肌肉出现最大收缩反应（肌肉收缩曲线不再增高）（图 7－2）。

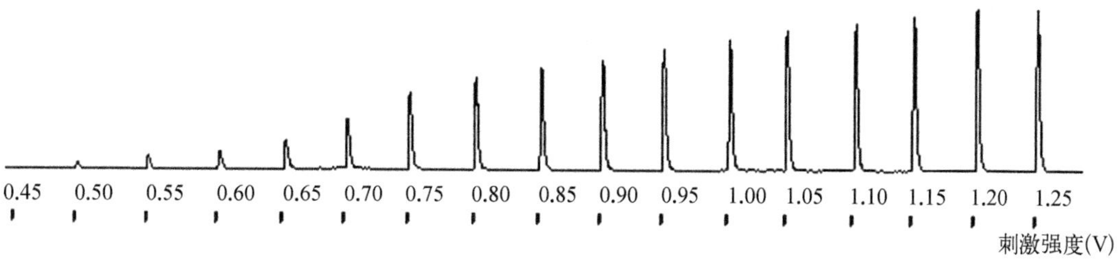

图 7－2　不同刺激强度刺激蟾蜍坐骨神经对骨骼肌收缩的影响

（3）数据测量：测量每一刺激强度所对应的肌肉收缩张力（图 7－2），确定阈强度和最大刺激强度。测量最大刺激强度时，肌肉的收缩期和舒张期时间（图 7－3）。

2.4.2　不同刺激频率对骨骼肌收缩的影响

（1）刺激器设置：连续单刺激（或串刺激），刺激电压为最大刺激强度，波宽 0.1 ms。刺激频率按 1 Hz 步长逐渐增加（或刺激间隔逐渐减小）。如采用频率递增刺激/程控刺激/自动频率模式（RM6240 系统/BL－420 系统/MedLab 或 Pclab 系统），设定起始频率 1 Hz，步长 1 Hz，结束频率 30 Hz，组间延时（串间隔）大于 5 s。

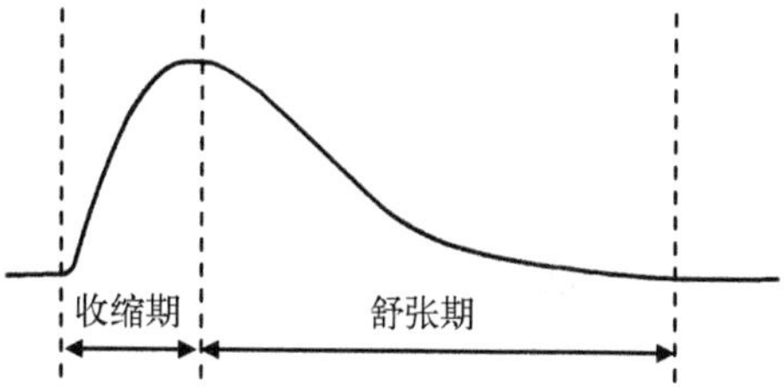

图 7－3　骨骼肌单收缩曲线示意图

（2）观察记录：连续记录不同刺激频率（或波间隔）时的肌肉收缩曲线（图 7－4），观察不同频率时的肌肉收缩形式和张力变化。

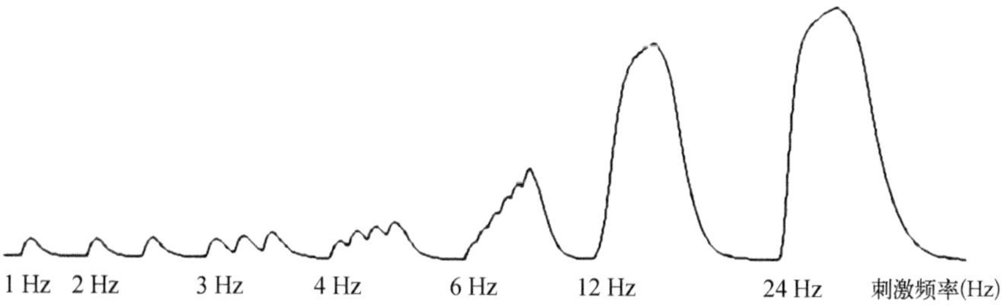

图 7－4　不同刺激频率刺激蟾蜍坐骨神经对骨骼肌收缩的影响

（3）数据测量：测量每一刺激频率对应的肌肉收缩张力。

2.5　统计方法　结果以 $\bar{x}\pm s$ 表示，两组比较用 t 检验分析，多组比较用方差分析。

3　结果

绘制刺激强度、刺激频率与肌肉张力、肌肉收缩与舒张时间原始数据表格。实验数据曲线截图，截图包含刺激强度、刺激频率与肌肉收缩曲线。绘制刺激强度、刺激频率与肌肉收缩张力关系曲线。用文字和数据逐一描述实验结果。

4 讨论

对实验结果和现象进行分析和机制探讨。分析影响实验的主要干扰因素及改进方法。

【注意事项】

(1) 标本分离过程中勿损伤坐骨神经和腓肠肌组织,以免影响标本的兴奋性。

(2) 离体坐骨神经-腓肠肌标本制备完成后,先将其在任氏液中浸泡一定时间后再用于实验。

(3) 标本与实验装置连接后,如果在未给刺激时肌肉出现挛缩,可能是由设备漏电等引起,需要检查仪器接地是否良好。

(4) 测试肌肉最大收缩张力时,刺激电压不宜过高,过强的刺激容易引起神经损伤。

(5) 在肌肉经历多次收缩,特别是经过高频连续刺激之后,应当给予肌肉一段休息时间,然后再进行下一次的刺激。

(6) 实验过程中保持换能器与标本连线的张力(前负荷)保持不变。

【问题探究】

(1) 实验中观察到的阈刺激是神经干、腓肠肌和坐骨神经干-腓肠肌三者中的哪一个组织的阈刺激?

(2) 在一定的刺激强度范围内,为什么肌肉收缩的幅度会随刺激强度的增大而增大?

(3) 不完全强直收缩与完全强直收缩是如何引起的?

(4) 在最大刺激强度时,为什么刺激频率增高时肌肉收缩的幅度也随之增大?

(5) 连续电刺激神经,坐骨神经-腓肠肌标本会出现疲劳现象吗? 为什么?

(方瑜,孙岑岑)

实验 2 神经干动作电位及其传导速度的测定

【预习要求】

(1) 实验理论: 兴奋性、兴奋的概念,静息电位和动作电位的形成机制,动作电位传导原理及神经纤维的分类。第六章第一节电刺激和神经干动作电位引导的基本理论和原理、影响神经纤维兴奋性的因素、神经干动作电位及其传导速度的测定相关内容。

(2) 实验方法: 第二章第五、六节的数据统计和处理;第三章第二节的生物信号采集处理系统;第五章第四节的蟾蜍或蛙离体坐骨神经干标本制备。

(3) 实验准备: 绘制实验原始数据记录表格和统计表格,预测刺激强度、神经干放置方向、机械损伤对神经干动作电位的影响。

【实验目的】探究神经干双相动作电位、单相动作电位的形成机制,探究神经干损伤对兴奋传导的影响及机制。

【教学目的】知道蛙类坐骨神经干标本制备。知道神经干动作电位的引导、神经兴奋传导速度的测定方法的基本理论和原理。知道神经干双相动作电位、单相动作电位的形成机制。知道刺激强度与复合动作电位振幅的关系及其机制。知道神经干损伤对兴奋传导的影响及机制。

【实验原理】参见第六章第一节电刺激和神经干动作电位引导的基本理论和原理、影响神经纤维兴奋性的因素、神经干动作电位及其传导速度的测定相关内容。

1　材料

蛙或蟾蜍，任氏液，蛙类手术器械，BB－3G 神经肌肉标本屏蔽盒，生物信号采集处理系统等。

2　方法

2.1　实验系统连接和仪器参数设置　生物信号采集处理系统第 1、2 通道与神经肌肉标本屏蔽盒的两对引导电极连接，刺激输出连接标本盒的刺激电极（图 7－5）。从生物信号采集处理系统软件的实验模块菜单中调用神经干动作电位相应实验项目，系统参数：采样频率 40～100 kHz；第 1、2 通道均为生物电模式，相同设置：RM6240 系统灵敏度的

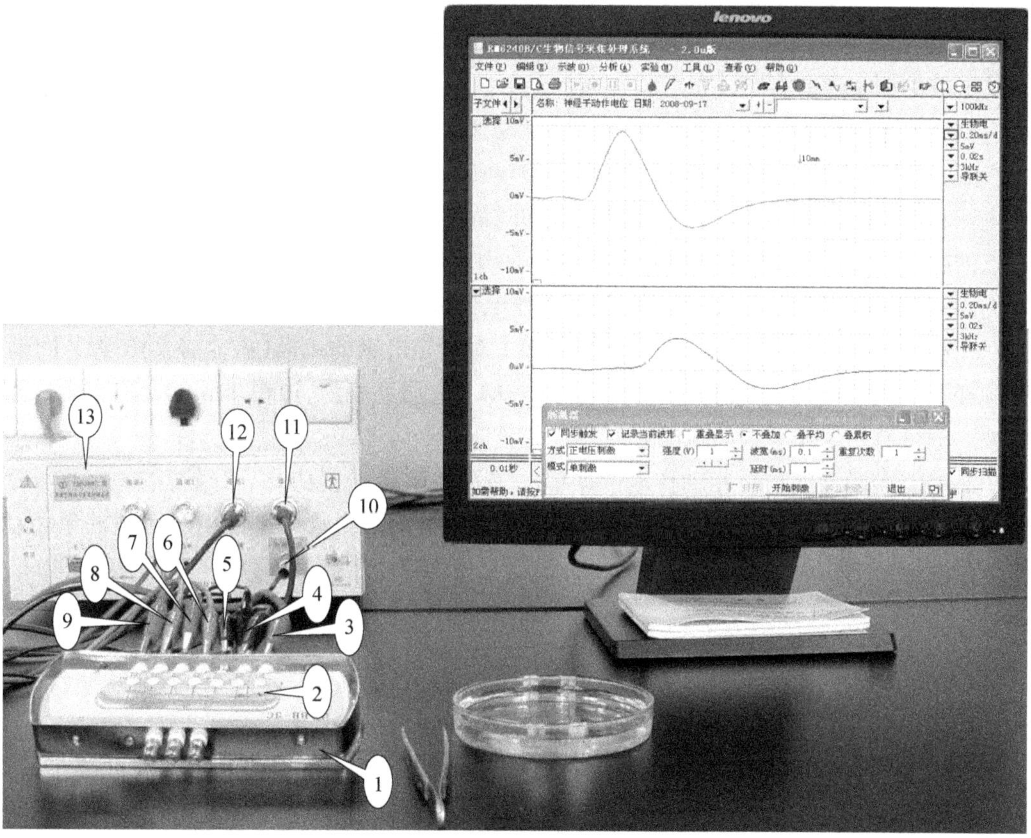

图 7－5　神经干动作电位引导实验仪器和装置

1. BB－3G 神经肌肉标本屏蔽盒；2. 坐骨神经干标本；3. S_+，刺激电极正极；4. S_-，刺激电极负极；5. 接地电极；6. R_{11}，第 1 对引导电极的负极；7. R_{12}，第 1 对引导电极的正极；8. R_{21}，第 2 对引导电极的负极；9. R_{22}，第 2 对引导电极的正极；10. 刺激器输出；11. 第 1 通道；12. 第 2 通道；13. RM6240 系统

5～10 mV/BL－420系统量程的20 mV/MedLab或Pclab系统放大倍数的100倍；低通滤波的1～3 kHz，时间常数的0.02～0.2 s（或高通滤波0.79～7.9 Hz）。刺激器参数：单刺激，波宽0.1 ms，延时1～3 ms。RM6240系统、MedLab或Pclab系统选择刺激器触发记录方式。

2.2 坐骨神经干标本制备 参见第五章第四节的蟾蜍或蛙离体坐骨神经干标本制备。

2.3 实验观察

2.3.1 神经干标本兴奋性 用镊子夹持神经干一端的扎线，将神经干移入标本屏蔽盒内（图7－5），中枢端置于刺激电极处。使神经干与刺激电极、接地电极、引导电极均接触良好。盖上标本屏蔽盒盖子。RM6240系统在刺激器功能框勾选同步触发选项，选择单刺激，波宽0.1 ms，强度1.0 V。启动刺激，观察屏幕上是否有动作电位。如果没有动作电位，且神经干与电极接触良好，可能是神经干标本无兴奋性，应更换神经干。确认神经干标本兴奋性良好，继续下一观察项目。

2.3.2 中枢端引导双相动作电位 神经干末梢端置于刺激电极处，神经干中枢端置于引导电极处，刺激电压1.0 V，波宽0.1 ms，启动刺激，测定第1通道双相动作电位正相波和负相波的振幅及时程。

2.3.3 末梢端引导双相动作电位并测定动作电位传导速度 神经干中枢端置于刺激电极处，神经干末梢端置于引导电极处，刺激电压1.0 V，波宽0.1 ms，启动刺激，测定第1通道双相动作电位正相波和负相波的振幅和时程。测量第1、2通道两个双相动作电位起始点的时间差（Δt），测量标本屏蔽盒中第1对引导电极的负极与第2对引导电极的负极间的距离（s）（从R_{11}到R_{21}的间距），计算动作电位传导速度。

2.3.4 单相动作电位引导 镊子靠近第1对引导电极的正极（R_{12}）前夹伤神经干（保证神经干不发生移位），刺激电压1.0 V，波宽0.1 ms，启动刺激，可得单相动作电位即一正相波。测量单相动作电位的振幅和时程。

2.3.5 刺激强度与单相动作电位振幅的关系 刺激强度从0 V开始，按一定步长逐步增加刺激神经，直至单相动作电位振幅不再增大为止。测量与刺激电压对应的单相动作电位振幅（如采用自动强度递增刺激，设定起始强度0.1 V，结束强度2 V，步长0.02～0.05 V）。

2.4 统计方法 结果以$\bar{x}\pm s$表示，统计采用t检验方法。

3 结果

3.1 绘制阈强度、最大刺激强度、传导速度原始数据表格。列出中枢引导、末梢引导的双相动作电位正相、负相振幅及时程，单相动作电位振幅及时程的原始数据表格。

3.2 绘制刺激强度与单相动作电位振幅的关系图，中枢引导、末梢引导的双相动作电位和单相动作电位截图，截图包含刺激强度。

3.3 用文字和数据逐一描述实验结果。

4　讨论

论述双相动作电位、单相动作电位形成机制，中枢引导的双相动作电位与末梢引导的双相动作电位的正相波振幅差异及机制，末梢引导的双相动作电位的正相波振幅与单相动作电位振幅的差异及机制。

【注意事项】

(1) 神经干应尽可能分离得长一些，要求自脊椎附近的主干分离至踝关节。

(2) 神经干分离过程中勿损伤神经组织，以免影响神经的兴奋性。

(3) 神经干标本制备完成后，先将其在任氏液中浸泡一定时间后再用于实验。

【问题探究】

(1) 刺激伪迹是如何发生的？如何鉴别动作电位和刺激伪迹？

(2) 神经干动作电位的幅度在一定范围内随着刺激强度的变化而变化，这是否与神经纤维动作电位的“全或无”性质相矛盾？

(3) 调换神经干标本放置方向的目的是什么？

(4) 双相动作电位是如何形成的？

实验 3　神经干兴奋不应期测定

【预习要求】

(1) 实验理论：兴奋性、兴奋的概念和兴奋性的周期性变化，静息电位和动作电位的形成机制，神经纤维的分类。第六章第一节的神经干兴奋不应期测定相关内容。

(2) 实验方法：第二章第五、六节的数据统计和处理；第二章第二节的生物信号采集处理系统；第五章第四节的蟾蜍或蛙离体坐骨神经干标本制备。

(3) 实验准备：绘制实验原始数据记录表格和统计表格，预测神经干绝对不应期、相对不应期之间的关系。

【实验目的】 探究神经干兴奋性周期性变化的规律。

【教学目的】 知道蛙类坐骨神经干绝对不应期、相对不应期的测定方法。知道神经干绝对不应期和相对不应期的形成机制。

【实验原理】 参见第六章第一节的神经干兴奋不应期测定相关内容。

1　材料

蛙或蟾蜍，任氏液，蛙类手术器械，BB－3G 神经肌肉标本屏蔽盒，生物信号采集处理系统等。

2　方法

2.1　实验系统连接和仪器参数设置　仪器装置按实验 2 方法连接(图 7－5)，其中第 2 通道可不连接。从生物信号采集处理系统软件的实验模块菜单中调用神经干不应期相应实验项目,系统参数：采样频率 100 kHz；第 1 通道生物电模式,RM6240 系统灵敏度 5～10 mV/BL－420 系统量程 20 mV/MedLab 或 Pclab 系统放大倍数 100 倍；低通滤波 1～3 kHz,时间常数 0.02～0.2 s（高通滤波 0.79～7.9 Hz）。刺激器参数：连续单刺激和双刺激（或波间隔递增/自动波间隔）模式,波宽 0.1 ms,延时 2 ms,频率 1 Hz。RM6240 系统/MedLab 或 Pclab 系统刺激器触发记录方式。

2.2 坐骨神经干标本制备 参见第五章第四节的蟾蜍或蛙离体坐骨神经干标本制备。

2.3 实验观察

2.3.1 最大刺激强度 神经干标本平直放置于标本屏蔽盒的电极上,中枢端位于刺激电极侧,末梢端位于引导电极侧。启动刺激,从 0.1 V 开始并按 0.1 V 步长逐步增加刺激电压,观察双相动作电位变化,直至双相动作电位振幅不再增大为止,保持此刺激强度。

2.3.2 单相动作电位引导 保持上述神经干放置位置、方向不变,用镊子在第 1 对引导电极的正极（R_{12}）前夹伤神经干,记录第 1 通道的单相动作电位。

2.3.3 神经干不应期测定 刺激模式调整为双刺激,波间隔 15 ms。启动刺激,调节扫描速度或横向压缩比,使屏幕显示两个单相动作电位,第 1 个为单相动作电位 A,第 2 个为单相动作电位 B,调节波间隔使单相动作电位 B 和单相动作电位 A 振幅相同。逐渐减小刺激波间隔,记录单相动作电位 B 振幅刚好小于单相动作电位 A 振幅时的波间隔（T_s）；继续减小刺激波间隔,记录单相动作电位 B 刚消失时的刺激波间隔（T_a）。

2.4 统计方法 结果以 $\bar{x}\pm s$ 表示,统计采用 t 检验方法。

3 结果

绘制 T_s、T_a原始数据表格并进行统计。用文字和数据统计并描述实验结果。

4 讨论

针对实验结果对实验机制进行探讨。

【问题探究】

（1）如何根据实验数据判定神经干动作电位的绝对不应期和相对不应期？

（2）绝对不应期和相对不应期产生的机制是什么？

实验 4 神经干、肌膜兴奋与骨骼肌收缩的生理学事件

【预习要求】

（1）实验理论：兴奋性、兴奋的概念和兴奋性的周期性改变,神经-肌接头化学传递的机制,骨骼肌的收缩原理和肌肉收缩的形式及力学分析。第六章第一节的神经干、骨骼

肌兴奋和骨骼肌收缩的关系相关内容。

（2）实验方法：第二章第五、六节的数据统计和处理；第三章第二节的生物信号采集处理系统；第五章第四节的蟾蜍或蛙坐骨神经-腓肠肌标本制备。

（3）实验准备：绘制实验原始数据记录表格和统计表格，预测结果。

【实验目的】探究神经干、肌膜电兴奋与骨骼肌收缩生理学事件及三者之间的关系和各自的特点。

【教学目的】知道神经干、肌膜动作电位和肌肉收缩同步记录方法。知道神经干兴奋、神经-肌接头兴奋传递、骨骼肌兴奋与肌肉收缩之间的关系、特点及相关的生理机制。

【实验原理】参见第六章第一节的神经干、骨骼肌兴奋与骨骼肌收缩的关系相关内容。

1　材料

蛙或蟾蜍，甘油高渗任氏液，蛙类手术器械，BB－3G 神经肌肉标本屏蔽盒，针形引导电极，一维位移微调器，张力换能器，生物信号采集处理系统等。

2　方法

2.1　实验系统连接和仪器参数设置　生物信号采集处理系统第 1 通道连接张力换能器记录肌肉收缩张力，第 2 通道连接肌膜动作电位针形引导电极，第 3 通道连接神经干动作电位引导电极，系统参数见表 7－1。刺激器设置：双刺激或定时刺激模式，强度 1.5 V，波宽 0.1 ms，波间隔 0.1～500 ms。RM6240 系统/MedLab 或 Pclab 系统刺激器触发记录方式。

表 7－1　RM6240 系统仪器参数

通道	信号名称	时间常数	滤波频率	灵敏度	采样频率	扫描速度
1	肌肉收缩张力	直流	100 Hz	30 g		
2	肌膜动作电位	0.02 s	3 kHz	5 mV	100 kHz	20 ms/div
3	神经干动作电位	0.02 s	3 kHz	5 mV		

2.2　离体坐骨神经-腓肠肌标本制备　方法参见第五章第四节的蟾蜍或蛙坐骨神经-腓肠肌标本制备。

2.3　实验装置连接　将离体坐骨神经-腓肠肌标本固定在标本屏蔽盒中，将腓肠肌跟腱的结扎线系于张力换能器悬臂梁上，连线与桌面、悬臂梁保持垂直，调节一维位移微调器，将腓肠肌的前负荷调节为 2～5 g。坐骨神经放在刺激电极和引导电极上，保持神经与电极接触良好。针形引导电极插入腓肠肌并固定（图 7－6）。

2.4　实验观察

2.4.1　启动刺激，观察记录 0.1～500 ms 不同刺激波间隔情况下神经干动作电位、肌膜动作电位波形和腓肠肌的收缩曲线以及刺激标记四者之间的时序关系（图 7－6）。

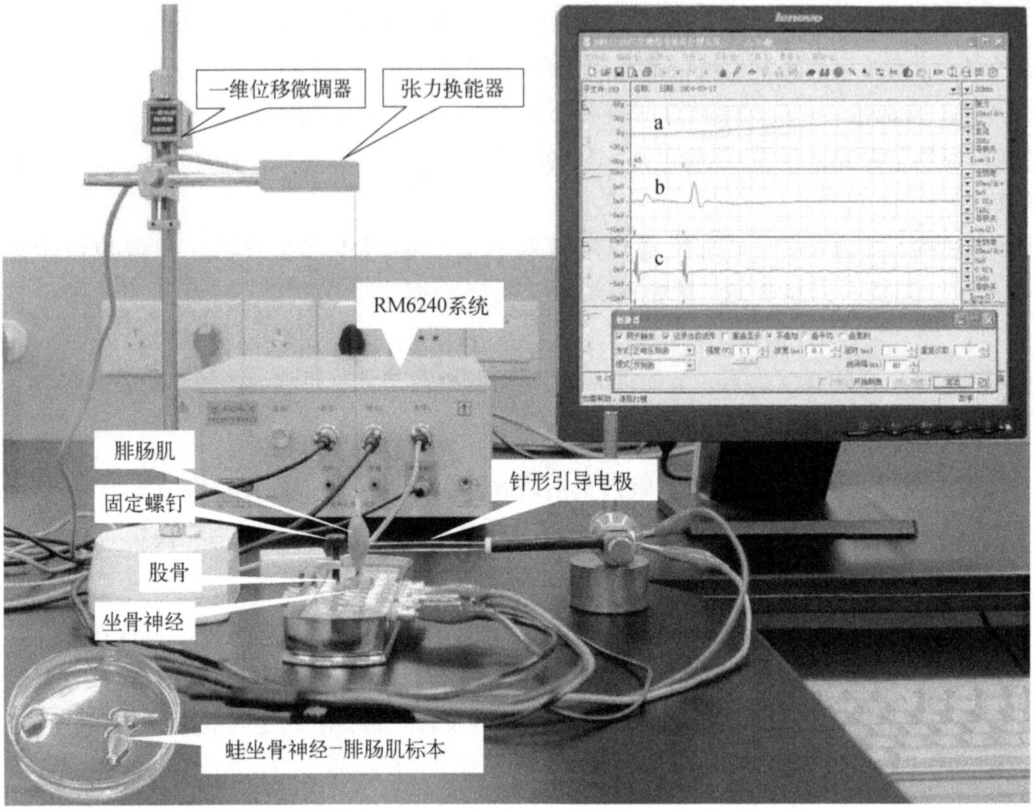

图 7-6　神经干动作电位、肌膜动作电位和肌肉收缩同步记录实验装置及相应波形

a. 肌肉收缩曲线；b. 肌膜动作电位曲线；c. 坐骨神经干动作电位曲线

2.4.2　记录腓肠肌不完全强直收缩和完全强直收缩时的刺激波间隔；测量刺激波间隔等于 500 ms 时神经干动作电位起点、肌膜动作电位起点到肌肉收缩起点的时差。

2.4.3　记录第 2 个神经干动作电位消失时的刺激波间隔。

2.4.4　观察兴奋收缩去耦联现象　将浸泡甘油高渗任氏液的棉花包裹在腓肠肌上，用单刺激每隔 30 s 刺激标本。记录从包裹开始到出现动作电位但无腓肠肌收缩的时间。

2.5　统计方法　结果以 $\bar{x}\pm s$ 表示，统计采用 t 检验方法。

3　结果

绘制不同刺激波间隔刺激坐骨神经时的肌肉收缩张力、肌膜动作电位振幅和坐骨神经干动作电位振幅原始数据表格，列出刺激波间隔等于 500 ms 时神经干动作电位起点、肌膜动作电位起点到肌肉收缩起点的时差，列出神经干、肌膜动作电位绝对不应期和相对不应期原始数据表格，对数据进行统计。绘制刺激波间隔与肌肉收缩张力曲线。用文字和数据逐一描述实验结果。

4　讨论

对实验结果进行分析推理，包括分析影响实验结果的主要干扰因素及改进方法。

【问题探究】

（1）肌肉发生强直收缩时，动作电位是否发生融合，为什么？

（2）试分析神经干动作电位起点到肌膜动作电位起点、肌膜动作电位起点到肌肉收缩起点之间的生理学事件和可能的非生物学事件。

（历旭云，王欢欢）

第八章 血液系统实验

实验5 红细胞渗透脆性试验

【预习要求】

（1）实验理论：血浆晶体渗透压及其生理意义。第六章第二节的红细胞渗透脆性相关内容。

（2）实验方法：第五章第五节的兔血液采集手术。

（3）实验准备：绘制红细胞溶血结果记录表格。预测实验结果。

【实验目的】探究不同浓度的低渗盐溶液对红细胞的影响。

【教学目的】知道血液采集和红细胞渗透脆性测定方法。知道不同浓度的低渗盐溶液对红细胞的影响。

【实验原理】参见第六章第二节的红细胞渗透脆性相关内容。

1 材料

兔，肝素钠，NaCl，蒸馏水，50 μL、1 mL 移液器，5 mL 注射器，10 mL 试管，试管架等。

2 方法

2.1 血样准备 用注射器从兔耳缘静脉取血 2 mL，肝素钠抗凝。方法见第五章第五节的兔血液采集。

2.2 低渗溶液准备 取试管 10 支，编号后依次排列在试管架上，并按表 8－1 配制不同浓度的低渗 NaCl 溶液。

2.3 加样 每支试管中滴加 40 μL 肝素钠抗凝血，摇匀，静置 30 min。

2.4 实验观察 观察试管内溶血发生情况，按以下分类进行描述。

（1）未发生溶血：液体下层为混浊红色，上层为透明无色液体，说明红细胞没有发生破裂。

（2）部分溶血：液体下层为混浊红色，上层呈透明淡红色，说明部分红细胞被破坏和血红蛋白逸出溶解。最先出现部分溶血的盐溶液为红细胞的最大脆性（即最小抵抗力）。

（3）完全溶血：液体呈完全透明红色，管底无红细胞，说明红细胞完全破裂。引起红细胞最先完全溶解的盐溶液的浓度即为红细胞最大抵抗力（表示红细胞的最小脆性）。

表 8－1　不同浓度低渗 NaCl 溶液的配制

溶液配比	试管编号									
	1	2	3	4	5	6	7	8	9	10
10 g/L NaCl(mL)	0.90	0.65	0.60	0.55	0.50	0.45	0.40	0.35	0.30	0.25
蒸馏水(mL)	0.10	0.35	0.40	0.45	0.50	0.55	0.60	0.65	0.70	0.75
NaCl 终浓度(g/L)	9.0	6.5	6.0	5.5	5.0	4.5	4.0	3.5	3.0	2.5

2.5　在原始表格中,使用以下符号对溶血情况进行标记。

（1）未发生溶血：使用符号“－”表示。

（2）发生部分溶血：使用符号“±”表示。

（3）发生全部溶血：使用符号“+”表示。

3　结果

列出用不同浓度低渗溶液处理时的溶血情况,用文字描述实验结果。

4　讨论

分析红细胞的渗透脆性范围及机制。

【注意事项】

（1）小试管应干燥无水,保证配制溶液的浓度准确。

（2）摇匀时用手指指腹堵住试管口,轻轻倾倒试管 1～2 次。避免大力摇晃造成溶血。

（3）抗凝血的抗凝剂选用肝素钠,以保持溶液渗透压恒定。

【问题探究】

（1）说明红细胞渗透脆性试验的意义。

（2）试举几种红细胞渗透脆性增加的原因。

实验 6　血液凝固和影响血液凝固的因素

【预习要求】

（1）实验理论：内源性凝血和外源性凝血途径,影响血液凝固的因素。第六章第二节的血液凝固相关内容。

（2）实验方法：第五章第四节的兔颈动脉插管、第五节血液的采集等相关手术内容。

（3）实验准备：绘制促凝和抗凝试验表,预测各项实验结果。

【实验目的】探究内源性凝血和外源性凝血的机制及其影响因素。

【教学目的】知道血液采集和血液凝固时间测定方法。知道内源性凝血和外源性凝血的机制及其影响因素。

【实验原理】 参见第六章第二节的血液凝固相关内容。

1 材料

兔,液体石蜡,冰块,1 000 U/mL 肝素钠,38 g/L 枸橼酸钠,30 g/L 氯化钙,200 g/L 氨基甲酸乙酯,兔手术器械,10 mL 试管,动脉插管,秒表,50 μL、5 mL 移液器,小烧杯,离心机,恒温水浴槽等。

2 方法

2.1 血样准备 兔麻醉后行颈部手术,颈动脉插管用于取血放血;颈外静脉采血 10 mL,制备血浆和血清各一份。手术方法参见第五章第四节的兔颈动脉插管和第五节的血液采集相关手术内容。

2.2 试管准备 取 10 支试管,编号。按表 8-2 的"实验处理"项准备。

表 8-2 促凝和抗凝试验

样本	编号	实验处理	凝血时间
全血 2 mL	1	无处理(对照)	
	2	粗糙面:放棉花少许	
	3	光滑面:液体石蜡涂试管内壁	
	4	37℃水浴	
	5	冰浴	
	6	1 000 U/mL 肝素钠 8 U	
	7	38 g/L 枸橼酸钠 150 μL	
	8	肺组织浸液 0.1 mL	
血浆 2 mL	9	30 g/L 氯化钙溶液 150 μL	
血清 2 mL	10	30 g/L 氯化钙溶液 150 μL	
全血 10 mL(小烧杯)	11	无处理(对照)	
全血 10 mL(小烧杯)	12	放血时用竹签不断搅动,2~3 min 后用水冲洗竹签后观察	

2.3 凝血试验 1~8 号试管每管加入血液 2 mL,9~10 号试管分别加血浆和血清。立即用秒表计时,每隔 15 s 将试管倾斜一次,观察血液是否凝固,至血液成为凝胶状时,记下所历时间。6~8 号试管加入血液后,用指腹盖住试管口将试管颠倒 2 次,使之混匀。

2.4 实验观察 观察血液凝固情况,记录各管的凝血时间。

2.5 统计方法 结果以 $\bar{x}\pm s$ 表示,两组间的比较用 t 检验分析,多组间的比较用方差分析。

3 结果

列出不同处理条件下血液凝固时间原始数据，用文字和数据描述实验结果。

4 讨论

对实验结果进行对比分析，论述影响凝血时间的因素及其影响机制。

【注意事项】

(1) 1~8 号试管按实验处理要求准备完毕后再加入血液。血清可提前制备，存放于5℃冰箱中备用。

(2) 小烧杯放血后用竹签搅出纤维蛋白，可在动物供血充足时做好，存放于5℃冰箱备用。

【问题探究】

影响血液凝固时间的因素有哪些？试讨论其作用机制。

实验7 兔急性弥散性血管内凝血模型制备和凝血功能分析

【预习要求】

(1) 实验理论：弥散性血管内凝血内容。第六章第二节的弥散性血管内凝血相关内容。

(2) 实验方法：第二章第五、六节的数据统计和处理；第三章第三节的分光光度计；第五章第四节的兔颈动脉插管。

(3) 实验准备：绘制实验原始数据记录表格和统计表格。

【实验目的】探究急性弥散性血管内凝血的发病机制。

【教学目的】知道用脑粉浸液复制急性实验性弥散性血管内凝血动物模型方法、弥散性血管内凝血的血液学常规检查方法。知道急性弥散性血管内凝血的发病机制。

【实验原理】参见第六章第二节的弥散性血管内凝血相关内容。

1 材料

兔，普鲁卡因，38 g/L 枸橼酸钠，20 g/L 兔脑粉浸液（临用时配制），饱和氯化钠溶液，生理盐水，2.5 g/L 肝素钠，鱼精蛋白液，血小板稀释液，兔手术器械，血红蛋白吸管，20 μL、100 μL 移液器，离心管，计数器，血细胞计数板（配盖玻片），注射器，毛细滴管，秒表，恒温水浴槽，离心机，分光光度计，显微镜等。

2 方法

2.1 动脉插管手术 将兔随机分配为实验组和对照组，麻醉后行颈部手术，颈动脉插管用于取血放血，具体方法参见第五章第四节的兔颈动脉插管。

2.2 血样准备 10 mL 离心管注入枸橼酸钠溶液 0.5 mL，松开动脉夹放血 4.5 mL 到该离心管中，立即混匀，以 1 000 r/min 离心血样 5 min，分离血浆，备用于纤维蛋白原定量与血浆鱼精蛋白副凝试验。

2.3 正常凝血时间(clotting time, CT)测定(玻片法) 松开动脉夹放血 2~3 滴于洁净载玻片上，同时按动秒表并用血红蛋白吸管(或移液器)吸取 10 μL 血液，迅速加至 2 mL 血小板稀释液中，混匀待计数。载玻片上余血进行凝血时间测定，用清洁针头挑拨载玻片上血滴，见有明显血丝出现，立即停表，记录凝血时间。

2.4 实验组处理 用 10 mL 注射器抽取兔脑粉浸液，按 3 mL/kg 向兔耳缘静脉以每分钟 2 mL 速度推注，同时观察其反应，如出现呼吸急促、躁动不安，即停止注射，迅速进行第二次采血(方法同 2.3)。如未出现反应可于注射毕后采血。重复 2.3 各项指标测定。

2.5 对照组处理 兔先按 1 mL/kg 体重静脉注射肝素钠后再静脉注射兔脑粉浸液，注射剂量、速度、采血与各项指标测定均与实验组相同。

2.6 实验观察

2.6.1 纤维蛋白原含量测定(饱和盐水法) 取试管一支，加入 0.5 mL 样本血浆，再加入饱和氯化钠溶液 4.5 mL，立即混匀，置于 37℃水浴中孵育 3 min 取出再混匀，用 7200 型分光光度计在 520 nm 波长处测定光密度值。以生理盐水替代饱和氯化钠液进行同样操作后作为空白对照管调零，测出光密度，按下式计算：

$$\text{纤维蛋白原(mg/dL)} = \frac{\text{测定管光密度值}}{0.5} \times 1\,000$$

2.6.2 血浆鱼精蛋白副凝试验(plasma protamine para-coagulation test, 3P 试验) 取试管一支，加入 0.5 mL 血浆，再加入 10 g/L 鱼精蛋白液 50 μL，轻轻摇匀，于 37℃水浴 15 min 后取出，于黑色背景下观察，如见絮状或胶冻状沉淀即为阳性，清澈则为阴性。

2.6.3 血小板计数(blood platelet count, BPC) 用毛细滴管吸取少量已充分混匀的血液-血小板稀释液，滴到血小板计数池中，静置于有一湿棉球的平皿内约 15 min，于高倍镜下计数中央大方格内血小板数(血小板成圆形或不规则形，淡黄色，轻度折光性，相当于 1/5~1/3 红细胞大小)乘以 2 000，即为每立方毫米血小板数。

2.7 统计方法 结果以 $\bar{x}\pm s$ 表示，统计采用 t 检验方法。

3 结果

绘制注射兔脑粉浸液前后凝血时间、纤维蛋白原含量、血小板数和 3P 试验的原始数据表格，并进行统计处理和显著性检验。用文字和数据(包括显著性检验结果)逐一描述实验结果。

4 讨论

分析讨论注射兔脑粉浸液后凝血时间、纤维蛋白原含量、血小板数和 3P 试验变化的机制，并分析影响实验结果的主要干扰因素及改进方法。

【注意事项】

(1) 取血时动脉夹在原位松开血管，取血结束即刻夹闭血管，切勿完全移去动脉夹。

（2）推注兔脑粉浸液，必须掌握推注速度，并密切注意兔反应。

（3）注射兔脑粉浸液极易导致兔猝死，注射兔脑粉浸液前，应做好第二次采血的准备工作，避免因兔猝死而不能及时采到血样。

（4）纤维蛋白原定量检测时，一旦血浆与饱和盐水接触，应立即混匀，否则易致局部沉淀，影响测定结果。

（5）做 3P 试验，应先加血浆，再加鱼精蛋白液，否则容易出现假阳性结果。

【问题探究】

（1）如何判断本实验中弥散性血管内凝血模型是否复制成功？

（2）本实验所致的弥散性血管内凝血的主要发病机制是什么？

（3）用肝素钠预防弥散性血管内凝血效果如何？为什么？

（4）急性弥散性血管内凝血时，本实验的观察指标为什么会改变？

（孙家唯）

第九章　循环系统实验

实验 8　蛙心脏兴奋传导顺序分析

【预习要求】

（1）实验理论：心肌细胞自动节律性和传导性。第六章第三节的心脏兴奋传导分析相关内容。

（2）实验方法：第三章第二节的生物信号采集处理系统；第五章第四节的蟾蜍或蛙离体心脏标本制备相关手术内容。

（3）实验准备：绘制实验原始数据记录表格和统计表格。预测实验结果。

【实验目的】探究蛙心脏兴奋起源及兴奋的传导顺序。

【教学目的】知道蛙心脏收缩曲线和心电图记录方法，知道斯氏第一结扎和第二结扎的方法。知道根据实验结果分析心脏不同部位自律性高低的机制及心脏兴奋传导规律的方法。

【实验原理】参见第六章第三节的心脏兴奋传导分析相关内容。

1　材料

蛙或蟾蜍，任氏液，200 g/L 氨基甲酸乙酯，蛙类手术器械，蛙心夹，一维位移微调器，心电图引导电极，张力换能器，生物信号采集处理系统等。

2　方法

2.1　实验系统连接和仪器参数设置　生物信号采集处理系统的第 1 通道连接张力换能器，第 2 通道连接心电图引导电极（图 9－1）。从生物信号采集处理系统软件预设的实验菜单中调用相应实验项目，系统参数：采样频率 2 kHz；第 1 通道张力模式，RM6240 系统灵敏度 3~5 g/BL－420 系统量程 10 g/MedLab 或 Pclab 系统放大倍数 50 倍，低通滤波 20~100 Hz，时间常数（高通滤波）直流；第 2 通道心电模式，RM6240 系统灵敏度 1 mV/BL－420 系统量程 2 mV/MedLab 或 Pclab 系统放大倍数 1 000 倍，低通滤波 100 Hz，时间常数 0.2~1 s，高通滤波 0.16~0.80 Hz。

2.2　实验动物准备　捣毁蛙脑、脊髓（或用 200 g/L 氨基甲酸乙酯行淋巴囊麻醉）后，开胸暴露心脏。具体方法参见第五章第四节的蟾蜍或蛙离体心脏标本制备相关手术。

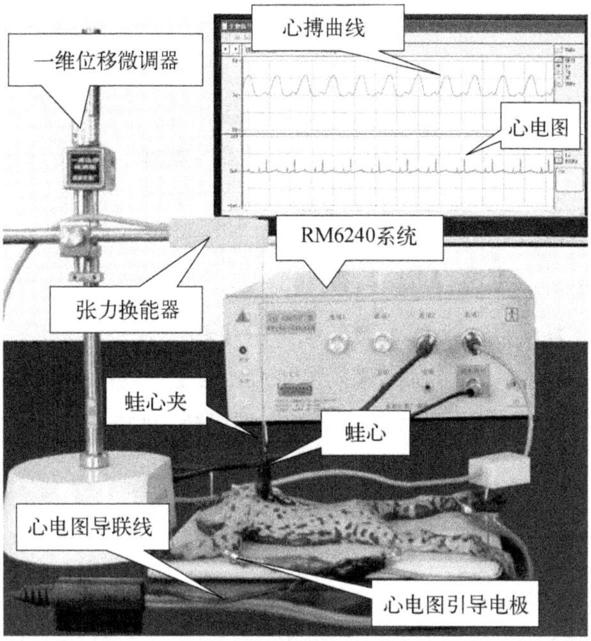

图 9-1 蛙心兴奋传导顺序分析实验装置

2.3 电极和张力换能器连接 将针形心电图引导电极(不锈钢注射针头)插入蛙肢体皮下,分别与导联线连接:右前肢连接负极、左后肢连接正极和右后肢连接接地电极,用于引导Ⅱ导联心电图。张力换能器连线上的蛙心夹在蛙心室舒张期夹住心尖部位,使心脏纵轴垂直于桌面,调节连线的张力,使心脏前负荷为 3.0 g (图 9-1)。向心脏和胸腔滴加任氏液以保持心脏湿润。

2.4 实验观察

2.4.1 记录正常的心脏搏动曲线和心电图。

2.4.2 斯氏第二结扎 用线在房室沟做一结扎,观察心脏搏动曲线和心电图的变化,观察静脉窦、心房和心室的搏动情况。

2.4.3 斯氏第一结扎 用线在窦房沟做一结扎,观察心脏搏动曲线和心电图的变化,观察静脉窦、心房和心室的搏动情况。

3 结果

描述心脏正常兴奋时静脉窦、心房和心室的搏动顺序。绘制正常、斯氏第二结扎和斯氏第一结扎后的心房和心室搏动频率原始数据表格。描述斯氏第二结扎、斯氏第一结扎后心脏搏动曲线、心电图和心率的变化。

4 讨论

根据实验数据论述斯氏第二结扎和第一结扎后静脉窦、心房、心室的搏动频率和心电图中的 P、QRS、T 波的变化的机制,根据实验数据论述心脏兴奋传导和收缩的规律,并得出结论。

【注意事项】

(1) 蛙的脑和脊髓破坏得要彻底。

(2) 蛙心夹与张力换能器间的连线应有一定的张力。

(3) 结扎之后,如蛙的心室或心房停搏,可用器械触碰心房或心室使其复跳。

(4) 注意滴加任氏液,保持心脏表面的润湿。

【问题探究】

(1) 斯氏第二结扎后,心室为什么会停搏?

(2) 为什么先做斯氏第二结扎再做斯氏第一结扎?

(3) 两次结扎后心房、心室停搏,可采用什么方法让心房、心室恢复搏动?

(4) 如果两次结扎后静脉窦、心房、心室都有搏动,则静脉窦、心房、心室的搏动频率呈现何种规律?能证明哪个理论?

(厉旭云)

实验 9 蛙心室期前收缩和代偿间歇观察

【预习要求】

(1) 实验理论:心肌的电生理和生理特性。第六章第三节的期前收缩与代偿间歇相关内容。

(2) 实验方法:第二章第五、六节的数据统计和处理;第三章第二节生物信号采集处理系统;第五章第四节的蟾蜍或蛙离体心脏标本制备相关手术。

(3) 实验准备:绘制实验原始数据记录表格和统计表格。预测实验结果。

【实验目的】探究心室期前收缩与代偿间歇规律及发生的机制。

【教学目的】知道蛙心脏舒缩张力和心电图的记录方法,知道引起心脏期前收缩的实验方法。知道心室期前收缩和代偿间歇规律及发生的机制。

【实验原理】参见第六章第三节的期前收缩与代偿间歇相关内容。

1 材料

蛙,蛙类手术器械,蛙心夹,一维位移微调器,心电图引导电极,刺激电极,张力换能器,生物信号采集处理系统等。

2 方法

2.1 实验系统连接和仪器参数设置 生物信号采集处理系统的第 1 通道连接张力换能器,第 2 通道连接心电图引导电极(图 9-2)。从生物信号采集处理系统软件预设的实验模块菜单中调用相应实验项目,系统参数:采样频率 2 kHz;第 1 通道张力模式,RM6240 系统灵敏度 3~5 g/BL-420 系统量程 10 g/MedLab 或 Pclab 系统放大倍数 50 倍,低通滤波 20~100 Hz,时间常数(高通滤波)直流。第 2 通道心电模式,RM6240 系统灵敏度 1 mV/BL－420 系统量程 2 mV/MedLab 或 Pclab 系统放大倍数 1 000 倍，低通滤波 100 Hz，时间常数 0.2～1 s（高通滤波 0.16～0.80 Hz）。MedLab 系统第 4 通道记录刺激标记。刺激器设置：单刺激模式，阈上刺激强度（2～5 V），刺激波宽 5 ms。

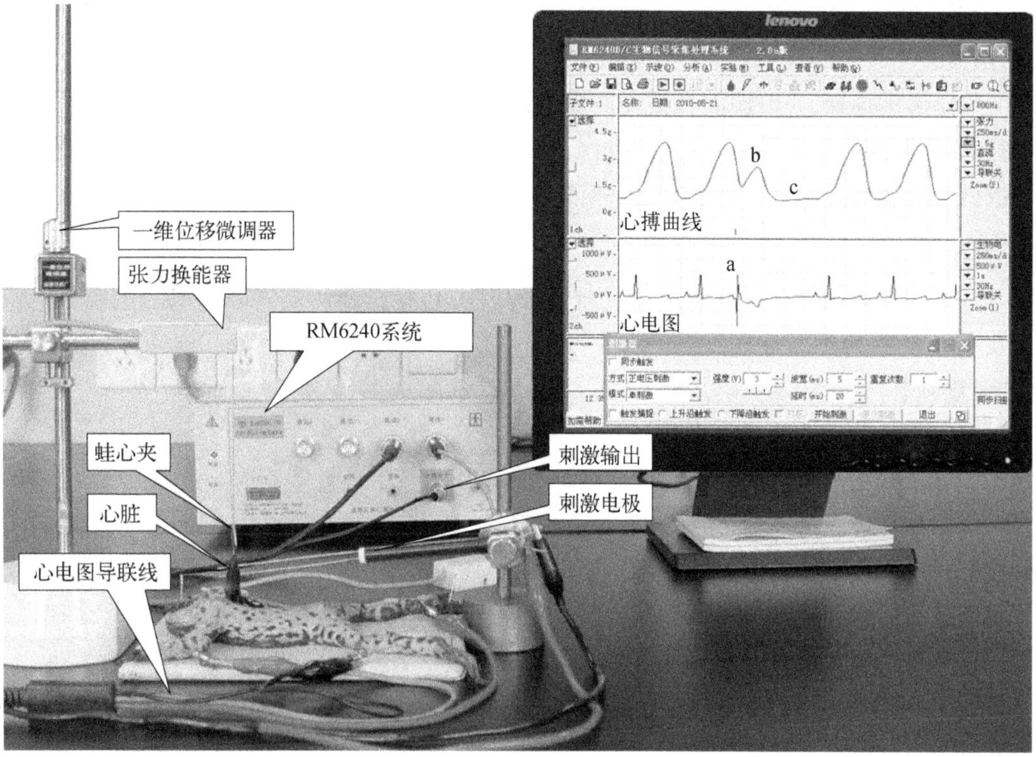

图 9－2　蛙期前收缩与代偿间歇实验仪器装置及波形

a. 期前兴奋波形；b. 期前收缩波形；c. 代偿间歇波形

2.2　动物准备　捣毁蛙脑和脊髓，暴露心脏。具体方法参见第五章第四节的蟾蜍或蛙离体心脏标本制备相关手术。

2.3　电极和张力换能器连接　按图 9－2 连接实验装置，将针形心电图引导电极（不锈钢注射针头）插入蛙肢体皮下，分别与导联线连接：右前肢连接负极、左后肢连接正极和右后肢连接接地电极，用于引导Ⅱ导联心电图。张力换能器连线上的蛙心夹在心室舒张期夹住心尖记录心搏曲线，调节连线的张力，使心脏前负荷为 2.0～3.0 g。固定刺激电极，使其两极与心室相接触。

2.4　实验观察

2.4.1　记录正常心搏曲线和心电图　启动生物信号采集处理系统，记录正常心搏曲线和心电图，分辨心搏曲线的收缩相、舒张相和心电图各波。

2.4.2　电刺激诱发期前收缩　使用中等强度的单个阈上刺激分别在心室的收缩期、舒张早期和舒张早期之后刺激心室，连续记录心搏曲线和心电图。观察有无期前收缩出现，期前收缩出现后是否出现代偿间歇。

2.4.3 数据测量 测量正常情况的心动周期和心电图的 Q 波至心室收缩起点的时间。测量期前收缩起点至下次正常心室收缩起点的时间。测量一组期前兴奋心电图的 R 波到期前收缩波起点时间及对应的心室期前收缩张力。

2.5 统计方法 结果以 $\bar{x}\pm s$ 表示,统计采用 t 检验方法。

3 结果

绘制心动周期、心电图的 Q 波至心室收缩起点的时间、期前收缩起点至下次正常心室收缩起点的时间、R 波到期前收缩波起点时间及对应的心室期前收缩张力原始数据表格,对数据进行统计。用文字和数据逐一描述实验结果。

4 讨论

分析期前收缩与代偿间歇产生的规律及机制,包括分析影响实验结果的主要干扰因素及改进方法。

【注意事项】

(1) 蛙的脑和脊髓破坏得要彻底。

(2) 蛙心夹与张力换能器间的连线应有一定的张力。

(3) 注意滴加任氏液,保持心脏表面的润湿。

【问题探究】

(1) 在心脏收缩期和舒张早期分别给予心室阈上刺激,能否引起期前收缩?为什么?若用同等强度的刺激在心室的舒张早期之后刺激心室,结果又将如何?为什么?

(2) 在期前收缩之后,为什么会出现代偿间歇?期前收缩之后,是否一定会出现代偿间歇?

实验 10 离子与药物对蛙离体心脏的作用

【预习要求】

(1) 实验理论:心脏电生理及心肌生理特性,体液因素对心脏活动的作用。第六章第三节的离体心脏灌流方法和原理、心脏活动与影响因素及其机制相关内容。

(2) 实验方法:第二章第五、六节的数据统计和处理;第三章第二节的生物信号采集处理系统;第五章第四节的蟾蜍或蛙离体心脏标本制备。

(3) 实验准备:绘制实验原始数据记录表格。预测各项处理对离体心脏活动的影响。

【实验目的】探究 K^+浓度、Ca^{2+}浓度、肾上腺素、乙酰胆碱对蛙离体心脏的作用及机制。

【教学目的】知道灌流蛙离体心脏方法,知道高钾、高钙、低钙、肾上腺素、乙酰胆碱等因素对心脏活动的影响及机制。

【实验原理】参见第六章第三节的离体心脏灌流方法和原理、心脏活动与影响因素及其机制相关内容。

1 材料

蛙,任氏液,无钙任氏液,30 g/L $CaCl_2$,10 g/L KCl,0.1 g/L 肾上腺素,10^{-2} g/L 乙酰胆碱,30 g/L 普萘洛尔,蛙类手术器械,一维位移微调器,蛙心夹,张力换能器,生物信号采集处理系统等。

2 方法

2.1 实验系统连接和仪器参数设置 生物信号采集处理系统第 1 通道连接张力换能器(图 9－3)。从生物信号采集处理系统软件预设的实验模块菜单中调用相应实验项目,系统参数:采样频率 400～1 000 Hz;第 1 通道张力模式,RM6240 系统灵敏度 3～10 g/BL－420 系统量程 20 g/MedLab 或 Pclab 系统放大倍数 50 倍,低通滤波 20～100 Hz,时间常数(高通滤波)直流。

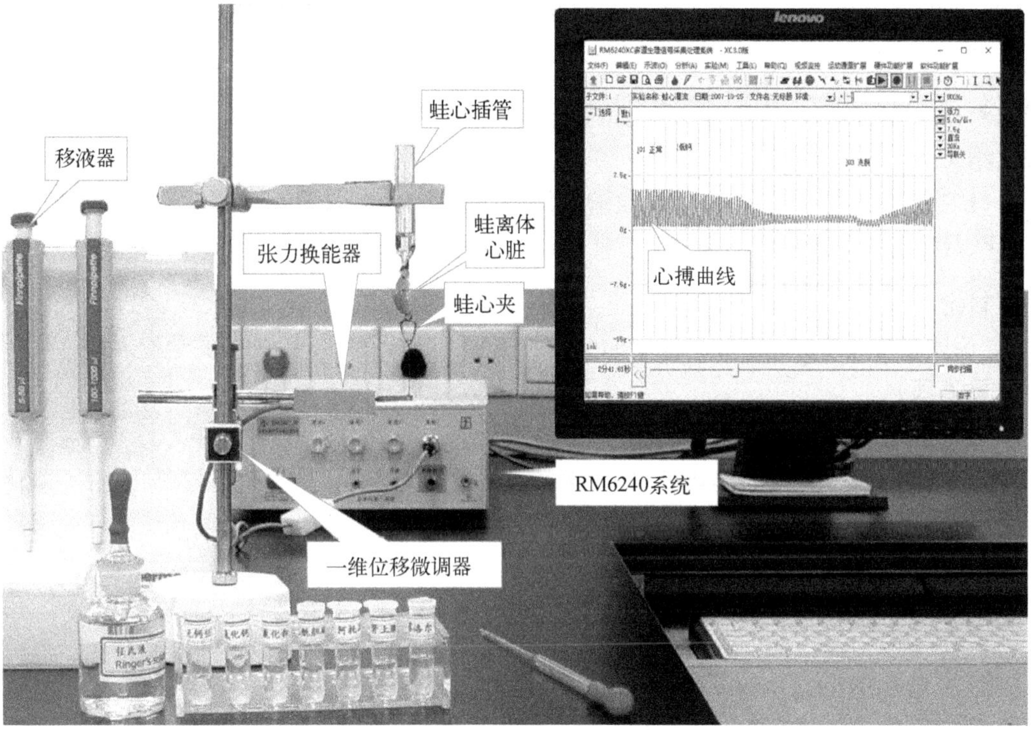

图 9－3 离体蛙心灌流实验仪器装置

2.2 蛙离体心脏标本制备和固定

2.2.1 离体心脏插管 方法参见第五章第四节的 Straub 法蟾蜍或蛙离体心脏标本制备。

2.2.2 标本固定 将蛙心插管固定在实验支架上,蛙心夹在心室舒张期夹住心尖,并将蛙心夹连线系于张力换能器的防水延长臂(或通过滑轮连接换能器),调节此线张力至 1 g,插管内加灌流液约 1 mL,并在插管上标记灌流液的高度,在此后的实验过程中,灌流液恒定于该高度。

2.3 实验观察

2.3.1 正常心搏曲线记录 启动生物信号采集处理系统“记录”按钮，记录稳定的心搏曲线。

2.3.2 低钙处理 把插管内的任氏液全部更换为无钙任氏液，待心搏稳定后用任氏液换洗数次。

2.3.3 高钙处理 心搏曲线稳定后，向灌流液中滴加 30 g/L $CaCl_2$溶液 1～2 滴，观察心搏变化。心搏曲线明显变化时，将灌流液吸出，用任氏液反复换洗，使心搏曲线恢复稳定。

2.3.4 高钾处理 向灌流液中滴加 10 g/L KCl 溶液 1～2 滴，观察心搏变化。心搏曲线明显变化时，立即将灌流液吸出，用任氏液反复换洗，使心搏曲线恢复稳定。

2.3.5 乙酰胆碱处理 向灌流液中滴加 10^{-2} g/L 的乙酰胆碱溶液 1～2 滴，观察心搏变化，心搏明显变化后时，立即将灌流液吸出，用任氏液反复换洗，使心搏曲线恢复稳定。

2.3.6 肾上腺素处理 向灌流液中滴加 0.1 g/L 的肾上腺素溶液 1～2 滴，观察心搏变化。待心搏稳定后，向灌流液中加 30 g/L 普萘洛尔溶液 1～2 滴，观察心搏变化。

3 结果

绘制各项处理前后心率、心室收缩末期张力和心室舒张末期张力原始数据表格。用文字、数据逐一描述实验结果。

4 讨论

论述各项处理后心脏收缩活动的变化及机制。分析影响实验的主要干扰因素。

【注意事项】

(1) 制备离体蛙心标本时，勿伤及静脉窦。

(2) 蛙心插管内液面应保持恒定，以免影响实验结果。

(3) 各项处理作用稳定后应立即用任氏液换洗，以免心肌受损，而且必须待心搏恢复稳定状态后方能进行下一步实验。

(4) 吸取任氏液和废液的吸管应是专用的，不可混淆。

(5) 药物作用不明显时，可再适量滴加药品，密切观察添加药物后的实验结果。

(6) 滴加药物和更换灌流液，须及时在记录曲线标记，以便观察分析。

【问题探究】

(1) 正常蛙心搏动曲线由哪几个部分组成？各组成部分分别代表哪项生理学过程？

(2) 分析应用本实验的方法和药物处理水平处理离体心脏时心脏活动的变化及机制。

实验 11 离体大鼠心脏 Langendorff 法灌流

【预习要求】

(1) 实验理论：冠脉循环、肾上腺素、乙酰胆碱和垂体后叶素相关内容。第六章第三节的离体心脏灌流方法和原理、心脏活动与影响因素及其机制相关内容。

（2）实验方法：第二章第五、六节的数据统计和处理；第三章第二节的生物信号采集处理系统；第五章第四节的离体大鼠心脏标本制备。

（3）实验准备：绘制实验原始数据记录表和统计表。预测实验结果。

【实验目的】 探究肾上腺素、乙酰胆碱和垂体后叶素对离体大鼠心脏活动及冠状动脉血流量的影响。

【教学目的】 知道哺乳动物心脏灌流方法（Langendorff 法）、离体心脏心室内压和冠状动脉血流量测定方法。知道肾上腺素、乙酰胆碱和垂体后叶素对心脏活动及冠状动脉血流量的影响及机制。

【实验原理】 参见第六章第三节的离体心脏灌流方法和原理、心脏活动与影响因素及其机制相关内容。

1　材料

大鼠，0.1 g/L 肾上腺素，0.1 g/L 去甲肾上腺素，0.1 g/L 乙酰胆碱，10 U/mL 垂体后叶素，克氏液，95%O_2+5%CO_2混合气体，手术器械，压力换能器，心脏 Langendorff 法灌流装置，超级恒温器，生物信号采集处理系统等。

2　方法

2.1　实验系统连接和仪器参数设置　生物信号采集处理系统第 1 通道连接压力换能器。从生物信号采集处理系统软件预设的实验模块菜单中调用相应实验项目，系统参数：采样频率 400~1 000 Hz；第 1 通道心室内压模式，RM6240 系统灵敏度 90 mmHg/BL－420 系统量程 200 mmHg/MedLab 或 Pclab 系统放大倍数 50 倍，低通滤波 20~100 Hz，时间常数（高通滤波）直流。第 2 通道模式为心室内压微分，截止频率 50 Hz，放大倍数 50 倍。

2.2　灌流系统连接　Langendorff 法灌流装置具体结构见图 9－4。灌流液贮瓶存储灌流液，调整灌流液贮瓶的高度使瓶中心管的下端距心脏 70~90 cm 高度。95%O_2+5%CO_2 混合气体接至灌流管内的充气管，调节流量阀使灌流液中的气泡连续且小而均匀。超级恒温器连接至灌流系统的恒温水进出口，调节超级恒温器使心脏插管内的灌流液温度恒定在 38℃左右。为了保证离体心脏的表面有一定的温度和湿度，将心脏置于由玻璃或有机玻璃制成的保温槽内。保温槽容积约为 100 mL，槽的底部有漏斗形的开口，上方盖子可以更好地保持槽内温度恒定。

2.3　离体大鼠心脏标本制备和灌流

2.3.1　心脏插管　用镊子夹住制备好的离体心脏（参见第五章第四节的离体大鼠心脏标本制备）的主动脉，将主动脉套进心脏插管口内，用丝线将主动脉和心脏插管结扎在一起并固定。插管进入主动脉不宜过深，以免损伤主动脉瓣或堵住冠状动脉开口，影响冠状血管的灌流。

2.3.2　心脏灌流　灌流液的温度开始应低些，逐渐升高到所需的温度。心脏经混合气体饱和的克氏液灌流后，在 1 min 内即可开始恢复跳动，但起初心率较慢，并常有心律不

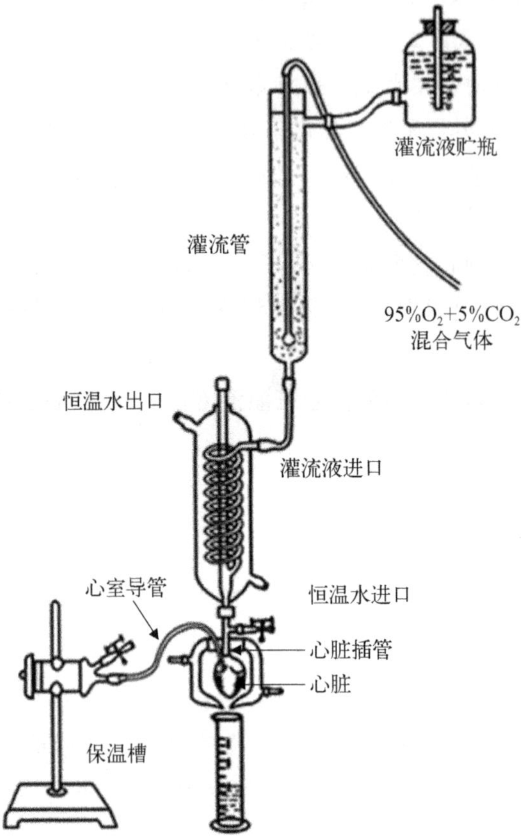

图 9－4 Langendorff 法灌流实验装置示意图

齐,之后逐渐变快而且心律也逐步恢复正常和稳定(大鼠的心率为 250～300 次/分),其正常搏动可维持数小时。

2.3.3 放置水囊和电极 在左心房做一切口,插入带水囊的导管至左心室,心室导管连压力换能器。水囊插入后充灌液体使其体积比左心室容积稍大,以减小其在心室舒张期固有的不扩张特性,调整水囊中注液量使左心室舒张末压为 10 mmHg。

2.3.4 测定冠状动脉血流量 调节固定双层保温槽,使保温槽罩住心脏。灌流液进入冠状血管后到右心房经腔静脉及肺动脉滴入保温槽中,经底部的漏斗形开口流出,用量筒收集一定时间内的流出液即可测定冠状动脉血流量(mL/min)。

2.4 实验观察

2.4.1 记录正常冠状动脉血流量和心脏活动 记录左心室收缩压(left ventricular systolic pressure, LVSP)、左心室舒张末压(left ventricular end-diastolic pressure, LVEDP)、左心室内压最大上升/下降速率($+dP/dt_{max}$, $-dP/dt_{max}$)和心率,定时收集冠状动脉流出液测定冠状动脉血流量。心脏活动稳定 20 min 后,记录正常情况下的冠状动脉血流量和心脏活动以作为对照。

2.4.2 肾上腺素处理 由心脏插管的侧管注入肾上腺素溶液 0.5 mL,观察和记录冠状动脉血流量和心脏活动的变化。

2.4.3 去甲肾上腺素处理 由心脏插管的侧管注入去甲肾上腺素溶液 0.5 mL，观察和记录冠状动脉血流量和心脏活动的变化。

2.4.4 乙酰胆碱处理 由心脏插管的侧管注入乙酰胆碱溶液 0.5 mL，观察和记录冠状动脉血流量和心脏活动的变化。

2.4.5 垂体后叶素处理 由心脏插管的侧管注入垂体后叶素溶液 0.5 mL，观察和记录冠状动脉血流量和心脏活动的变化。

2.5 统计方法 结果以 $\bar{x}\pm s$ 表示，两组比较用 t 检验分析，多组比较用方差分析。

3 结果

绘制各项处理前及处理后 1 min、5 min、10 min 的 LVSP、LVEDP、$+dP/dt_{max}$、$-dP/dt_{max}$、心率和冠状动脉血流量原始数据表，对数据进行统计和显著性检验。用文字和数据统计和描述实验结果。

4 讨论

对实验结果进行分析讨论，分析影响和干扰实验结果的因素及原因。

【注意事项】

（1）调整气体流速，以灌流管中约每 10 cm 出现一个气泡的速度对溶液充气。

（2）制作离体心脏标本时操作要迅速，避免损伤心脏。

（3）避免凝血块堵塞血管，保持冠状血管通畅。

（4）灌流压力和灌流液温度要维持恒定。

【问题探究】

肾上腺素、去甲肾上腺素、乙酰胆碱、垂体后叶素对心肌活动和冠状动脉血流量有什么影响？试述其作用机制。

（厉旭云，方燕）

实验 12 兔动脉血压的神经与体液调节

【预习要求】

（1）实验理论：动脉血压的调节机制。第六章第三节的动脉血压测定方法和原理，神经、体液因素对动脉血压的影响相关内容。

（2）实验方法：第二章第五、六节的数据统计和处理；第三章第二节的生物信号采集处理系统；第五章第四节的兔颈部手术、颈动脉插管、颈部神经分离方法。

（3）实验准备：绘制实验原始数据记录表格和统计表格。预测实验结果。

【实验目的】探究神经和体液因素对动脉血压的调节作用。

【教学目的】知道动物动脉血压的直接测量记录方法。知道本实验结果分析方法。知道神经和体液因素对动脉血压的调节作用及机制。

【**实验原理**】参见第六章第三节的动脉血压测定方法和原理，神经、体液因素对动脉血压的影响相关内容。

1 材料

兔，200 g/L 氨基甲酸乙酯，1 000 U/mL 肝素钠，生理盐水，0.1 g/L 去甲肾上腺素，10^{-2} g/L 乙酰胆碱，兔手术器械，压力换能器，生物信号采集处理系统等。

2 方法

2.1 实验系统连接和仪器参数设置 将动脉插管与压力换能器相连，通过三通阀用肝素钠生理盐水充灌压力换能器和动脉插管。压力换能器固定于实验支架上，压力换能器高度与兔心脏处于同一水平面。压力换能器连接生物信号采集处理系统第 1 通道（图 9－5）。从生物信号采集处理系统软件的实验模块菜单中调用相应实验项目，系统参数：采样频率 400～1 000 Hz；第 1 通道血压模式，RM6240 系统灵敏度 90 mmHg/BL－420 系统量程 200 mmHg/MedLab 或 Pclab 系统放大倍数 50 倍，低通滤波 20～100 Hz，时间常数（高通滤波）直流。刺激器设置：定时刺激方式，刺激强度 5 V，刺激波宽 2 ms，刺激频率 30 Hz，刺激时间 10 s（图 9－6）。也可采用相应强度的串刺激或连续单刺激模式。

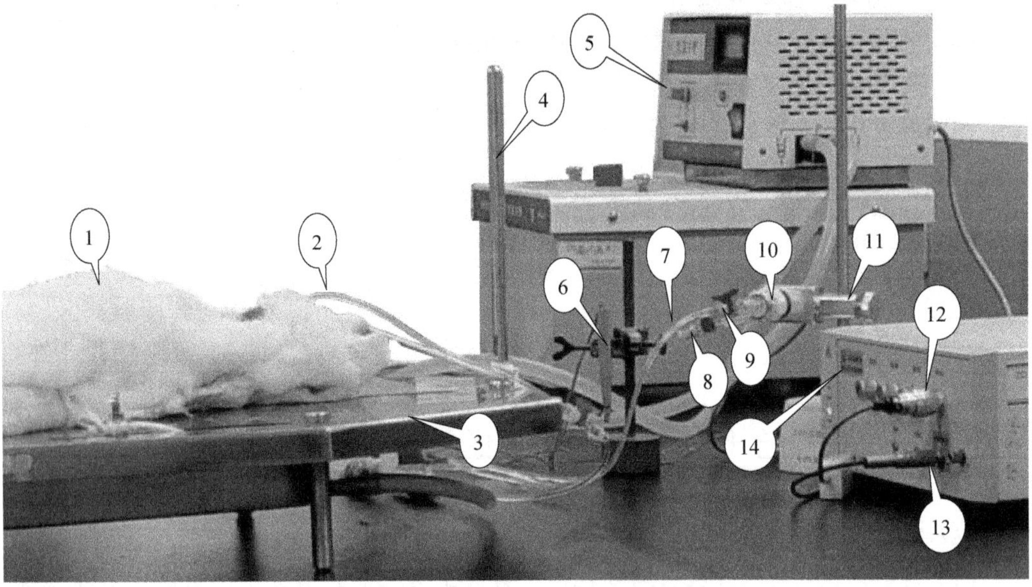

图 9－5 兔颈总动脉血压记录仪器装置

1. 兔；2. 动脉插管；3. 兔手术台；4. 固定杆；5. 恒温浴槽；6. 刺激电极；7. 测压管；8. 排气口；9. 测压口；10. 压力换能器；11. 换能器夹；12. 第 1 通道；13. 刺激器输出；14. RM6240 系统

2.2 动物手术准备 兔称重麻醉，行颈部手术，分离两侧颈总动脉、右侧迷走神经和减压神经，在左颈总动脉行动脉插管。具体方法参见第五章第四节兔颈部手术、颈动脉插管、颈部神经分离方法。

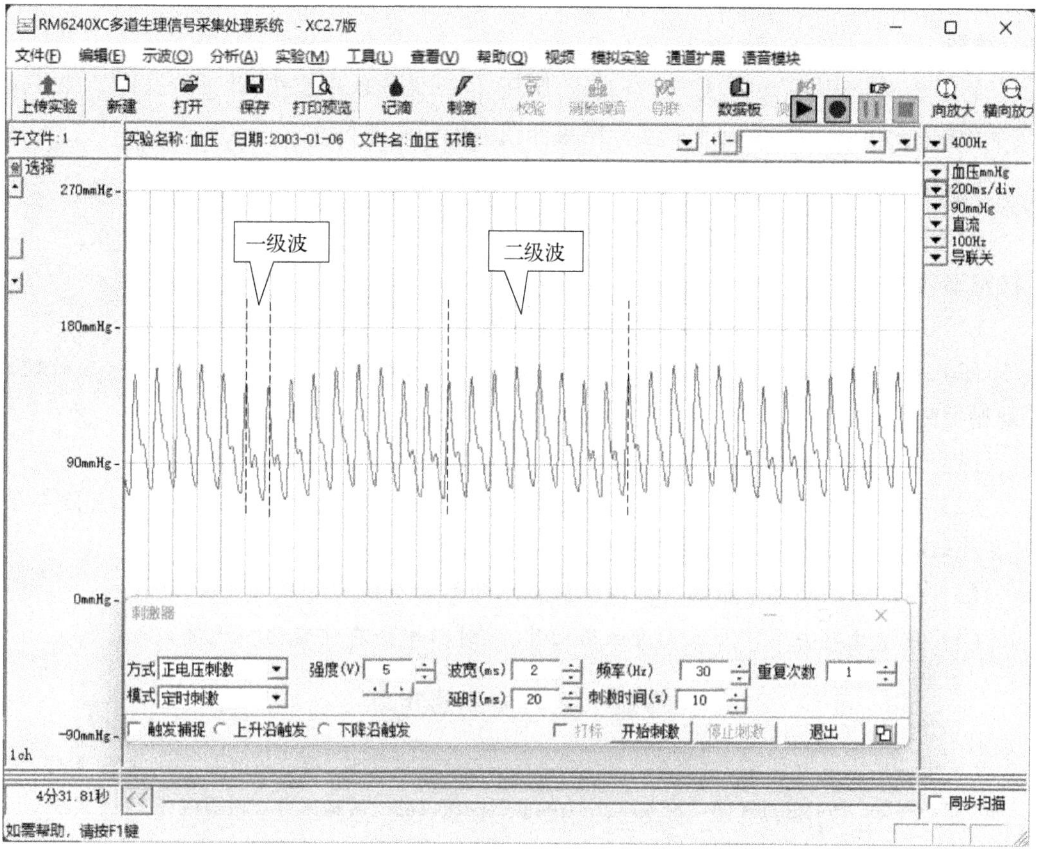

图 9－6 RM6240 系统动脉血压记录界面与动脉血压波形

一级波(心搏波)：由心室舒缩引起的血压波动，频率与心率一致。二级波(呼吸波)：呼吸运动引起的血压波动

2.3 实验观察

2.3.1 记录正常血压曲线 启动"记录"按钮，除去动脉夹，RM6240 系统开始采样记录血压数据，并在屏幕上显示血压波动曲线(图 9－6)。

2.3.2 夹闭颈总动脉 用动脉夹夹闭右侧颈总动脉 5～10 s，观察血压变化。

2.3.3 去甲肾上腺素处理 按 0.1 mL/kg 体重剂量静脉注射去甲肾上腺素，观察血压变化。

2.3.4 乙酰胆碱处理 按 0.1 mL/kg 体重剂量静脉注射乙酰胆碱，观察血压变化。

2.3.5 电刺激减压神经 以强度 5 V、频率 30 Hz、波宽 2 ms 的连续电脉冲刺激右侧减压神经 10 s，观察血压的变化。然后用两根细线在该神经中部行两处结扎。在两结扎之间将神经剪断，分别刺激神经的中枢端和外周端，观察对血压影响有无不同。

2.3.6 电刺激迷走神经 将右侧迷走神经穿线结扎，在结扎处的近端切断该神经，以强度 5 V、频率 30 Hz，波宽 2 ms 的连续电脉冲刺激其外周端 10 s，观察血压变化。

2.4 统计方法 结果以 $\bar{x}\pm s$ 表示，两组比较用 t 检验分析，多组比较用方差分析。

3 结果

绘制各项处理前后的收缩压、舒张压、脉压、心率原始数据表格，并进行统计处理。用文字和数据逐一描述实验结果。实验结果曲线截图记录并标注。

4 讨论

论述各项处理对动脉血压的影响及机制。论述影响实验结果的主要干扰因素。

【注意事项】

（1）采取保温措施，防止动物麻醉后体温下降。

（2）每一项观察须有对照，前一项处理后须待其血压恢复稳定后再进行下一项处理。

【问题探究】

（1）正常血压的波动情况及形成机制。

（2）未插管一侧的颈总动脉短时夹闭对全身血压有何影响？为什么？如果夹闭部位是在颈动脉窦以上位置，影响是否相同？

（3）刺激减压神经中枢端与外周端对血压的影响有何不同？为什么？

（4）静脉注射去甲肾上腺素后血压上升，此时心率会有何变化？为什么？

附录 压力换能器定标

为定量测定血压，测量系统需要在记录之前进行压力校正或定标。校正和定标方法：在图 9－5 中，压力换能器测压口与心脏处于同一水平面，压力换能器测压口的三通阀连接水银检压计，管道系统充以生理盐水，排尽空气，打开换能器的排气口使其与大气相通，仪器开始记录，调节压力换能器调零旋钮使通道基线与零线重合，显示压力为零，关闭换能器的排气口。注射器向管道内慢速注入生理盐水，使水银检压计压力达到 180 mmHg，记录一段稳定的压力线，打开生物信号采集处理系统定标对话框，输入水银检压计指示的压力值并保存。实验过程中不能改变定标数值。目前，多数厂家的仪器所配置的是免定标型的压力换能器，实验前无须再定标。任何计量的仪器及相关配件，都需要定期校正。

（方瑜，孙岑岑）

实验 13 兔减压神经放电与血压的关系

【预习要求】

（1）实验理论：动脉血压的调节机制。第六章第三节的神经、体液因素对动脉血压的影响相关内容。

（2）实验方法：第二章第五、六节的数据统计和处理；第三章第二节的生物信号采集处理系统；第五章第四节的兔颈部手术、颈动脉插管、颈部神经分离方法。

（3）实验准备：绘制实验原始数据记录表格和统计表格。预测实验结果。

【实验目的】 探究血压升降与减压神经放电的关系及其机制。

【**教学目的**】知道减压神经放电与动脉血压同步记录技术。知道减压神经放电与血压升降的关系。

【**实验原理**】参见第六章第三节的神经、体液因素对动脉血压的影响相关内容。

1　材料

兔，生理盐水，液体石蜡，200 g/L 氨基甲酸乙酯，1 000 U/mL 肝素钠，0.1 g/L 去甲肾上腺素，10^{-2} g/L 乙酰胆碱；兔手术器械，压力换能器，放电引导电极，生物信号采集处理系统等。

2　方法

2.1　实验系统连接和仪器参数设置　将动脉插管与压力换能器相连，通过三通阀用肝素钠生理盐水充灌压力换能器和动脉插管。压力换能器固定于实验支架上，换能器高度与兔心脏处于同一水平面。生物信号采集处理系统的第 1 通道连接减压神经放电引导电极，第 2 通道连接压力换能器，监听输出连接有源音箱以监听神经放电声音。从生物信号采集处理系统软件的实验模块菜单中调用相应实验项目，系统参数：采样频率 100 kHz；第 1 通道生物电模式，RM6240 系统灵敏度 50 μV/MedLab 或 Pclab 系统放大倍数 40 000 倍，低通滤波 3 kHz，时间常数 0.002 s（高通滤波 80 Hz）。第 2 通道血压模式，RM6240 系统灵敏度 90 mmHg/MedLab 或 Pclab 系统放大倍数 50 倍，低通滤波 20～100 Hz，时间常数（高通滤波）直流。

2.2　动物手术　兔麻醉，分离两侧颈减压神经，行左颈总动脉插管，具体方法参见第五章第四节的兔颈部手术、颈动脉插管、颈部神经分离方法。

2.3　实验观察

2.3.1　正常减压神经放电　去除动脉夹，记录正常动脉血压，将减压神经置于悬空的引导电极上，观察减压神经冲动群集性放电（图 9－7），观察其节律与血压、心率相对应关系，同时监听放电发出的火车开动样声音。

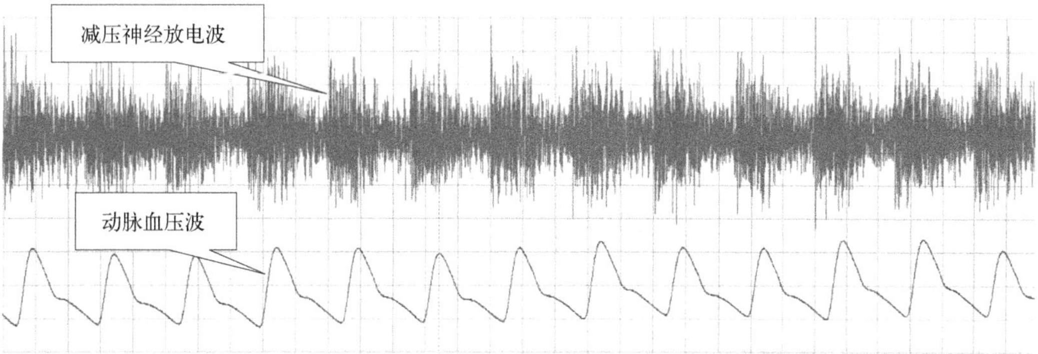

图 9－7　正常减压神经放电和动脉血压波形

2.3.2　乙酰胆碱处理　按 0.1 mL/kg 体重剂量沿兔耳缘静脉注射乙酰胆碱，观察放电波形的幅度和密度变化，同时观察血压变化，监听其放电声音变化。

2.3.3　去甲肾上腺素处理　按 0.1 mL/kg 体重剂量沿兔耳缘静脉注射去甲肾上腺

素，观察放电波形的幅度和密度变化，同时观察血压和心率的变化并监听其放电声音变化。

2.4 统计方法 结果以 $\bar{x}\pm s$ 表示，两组比较用 t 检验分析，多组比较用方差分析。

3 结果

实验曲线截图记录并加以标注。绘制各项处理后血压、心率与减压神经放电的原始数据表格，用文字和数据描述其关系。

4 讨论

论述血压、心率与减压神经放电的关系及各项处理引起血压和神经放电变化的机制，论述降压反射的生理意义。

【注意事项】

（1）减压神经较细，实验中应避免对其牵拉，以免损伤神经。

（2）实验中应对神经滴加液体石蜡，以防止干燥。

（3）放电引导电极勿接触减压神经外的其他组织。

【问题探究】

若夹闭或牵拉另一侧颈总动脉，减压神经放电会有怎样的变化？

实验 14 影响微循环的因素

【预习要求】

（1）实验理论：微循环的组成及各部分的组织结构、功能和调控的理论。第六章第三节的微循环相关内容。

（2）实验方法：第五章第三节的实验动物的麻醉等相关方法。

（3）实验准备：绘制实验原始数据记录表格和统计表格。预测实验结果。

【实验目的】探究影响微循环的因素及机制。

【教学目的】知道微循环的观察方法。知道微循环各部分的血流特点，知道去甲肾上腺素和组胺对肠系膜微循环的影响及机制。

【实验原理】第六章第三节的微循环相关内容。

1 材料

蛙，200 g/L 氨基甲酸乙酯，任氏液，去甲肾上腺素，组胺，蛙类手术器械，普通显微镜或微循环观测分析系统等。

2 方法

2.1 动物准备 蛙称重，按每克体重 2 mg 剂量经皮下淋巴囊注射氨基甲酸乙酯麻醉蛙（约 10 min）。亦可采用捣毁脑脊髓的方法。

2.2 肠系膜固定 将蛙仰卧（或俯卧）固定在蛙板上，腹部靠近蛙板圆孔处，于下腹部的旁侧剪开3~4 cm的长形切口，拉出一段小肠，将小肠及其系膜呈扇形展开，用数枚大头针将小肠管固定于蛙板圆孔边上。

2.3　实验观察

2.3.1　正常微循环　将制备好的肠系膜置于微循环观测分析系统或显微镜的低倍物镜下，调节光源及反光镜，调节镜下视野的清晰度即可观察各种血管和血流情况。小动脉和微动脉管壁较厚，血液由主干流向分支，流速较快，有搏动和轴流现象（红细胞集中在血管中央部流动）。小静脉管壁稍薄，口径稍粗，血液由属支汇入主干，流速次于小动脉，无轴流现象。毛细血管最细小，分布纵横交错，交织成网，透明近无色，血流最慢，且血流时流时停。由于毛细血管口径小，常见红细胞成单个或成串缓慢流动。

2.3.2　去甲肾上腺素处理　给肠系膜滴入1滴去甲肾上腺素后，观察血管的口径及其血流变化。

2.3.3　组胺处理　上述处理数分钟后，再滴入组胺溶液，观察血管的口径和血流变化。

3　结果

用文字描述微动脉、小静脉和毛细血管的形态及其血流特点。绘制去甲肾上腺素、组胺处理后血管的口径及其血流变化的原始数据表格，描述其变化。

4　讨论

分析和探讨各处理因素对血管的口径及其血流的影响及机制。

【注意事项】

（1）将肠系膜拉出和展开时，动作要轻柔，避免将肠系膜扯裂。

（2）为防止肠系膜干燥，可滴加少量的任氏液以湿润和营养。

（3）载物台上的蛙板可做小范围的水平移动，以观察更多的镜下血管及其血流。

（4）物镜沾上液体和碰到组织后，要用擦镜纸擦净。

【问题探究】

阐述微循环检查的临床意义。

（王欢欢，李红娟）

实验15　药物对离体大鼠动脉的舒缩效应及机制

【预习要求】

（1）实验理论：血管平滑肌相关理论。第六章第三节的离体血管的舒缩活动相关内容。

（2）实验方法：第二章第五、六节的数据统计和处理；第三章第二节的生物信号采集处理系统；第五章第四节的离体大鼠胸主动脉环标本制备方法。

(3) 实验准备：绘制实验原始数据记录表格和统计表格。预测实验结果。

【实验目的】探究钙通道激动剂和阻断剂对血管舒缩的作用及机制。

【教学目的】知道离体血管灌流的方法。知道高钾、去氧肾上腺素、乙酰胆碱、维拉帕米对动脉舒缩的效应及机制。

【实验原理】参见第六章第三节的离体血管的舒缩活动等相关内容。

1 材料

SD 大鼠(雄性,250~280 g),3 mol/L 氯化钾,10^{-5} mol/L 维拉帕米,10^{-4} mol/L 去氧肾上腺素,10 g/L 酚妥拉明,10^{-3} mol/L 乙酰胆碱,克氏液,95% O_2+5% CO_2混合气体,大鼠手术器械,100 μL、1 mL 移液器,麦氏浴槽,超级恒温器,张力换能器,生物信号采集处理系统等。

2 方法

2.1 实验系统连接和仪器参数设置 麦氏浴槽中充以 10 mL 克氏液,调节超级恒温器的温度,麦氏浴槽内温度稳定在 37℃±0.5℃。通气管接 95% O_2+5% CO_2混合气体气瓶管道,调节通气管气流量,通气速度以麦氏浴槽中的气泡一个个逸出为宜。按图 9-8 连接装置,将张力换能器固定于一维位移微调器上,张力换能器连接生物信号采集处理系统

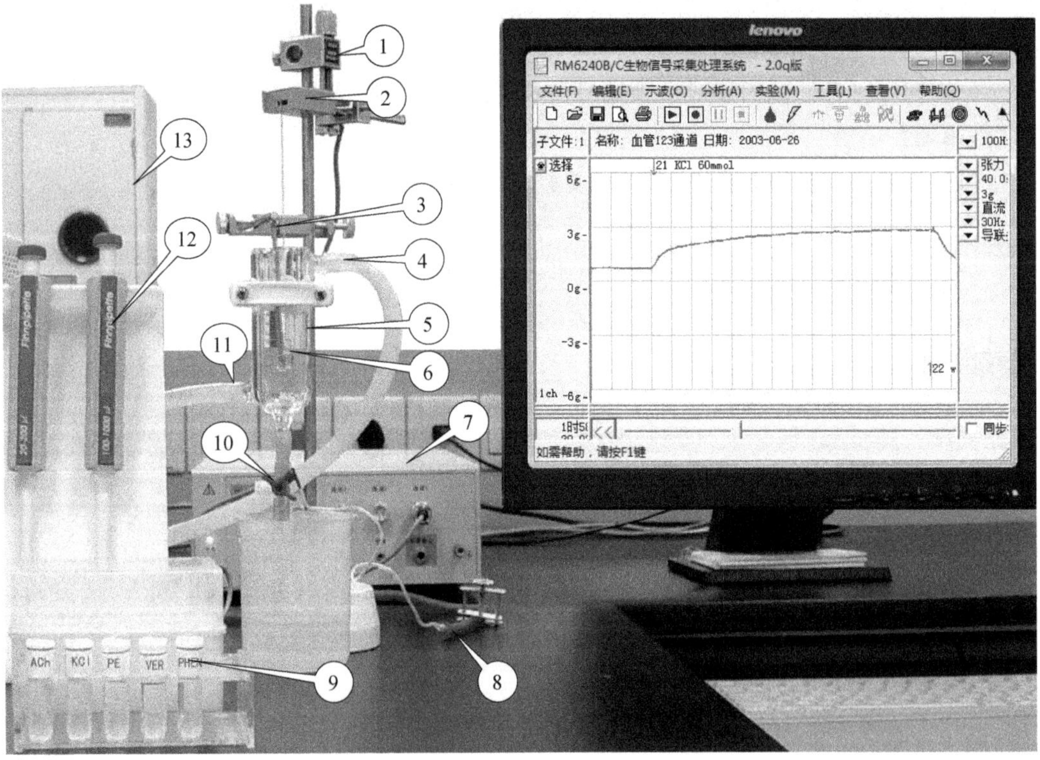

图 9-8 离体主动脉环灌流实验仪器、装置

1. 一维位移微调器;2. 张力换能器;3. 血管固定支架;4. 恒温水出口;5. 麦氏浴槽;6. 血管;7. RM6240 系统;8. 混合气体管;9. 药物;10. 排液三通阀;11. 进水口;12. 移液器;13. 钢瓶柜

第1通道。从生物信号采集处理系统软件的实验模块菜单中调用相应实验项目，系统参数：采样频率100 Hz；第1通道张力模式，RM6240系统灵敏度3 g/BL－420系统量程5 g/MedLab或Pclab系统放大倍数200倍，低通滤波30 Hz，时间常数（高通滤波）直流。

2.2　标本制备和固定　参见第五章第四节的离体大鼠胸主动脉环标本制备方法。

2.3　标本孵育　调节血管环的初始张力为1 g，15 min后调至2 g，并以此张力平衡45 min。期间每隔15 min更换克氏液。

2.4　氯化钾试验　向麦氏浴槽内加氯化钾200 μL（终浓度60 mmol/L）诱发血管环收缩，待收缩稳定后用预热的克氏液洗脱，反复冲洗直至张力恢复到初始值为止；重复加入同一浓度氯化钾，连续3次，用克氏液反复洗脱标本使其张力回复初始值。

2.5　内皮检测　向麦氏浴槽内加去氧肾上腺素100 μL（终浓度10^{-6} mol/L），诱发血管收缩达稳定后，加入乙酰胆碱100 μL（终浓度10^{-5} mol/L），观察血管的松弛效应是否超过60%，如果≥60%则可视为内皮完整（图9－9），否则为内皮受损或无内皮。本实验用内皮受损或无内皮血管环。用克氏液反复洗脱标本使其张力恢复初始值，间隔30 min进行下一项目，每隔15 min换液一次。

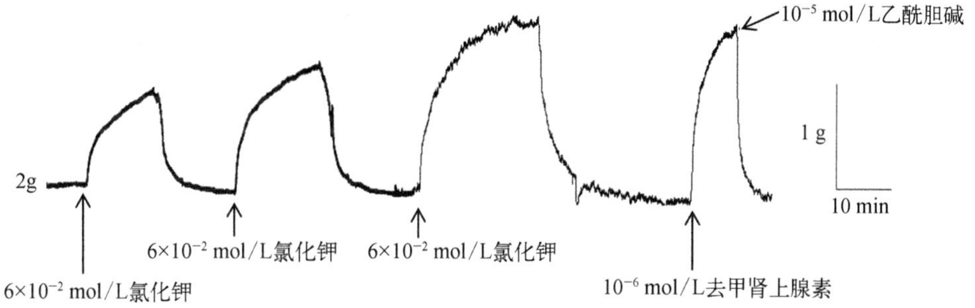

图9－9　药物对离体大鼠胸主动脉环的张力效应曲线

2.6　实验观察

2.6.1　维拉帕米处理　加入维拉帕米200 μL，15 min后再加入氯化钾200 μL。记录动脉环收缩，在收缩达高峰后用克氏液反复洗脱标本使其张力回复初始值。

2.6.2　去氧肾上腺素处理　加入去氧肾上腺素100 μL，记录动脉环的收缩，在反应达高峰时用克氏液反复洗脱标本使其张力回复初始值。

2.6.3　酚妥拉明处理　20 min后，加入酚妥拉明100 μL，10 min后再加入去氧肾上腺素100 μL，记录动脉环的收缩。张力稳定后用克氏液反复洗脱标本使其张力回复初始值。

2.6.4　氯化钾处理　加入氯化钾200 μL，观察并记录动脉环的收缩。

2.6.5　称重　把主动脉环取出，用滤纸吸去其表面水分，称重。

2.7　统计方法　结果以$\bar{x}\pm s$表示，两组比较用t检验分析，多组间比较用方差分析。

3　结果

绘制各项处理前后血管环的张力原始数据表格，并进行统计处理和显著性检验。用文字、统计描述、统计结果逐一描述实验结果。

4 讨论

论述各项处理对血管环张力变化的机制。分析影响实验结果的主要干扰因素。

【注意事项】

(1) 克氏液需要临用时配制,氯化钙最后边搅拌边加入。

(2) 快速分离胸主动脉,避免过度牵拉血管,以确保血管活性和功能。

【问题探究】

(1) 氯化钾诱导血管收缩反应的机制是什么?

(2) 维拉帕米预处理无内皮的动脉环后,氯化钾诱导的血管收缩反应发生什么变化,其机制是什么?

(3) 去氧肾上腺素诱导的血管收缩反应的机制是什么?

(4) 酚妥拉明预处理无内皮的动脉环后,去氧肾上腺素诱导的血管收缩反应发生什么变化,其机制是什么?

(5) 去氧肾上腺素诱导内皮完整与无内皮血管环收缩后,加入乙酰胆碱,血管舒张效应有何差异? 为什么?

(厉旭云,方瑜)

实验 16 肾上腺素受体和胆碱受体激动剂对兔血压的效应

【预习要求】

(1) 实验理论:心血管活动的调节,肾上腺素受体激动剂和阻断剂,胆碱受体激动剂和阻断剂。第六章第三节的心脏活动与影响因素及其机制和神经、体液因素对动脉血压的影响等相关内容。

(2) 实验方法:第二章第五、六节的数据统计和处理;第三章第二节的生物信号采集处理系统;第五章第四节的兔颈部手术、颈动脉插管方法。

(3) 实验准备:绘制实验原始数据记录表格和统计表格。预测实验结果。

【实验目的】探究肾上腺素受体和胆碱受体激动剂对兔血压的效应及机制。

【教学目的】知道用受体阻断剂分析药物对受体的激动作用的实验方法。知道肾上腺素受体激动剂、胆碱受体激动剂对兔血压的效应及机制。

【实验原理】参见第六章第三节的心脏活动与影响因素及其机制和神经、体液因素对动脉血压的影响等相关内容。

1 材料

兔,200 g/L 氨基甲酸乙酯,1 000 U/mL 肝素钠,2×10^{-2} g/L 盐酸肾上腺素,2×10^{-2} g/L

重酒石酸去甲肾上腺素，2×10^{-2} g/L 硫酸异丙肾上腺素，10 g/L 酚妥拉明，2.5 g/L 盐酸普萘洛尔，10^{-2} g/L 氯化乙酰胆碱，10 g/L 氯化乙酰胆碱，1 g/L 硫酸阿托品，10 g/L 硫酸阿托品，兔手术器械，压力换能器，生物信号采集处理系统等。

2　方法

2.1　实验系统连接和仪器参数设置　参见实验 12。

2.2　动物麻醉和手术　兔麻醉、固定和行颈部手术参见第五章第四节的兔颈部手术、颈动脉插管。

2.3　静脉给药装置　用 1 mL 注射器将抗凝生理盐水充灌静脉输液管，静脉输液针穿刺耳缘静脉，推注少许溶液，确保溶液进入耳缘静脉。用夹具固定针头或注射器。通过该装置进行静脉注射给药。

2.4　实验观察

2.4.1　记录正常血压曲线。

2.4.2　肾上腺素受体激动剂和阻断剂效应观察。

（1）依次注射以下药物，观察药物注射前后的血压变化。

按 0.1 mL/kg 体重剂量静脉注射盐酸肾上腺素。

按 0.1 mL/kg 体重剂量静脉注射重酒石酸去甲肾上腺素。

按 0.1 mL/kg 体重剂量静脉注射硫酸异丙肾上腺素。

（2）酚妥拉明处理：按 1 mg/kg 体重剂量静脉缓慢注射酚妥拉明，2 min 后依次注射以下药物，观察药物注射前后的血压变化。

按 0.1 mL/kg 体重剂量静脉注射盐酸肾上腺素。

按 0.1 mL/kg 体重剂量静脉注射重酒石酸去甲肾上腺素。

按 0.1 mL/kg 体重剂量静脉注射硫酸异丙肾上腺素。

（3）普萘洛尔处理：按 0.5 mg/kg 体重剂量静脉缓慢（2 min 以上）注射盐酸普萘洛尔，5 min 后再次注射以下药物，观察药物注射前后的血压变化。

按 0.1 mL/kg 体重剂量静脉注射盐酸肾上腺素。

按 0.1 mL/kg 体重剂量静脉注射重酒石酸去甲肾上腺素。

按 0.1 mL/kg 体重剂量静脉注射硫酸异丙肾上腺素。

2.4.3　胆碱受体激动剂和阻断剂效应观察。

（1）低浓度乙酰胆碱和阿托品处理：

按 0.1 mL/kg 体重剂量静脉注射 10^{-2} g/L 氯化乙酰胆碱，观察血压变化。

按 0.1 mL/kg 体重剂量静脉注射 1 g/L 硫酸阿托品。然后，再按 0.1 mL/kg 体重剂量静脉注射 10^{-2} g/L 氯化乙酰胆碱，观察血压变化。

（2）高浓度乙酰胆碱和阿托品处理。

按 0.1 mL/kg 体重剂量静脉注射 10 g/L 氯化乙酰胆碱，观察血压变化。

按 0.1 mL/kg 体重剂量静脉注射 10 g/L 硫酸阿托品。然后，再按 0.1 mL/kg 体重剂量静脉注射 10 g/L 氯化乙酰胆碱，观察血压变化。

2.5 统计方法 结果以 $\bar{x}\pm s$ 表示，两组比较用 t 检验分析，多组比较用方差分析。

3 结果

测量各药物给药前后动脉血压的收缩压、舒张压及心率，对数据进行统计并绘制表格，用文字及数据统计并描述实验结果。

4 讨论

论述各药物对血压的作用、特点及作用机制。

【注意事项】

(1) 肾上腺素等药物静脉注射时容积小速度要快，阻断剂须缓慢注入。每次给药后，再推注生理盐水 1 mL，使硅胶管内药物全部进入体内。

(2) 待血压恢复到基本稳定后，再注射下一个药物。

【问题探究】

(1) 肾上腺素能激动哪些受体？

(2) 静脉注射肾上腺素，血压常出现先升高，而后降低，然后逐渐恢复，其原因是什么？

(3) 肾上腺素、去甲肾上腺素和异丙肾上腺素对心脏活动、血压的影响的异同点是什么？

(4) 酚妥拉明对肾上腺素引起的血压变化有何影响？

(5) 阿托品对乙酰胆碱引起的血压变化有何影响？

（孙岑岑，冯漂）

实验 17 利多卡因对氯化钡诱发兔心律失常的治疗作用

【预习要求】

(1) 实验理论：心律失常发生的病理生理机制，抗心律失常药物的分类。第六章第三节的正常及异常心电图相关内容。

(2) 实验方法：第三章第二节的生物信号采集处理系统；第五章第三节的实验动物的麻醉相关操作。

(3) 实验准备：预测结果。

【实验目的】探究氯化钡致心律失常和利多卡因抗心律失常的作用。

【教学目的】知道氯化钡诱发动物心律失常的实验方法和心电图记录方法。知道利多卡因拮抗氯化钡诱发兔心律失常的作用，知道心律失常发生机制及抗心律失常药的作用及机制。

【实验原理】参见第六章第三节的正常及异常心电图相关内容。

1 材料

兔，200 g/L 氨基甲酸乙酯，4 g/L 氯化钡，5 g/L 利多卡因，注射器，心电图引导电极或心电图导联线，生物信号采集处理系统或心电图机等。

2　方法

2.1　实验系统连接和仪器参数设置　生物信号采集处理系统第1通道连接心电图导联线。从生物信号采集处理系统软件的实验模块菜单中调用相应实验项目，系统参数：采样频率1~4 kHz；心电模式，RM6240系统灵敏度1 mV/BL-420系统量程2 mV/MedLab或Pclab系统放大倍数1 000倍，低通滤波20~100 Hz，时间常数0.02~0.2 s（高通滤波0.79~7.96 Hz）。

2.2　动物分组和麻醉　两兔称重随机分为氯化钡组和利多卡因组。两组兔麻醉和固定方法参见第五章第三节的实验动物的麻醉相关操作。

2.3　心电图引导电极连接　将针形心电图引导电极插入兔肢体皮下，RM6420系统的输入线按Ⅱ导联连接：负极接右上肢、正极接左下肢、接地电极接右下肢。心电图机：调整心电图机放大倍数1 mV=10 mm，选取Ⅱ导联，纸速50 mm/s，导联线电极连接：右上肢连接红色导联线，左上肢连接黄色导联线，左下肢连接绿色导联线，右下肢连接黑色导联线。

2.4　实验观察

2.4.1　记录正常心电图。

2.4.2　氯化钡组处理　氯化钡组兔按4 mg/kg体重剂量耳缘静脉注射氯化钡溶液，再按0.5 mL/kg体重剂量推入生理盐水。RM6420系统连续记录心电图；心电图机记录：注射药物后立即描记心电图，之后每隔1 min描记一段心电图。记录心律失常的持续时间。

2.4.3　利多卡因组处理　利多卡因组兔，按上文2.4.2法诱发心律失常，当心电图出现明显心律失常时，立即按5 mg/kg体重剂量从耳缘静脉注射的利多卡因，按上述相同方法记录心电图，观察利多卡因能否抑制心律失常。

3　结果

剪辑并打印正常、氯化钡诱发的心律失常以及利多卡因抢救后的各段典型心电图波形；比较两组兔的心律失常持续时间。

4　讨论

论述氯化钡诱发心律失常的结果和机制及利多卡因拮抗氯化钡诱发心律失常的作用。

【注意事项】

（1）针形电极须插在皮下，如果插入肌肉则记录的心电图干扰较大。

（2）利多卡因应缓慢注射，浓度过高或速度过快容易引起利多卡因中毒，造成动物死亡。

（3）用利多卡因拮抗氯化钡诱发心律失常作用奏效极快，因而心电图机在推注利多卡因期间即可开始记录心电图，以便观察其转变过程。

【问题探究】

(1) 实验性心律失常动物模型有哪些?

(2) 抗心律失常药物如何分类?

实验 18　硝酸甘油对兔急性心肌缺血性心电图的影响

【预习要求】

(1) 实验理论: 心律失常的电生理学基础,抗心绞痛药和抗心律失常药。第六章第三节的正常和异常心电图、心脏活动与影响因素及其机制相关内容。

(2) 实验方法: 第二章第五、六节的数据统计和处理;第三章第二节的生物信号采集处理系统;第五章第三节的实验动物的麻醉相关操作。

(3) 实验准备: 绘制实验原始数据记录表,预测实验结果。

【实验目的】探究硝酸甘油对急性心肌缺血性心电图的影响。

【教学目的】知道实验性心律失常模型制备方法,知道垂体后叶素诱发心肌缺血后心电图的变化以及硝酸甘油的防治作用及相关机制。

【实验原理】参见第六章第三节的正常和异常心电图、心脏活动与影响因素及其机制相关内容。

1　材料

兔,200 g/L 氨基甲酸乙酯,1 U/mL 垂体后叶素,5 g/L 硝酸甘油,生理盐水,注射器,心电图引导电极或心电图导联线,生物信号采集处理系统或心电图机等。

2　方法

2.1　实验系统连接和仪器参数设置　见实验 17。

2.2　动物分组与麻醉　两只兔随机分为对照组和硝酸甘油组。兔麻醉与固定方法见实验 17。

2.3　心电图引导电极连接　见实验 17。

2.4　实验观察

2.4.1　正常心电图记录。

2.4.2　对照组处理　对照组兔记录一段正常心电图后,按 0.5 U/kg 体重剂量于耳缘静脉注射垂体后叶素(1 U/mL),10 s 内注射完毕,RM6420 系统连续记录心电图;心电图机记录: 记录给药后 15 s、30 s、60 s、2 min、4 min、10 min、15 min 和 20 min 时的心电图。

2.4.3　硝酸甘油组处理　硝酸甘油组兔在记录一段正常心电图后,按 0.8~1.0 mL/kg 体重剂量耳缘静脉注射硝酸甘油悬液。给药后 5 min,按上文 2.4.2 项注射垂体后叶素和记录心电图。

2.5　统计方法　结果以 $\bar{x}\pm s$ 表示,统计采用 t 检验方法。

3　结果

绘制原始数据表格，记录两组兔垂体后叶素注射前及注射后各时间点心电图变化（T 波高度、ST 段移位、R－R 间距），计算出变化率（与给药前相比），从心电图判断有无心律失常；比较两组兔注射垂体后叶素后心率、ST 段、T 波的变化率的差异，以及心律失常的发生情况。

4　讨论

讨论垂体后叶素引起心肌缺血的机制，心肌缺血时心电图的主要变化，硝酸甘油防治心肌缺血的作用和机制。

【注意事项】

（1）两组兔的垂体后叶素注射速度应相同。

（2）垂体后叶素引起的心电图变化可分为两期。第 1 期：注射后 5~20 s，T 波显著高耸，ST 段抬高，甚至出现单向曲线。第 2 期：注射后 30 s 至数分钟，T 波降低、平坦、双相或倒置；ST 段无明显改变；有时心律不齐，心率减慢，R－R 间期及 R－T 间期延长，持续数分钟或十几分钟。

【问题探究】

（1）急性心肌缺血的动物模型有哪些？

（2）缺血性心律失常的发生机制如何？其典型的心电图表现是什么？

（3）常用的抗心肌缺血的药物有哪些？

实验 19　去乙酰毛花苷对兔心电图的影响

【预习要求】

（1）实验理论：强心苷类药物的药理作用、临床应用和不良反应。第六章第三节的正常和异常心电图相关内容。

（2）实验方法：第二章第五、六节的数据统计和处理；第三章第二节的生物信号采集处理系统；第五章第三节的实验动物的麻醉相关操作。

（3）实验准备：绘制实验原始数据记录表，预测实验结果。

【实验目的】探究强心苷药物对心电图的影响和诱发心律失常的毒性作用。

【教学目的】知道强心苷对兔心电图的影响，知道强心苷诱发心律失常的毒性反应表现及机制。

【实验原理】参见第六章第三节的正常和异常心电图相关内容。

1　材料

兔，200 g/L 氨基甲酸乙酯，0.2 g/L 去乙酰毛花苷，生理盐水，注射器，心电图引导电极或心电图导联线，生物信号采集处理系统或心电图机等。

2 方法

2.1 实验系统连接和仪器参数设置　见实验 17。

2.2 兔麻醉与固定方法　见实验 17。

2.3 心电图引导电极连接　见实验 17。

2.4 实验观察

2.4.1 记录正常心电图。

2.4.2 去乙酰毛花苷处理　按 0.2 mg/kg 剂量耳缘静脉注射去乙酰毛花苷溶液，观察和记录心电图变化。尤须注意心率、P－R 间期、T 波及 ST 段变化。30 min 后可重复 1 次。

3 结果

剪辑或打印正常心电图及药物注射后典型心电图变化波形；绘制药物注射前后心率、P－R 间期、T 波及 ST 段变化表并记录分析；描述去乙酰毛花苷对兔心电图的影响。

4 讨论

结合实验结果，讨论去乙酰毛花苷溶液引起心电图改变和心律失常的可能机制，探讨强心苷药物的毒性反应及治疗措施。

【注意事项】

（1）心电图引导电极一定要插在皮下，如果插入肌肉则记录的心电图干扰较大；同时注意描记心电图时避免手或金属器械接触心电图引导电极。

（2）给药时需要缓慢，否则会影响实验结果。

（3）一般中、小剂量强心苷心电图常见 P－P 间距增大（心率减慢）、P－R 间期延长（房室传导减慢）、T 波降低或倒置、ST 段降低。更大剂量（中毒时）可见室性期前收缩、二联律、三联律、心室纤颤等各种心律失常。

【问题探究】

（1）强心苷对心肌有哪些作用？其机制是什么？

（2）强心苷中毒有哪些表现？

（3）强心苷引起的房室传导阻滞为什么可以用阿托品治疗？

（李成檀）

实验 20　兔高钾血症模型复制及抢救

【预习要求】

（1）实验理论：水、电解质代谢。第六章第三节的正常和异常心电图相关内容。

（2）实验方法：第二章第五、六节数据统计和处理；第三章第二节生物信号采集处理系统；第五章第四节兔颈部手术、颈动脉插管、颈外静脉插管。

（3）实验准备：绘制实验原始数据记录表格和统计表格。预测实验结果。

【实验目的】探究高钾血症抢救方法及机制。

【教学目的】知道高钾血症模型的复制方法。知道高钾血症发生时心电图改变的机制及其抢救机制。

【实验原理】参见第六章第三节的正常和异常心电图相关内容。

1 材料

兔（体重 2.5～3.0 kg），200 g/L 氨基甲酸乙酯，10 g/L 氯化钾，100 g/L 葡萄糖酸钙，兔手术器械，心电图引导电极，生物信号采集处理系统，分光光度计，离心机等。

2 方法

2.1 实验系统连接和仪器参数设置 见实验 17。

2.2 动物手术准备 兔称重麻醉，分离左侧颈外静脉、颈总动脉，行颈外静脉插管和颈总动脉插管。具体方法参见第五章第四节的兔颈部手术、颈动脉插管、颈外静脉插管相关内容。

2.3 心电图引导电极连接 见实验 17。

2.4 抢救药物准备 准备以下其中 1～2 种药物：100 g/L 葡萄糖酸钙溶液（静脉推注）、40 g/L $NaHCO_3$溶液（静脉滴注）、葡萄糖胰岛素溶液（静脉滴注）或呋塞米注射液（静脉推注）。

2.5 实验观察

2.5.1 记录正常心电图。

2.5.2 测定正常血钾浓度 颈总动脉插管处取血 1 mL，放入干燥洁净的 1.5 mL EP 管中，3 500 r/min、10 min 离心，取上清液，按试剂盒说明测量动物实验前的血清钾浓度（具体操作见钾离子试剂盒操作步骤说明）。

2.5.3 高钾血症复制 通过颈外静脉插管和输液装置，缓慢滴注氯化钾生理盐水溶液（15～20 滴/分），持续记录各项指标。当出现 P 波低平、增宽，QRS 波群低压变宽和高尖 T 波后，立即取血 1 mL 做血钾测定，并开始实施抢救。

2.5.4 抢救治疗方案实施 在心电图出现典型高血钾改变后立即实施抢救，通过耳缘静脉快速注入抢救药物（四选一或二）。如果 10 s 内未能输入抢救药物，则救治效果欠佳。实施各项抢救项目后，待心电图基本恢复正常时再次由颈总动脉采血 1 mL，测定救治后的血清钾浓度。

2.5.5 氯化钾致死 最后，注入致死量氯化钾溶液（40 滴/分），持续观察动物心电图和呼吸变化至动物死亡。

3 结果

绘制各项处理前后心电图变化原始数据表格，用数据和文字逐项描述实验结果。

4 讨论

围绕结果，讨论高血钾发生前后心电图的特征性变化，探究高血钾对心肌细胞的毒性作用。分析各抢救药物的作用效果及机制。

【注意事项】

(1) 高钾血症动物模型复制过程中,随着血钾浓度升高,密切关注心电图变化,及时抢救。

(2) 抢救药物必须事先准备,抢救窗时间短,若10 s内未能输入抢救药物则将影响救治效果。

【问题探究】

(1) 高钾血症时心电图的特征是什么?出现心电图变化的机制是什么?

(2) 葡萄糖酸钙、碳酸氢钠、胰岛素、呋塞米治疗高钾血症的机制分别是什么?

(3) 高血钾对心脏的影响及其机制是什么?

(叶肖琳,顾晶晶,郑慧华,方燕)

第十章　呼吸系统实验

实验21　兔呼吸运动的调节

【预习要求】

（1）实验理论：呼吸运动的调节机制。第六章第四节的呼吸运动的调节相关内容。

（2）实验方法：第二章第五、六节的数据统计和处理；第三章第二节的生物信号采集处理系统；第五章第四节的兔气管插管。

（3）实验准备：绘制实验原始数据记录表格和统计表格。预测实验结果。

【实验目的】探讨血液中 PCO_2、PO_2、H^+浓度及迷走神经在兔呼吸运动的调节中的作用及机制。

【教学目的】知道动物呼吸通气量测定方法和原理。知道血液中 PCO_2、PO_2 和 H^+浓度对呼吸运动的影响及机制，知道气道阻力增加对呼吸的影响及机制，知道迷走神经在呼吸运动的调节中的作用和机制。

【实验原理】参见第六章第四节的呼吸运动的调节相关内容。

1　材料

兔，N_2气体，CO_2气体，200 g/L 氨基甲酸乙酯，20 g/L 乳酸，兔手术器械，呼吸流量换能器，压力换能器，张力换能器，流量头，生物信号采集处理系统等。

2　方法

2.1　实验系统连接和仪器参数设置

2.1.1　定量法　流量头通气口一端与气管插管用胶管连接，流量头侧管测压口连接呼吸流量换能器，呼吸流量换能器连接生物信号采集处理系统第1通道，见图10－1。从生物信号采集处理系统软件的实验模块菜单中调用相应实验项目，系统参数：采样频率400～1 000 Hz；第1通道流量模式，RM6240系统灵敏度100 mL/s/MedLab或Pclab系统放大倍数50倍，低通滤波20～100 Hz，时间常数（高通滤波）直流。该方法测量呼吸的流量指标。

2.1.2　定性法　定性法的测量指标不能直接反映呼吸通气量的变化，该方法逐渐被定量法取代。

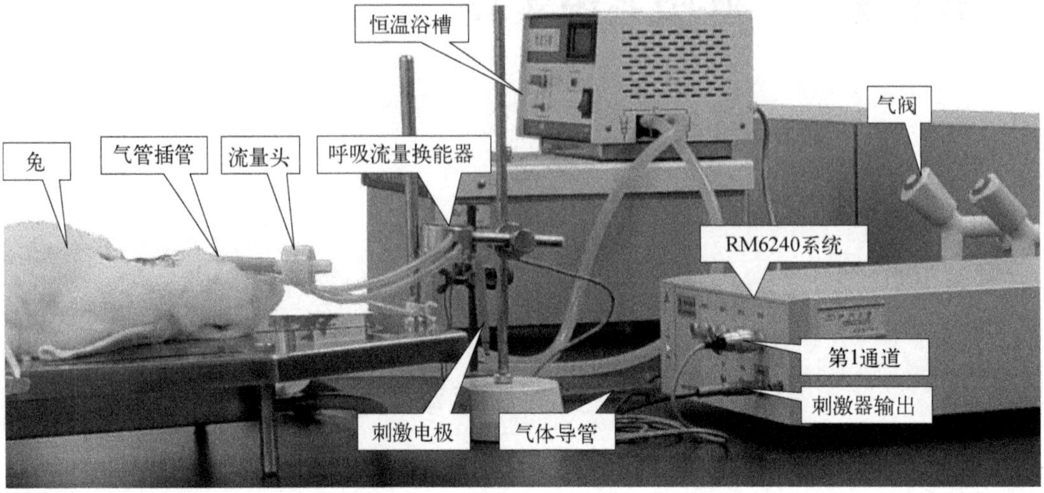

图 10-1 兔呼吸运动实验仪器及装置(定量法)

2.1.3 刺激器设置 定时刺激,强度 5 V,波宽 2 ms,频率 30 Hz,刺激时间 15 s。也可采用相应强度的串刺激或连续单刺激模式。

2.2 动物准备 兔麻醉、颈部手术、分离迷走神经、气管插管,方法参见第五章第三节的实验动物的麻醉相关操作以及第五章第四节的兔颈部神经分离和气管插管相关操作。

2.3 实验观察

2.3.1 记录正常呼吸曲线 启动生物信号采集处理系统"记录"按钮,记录一段正常呼吸运动曲线作为对照。辨认呼吸曲线上吸气相(曲线向下)和呼气相(曲线向上)。

2.3.2 延长气道 在流量头通气口接一根长度为 50 cm 胶管(定性法:接气管插管的侧管上),观察和记录呼吸运动的变化。

2.3.3 吸入 N_2处理 待呼吸曲线恢复正常,用一只小烧杯罩在流量头通气口前(定性法:罩在气管插管的侧管),将 N_2导管口平行于气管插管口使气体冲入烧杯,给动物吸入含有较高浓度 N_2的空气以降低兔吸入气中的 PO_2,观察和记录呼吸运动的变化。

2.3.4 吸入 CO_2处理 待呼吸曲线恢复正常,按上文 2.3.3 的操作方法,打开 CO_2气体导管,使兔吸入含有较高浓度 CO_2的空气。待兔呼吸运动增强后,立即移去 CO_2气体导管。待呼吸恢复正常后再做下一步实验。

2.3.5 乳酸处理 耳缘静脉缓慢注入乳酸溶液 2 mL,观察呼吸运动的变化。

2.3.6 切断迷走神经和电刺激迷走神经 分别观察切断一侧迷走神经和切断两侧迷走神经后呼吸运动的变化。以强度 5 V、频率 15~30 Hz,波宽 2 ms 的连续电脉冲刺激一侧迷走神经中枢端,观察呼吸运动改变。

2.4 统计方法 定量法结果以 $\bar{x}\pm s$ 表示,两组比较用 t 检验分析,多组比较用方差分析。

3 结果

绘制各项因素处理前后每分通气量(或气道压力)、呼吸频率原始数据表格,并进行统计处理。用文字和数据逐一描述实验结果。剪贴实验结果曲线并标注。

4 讨论

分析和探讨各处理因素对呼吸运动的影响及机制。

【注意事项】

(1) 气管切开后应用棉签将气管内黏液或血液清除干净后再插入气管插管。

(2) 吸入 N_2 或 CO_2 时,注意观察呼吸曲线变化,当变化显著时立即撤除气体。

(3) 注射乳酸速度应缓慢。

【问题探究】

(1) 讨论兔吸入 CO_2、N_2 和注射乳酸溶液处理后,呼吸运动的变化及机制。

(2) 试比较吸入气中 CO_2、N_2 浓度增加,兔呼吸运动变化的差异及机制。

(3) 讨论切断迷走神经后及刺激迷走神经中枢端呼吸运动发生变化的机制。

附录 呼吸流量换能器定标

定量法(流量法):呼吸流量换能器与生物信号处理系统连接,时间常数设置为直流。流量头用两胶管与呼吸流量换能器连接。再用一胶管接流量头通气口,胶管一头接 50 mL 注射器。启动仪器,“通道模式”选择“呼吸流量”,记录注射器推注 50 mL 空气的曲线,用“面积测量”工具测出记录曲线的面积,打开“定标”对话框,输入测量结果。该法测量所得是气流速度,曲线对时间积分得到通气量。

定性法(压力法):呼吸流量换能器与生物信号采集处理系统连接,时间常数设置为直流。呼吸流量换能器的测压口用胶管与水检压计连接,用注射器从水检压计排气口向检压计内注入空气,使水检压计的水柱上升至 10 cmH_2O,生物信号采集处理系统记录压力线,调节灵敏度(或放大倍数),使信号有合适的幅度,在记录界面上选择压力线,打开定标对话框,输入与压力线对应的压力数值,选择“单位” cmH_2O,单击“确定”后,系统定标完成,在记录界面可通过测量工具直接读出记录的压力数据。

(齐宏妍,叶雪威)

实验 22 兔胸内负压和气胸的观察

【预习要求】

(1) 实验理论:胸膜腔内负压产生的机制及其生理意义。第六章第四节的胸膜腔内压相关内容。

(2) 实验方法:第二章第五、六节的数据统计和处理;第三章第二节的生物信号采集处理系统;第五章第四节的兔气管插管。

(3) 实验准备:绘制实验原始数据记录表格和统计表格,预测实验结果。

【实验目的】探究影响胸内负压的因素及机制。

【**教学目的**】知道胸内负压的测量方法。知道胸内负压的变化规律和机制，知道不同实验处理对胸内负压的影响及机制。

【**实验原理**】参见第六章第四节的胸膜腔内压相关内容。

1 材料

兔，200 g/L 氨基甲酸乙酯，兔手术器械，穿刺针，高灵敏度压力换能器，呼吸流量换能器，流量头，生物信号采集处理系统（或水检压计）等。

2 方法

2.1 实验系统连接和仪器参数设置　生物信号采集处理系统第 1 通道接呼吸流量换能器，该换能器连接流量头；第 2 通道接高灵敏度压力换能器，该换能器连接穿刺针。从生物信号采集处理系统软件的实验模块菜单中调用相应实验项目，系统参数：采样频率 400～1 000 Hz；第 1 通道流量模式，RM6240 系统灵敏度 100 mL/s/MedLab 或 Pclab 系统放大倍数 50 倍，低通滤波 20～100 Hz，时间常数（高通滤波）直流。第 2 通道压力模式，RM6240 系统灵敏度 25 cmH_2O，低通滤波 20～100 Hz，时间常数（高通滤波）直流。

2.2 兔麻醉和气管插管　兔麻醉后行气管插管，方法参见第五章第三节的实验动物的麻醉相关操作以及第五章第四节的兔气管插管相关操作。

2.3 记录正常呼吸曲线　启动生物信号采集处理系统“记录”按钮，记录兔正常呼吸曲线。

2.4 胸膜腔穿刺　将穿刺针（18 号注射针头）尾端用胶管与高灵敏度压力换能器（或水检压计）相连。剪去兔右侧第 4、5 肋间被毛，穿刺针在兔右腋前线第 4、5 肋间，沿肋骨上缘垂直刺入胸膜腔内。穿刺时首先用较大力量穿透皮肤，然后控制力量，用手指抵住胸壁缓进以防刺入过深。当看到记录曲线小于 0（或检压计水液面产生位差），并随呼吸运动而上下波动时，说明针头已进入胸膜腔内，即停止进针并固定于这一位置。

2.5 实验观察

2.5.1 平静呼吸　待动物呼吸平稳后，生物信号采集处理系统观察记录兔正常平静呼吸时呼吸曲线和胸内负压曲线（或从水检压计记录水柱波动的幅度），此时胸内负压曲线的呼气和吸气应均为负值。

2.5.2 延长气道　在流量头通气口一端接长度 50 cm 的橡胶管，使呼吸的无效腔增大，动物呼吸处于加快加深状态，30 s 后移去橡胶管。记录深呼吸条件下的呼吸曲线和胸膜腔内压变化。

2.5.3 憋气效应　在吸气末或呼气末将流量头通气口一端用手指堵住 5～10 s，使动物不能呼出或吸入外界空气，处于憋气状态。观察记录此时呼吸曲线和胸膜腔内压变化的最大幅度，并注意胸膜腔内压是否可以高于大气压。

2.5.4 气胸　在穿刺侧沿第 7 肋骨上缘切开皮肤，用止血钳分离肋间肌，造成一个长约 1 cm 的胸壁贯通伤，使胸膜腔与大气相通，形成气胸。观察此时呼吸曲线、胸膜腔内压的升降情况和肺组织萎缩情况。

2.6 统计方法 结果以 $\bar{x}\pm s$ 表示，两组比较用 t 检验分析，多组比较用方差分析。

3 结果

绘制各项因素处理前后每分通气量、呼吸频率和胸膜腔内压原始数据表格，并进行统计处理。用文字、数据描述各项处理前后呼吸流量和胸膜腔内压的变化。

4 讨论

论述胸膜腔内压产生的原因、变化机制及生理意义，论述气胸对呼吸和循环功能的影响。

【注意事项】

（1）用穿刺针穿刺时，应控制好进针力度，避免刺破肺组织或血管，形成气胸或出血。

（2）穿刺针头用胶管和换能器或水检压计连接必须紧密，切不可漏气。

（3）如针头被阻塞时，可轻轻挤压橡胶管或轻轻移动针头，避免调整幅度过大刺破脏层胸膜。

【问题探究】

（1）维持胸膜腔内压的条件有哪些？气胸时可出现哪些病理情况？

（2）试设计实验，同时记录胸内负压、呼吸运动和血压的变化，观察不同因素对胸内负压、呼吸和循环的影响。

（王欢欢，李红娟）

实验 23 影响小鼠缺氧耐受性的因素及缺氧的类型

【预习要求】

（1）实验理论：不同类型缺氧的发病机制、机体功能和代谢改变，影响缺氧耐受性的相关因素。第六章第四节的缺氧相关内容。

（2）实验方法：第二章第五、六节的数据统计和处理；第三章第二节的生物信号采集处理系统；第五章第二节的常用实验动物的捉拿和固定方法、常用给药方法。

（3）实验准备：绘制实验原始数据记录表格和统计表格，预测实验结果。

【实验目的】探究不同类型缺氧时呼吸节律变化规律和皮肤黏膜颜色的变化特点；探究中枢神经系统功能状态、外界环境温度及年龄对缺氧耐受性的影响。

【教学目的】知道小鼠缺氧耐受性实验和耗氧量测定方法，知道缺氧耐受性实验的设计原理和方法，知道不同类型小鼠缺氧的特点和缺氧耐受性的影响及机制。

【实验原理】参见第六章第四节的缺氧相关内容。

【实验动物伦理】根据第五章第一节实验动物伦理的主要要求和措施相关内容，本项实验拟用仿真实验替代，开设动物实验应审慎。本项目作为实验方法学教学进行介绍。

一、影响缺氧耐受性的因素

1 材料

小鼠，钠石灰，2.5 g/L 氯丙嗪，生理盐水，注射器，125 mL 广口瓶，移液管，量筒，压力换能器，生物信号采集处理系统等。

2 方法

2.1 实验系统连接和仪器参数设置 按图 10－2 连接装置。两只 50 mL 量筒分别加水至 50 mL 刻度。移液管上端用胶管连接压力换能器排气口，下端插入量筒。125 mL 缺氧瓶（广口瓶）瓶塞的玻璃通气管用胶管连接至压力换能器测压口，瓶内放入 5 g 钠石灰包。左侧换能器接 RM6240 系统第 2 通道，右侧压力换能器接 RM6240 系统第 1 通道。仪器参数：采样频率 500 Hz；1、2 通道的模式为呼吸，扫描速度 5 s/div，灵敏度 2 mL/s，时间常数为 0.2 s，滤波频率 30 Hz。

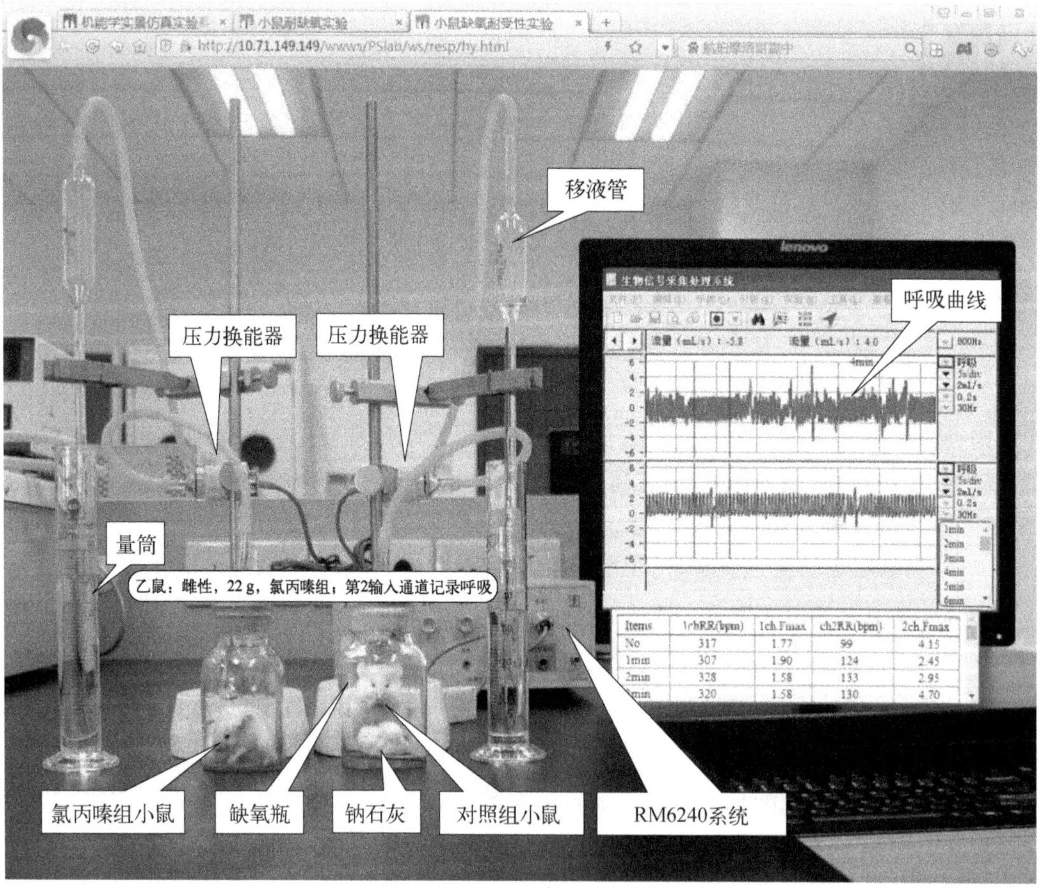

图 10－2 小鼠耗氧量及呼吸测定实验系统

2.2 动物分组与处理 取性别相同、体重相近的小鼠 20 只随机分成对照组、氯丙嗪组,每组 10 只小鼠。称小鼠体重 W(g),对照组每只小鼠按 0.1 mL/10 g 体重剂量腹腔内注射生理盐水,并置于室温中;氯丙嗪组每只小鼠按 25 mg/kg(0.1 mL/10 g)体重剂量腹腔内注射氯丙嗪,并放置于冰上。待氯丙嗪组小鼠呼吸频率降至 70 次/分后,将氯丙嗪组和对照组小鼠分别放入左侧和右侧的缺氧瓶内,密闭瓶塞,开始计时,测定耗氧量和小鼠存活时间。同时记录呼吸曲线。

2.3 实验观察

2.3.1 记录耗氧量和小鼠死亡时间 记录两组小鼠活动、口唇颜色情况,记录每分钟的耗氧量,记录小鼠存活(死亡)时间 T(min)。

2.3.2 测定耗氧量和呼吸频率 待鼠死亡后从量筒读出液面下降的体积数(mL),即为小鼠的总耗氧量 A(mL),通过呼吸曲线测量呼吸频率。

2.3.3 总耗氧率计算 总耗氧率 R:

$$R[\mathrm{mL/(g \cdot min)}] = A(\mathrm{mL}) \div W(\mathrm{g}) \div T(\mathrm{min})$$

2.4 统计方法 数据以 $\bar{x} \pm s$ 表示,两组比较用 t 检验分析,多组比较用方差分析。

3 结果

绘制实验原始数据表,进行统计,对小鼠成活时间、总耗氧率进行显著性检验。绘制每分钟耗氧量变化曲线(耗氧速率曲线)。用文字描述小鼠活动、口唇颜色等变化情况。

4 讨论

讨论两组小鼠缺氧耐受性的差异及机制。论述两组小鼠耗氧速率曲线变化规律及机制。讨论小鼠活动、口唇颜色的变化及机制。

二、缺氧的类型

1 材料

小鼠,钠石灰,50 g/L 亚硝酸钠,10 g/L 亚甲蓝,生理盐水,CO 气体;500 mL 广口瓶,注射器,压力换能器,生物信号采集处理系统等。

2 方法

2.1 实验系统连接和仪器参数设置 关闭压力换能器排气口,压力换能器测压口用胶管连接待用。仪器参数设置与本实验的"一、影响缺氧耐受性的因素"相同。

2.2 低张性缺氧 利用本实验的"一、影响缺氧耐受性的因素"中的对照组小鼠,小鼠死亡后,剖腹将肝脏、肺置于滤纸上,拍照记录肝脏、肺、血液颜色。

2.3 CO 中毒

2.3.1 记录小鼠呼吸频率和皮肤黏膜色泽 取小鼠 1 只,观察活动一般情况及耳、尾、口唇的颜色。将鼠放入 500 mL 广口瓶内,塞紧瓶塞,瓶塞玻璃管接压力换能器,连续记录小鼠呼吸曲线。

2.3.2 CO处理 用注射器抽取CO气体10 mL，注入密闭的广口瓶内，形成2% CO的空间环境，开始计时。

2.3.3 实验观察 观察小鼠活动变化，记录其存活时间。待小鼠死亡后，剖腹将肝脏、肺置于滤纸上，拍照记录肝脏、肺、血液颜色。

2.4 亚硝酸钠中毒解救

2.4.1 动物分组和观察指标记录 两只性别相同、体重相近的小鼠随机分为对照组和亚甲蓝组，观察皮肤黏膜色泽。

2.4.2 给药处理 两组小鼠均腹腔内注射亚硝酸钠0.2 mL。1 min后对照组小鼠腹腔内注射生理盐水0.2 mL，亚甲蓝组小鼠腹腔内注射亚甲蓝溶液0.2 mL。

2.4.3 实验观察 与上文2.3.3项相同。

2.5 小鼠存活率用百分率表示，统计学分析采用χ^2检验或Fisher确切概率法精确检验。

3 结果

绘制各项处理前后主观和客观指标原始数据表格，主观指标用文字描述，客观指标用文字、数据统计和描述实验结果。

4 讨论

论述各处理因素的实验结果、作用及机制。论述影响实验结果的主要干扰因素及改进方法。

【注意事项】

(1) 缺氧瓶和测耗氧量装置必须完全密闭不漏气。

(2) 小鼠腹腔内注射部位应稍靠左下腹，避免刺伤肝脏，避免将药液注入肠腔或膀胱。

(3) 注射氯丙嗪后，必须待药物发挥作用后方可实验。

【问题探究】

(1) 各型缺氧的表现特点如何？阐明其发生机制。

(2) 小鼠口唇及血液颜色在不同缺氧中有何改变？其发生机制是什么？

(3) 分析实验中所观察到的各指标变化的发生机制。

(4) 低温和抑制中枢神经系统功能为何能增强小鼠对缺氧的耐受？

(5) 腹腔内注射后亚甲蓝为什么可以使亚硝酸钠中毒小鼠得到解救？

(6) 为什么要在缺氧瓶内放入钠石灰？这对缺氧机制的分析有何意义？

(7) 为什么不能只凭实验组和对照组的时间、总耗氧率均数差异来得出缺氧耐受改变的结论？应做何统计处理？

(8) 环境温度、年龄、中枢神经系统的功能状况不同，对缺氧耐受性有何影响？对临床有何指导意义？

（方瑜，饶芳）

实验 24　兔急性呼吸衰竭模型复制与观察

【预习要求】

（1）实验理论：呼吸运动的调节机制，呼吸衰竭发病机制。第六章第四节的急性呼吸衰竭相关内容。

（2）实验方法：第二章第五、六节的数据统计和处理；第三章第二节的生物信号采集处理系统，第四节血气分析仪；第五章第四节的兔气管插管和颈动脉插管，第五节血液的采集等。

（3）实验准备：绘制实验原始数据记录表格，预测实验结果。

【实验目的】探究不同类型呼吸衰竭时血气和呼吸运动的变化及机制。

【教学目的】知道动脉采血和血气测定方法，知道不同类型呼吸衰竭模型的复制方法。知道不同类型呼吸衰竭时血气和呼吸的变化及其发生机制。

【实验原理】参见第六章第四节的急性呼吸衰竭调节相关内容。

1　材料

兔（2.5～3 kg），生理盐水，200 g/L 氨基甲酸乙酯，1 000 U/mL 肝素钠，油酸，兔手术器械，呼吸流量换能器，流量头，生物信号采集处理系统，血气分析仪等。

2　方法

2.1　实验系统连接和仪器参数设置　呼吸流量换能器接生物信号采集处理系统，具体操作参见实验 21。

2.2　动物准备　兔麻醉后行气管插管和动脉插管。具体方法第五章第四节兔气管插管和颈动脉插管。

2.3　正常观察指标测定　动物稳定 15 min，记录呼吸运动曲线，测定正常呼吸频率和每分通气量（或气道压力）。用 1 mL 注射器抽吸少量肝素钠溶液，推拉针芯，使注射器肝素化。打开动脉夹，舍弃前 1～2 滴血液以冲去动脉插管内的死腔液，然后用肝素化处理的注射器采血 0.5 mL，用动脉夹夹住颈动脉，将注射器拔出迅速套上带有软木塞针头后进行血气分析测定动脉血的 pH、PCO_2、PO_2 等指标。

2.4　复制通气障碍所致的急性呼吸衰竭模型　将流量头通气口堵塞，使兔处于完全窒息 30 s，立即颈动脉采血 0.5 mL 进行血气分析，并观察呼吸的变化。测定恢复通气后 10 min 时呼吸频率和每分通气量（或气道压力）。待动物呼吸恢复正常。

2.5　复制肺泡毛细血管膜损伤所致 Ⅰ 型呼吸衰竭模型

2.5.1　复制 Ⅰ 型呼吸衰竭模型　按 0.3～0.6 mL/kg 体重剂量于耳缘静脉（或颈外静脉）缓慢注入油酸。密切观察兔的呼吸是否急促和困难，肺部是否有湿啰音及气管插管口是否有粉红色泡沫样液体溢出。于注射后 30 min、60 min 测定呼吸频率和每分通气量（或气道压力），采颈动脉血进行血气分析。

2.5.2 计算肺系数 夹住气管，快速处死兔，解剖兔胸腔，支气管分叉处用线结扎，防止水肿液溢出。在结扎处上方切断气管，将肺完整取出（清除心脏等其他组织），置于滤纸上，切勿挤压，称取肺重量，并计算肺系数。肺系数=肺重量（g）/体重（kg），正常肺系数为4~5，当肺系数超过此值时提示肺内有渗出物聚集（肺水肿）。

2.5.3 肺解剖观察 观察肺大体改变，切开肺，注意切面有无血性泡沫液体流出。

2.6 统计方法 结果以 $\bar{x}\pm s$ 表示，两组比较用 t 检验分析，多组比较用方差分析。

3 结果

绘制各项处理前后兔每分通气量、呼吸频率和血气分析等原始数据表格，用数据和文字逐项描述实验结果。

4 讨论

围绕结果，讨论呼吸衰竭的产生原因及发生机制。分析窒息致急性呼吸衰竭和油酸引起肺泡毛细血管呼吸膜损伤致呼吸衰竭对呼吸运动的影响和血气分析的变化。

【注意事项】

（1）麻醉药注射量要准确、速度要慢，同时注意呼吸变化，以免麻醉剂过量引起动物死亡。

（2）动物完全窒息30 s，窒息时间不宜过长，以免动物死亡。

（3）采血所用注射器需要反复抽拉注射器针芯使管壁湿润肝素钠溶液后，再排出肝素钠溶液。

（4）注射器采血后立即摇晃注射针管20~30次，使血液与肝素钠混匀，防止凝血。

（5）如采血注射器内有凝血块，则禁止插入血气分析仪的进样管，以防堵塞仪器管道。

（6）解剖兔取出肺时，勿损伤肺表面且勿挤压肺，以防止水肿液流出，影响肺系数值。

【问题探究】

（1）试分析窒息引发呼吸衰竭的机制。

（2）油酸引起的呼吸衰竭与窒息引起的呼吸衰竭有什么不同？为什么？

（3）窒息和油酸引起急性呼吸衰竭时血气指标、呼吸运动有何变化？机制是什么？

（4）试分析Ⅰ型呼吸衰竭和Ⅱ型呼吸衰竭时氧疗有何不同？为什么？

（叶肖琳，顾晶晶，郑慧华，方燕）

实验25 小鼠咳嗽模型复制和可待因的镇咳作用观察

【预习要求】

（1）实验理论：可待因的药理作用及机制。第六章第四节的咳嗽反射相关内容。

（2）实验方法：第二章第五、六节的数据统计和处理；第五章第二节的常用实验动物的捉拿和固定方法以及常用给药方法。

（3）实验准备：绘制实验原始数据记录表，预测实验结果。

【实验目的】 探究咳嗽反射和镇咳药的作用及机制。

【教学目的】 知道小鼠咳嗽模型制备方法，知道咳嗽反射和可待因的镇咳作用及机制。

【实验原理】 参见第六章第四节的咳嗽反射相关内容。

1　材料

小鼠，5 g/L 磷酸可待因（codeine），浓氨水（27%～29%），生理盐水，注射器，棉球，烧杯等。

2　方法

2.1　正常活动记录　小鼠随机分配为实验组和对照组，放入倒置大烧杯内，观察正常活动。

2.2　实验组和对照组处理　实验组按 0.1 mL/10 g 体重剂量皮下注射磷酸可待因溶液；对照组按 0.1 mL/10 g 体重剂量皮下注射生理盐水作为对照。

2.3　浓氨水处理　20 min 后，将浸有浓氨水的棉球放入烧杯内。观察两组小鼠的咳嗽潜伏期及 1 min 内咳嗽的次数。

3　结果

实验结果填入表 10－1，用文字、数据逐一描述实验结果。小鼠咳嗽表现为腹肌收缩，同时张大嘴、抬头时有咳声，须仔细观察。咳嗽潜伏期为浓氨水棉球置入倒扣的大烧杯内开始至出现小鼠咳嗽的时间。

表 10－1　可待因对浓氨水致小鼠咳嗽作用的影响

动物	体重	药物	给药量（mL/10 g）	咳嗽潜伏期（s）	1 min 内咳嗽次数
实验组					
对照组					

4　讨论

可待因的镇咳机制、临床应用及用药注意事项。

【注意事项】

小鼠开始咳嗽 1 min 后须从倒扣的大烧杯中取出，以免氨气中毒死亡。

【问题探究】

镇咳药分为哪几类？各有何特点及临床应用如何？

（闫星）

实验 26 尼可刹米抗哌替啶抑制呼吸和地西泮抗尼可刹米惊厥作用

【预习要求】

(1) 实验理论：哌替啶、尼可刹米和地西泮的药理作用机制。第六章第四节的呼吸运动的调节和第八节的惊厥相关内容。

(2) 实验方法：第二章第五、六节的数据统计和处理；第三章第二节的生物信号采集处理系统；第五章第四节的兔气管插管。

(3) 实验准备：绘制实验原始数据记录表格和统计表格；预测实验结果。

【实验目的】探究尼可刹米抗哌替啶抑制兔呼吸的作用以及地西泮抗尼可刹米惊厥的作用。

【教学目的】知道呼吸运动实验原理和实验方法，知道尼可刹米抗哌替啶抑制兔呼吸的作用以及地西泮抗尼可刹米惊厥的作用。

【实验原理】参见第六章第四节的呼吸运动的调节和第八节的惊厥相关内容。

1 材料

兔，50 g/L 哌替啶，250 g/L 尼可刹米，5 g/L 地西泮，10 g/L 丁卡因，兔手术器械，导管，呼吸流量换能器，流量头，生物信号采集处理系统等。

2 方法

2.1 实验系统连接和仪器参数设置 呼吸流量换能器接生物信号采集处理系统，实验装置连接及仪器参数设置具体参见实验 21。

2.2 尼可刹米抗哌替啶抑制兔呼吸的作用

2.2.1 动物准备 兔麻醉行气管插管，具体方法参见第五章第四节的兔气管插管。持续记录呼吸曲线。

2.2.2 哌替啶处理 按 50~100 mg/kg 体重剂量由兔耳缘静脉注射哌替啶。

2.2.3 尼可刹米处理 待呼吸曲线幅度或频率明显下降时（哌替啶注射后 2~3 min），立即按 0.4 mL/kg 体重剂量静脉缓慢注入尼可刹米溶液。

2.3 地西泮抗尼可刹米惊厥的作用

2.3.1 动物准备 兔称重后固定于兔固定箱，将丁卡因溶液 1~2 滴滴入兔一侧鼻孔内。将导管的一端与呼吸流量换能器相连，另一端涂以液体石蜡，慢慢插入鼻孔内，转动插入鼻孔端插管，调节其插入的深度与角度，使兔的呼吸曲线有适当幅度。

2.3.2 尼可刹米处理 按 0.4 mL/kg 体重剂量静脉快速注射尼可刹米，记录呼吸运动变化。

2.3.3 地西泮处理 将兔移出固定箱，拔去导管。待兔出现惊厥后（角弓反张）立即静脉注射地西泮溶液 10 mL，观察兔有何变化。

2.4 统计方法 结果数据以 $\bar{x}\pm s$ 表示，统计采用 t 检验方法。

3 结果

绘制各项处理前后呼吸频率和通气量数据表，对数据进行统计。用文字、数据描述结果。

4 讨论

论述哌替啶和尼可刹米对呼吸作用的机制，论述地西泮抗尼可刹米惊厥作用的机制。

【注意事项】

（1）注射哌替啶的速度宜先快后慢，剂量应根据兔呼吸抑制情况而调节，一旦出现呼吸曲线幅度或呼吸频率明显降低即刻停止给药。

（2）在上文 2.2.3 时，注射尼可刹米速度不宜过快，以免引起惊厥。

【问题探究】

（1）咖啡因、尼可刹米都是中枢兴奋药，为何临床呼吸衰竭选择尼可刹米？

（2）注射尼可刹米的速度或剂量改变时，在实验动物身上还可观察到什么变化？

实验 27 离体豚鼠气管平滑肌实验

【预习要求】

（1）实验理论：氨茶碱、普萘洛尔和组胺的药理作用。第六章第四节的气管平滑肌相关内容。

（2）实验方法：第二章第五、六节的数据统计和处理；第三章第二节的生物信号采集处理系统；第五章第四节的离体豚鼠气管标本制备。

（3）实验准备：绘制实验原始数据记录表格和统计表格，预测实验结果。

【实验目的】探究气管平滑肌舒缩调节机制。

【教学目的】知道离体气管灌流实验方法，知道影响气管平滑肌张力改变的因素及其调节机制。

【实验原理】参见第六章第四节气管平滑肌相关内容。

1 材料

豚鼠，0.1 g/L 肾上腺素，0.1 g/L 普萘洛尔，0.5 g/L 乙酰胆碱，5 g/L 阿托品，2 g/L 组胺，25 g/L 氨茶碱，克-亨氏液，95% O_2+5% CO_2 气体，手术器械，移液器，麦氏浴槽，张力换能器，超级恒温器，生物信号采集处理系统等。

2 方法

2.1 实验系统连接和仪器参数设置 按实验 15 的图 9－8 连接装置。麦氏浴槽中充以 10 mL 克-亨氏液，调节超级恒温器，保持麦氏浴槽内 37℃±0.5℃恒温。通气管接 95% O_2+5% CO_2 气瓶管道。调节通气管气流，通气速度以麦氏浴槽中的气泡一个个逸出为宜。

将张力换能器固定于铁支柱上，张力换能器连接生物信号采集处理系统。从生物信号采集处理系统软件的实验模块菜单中调用相应实验项目，系统参数：采样频率 100 Hz；第 1 通道张力模式，RM6240 系统灵敏度 1.5 g/BL－420 系统量程 3 g/MedLab 或 Pclab 系统放大倍数 200 倍，低通滤波 30 Hz，时间常数（高通滤波）直流。

2.2 离体气管标本准备 豚鼠击昏或麻醉后，分离气管，取出后立刻置于氧饱和克-亨氏液的培养皿内，气管剪成片状后连接成气管片标本，将气管片标本的下端用线固定于固定架上，标本的上端将线与张力换能器连接，立刻将标本放入已恒温 37℃ 并通混合氧的 10 mL 克-亨氏液的麦氏浴槽内。具体方法参见第五章第四节的离体豚鼠气管标本制备。

2.3 实验观察

2.3.1 稳定 调节初始前负荷为 1 g，标本在麦氏浴槽中稳定约 30 min。连续记录张力曲线。

2.3.2 肾上腺素处理 待曲线稳定后加入肾上腺素 0.1 mL，待药物效应明显后，记录一段稳定张力曲线，连续用克-亨氏液洗脱 3 次，10 mL 克-亨氏液定容。

2.3.3 普萘洛尔和肾上腺素处理 待曲线稳定后加入普萘洛尔 0.1 mL，随即加入肾上腺素 0.1 mL，待药物效应明显后，记录一段稳定张力曲线，连续用克-亨氏液洗脱 3 次，10 mL 克-亨氏液定容。

2.3.4 组胺和氨茶碱处理 待曲线稳定后加入组胺 0.1 mL，待效应明显后再加入氨茶碱 0.1 mL，待药物效应明显后，记录一段稳定张力曲线，连续用克-亨氏液洗脱 3 次，10 mL克-亨氏液定容。

2.3.5 组胺和阿托品处理 待曲线稳定后加入组胺 0.1 mL，待药效明显后再加入阿托品 0.1 mL，待药物效应明显后，记录一段稳定张力曲线，连续用克-亨氏液洗脱 3 次，10 mL 克-亨氏液定容。

2.3.6 乙酰胆碱和阿托品处理 待曲线稳定后加入乙酰胆碱 0.1 mL，待药效明显后再加入阿托品 0.1 mL，待药效明显后，记录一段稳定张力曲线，连续用克-亨氏液洗脱 3 次，10 mL 克-亨氏液定容。

2.3.7 乙酰胆碱和氨茶碱处理 待曲线稳定后加入乙酰胆碱 0.1 mL，待药效明显后再加入氨茶碱 0.1 mL，待效应明显后，记录一段稳定张力曲线。

2.4 统计方法 结果数据以 $\bar{x} \pm s$ 表示，两组比较用 t 检验分析，多组比较用方差分析。

3 结果

绘制各项药物处理前后气管片张力数据表格并统计，用文字和数据统计并描述实验结果。

4 讨论

论述各药物对气管张力的影响及机制。

【注意事项】

（1）分离气管及缝合气管片时动作要轻柔，避免损伤气管平滑肌。

（2）气管平滑肌比较脆弱，在固定和加载负荷过程中须避免拉扯。

（3）连续用克-亨氏液洗脱3次的目的是去除前药，待张力基本恢复正常后再做下一步实验。

（4）供氧要充分。如基线升高或不易恢复到原来水平时，可增加供氧，促进其恢复。

【问题探究】

肾上腺素、氨茶碱、阿托品等药物在豚鼠气管标本所显示的作用有何临床意义？其作用机制是什么？

（杨科大）

实验28 兔急性肺水肿模型制备

【预习要求】

（1）实验理论：水肿、心功能不全、肺功能不全的临床表现；肾上腺素的药理作用。第六章第四节的急性肺水肿相关内容。

（2）实验方法：第二章第五、六节的数据统计和处理；第三章第二节的生物信号采集处理系统；第五章第四节的兔气管插管和颈外静脉插管。

（3）实验准备：绘制实验原始数据记录表格和统计表格，预测实验结果。

【实验目的】探究急性肺水肿的病理过程、症状和发生机制。

【教学目的】知道兔实验性肺水肿模型制备方法。知道急性肺水肿的病理过程和发生机制。

【实验原理】参见第六章第四节的急性肺水肿相关内容。

1 材料

兔，200 g/L 氨基甲酸乙酯，1 g/L 肾上腺素，生理盐水，兔手术器械，输液装置，听诊器，呼吸流量换能器，流量头，生物信号采集处理系统等。

2 方法

2.1 实验系统连接和仪器参数设置　生物信号采集处理系统第1通道连接呼吸流量换能器。仪器参数设置具体参见实验21。

2.2 动物准备　兔麻醉分离气管和颈外静脉，行气管插管和颈外静脉插管，颈外静脉插管连接输液装置，具体方法参见第五章第四节的兔气管插管和颈外静脉插管相关内容。

2.3 实验观察

2.3.1 记录正常呼吸曲线，并听诊肺的正常呼吸音。

2.3.2 快速大量输液　打开输液装置，输液量按100 mL/kg体重计，输液速度180~200滴/分，滴注生理盐水，记录呼吸曲线。

2.3.3 肾上腺素处理 待输液将要结束时,停止滴注,推注肾上腺素 0.5 mL/kg 后继续快速滴注剩余的生理盐水。实验过程中密切观察:是否出现呼吸困难及呼吸曲线变化,听诊肺部是否出现湿啰音,气管内有无粉红色泡沫样液体溢出。

2.3.4 观察肺和计算肺系数 家兔出现肺水肿后,即可夹闭气管,处死家兔,打开胸腔,在气管分叉处结扎气管以防止水肿液流出。在结扎线上方剪断气管,小心分离出肺,准确称出肺重量。肉眼观察肺大体改变,并切开肺观察有无泡沫样液体溢出。计算肺系数,肺系数=肺重量(g)/体重(kg),正常值为4~5。

3 结果

绘制各项处理前后每分通气量、呼吸频率原始数据表格,用文字、数据描述实验过程中上述观察指标的变化。

4 讨论

分析和探讨急性肺水肿造模过程中各指标的变化及其机制。

【注意事项】

(1) 在使用肾上腺素后如肺水肿现象不明显,可重复使用,两次给药应间隔为 10~15 min。

(2) 解剖兔取出肺时,勿损伤肺表面且勿挤压肺,以防止水肿液流出,影响肺系数值。

【问题探究】

(1) 本实验所复制的急性肺水肿的发生机制是什么?

(2) 临床上最常见的引起急性肺水肿的原因有哪些?

(3) 实验过程中家兔呼吸有何改变? 其机制是什么?

(4) 急性肺水肿应如何治疗? 请设计治疗方案。

(5) 该实验家兔是否出现呼吸衰竭? 应如何判断?

(张娜)

第十一章　消化系统实验

实验 29　兔胃肠运动观察

【预习要求】

(1) 实验理论：胃肠运动的形式，消化道的神经支配。第六章第五节的胃肠平滑肌运动的调节相关内容。

(2) 实验方法：第二章第五、六节的数据统计和处理；第三章第二节的生物信号采集处理系统；第五章第三节的实验动物的麻醉、第四节的兔腹腔解剖。

(3) 实验准备：绘制实验原始数据记录表和统计表；预测实验结果。

【实验目的】探究胃肠运动的神经调节和肾上腺素等药物对胃肠运动的影响。

【教学目的】知道在体胃肠运动实验方法。知道迷走神经、内脏大神经和肾上腺素、乙酰胆碱、新斯的明对胃肠运动的作用及机制。

【实验原理】参见第六章第五节的胃肠平滑肌运动的调节相关内容。

1　材料

兔，200 g/L 氨基甲酸乙酯，0.1 g/L 肾上腺素，0.1 g/L 乙酰胆碱，0.5 g/L 阿托品，1 g/L 新斯的明，生理盐水，兔手术器械，在体胃肠张力换能器，生物信号采集处理系统等。

2　方法

2.1　实验系统连接和仪器参数设置　生物信号采集处理系统第 1 通道连接在体胃肠张力换能器，刺激输出连接保护电极。从生物信号采集处理系统软件的实验模块菜单中调用相应实验项目，系统参数：采样频率 1 kHz；第 1 通道张力模式；RM6240 系统灵敏度 1.5～3 g/BL－420 系统量程 10 g/MedLab 或 Pclab 系统放大倍数 50 倍，低通滤波 10 Hz，时间常数（高通滤波）直流。刺激器设置：定时刺激模式，刺激时间 1～3 min，或连续单刺激或串刺激模式，刺激强度 5 V，波宽 0.2 ms，频率 15 Hz。

2.2　动物手术准备

2.2.1　气管插管　兔称重麻醉，行气管插管。具体参见第五章第四节的兔气管插管相关内容。

2.2.2 腹部手术 从胸骨剑突下沿腹中线剖开皮肤和腹壁，暴露胃肠，以备观察。在膈下食管末端找出迷走神经前支，穿线备用。用温热盐水纱布将小肠推向右侧，在左侧腹后壁肾上腺的上方找出左侧内脏大神经，穿线备用。具体方法参见第五章第四节的兔腹腔解剖。将在体胃肠张力换能器缝合在胃肠壁上，固定。为了便于肉眼观察，可用 4 把止血钳将腹壁切口夹住、悬挂，形成一皮兜，腹腔内可灌注 38℃ 生理盐水。启动生物信号采集处理系统“记录”按钮，开始记录平滑肌收缩曲线。

2.3 实验观察

2.3.1 观察处理前胃肠运动 观察胃肠运动形式和紧张度（胃肠有无蠕动，如有蠕动，记录蠕动频率、行走的方向及起源）。

2.3.2 刺激迷走神经 用强度 5 V、波宽 0.2 ms、频率 15 Hz 的电脉冲刺激膈下迷走神经 1~3 min，观察胃肠运动的变化。

2.3.3 刺激内脏大神经 用强度 5 V、波宽 0.2 ms、频率 15 Hz 的电脉冲刺激内脏大神经 1~3 min，观察胃肠运动的变化。

2.3.4 乙酰胆碱处理 沿耳缘静脉注射乙酰胆碱溶液 0.5 mL，或直接将乙酰胆碱溶液滴加在胃和小肠表面，观察胃肠运动的变化。

2.3.5 肾上腺素处理 沿耳缘静脉注射肾上腺素 0.5 mL，或直接将肾上腺素滴加在胃和小肠表面，观察胃肠运动的变化。

2.3.6 新斯的明处理 沿耳缘静脉注射新斯的明 0.2~0.3 mL，观察胃肠运动的变化。

2.3.7 阿托品处理 沿耳缘静脉注射阿托品 1 mL，观察胃肠运动的变化。

3 结果

平滑肌收缩曲线截图并加以标注；绘制表格以记录各项处理前后平滑肌收缩幅度变化及胃肠蠕动频率、方向。并以文字简要描述实验结果。

4 讨论

讨论各项处理对胃肠运动的影响及机制。

【注意事项】

（1）动物麻醉不宜过深，以免各项处理现象不明显。麻醉的动物要注意保温。

（2）为了避免胃肠因暴露时间过长、腹腔内温度下降、表面干燥而影响胃肠运动，应随时用温盐水湿润胃肠。

（3）每完成一个实验项目后，间隔数分钟后再进行下一个项目。

（4）实验时不可过度牵拉胃肠。

【问题探究】

（1）正常情况下胃肠运动有哪些形式？其产生机制和生理作用如何？

（2）试设计一个实验，确定观察指标，探究某个药物对胃肠运动的影响。

（王欢欢，李红娟）

实验 30　氨中毒在肝性脑病发病中的作用

【预习要求】

（1）实验理论：肝衰竭，肝性脑病。第六章第五节的肝性脑病相关内容。

（2）实验方法：第五章第四节的兔气管插管和急性肝功能不全动物模型复制。

（3）实验准备：绘制实验原始数据记录表和统计表；预测实验结果。

【实验目的】探究氨中毒在肝性脑病发生中的作用及机制，探究氨中毒肝性脑病的治疗方法。

【教学目的】知道急性肝功能不全动物模型复制方法。知道机体氨中毒发生发展过程中及治疗后的症状、生理指标的变化及机制。

【实验原理】参见第六章第五节的肝性脑病相关内容。

1　材料

兔，200 g/L 氨基甲酸乙酯，25 g/L 复方氯化铵溶液，25 g/L 复方谷氨酸钠溶液，10 g/L 乙酸，生理盐水，兔手术器械，生物信号采集处理系统等。

2　方法

2.1　实验系统连接和仪器参数设置　生物信号采集处理系统第 1 通道接呼吸流量换能器，系统参数设置：采样频率 800 Hz；第 1 通道流量模式，RM6240 系统的灵敏度 50～100 mL，低通滤波 30 Hz，时间常数直流或 2 s。

2.2　麻醉和气管插管　兔称重麻醉，行气管插管，具体方法参见第五章第四节的兔气管插管。

2.3　急性肝功能不全动物模型复制　方法参见第五章第四节的急性肝功能不全动物模型复制。

2.4　实验观察

2.4.1　记录观察指标　记录兔呼吸频率和通气量、角膜反射、对刺激的反应等指标。

2.4.2　氯化铵处理　计时开始。每隔 5 min 向十二指肠导管中注入复方氯化铵溶液 5 mL，动态观察并记录 2.4.1 项中观察指标。记录兔出现全身性抽搐、角弓反张时所用复方氯化铵溶液的总量及时间。计算兔每千克体重的复方氯化铵溶液用量。

2.4.3　治疗　按 20 mL/kg 体重剂量自耳缘静脉缓慢注入复方谷氨酸钠溶液，并按 5 mL/kg 体重剂量向十二指肠注入乙酸进行治疗处理，观察记录 2.4.1 项中观察指标和抽搐、角弓反张情况。

3　结果

绘制表格记录动物复方氯化铵用量及中毒时间、中毒症状及解救效果等数据。用文字和数据描述实验结果。

4 讨论

论述本实验引起血氨升高的原因;氨中毒引起肝性脑病的机制。分析注射谷氨酸钠及肠道给予乙酸溶液改善肝性脑病症状的机制。

【注意事项】

(1) 剪断镰状韧带时要小心,勿伤及膈肌、肝脏及后方的下腔静脉。

(2) 游离肝脏时动作要轻缓,对肝叶根部的结扎要牢固。

(3) 十二指肠插管要结扎牢固,避免药液外漏。

(4) 做好抢救的准备工作。谷氨酸钠溶液有刺激性,注射时要避免漏出血管外。

【问题探究】

(1) 氯化铵中毒引起肝性脑病的发病机制如何?

(2) 谷氨酸钠和乙酸为何能缓解肝性脑病症状?

(3) 动物的中毒表现中哪些能说明大脑功能首先受损? 为什么?

附录 溶液配制

1. 复方氯化铵溶液配制

氯化铵 25 g,碳酸氢钠 15 g,溶于 0.5 g/L 葡萄糖溶液 1 000 mL 中。

2. 复方谷氨酸钠溶液配制

谷氨酸钠 2.5 g 溶于 0.5 g/L 葡萄糖溶液 100 mL 中。

(叶肖琳,顾晶晶,郑慧华,方燕)

实验 31 药物对离体豚鼠回肠的作用

【预习要求】

(1) 实验理论:肠道平滑肌的生理特性,乙酰胆碱和组胺的药理学机制。第六章第五节的胃肠平滑肌运动的调节相关内容。

(2) 实验方法:第二章第五、六节的数据统计和处理;第三章第二节的生物信号采集处理系统;第五章第四节的离体豚鼠回肠标本制备。

(3) 实验准备:绘制实验原始数据记录表格和统计表格。预测实验结果。

【实验目的】探究乙酰胆碱、组胺和氯化钡对肠平滑肌的作用及机制。

【教学目的】知道离体肠平滑肌灌流方法和用阻断剂分析药物对受体作用的方法,知道乙酰胆碱、组胺和氯化钡对肠平滑肌的作用及机制。

【实验原理】参见第六章第五节的胃肠平滑肌运动的调节相关内容。

1 材料

豚鼠,台氏液,10^{-2} g/L 乙酰胆碱,1 g/L 阿托品,10^{-2} g/L 组胺,10^{-3} g/L 氯苯那敏,10 g/L $BaCl_2$,手术器械,移液器,麦氏浴槽,超级恒温器,张力换能器,生物信号采集处理系统等。

2　方法

2.1　实验系统连接和仪器参数设置　离体豚鼠回肠灌流实验装置见图 11－1,麦氏浴槽中加固定量(10~15 mL)的台氏液,调节超级恒温器的温度,使麦氏浴槽内温度稳定在(37±0.5)℃。通气管接 95%O_2+5%CO_2混合气体管道。用螺丝夹调节气体管道的气体流量,调节至浴槽中气泡一个个逸出为止。张力换能器连接生物信号采集处理系统第 1 通道。从生物信号采集处理系统软件的实验模块菜单中调用相应实验项目,系统参数:采样频率 200 Hz;第 1 通道张力模式,RM6240 系统灵敏度 3 g/BL－420 系统量程 6 g/MedLab 或 Pclab 系统放大倍数 50 倍,低通滤波 10 Hz,时间常数(高通滤波)直流。

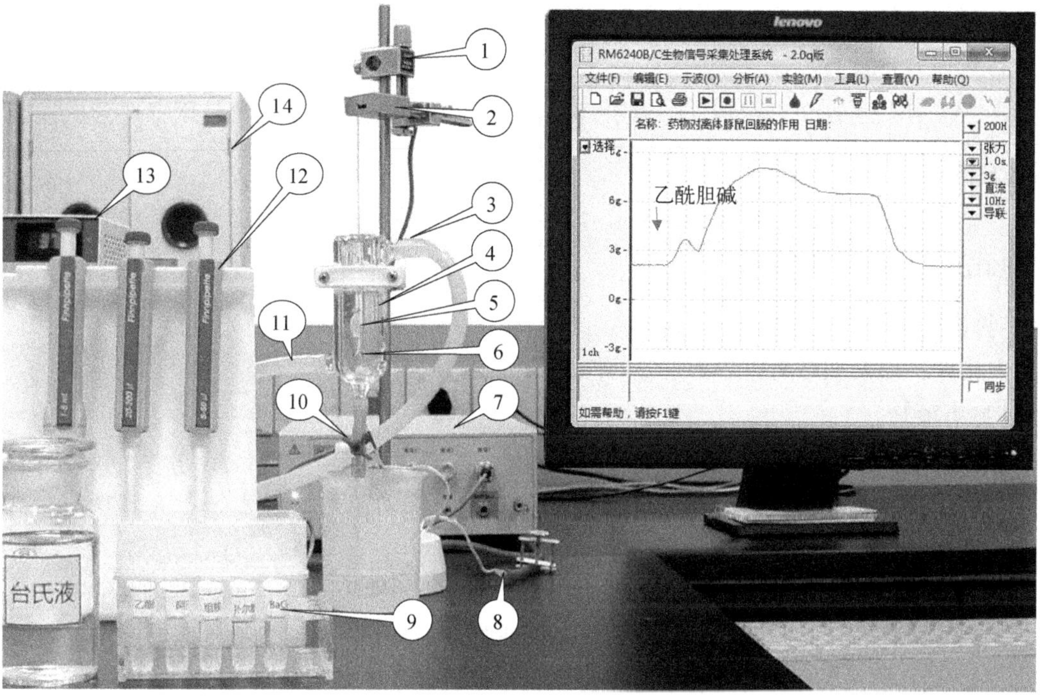

图 11－1　离体豚鼠回肠灌流实验装置

1. 一维位移微调节器;2. 张力换能器;3. 出水口;4. 麦氏浴槽;5. 回肠标本;6. 固定钩;7. RM6240 系统;8. 混合气体管道;9. 药物;10. 排液三通阀;11. 进水口;12. 移液器;13. 恒温浴槽;14. 钢瓶柜

2.2　离体豚鼠回肠标本制备　参见第五章第四节的离体豚鼠回肠标本制备。

2.3　标本固定　肠管一端连线系于麦氏浴槽固定钩上,然后放入 37℃麦氏浴槽中。再将肠管的另一端系结在张力换能器的悬臂梁上,调节肌张力前负荷至 2~3 g(图 11－1)。

2.4　实验观察

2.4.1　稳定　灌流液定容 10 mL,离体回肠稳定 10~30 min 后,待回肠标本张力稳定后记录一段正常张力曲线并标记。

2.4.2　乙酰胆碱处理　加入乙酰胆碱 0.2 mL,待张力曲线稳定(2~3 min)后换液冲洗至张力恢复正常。

2.4.3 乙酰胆碱和阿托品处理 灌流液定容 10 mL。记录一段对照张力曲线，加入乙酰胆碱 0.2 mL，待收缩达最高点时，加入阿托品 0.2 mL，待曲线降至基线或基本稳定后（不换液），再加入等量乙酰胆碱，张力曲线稳定后换液冲洗至张力恢复正常。

2.4.4 组胺处理 灌流液定容 10 mL。记录一段对照张力曲线，加入组胺 0.3 mL，待作用明显时（1~2 min），迅速换液冲洗至张力恢复正常。

2.4.5 氯苯那敏与组胺处理 灌流液定容 10 mL。记录一段对照张力曲线，加入氯苯那敏溶液 0.2 mL，5 min 后（不换液）加入组胺 0.3 mL，观察并记录其张力曲线。张力曲线稳定后换液冲洗至张力恢复正常。

2.4.6 $BaCl_2$和阿托品处理 灌流液定容 10 mL。记录一段对照张力曲线，加入 $BaCl_2$ 溶液 1 mL，观察其反应，当作用达最高点，加入阿托品溶液 0.2 mL（或更大剂量），观察并记录其张力曲线。

2.5 统计方法 结果以 $\bar{x}\pm s$ 表示，两组比较用 t 检验分析，多组比较用方差分析。

3 结果

绘制各项处理前后的肠肌收缩张力原始数据表格，对数据进行统计检验，用文字、统计描述、统计结果表述实验结果。

4 讨论

论述各项处理对离体回肠张力的作用及机制。

【注意事项】

（1）乙酰胆碱和组胺须临用时新鲜配制。

（2）若回肠平滑肌收缩不明显可适当增加激动剂的浓度。避免将药液直接滴加到回肠。

【问题探究】

（1）非特异性的肠道平滑肌抑制药是否可影响乙酰胆碱对肠道平滑肌的收缩作用？

（2）H_2受体拮抗药西咪替丁是否可拮抗组胺对肠道平滑肌的兴奋作用？

（于晓云，方瑜）

实验 32 硫酸镁的导泻作用

【预习要求】

（1）实验理论：泻药的分类和作用机制。第六章第五节的导泻相关内容。

（2）实验方法：第五章第二节的常用给药方法。

（3）实验准备：绘制实验原始数据记录表和统计表；预测实验结果。

【实验目的】 探究硫酸镁对肠道的作用。

【教学目的】知道药物导泻的实验方法，知道硫酸镁的导泄特点、作用及机制。

【实验原理】参见第六章第五节的导泻相关内容。

1　材料

小鼠，卡红盐水溶液（0.1 g/L 卡红溶于 0.12 g/L 氯化钠溶液中），卡红硫酸镁溶液（0.1 g/L 卡红溶于 1 g/L 硫酸镁溶液中），手术器械，小鼠灌胃针等。

2　方法

2.1　分组处理　体重 25 g 的小鼠 20 只，禁食 24 h。随机分成实验组和对照组，实验组以 1 mL 卡红硫酸镁溶液灌胃；对照组以 1 mL 卡红盐水溶液灌胃。

2.2　实验观察

2.2.1　观察肠运动　40 min 后，颈椎脱臼处死小鼠，立即打开腹腔，比较两组小鼠肠蠕动及肠膨胀情况。

2.2.2　测量卡红推进长度　将幽门至直肠末端完整取出，在不牵拉前提下将肠管铺成直线，测量自幽门至卡红到达远端处之间的距离，比较两组小鼠有无不同。

2.2.3　观察粪便性状　将肠腔剪开，观察两组小鼠粪便性状有无不同。

2.3　统计方法　距离结果以 $\bar{x}\pm s$ 表示，统计采用 t 检验方法。

3　结果

绘制两组小鼠卡红到达距离数据表，并比较描述两组小鼠肠蠕动、肠容积及粪便性状的差异。

4　讨论

根据结果，分析硫酸镁的导泻机制，讨论其临床应用。

【注意事项】

（1）溶液灌胃量和处死的间隔时间必须准确，否则难以比较结果。

（2）取肠管时要避免用力牵拉，取出后要用水浸润，以免影响测量的精度。

【问题探究】

（1）除导泻外，硫酸镁还具有哪些药理作用？

（2）若静脉注射本品，会出现相同的药理作用吗？

（李成檀）

第十二章　泌尿和生殖系统实验

实验 33　兔尿液生成的影响因素

【预习要求】

（1）实验理论：肾脏泌尿功能调节；垂体后叶素、呋塞米的药理作用及机制。第六章第六节的尿液生成的调节相关内容。

（2）实验方法：第二章第五、六节的数据统计和处理；第三章第二节的生物信号采集处理系统；第五章第四节的兔颈部手术、颈部神经分离、膀胱插管。

（3）实验准备：绘制实验原始数据记录表格和统计表格，预测实验结果。

【实验目的】探究尿液生成的影响因素及机制。

【教学目的】知道尿流量测定的方法和技术。知道血压、血容量、肾血流量、利尿和抗利尿药、渗透性利尿对尿液生成的影响及机制，知道尿糖和酚红试验的原理。

【实验原理】参见第六章第六节的尿液生成的调节相关内容。

1　材料

兔，200 g/L 氨基甲酸乙酯，生理盐水，200 g/L 葡萄糖，0.1 g/L 去甲肾上腺素，1 000 U/L 垂体后叶素，10 g/L 呋塞米，6 g/L 酚红，100 g/L NaOH，本尼迪克特试剂，兔手术器械，记滴器，生物信号采集处理系统等。

2　方法

2.1　实验系统连接和仪器参数设置　生物信号采集处理系统记滴输入接口连接记滴器。从生物信号采集处理系统软件的实验菜单中调用尿液生成的调节实验项目，选择“记滴”通道为第 1 通道。刺激器设置：连续单激刺激方式，强度 5 V，波宽 2 ms，频率 30 Hz。

2.2　手术准备　具体方法参见第五章第四节的兔颈部手术、颈部神经分离、膀胱插管。

2.3　实验观察

2.3.1　记录正常尿量　连续记录尿流量（滴/分），待尿量稳定后，记录 3 min 尿量。

2.3.2　快速增加血容量和尿糖定性试验　按 6～9 mL/kg 体重剂量静脉快速注射 37～38℃ 的生理盐水，记录尿量最多时的数据。取尿液做尿糖定性试验。

2.3.3　电刺激迷走神经　待尿量恢复稳定后用强度 5 V，波宽 2 ms，频率 30 Hz 的电脉冲间断刺激右侧颈迷走神经的末梢端 1 min，记录尿量最少时的数据。

2.3.4　葡萄糖处理和尿糖定性试验　待尿量恢复稳定后静脉注射葡萄糖 5 mL，记录尿量最多时的数据。当尿量显著变化时，取尿液做尿糖定性试验，观察尿糖。

2.3.5　去甲肾上腺素处理　待尿量恢复稳定后静脉注射去甲肾上腺素 0.3 mL，记录尿量最少时的数据。

2.3.6　呋塞米处理　待尿量恢复稳定后按 5 mg/kg 体重剂量静脉注射呋塞米，记录尿量最多时数据。

2.3.7　酚红试验　静脉注射酚红 0.5 mL，用盛有 NaOH 溶液的培养皿（下垫一白纸）收集尿液，记录从注射酚红起到尿中刚出现酚红的时间（酚红在碱性液中呈红色）。

2.3.8　垂体后叶素处理　按 0.75 U/kg 体重剂量静脉注射垂体后叶素，记录尿量最少时的数据。

2.4　统计方法　结果以 $\bar{x}\pm s$ 表示，两组比较用 t 检验分析，多组比较用方差分析。

3　结果

绘制各项处理前后尿量的原始数据表格。用文字和数据逐一描述实验结果。

4　讨论

论述各项处理对尿量变化的机制。

【注意事项】

（1）实验前给兔多喂食青菜，或用胃导管向其胃中灌入 40～50 mL 清水，或缓慢静脉推注生理盐水 50 mL。

（2）实验需要做多次静脉注射，建议采用静脉输液针。

（3）膀胱插管时，操作须轻柔，以免膀胱受刺激而缩小，增加插管难度。

【问题探究】

（1）本实验中有哪些因素是通过肾小球滤过率而影响尿量的？它们各自的作用机制如何？

（2）兔静脉注射 200 g/L 葡萄糖 5 mL 后利尿的机制？用理论计算证明动物出现糖尿的现象。

（3）试解释垂体后叶素对尿量的影响。

（4）静脉注入的酚红经什么方式进入尿液？

附录　尿糖定性试验方法

（1）本尼迪克特试剂法：在试管内盛 1 mL 本尼迪克特试剂，加入 2 滴尿液，在酒精灯上加热至煮沸。冷却后观察试液和沉淀物的颜色，如由蓝绿色转变为黄色或砖红色，表示尿糖试验阳性。

（2）试纸法：将试纸的试剂（葡萄糖氧化酶-过氧化物酶系统）端完全浸入尿液中或用尿液淋湿，并去除多余尿液，按说明书等待规定时间，将试纸颜色与比色卡对比，判断结果。

（方瑜，于晓云）

实验 34　兔急性肾功能不全模型复制与观察

【预习要求】

(1) 实验理论：急性肾功能不全，肾小球、肾小管病变。第六章第六节的急性肾功能不全相关内容。

(2) 实验方法：第二章第五、六节的数据统计和处理；第三章第三节的分光光度计；第五章第四节的兔颈部手术、颈动脉插管和输尿管插管。

(3) 实验准备：绘制实验原始数据记录表格和统计表格。预测实验结果。

【实验目的】探究急性肾功能不全的机体代谢功能变化和可能机制。

【教学目的】知道氯化汞复制急性中毒性肾功能不全动物模型的方法和原理。知道急性肾功能不全时尿蛋白、血肌酐、尿肌酐、肾酚红排泄率及肾形态学的变化及机制。

【实验原理】参见第六章第六节的急性肾功能不全相关内容。

1　材料

兔，200 g/L 氨基甲酸乙酯，10 g/L 氯化汞，6 g/L 酚红，100 g/L NaOH，50%乙酸，碱性苦味酸，0.05 mg/mL 肌酐标准应用液，生理盐水，200 g/L 葡萄糖；兔手术器械，移液器，URIT－500B 自动尿液分析仪，分光光度计，光学显微镜，离心机，恒温水浴锅。

2　方法

2.1　动物分组和急性肾功能不全模型复制　将兔随机分为实验组和对照组。实验组兔于实验前 24 h 按 0.8～1.0 mL/kg 体重剂量皮下或肌内注射氯化汞，对照组兔注射等量的生理盐水。

2.2　动物手术　兔称重麻醉后进行颈部手术，行颈总动脉插管和输尿管插管，具体方法参见第五章第四节的兔颈部手术、颈动脉插管和输尿管插管。

2.3　采集血肌酐测定血样　从颈总动脉插管采血 3 mL，置于干燥试管中（不抗凝），静置 10 min 后，3 000 r/min 离心 15 min，吸取血清测定血肌酐。

2.4　酚红排泄率测定

2.4.1　注射酚红　从耳缘静脉快速注入酚红（1 mL/kg），即刻计时。立即从耳缘静脉缓慢注入葡萄糖溶液（20 mL/kg）。

2.4.2　测定尿量　收集注射酚红后 15 min 或 30 min 的尿液，并换算成单位时间的尿量（mL/min）。

2.4.3　采集尿肌酐测定尿样　取出约 0.5 mL 的尿液置于试管中，以备测定尿肌酐。

2.4.4　测定酚红排泄率

(1) 酚红排泄率测定方法一：将收集到的尿液倒入 250 mL 的量筒内，加入 NaOH 5 mL，加蒸馏水至 250 mL，充分混匀。取出适量放入与比色管直径相同的试管中，与标准比色管比较颜色，得出 15 min 或 30 min 肾脏的酚红排泄率。

（2）酚红排泄率测定方法二：吸出尿液置于比色皿中，分光光度计选择 540 nm 波长，分别测定酚红标准液（$OD_{标}$）及尿液的吸光度（$OD_{尿}$），求出酚红的排泄率或排出量。

$$酚红排出量(mg)=(OD_{尿}/OD_{标})\times 0.6\times 0.5\times 0.5 \quad (12-1)$$

$$酚红排泄率(\%)=(OD_{尿}/OD_{标})\times 0.5\times 100\% \quad (12-2)$$

2.5　血肌酐和尿肌酐含量测定（苦味酸沉淀蛋白法）

2.5.1　血肌酐含量测定　取玻璃试管 3 支，分别编号为标准管、测定管和空白管，按表 12－1 加样。混匀后 37℃水浴 30 min，用分光光度计以波长 510 nm，空白管调零，测吸光度（OD）值。然后，各管加 50%乙酸溶液两滴，放置 6 min 后，再测 OD′值。

表 12－1　血肌酐测定

试剂	标准管（mL）	测定管（mL）	空白管（mL）
肌酐标准应用液	0.20	—	—
血清	—	0.20	—
蒸馏水	—	—	0.20
碱性苦味酸	2.0	2.0	2.0

按（12－3）式计算血肌酐（$[Cr]_p$）：

$$[Cr]_p(mg\%)=(OD_{测}-OD'_{测})/(OD_{标}-OD'_{标})\times 0.01/0.2\times 100 \quad (12-3)$$

血肌酐（$[Cr]_p$）参考值：19～43 mg/L。

2.5.2　尿肌酐含量测定　取玻璃试管 3 支，分别编号为标准管、测定管和空白管，按表 12－2 加样，混匀后静置 10 min 后加蒸馏水 6.0 mL，摇匀，用分光光度计以波长 510 nm，空白管调零，测 OD 值。

表 12－2　尿肌酐测定

试剂	标准管（mL）	测定管（mL）	空白管（mL）
肌酐标准应用液（0.5 mg/mL）	0.2	—	—
尿液（原尿或 1∶50 稀释）	—	0.2	—
蒸馏水	—	—	0.2
碱性苦味酸	2.0	2.0	2.0
125 g/L NaOH	0.5	0.5	0.5

按（12－4）式计算尿肌酐（$[Cr]_u$）：

$$[Cr]_u(mg\%) = OD_{测} \times 0.05 \times 100/0.1 \quad (12-4)$$

2.6 尿蛋白检测 根据实验条件进行定性试验或半定量检测。

2.6.1 尿蛋白定性试验 取尿液 3~5 mL,加到试管的 2/3 处。用试管夹夹住试管底部,使试管向上倾斜。用酒精灯火焰在尿斜面下 1~2 cm 处加热至煮沸。观察尿液,如有白色混浊,加入 50% 乙酸 3~5 滴后再煮沸。若尿液变清是尿内无机盐所致。若混浊加重,表示尿中有蛋白。根据表 12-3 进行蛋白含量判定。

表 12-3 尿蛋白判断标准

	无混浊	轻度混浊	稀薄乳样混浊	颗粒及絮状混浊	凝集成块
程度	—	+	++	+++	++++
含蛋白量(g/L)		0.1~0.5	0.5~2	2~5	>5

2.6.2 尿蛋白半定量检测 使用 URIT-500B 自动尿液分析仪进行测试。取尿液 3~5 mL,混匀后浸润试纸条,把试纸条背面多余尿液用滤纸吸干,放置 URIT-500B 自动尿液分析仪测试位进行样本分析,记录尿蛋白含量。

2.7 肾形态学观察 注射过量麻醉药处死动物,解剖取出肾脏,称重,计算肾脏与体重之比。比较两组兔肾脏外形、质地,纵向剖开肾脏,观察肾切面包膜、皮髓质分界、皮髓质条纹、色泽等。

2.8 统计方法 结果以 $\bar{x}\pm s$ 表示,统计采用 t 检验方法。

3 结果

绘制对照组正常兔和实验组急性肾功能不全兔的血肌酐、尿肌酐、尿肌酐/血肌酐值、酚红排泄率原始数据表格,对数据进行统计学处理。描述尿蛋白定性试验结果、正常与急性肾功能不全兔肾脏形态学差异。用文字和数据统计并表述实验结果。

4 讨论

论述急性肾功能不全动物模型的复制方法及其机制,论述正常兔和急性肾功能不全兔观察指标差异的机制。

【注意事项】

(1) 每项观察项目均以正常兔为对照记录。

(2) 血清、标准液等试剂用量应准确。

(3) 尿蛋白定性试验时掌握好煮沸、冷却时间,否则颜色反应不准确。

【问题探究】

(1) 试分析氯化汞中毒性急性肾功能不全的主要发病机制是什么?

(2) 兔发生急性肾衰竭时各指标的变化及其机制?

附录　酚红标准液配制、急性肾功能不全时肾功能评价的病理生理基础、血肌酐和尿肌酐含量测定原理

1. 酚红标准液配制

6 g/L 酚红 1.0 mL 加 100 g/L NaOH 5 mL 用蒸馏水稀释至 1 000 mL，吸取该溶液 5 mL 加碱性蒸馏水 5 mL（100 g/L NaOH 5 mL 用蒸馏水稀释至 100 mL）即成酚红标准液。

2. 急性肾功能不全时肾功能评价的病理生理基础

内生肌酐清除率能较准确地反映肾小球滤过率。内生肌酐清除率 = 尿肌酐浓度（mg/L）×尿量（mL/min）/血肌酐浓度（mg/L）。实验中必须采集"有记录单位时间的尿量"的尿液样品作为尿肌酐浓度测定，与血肌酐浓度比，计算出肾小球滤过率。肌酐能自由从肾小球滤过，在肾小管中很少被重吸收，但有少量是由近曲小管分泌。内生肌酐在血浆中的浓度相当低，近曲小管分泌的肌酐量可忽略不计，因此内生肌酐清除率与菊粉清除率相近，可以代表肾小球滤过率。

3. 血肌酐和尿肌酐含量测定原理

在碱性条件下，苦味酸与血浆或尿液中肌酐作用，生成黄红色苦味酸肌酐，使溶液呈色后进行比色测定；然后加乙酸，在酸性环境下黄红色的苦味酸肌酐被清除，非肌酐物质（假肌酐）呈色，两者比色之差为血清或尿液中的肌酐。

（王梦令，郑慧华）

实验 35　缩宫素对离体大鼠子宫的作用

【预习要求】

（1）实验理论：子宫的生理特性，缩宫素的药理作用。第六章第六节的缩宫素对子宫平滑肌的作用相关内容。

（2）实验方法：第二章第五、六节的数据统计和处理；第三章第二节的生物信号采集处理系统；第五章第四节的离体大鼠子宫标本制备。

（3）实验准备：绘制实验原始数据记录表格和统计表格。预测实验结果。

【实验目的】探究缩宫素对子宫平滑肌的作用和机制。

【教学目的】知道离体大鼠子宫标本制备和灌流的实验方法。知道缩宫素子宫平滑肌的作用和机制，缩宫素对子宫的量效关系。

【实验原理】参见第六章第六节的缩宫素对子宫平滑肌的作用相关内容。

1　材料

大鼠（雌性，200～220 g），1 g/L 雌二醇，缩宫素，乐氏液，95% O_2+5% CO_2混合气体，手术器械，移液器，张力换能器，麦氏浴槽，生物信号采集处理系统等。

2　方法

2.1　实验系统连接和仪器参数设置　参照实验 15 的图 9－8 连接装置。麦氏浴槽中

充以 10 mL 乐氏液，调节超级恒温器的温度至 38℃，保证麦氏浴槽内恒温于(38±0.5)℃。通气管接 95%O_2+5%CO_2混合气体管道。调节通气管气流，通气速度以麦氏浴槽中的气泡一个个逸出为宜。将张力换能器固定于一维位移微调节器上，换能器接生物信号处理系统第 1 通道。从生物信号采集处理系统软件的实验菜单中调用相应实验项目，系统参数：采样频率 100 Hz；第 1 通道张力模式，RM6240 系统灵敏度 1.5 g/BL－420 系统量程 3 g/MedLab 或 Pclab 系统放大倍数 100 倍，低通滤波 10 Hz，时间常数(高通滤波)直流。

2.2　动物准备　雌性大鼠，实验前 24 h 腹腔内注射 1 g/L 雌二醇 0.2 mL。

2.3　离体大鼠子宫标本制备　具体方法参见第五章第四节的离体大鼠子宫标本制备。

2.4　实验观察

2.4.1　标本稳定　调节一维位移微调器使标本前负荷为 1 g，孵育 15～30 min，待收缩张力和频率稳定。持续记录收缩张力。

2.4.2　累积法加药处理　每次加入缩宫素后待子宫标本收缩反应稳定后再次加药。依次加入 0.01 U/mL 的缩宫素 0.01 mL、0.02 mL、0.07 mL；0.1 U/mL 的缩宫素 0.02 mL、0.07 mL；1 U/mL 的缩宫素 0.02 mL、0.07 mL；10 U/mL 的缩宫素 0.02 mL、0.07 mL。

2.5　统计方法　结果以 $\bar{x}±s$ 表示，统计采用 t 检验方法。

3　结果

绘制各项处理前后子宫收缩张力原始数据表格，对数据进行统计，绘制量-效曲线，用文字和数据统计并描述实验结果。

4　讨论

分析讨论缩宫素对子宫作用的特点和机制。

【注意事项】

(1) 如果使用 20 mL 麦氏浴槽，所加药物用量加倍。

(2) 把子宫标本取出及固定于灌流装置时避免损伤或过度牵拉。

【问题探究】

(1) 缩宫素对子宫作用的特点和机制。

(2) 子宫平滑肌对缩宫素的敏感性与体内哪些激素有密切关系？

(方瑜，于晓云)

第十三章　感觉功能实验

实验 36　蛙和豚鼠迷路破坏效应观察

【预习要求】

（1）实验理论：内耳前庭器官的功能。第六章第七节的迷路作用相关内容。

（2）实验方法：第五章第二节的常用实验动物捉拿和固定方法，第四节的蟾蜍或蛙迷路损毁。

（3）实验准备：绘制实验原始数据记录表格和统计表格，预测实验结果。

【实验目的】探究迷路在维持机体正常姿势与平衡中的作用。

【教学目的】知道迷路被损毁或麻醉的实验方法。知道迷路在维持机体正常姿势与平衡中的作用。

【实验原理】参见第六章第七节的迷路作用相关内容。

1　材料

蛙或蟾蜍、豚鼠，乙醚，氯仿，手术器械等。

2　方法

2.1　蛙一侧迷路破坏。

2.1.1　观察蛙正常（术前）的爬行姿势和游泳动作。

2.1.2　损毁迷路　蛙腹部朝上，暴露副蝶骨。用探针捣毁一侧迷路，参见第五章第四节的蟾蜍或蛙迷路损毁。

2.1.3　实验观察　数分钟后观察蛙静止和爬行姿势的改变，观察蛙游泳姿势和方向偏向。

2.2　豚鼠一侧迷路麻醉。

2.2.1　观察豚鼠的正常姿势、行走状态，有无眼球震颤。

2.2.2　迷路麻醉　使豚鼠侧卧，固定头部不动，提起一侧耳郭，用滴管向外耳道深处滴入氯仿（麻醉剂）2～3 滴。保持侧卧位和头部不动 10～15 min，使氯仿渗入以消除迷路功能。

2.2.3　实验观察　豚鼠眼球震颤与否及方向，握住豚鼠的后肢将它提起，其头部、躯干姿势偏向,自由爬行时的运动姿势(旋转或翻滚)变化方向。

3 结果

绘制迷路损毁前后动物体征和行为变化表格,用文字逐一描述实验结果。

4 讨论

论述动物迷路破坏前后实验结果的机制。

【注意事项】

(1) 破坏蛙迷路后应及时止血。

(2) 氯仿是高脂溶性麻醉剂,给豚鼠滴入的量不宜过多,以防止其死亡。

(3) 标注氯仿滴入的耳道是右侧还是左侧,以便分析。不能双耳都滴。同一动物不能重复使用。

【问题探究】

为什么破坏动物一侧迷路后,其头和躯干运动皆偏向患侧?

(王欢欢,李红娟)

实验 37 小鼠热板法镇痛实验

【预习要求】

(1) 实验理论:哌替啶和罗通定的作用及机制。第六章第七节的镇痛相关内容。

(2) 实验方法:第二章第五、六节的数据统计和处理;第五章第二节的常用实验动物的捉拿和固定方法以及常用给药方法。

(3) 实验准备:绘制实验原始数据记录表格和统计表格,预测实验结果。

【实验目的】探究哌替啶与罗通定的镇痛效应差异。

【教学目的】知道热板镇痛的实验方法及应用。知道哌替啶与罗通定的镇痛作用及机制。

【实验原理】参见第六章第七节的镇痛相关内容。

1 材料

小鼠(雌性),2.5 g/L 哌替啶,2.5 g/L 罗通定,生理盐水,计时器,热板镇痛仪等。

2 方法

2.1 热板准备 开启热板镇痛仪,调节温度为(55±0.1)℃,等待温度上升并稳定。

2.2 动物筛选 将小鼠放入热板镇痛仪的金属罐内,罐口盖以透明盖,观察小鼠从进入到出现舐后足的时间,此段时间作为该小鼠的热痛反应时间(痛阈值)。如果小鼠在30 s 内不舐后足或放入罐内发生逃避、跳跃则舍弃。

2.3 实验观察

2.3.1 将筛选合格的小鼠分为 A、B、C 3 组。A 组小鼠按 25 mg/kg 体重剂量腹腔内注射哌替啶(浓度 2.5 g/L,注射剂量 0.1 mL/10 g),B 组小鼠按 25 mg/kg 体重剂量腹腔内注射罗通定(浓度 2.5 g/L,注射剂量 0.1 mL/10 g),C 组小鼠按 0.1 mL/10 g 体重剂量腹腔内注射生理盐水。

2.3.2 用药后 15 min、30 min、60 min 分别测定 3 组小鼠痛阈值,如果用药后放入罐内 60 s 仍无反应,则将小鼠取出,以免时间太长导致足部烫伤,其痛阈值按 60 s 计算。

2.3.3 计算各组小鼠用药前、后痛阈值的平均值,并按下列公式计算痛阈提高百分率。

$$\text{痛阈值提高百分率} = \frac{\text{用药后平均痛阈值} - \text{用药前平均痛阈值}}{\text{用药前平均痛阈值}} \times 100\% \quad (13-1)$$

2.4 统计方法 结果以 $\bar{x}\pm s$ 表示,统计采用 t 检验方法。

3 结果

根据各组小鼠用药后不同时间的痛阈值提高百分率进行统计,绘制表格或作图表述,用文字和数据统计并表述实验结果。

4 讨论

论述各组小鼠用药后不同时间的痛阈值升高百分率的差异及机制。

【注意事项】

(1) 本实验应选用雌性小鼠,因雄鼠遇热时睾丸易下垂,阴囊触及热板而致反应过激。

(2) 室温较低时,小鼠须保温一定时间,以免由于低温而反应迟钝,影响实验结果。

【问题探究】

镇痛药和解热镇痛药在镇痛方面的作用机制有何不同?

(杨科大)

实验 38 药物对兔瞳孔的作用

【预习要求】

(1) 实验理论:拟胆碱药及拟肾上腺素药的药理作用和应用,第六章第七节的视觉实验原理瞳孔反射和调节相关内容。

(2) 实验方法:第五章第二节的实验动物的捉拿和固定方法。

(3) 实验准备:绘制实验原始数据记录表格和统计表格,预测实验结果。

【实验目的】探究拟胆碱药及拟肾上腺素药对瞳孔的作用。

【教学目的】知道瞳孔直径和对光反射的测定方法。知道拟胆碱药及拟肾上腺素药对瞳孔的作用及机制。

【实验原理】参见第六章第七节的视觉实验原理瞳孔反射和调节相关内容。

1 材料

兔，10 g/L 硫酸阿托品，10 g/L 硝酸毛果芸香碱，10 g/L 盐酸去氧肾上腺素，5 g/L 水杨酸毒扁豆碱，手电筒，测瞳器等。

2 方法

2.1 动物分组　将兔随机分为 A、B 两组，放入兔固定箱内，剪去眼睫毛。

2.2 测量正常瞳孔直径和对光反射　在自然光线下测量并记录两侧正常瞳孔直径（单位：mm）。用手电筒进行对光反射试验，即突然从侧面照射兔眼，如瞳孔随光照而缩小，即为对光反射阳性，否则为阴性。

2.3 眼结膜囊内给药　用拇指和食指将兔下眼睑拉开，使其成杯状，并用中指压住鼻泪管。A 组兔左眼滴入硫酸阿托品溶液 2 滴，右眼滴入硝酸毛果芸香碱溶液 2 滴；B 组兔左眼滴入盐酸去氧肾上腺素溶液 2 滴，右眼滴入水杨酸毒扁豆碱溶液 2 滴。滴入药液后轻轻揉动眼睑，使药液与角膜充分接触，并在结膜囊内保留 1 min，然后放手任其自然流出。

2.4 测量用药后瞳孔直径和对光反射　给药 15 min 后，在同样强度的光线下，再分别测量各眼瞳孔直径和对光反射。

2.5 再给药处理和测量　如滴入硝酸毛果芸香碱及水杨酸毒扁豆碱的眼睛瞳孔已经缩小，在这两眼内再分别滴入硫酸阿托品和盐酸去氧肾上腺素 2 滴，15 min 后再测量瞳孔直径及对光反射情况。

2.6 统计方法　瞳孔大小结果以 $\bar{x}\pm s$ 表示，统计采用 t 检验方法。

3 结果

绘制两组兔左、右眼用药前后瞳孔大小数据表，用文字、数据描述药物处理前后兔瞳孔大小和瞳孔对光反射变化情况。

4 讨论

论述各药物对兔瞳孔大小的作用及机制，探讨各药物的临床应用。

【注意事项】

（1）测量瞳孔时避免刺激角膜。光照强度及角度须前后一致，否则会影响瞳孔大小。

（2）各眼滴药量要准确，在眼内停留时间要一致，以确保药液充分作用。

（3）观察对光反射只能用闪射灯光。照射采用非强光型的笔试手电筒。

（4）实验动物应近一周内未使用过眼药。

【问题探究】

（1）阿托品和去氧肾上腺素的扩瞳作用，以及毛果芸香碱和毒扁豆碱缩瞳机制有何不同？如何通过实验来证明？

（2）毛果芸香碱与毒扁豆碱在治疗青光眼时的机制和作用特点有何不同？

（3）何谓调节痉挛和麻痹？

（李成檀）

第十四章　神经系统实验

实验 39　蛙反射弧的分析和反射时的测定

【预习要求】

（1）实验理论：反射与反射弧。第六章第八节的反射弧和反射时相关内容。

（2）实验方法：第二章第五、六节的数据统计和处理；第五章第四节的脊蟾蜍或脊蛙制备。

（3）实验准备：绘制实验原始数据记录表格和统计表格，预测结果。

【实验目的】探究反射与反射弧完整性、反射时与刺激强度的关系。

【教学目的】知道蛙反射弧实验方法和反射时的测定方法。知道反射弧与反射活动的理论知识；知道刺激强度与反射时的关系及机制。

【实验原理】参见第六章第八节的反射弧和反射时相关内容。

1　材料

蟾蜍或蛙，0.1%、0.3%、0.5%硫酸溶液，手术器械，计时器，实验支架，肌夹，培养皿，烧杯等。

2　方法

2.1　制备脊蛙　用粗剪刀沿蛙两侧口裂剪去上方头颅，制成脊蛙。将动物俯卧位固定在蛙板上，分离右侧大腿坐骨神经，在神经干下穿一条细线备用。用肌夹夹住动物下颌，悬挂于实验铁支架上（图 14－1）。

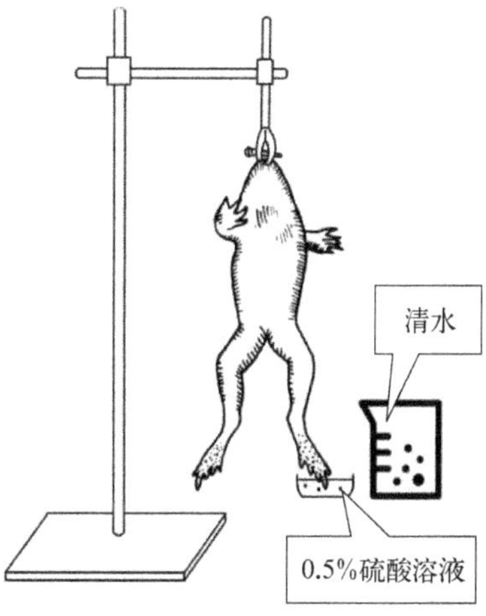

图 14－1　脊髓反射实验装置示意图

2.2　反射弧的分析

2.2.1　反射中枢与传出神经试验　用浸有0.5%硫酸溶液的小滤纸片贴在蛙下腹部。观察蛙双后肢反应。待出现反应后，将动物浸于烧杯的清水内洗掉滤纸片和硫酸，用纱布擦干皮肤。提起穿在右侧坐骨神经下的细线，剪断坐骨神经，再重复上述实验，记录反应结果。

2.2.2 传入神经试验 分别将左、右后肢趾尖浸入盛有0.5%硫酸溶液的小平皿内，浸没范围仅限于趾尖，两侧浸没的范围应相等(图14－1)，观察双侧后肢反应。

2.2.3 感受器试验 沿左后肢趾关节上做一环形皮肤切口，将切口以下的皮肤全部剥脱，并确保趾尖皮肤剥离干净，再用0.5%硫酸溶液浸泡该趾尖，观察该侧后肢的反应。

2.2.4 损坏反射中枢试验 将浸有0.5%硫酸溶液的小滤纸片贴于左后肢皮肤，观察引起的反应，用烧杯内的清水洗掉纸片及硫酸，擦干皮肤。将探针插入脊髓腔内反复捣毁脊髓，再重复上述实验，记录反应结果。

2.3 反射时的测定

2.3.1 按上文2.1中的方法制备脊蛙。

2.3.2 反射时测定 用培养皿盛0.1%硫酸溶液，将蛙任一后肢的脚趾尖浸入硫酸溶液中，用秒表记录从浸入至后肢发生屈曲时所经历的时间。一旦出现屈肌反应，迅速将后肢浸入烧杯内的清水中，清洗皮肤上的硫酸溶液。重复3次。求出反射时的平均值(2次实验间隔至少2~3 min)。

2.3.3 刺激强度与反射时的关系 使用0.3%硫酸溶液和0.5%硫酸溶液，按上述方法分别测定蛙的反射时。

2.4 统计方法 结果以 $\bar{x}\pm s$ 表示，统计采用 t 检验方法。

3 结果

绘制反射弧实验中蛙各项处理前后反射情况记录表格和反射时原始数据表格。并对反射时数据进行统计处理。用文字和数据逐一描述实验结果。

4 讨论

论述各项处理对反射和反射时的影响及机制。

【注意事项】

(1) 脊蛙制备时离断颅脑部位要适当，位置太高可能保留部分脑组织而出现自主活动，太低也会影响反射的引出。

(2) 浸入硫酸溶液的部位应限于一个趾尖，每次浸泡范围、深度应恒定。

【问题探究】

(1) 剪断右侧坐骨神经，动物的反射活动发生了什么变化？这一操作损伤了反射弧的哪一部分？

(2) 剥去趾关节以下皮肤后，如不再出现原有反应，是损伤了反射弧的哪一部分？

(3) 当蛙趾尖分别浸入0.3%硫酸溶液和0.5%硫酸溶液中时，其反射时有何变化？为什么？

(杨科大)

实验 40　小鼠小脑损伤观察

【预习要求】

（1）实验理论：小脑的功能。第六章第八节的小脑损伤相关内容。

（2）实验方法：第五章第二节的常见实验动物的捉拿和固定方法和第四节的小鼠小脑毁损术。

（3）实验准备：预测实验结果。

【实验目的】探究小脑对躯体运动的调节功能。

【教学目的】知道小鼠小脑损伤实验方法。知道小鼠一侧小脑损伤后的活动异常的规律及机制。

【实验原理】参见第六章第八节的小脑损伤相关内容。

1　材料

小鼠，乙醚，探针，烧杯，棉球等。

2　方法

2.1　观察小鼠正常活动　取小鼠一只，在实验台上观察其正常活动情况。

2.2　麻醉小鼠　将小鼠置于烧杯内，立刻放入一个浸透乙醚的棉球，待小鼠出现麻醉现象时立即取出。

2.3　损伤小鼠小脑　正中剪开小鼠头皮，暴露顶间骨，用探针在顶间骨的一侧刺入 3 mm，并搅动以破坏一侧小脑，方法参见第五章第四节的小鼠小脑毁损术。

2.4　观察小脑损伤小鼠的活动　待小鼠清醒后，注意观察其姿势是否平衡，活动有何异常，比较两侧肢体的屈伸和肌张力有何变化。

3　结果

用文字描述实验结果。

4　讨论

论述小鼠姿势、活动、肌张力变化的机制。

【注意事项】

（1）麻醉不宜过深，麻醉过程中要密切观察小鼠的呼吸运动。小鼠如在手术过程中苏醒挣扎，可用装有乙醚棉球的试管套在其嘴上追加麻醉。

（2）破坏小脑时以选用 9 号注射针头为宜。要垂直进针，深度适宜，刺入太深可损伤中脑，刺入太浅则无破坏作用。

（叶肖琳，顾晶晶，郑慧华，方燕）

实验 41 兔去大脑僵直观察

【预习要求】

(1) 实验理论：中枢神经系统对躯体运动的调节作用，去大脑僵直的产生机制。第六章第八节的去大脑僵直相关内容。

(2) 实验方法：第五章第四节兔颈部手术、颈动脉插管、气管插管和脑干切断术。

(3) 实验准备：预测实验结果。

【实验目的】探究去大脑僵直现象产生机制。

【教学目的】知道兔颅顶解剖结构和去大脑僵直实验方法。知道兔去大脑僵直现象及机制。

【实验原理】参见第六章第八节的去大脑僵直相关内容。

1 材料

兔，200 g/L 氨基甲酸乙酯，兔手术器械，颅骨钻，咬骨钳等。

2 方法

2.1 兔结扎颈总动脉、气管插管和开颅手术 兔麻醉。两侧颈总动脉结扎，气管插管以防开颅术时窒息。具体方法参见第五章第四节的兔颈部手术、颈动脉插管、气管插管相关内容。

2.2 脑干切断 开颅完成后，松开兔四肢，将动物头托起并使其呈屈曲低头位。用手术刀刀柄由大脑半球后缘与小脑之间伸入，轻轻托起两大脑半球枕叶，即可见到中脑上、下丘部分。用手术刀在上、下丘之间向口裂方向呈 45°方位插入，切断脑干。具体方法参见第五章第四节的脑干切断术。

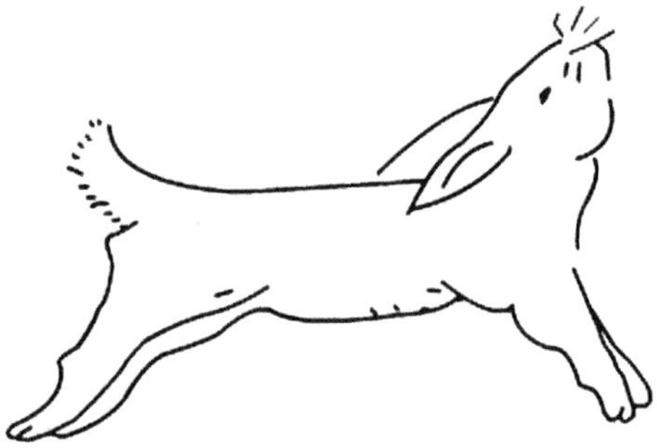

图 14－2 兔去大脑僵直

2.3 观察去大脑僵直现象 将动物侧卧位放置于手术台上，数分钟后可见兔的四肢伸直、头部后仰、尾部上翘，呈现角弓反张状态，即去大脑僵直现象(图 14－2)。若现象不明显，可双手提起兔的背部，抖动动物，动物的四肢伸肌在重力牵拉作用下肌紧张会明显增强。

3 结果

描述观察到的实验结果。

4 讨论

论述去大脑僵直产生的机制，讨论中枢神经系统对肌紧张和躯体运动的调节作用。

【注意事项】

(1) 动物麻醉宜浅，麻醉过深不易出现去大脑僵直现象。

(2) 切断部位要准确,过低将伤及延髓呼吸中枢,导致呼吸停止。过高则不易出现去大脑僵直现象。

(3) 为避免切断脑干时出血过多,可用拇指与食指在第一颈椎横突后缘压迫椎动脉数分钟。

【问题探究】

(1) 在去大脑僵直实验基础上,在下丘的下方再次横断脑干,预测动物姿势有何改变? 为什么?

(2) 在去大脑僵直实验基础上,再行切断延髓或切断脊髓背根,预测对肌紧张产生什么影响? 为什么?

(王欢欢)

实验 42 苯巴比妥抗小鼠电惊厥的作用

【预习要求】

(1) 实验理论: 巴比妥类药物的药理作用及机制。第六章第八节的惊厥相关内容。

(2) 实验方法: 第二章第五、六节的数据统计和处理;第五章第二节的常用实验动物的捉拿和固定方法以及常用给药方法。

(3) 实验准备: 绘制实验原始数据记录表格和统计表格,预测实验结果。

【实验目的】探究苯巴比妥钠抗电惊厥的作用及机制。

【教学目的】知道小鼠电惊厥实验方法。知道苯巴比妥钠抗电惊厥作用及机制。

【实验原理】参见第六章第八节的惊厥相关内容。

1 材料

小鼠,5 g/L 苯巴比妥钠溶液,生理盐水,电惊厥仪等。

2 方法

2.1 电惊厥仪参数设置 开启电源开关,设置刺激参数: 刺激强度 40 mA 或 20~50 V,刺激时间 0.5~1 s,刺激周期为单刺激。

2.2 小鼠筛选 电惊厥仪输出线的鳄鱼夹尖端用生理盐水浸湿,将一个鳄鱼夹夹于小鼠两耳根间的皮肤,另一个夹在下颌部。按电惊厥仪的“开始/停止”按钮,观察小鼠是否发生惊厥现象。小鼠的惊厥发生过程: 僵直屈曲期→后肢伸直期→阵挛期→恢复期,本实验以后腿强直作为惊厥的指标。实验中逐渐增加刺激强度,直至小鼠出现后腿强直现象,记录此时的刺激强度。实验选用出现惊厥反应的小鼠。

2.3 分组处理 将出现惊厥反应的小鼠称重后随机分配为实验组和对照组。实验组小鼠按 0.1 mL/10 g 体重剂量腹腔内注射苯巴比妥钠溶液,对照组小鼠按 0.1 mL/10 g 体重剂量腹腔内注射生理盐水。

2.4 实验观察 给药后 15 min，使用与给药前相同强度的电刺激进行惊厥试验，观察小鼠是否发生惊厥反应。

2.5 统计方法 结果以百分率表示，统计采用χ^2检验，当样本数少于 40 或理论值小于 1 时采用 Fisher 确切概率法检验。

3 结果

绘制实验原始数据表格，对数据进行统计。用文字、数据描述结果。

4 讨论

论述苯巴比妥钠抗电惊厥的作用及机制。

【注意事项】

（1）电惊厥仪通电时，两个夹子不能相互接触以免使仪器短路而造成损坏。该仪器输出刺激强度范围已经超出人体能承受的安全范围，实验人员禁止直接接触刺激器输出线的金属夹子，建议操作时使用绝缘手套。

（2）仪器不使用时，需要关闭电源开关或将“输出电压”调到最小，以防止意外发生。

实验 43 地西泮的抗惊厥作用

【预习要求】

（1）实验理论：地西泮、二甲弗林和普鲁卡因的药理作用及机制。第六章第八节的惊厥相关内容。

（2）实验方法：第二章第五、六节的数据统计和处理；第五章第二节的常用实验动物的捉拿和固定方法以及常用给药方法。

（3）实验准备：绘制实验原始数据记录表格和统计表格，预测实验结果。

【实验目的】探究地西泮的抗惊厥作用及机制。

【教学目的】知道预防或治疗药物引发的惊厥的实验方法。知道地西泮预防二甲弗林引起的惊厥和治疗普鲁卡因引起的惊厥的效果及机制。

【实验原理】参见第六章第八节的惊厥相关内容。

一、用地西泮预防二甲弗林引起的惊厥

1 材料

小鼠，1 g/L 地西泮，0.8 g/L 二甲弗林，生理盐水，注射器。

2 方法

2.1 动物分组 小鼠称重后随机分配为实验组和对照组。

2.2 预防给药处理 实验组小鼠按 0.085 mL/10 g 体重剂量腹腔内注射地西泮，对照

组小鼠按 0.085 mL/10 g 体重剂量腹腔内注射生理盐水。

2.3　注射二甲弗林　预防给药处理后 15 min，两组小鼠均按 0.1 mL/10g 体重剂量腹腔内注射二甲弗林。

2.4　实验观察　以阵挛性惊厥为指标观察两组小鼠有无惊厥发生。

2.5　统计方法　结果以百分率表示，统计采用χ^2检验，当样本数少于 40 或理论值小于 1 时采用 Fisher 确切概率法检验。

3　结果

绘制实验组和对照组的原始数据表格，对数据进行统计。用文字、数据描述实验结果。

4　讨论

论述用地西泮预防二甲弗林引起的小鼠惊厥的作用及机制。

二、用地西泮治疗普鲁卡因引起的惊厥

1　材料

兔，5 g/L 地西泮，5 g/L 普鲁卡因，注射器等。

2　方法

2.1　观察兔正常指标　取一只兔并称重，观察兔的活动、姿势、肌张力和呼吸指标。

2.2　注射普鲁卡因　在一侧臀部肌肉按 2 mL/kg 体重剂量注射普鲁卡因，观察动物的活动、姿势、肌张力和呼吸等变化。

2.3　地西泮治疗　当兔出现明显强直性惊厥后，按 0.5～1 mL/kg 体重剂量由耳缘静脉缓慢推注地西泮，直到肌肉松弛为止，记录地西泮的注射量。观察兔的活动、姿势、肌张力及呼吸情况的变化。

3　结果

用文字逐一描述用药前后兔的一般活动、姿势及肌张力、呼吸、惊厥情况。

4　讨论

论述地西泮治疗普鲁卡因引起的惊厥的效果及机制。

【注意事项】

（1）普鲁卡因过量中毒表现为强直性惊厥，此时应该立即静脉注射地西泮。

（2）局部麻醉药中毒兔出现强直性惊厥后，应缓慢推注地西泮，防止抑制呼吸。

【问题探究】

普鲁卡因等局部麻醉药的其他不良反应和用药注意事项。

（闫星，王梦令）

第十五章　药理实验

实验 44　药物剂量对药物作用的影响

【预习要求】

（1）实验理论：药物的量效关系，影响药物效应的因素。第六章第九节的药物剂量对药物作用的影响相关内容。

（2）实验方法：第二章第五、六节的数据统计和处理；第五章第二节的常用实验动物的捉拿和固定方法以及常用给药方法。

（3）实验准备：绘制实验原始数据记录表和统计表，预测实验结果。

【实验目的】探究不同剂量药物对机体作用的影响。

【教学目的】知道翻正反射实验方法。知道戊巴比妥钠对中枢神经系统的作用及机制，知道不同剂量戊巴比妥钠对中枢神经系统不同作用强度、时间差异机制。

【实验原理】参见第六章第九节的药物剂量对药物作用的影响相关内容。

1　材料

小鼠，戊巴比妥钠，注射器，秒表等。

2　方法

2.1　动物分组　将体重接近、性别相同的小鼠随机分为 A、B、C 3 组。观察小鼠正常活动情况及翻正反射。

2.2　给药处理　A、B、C 3 组小鼠按 0.2 mL/10 g 体重剂量分别腹腔内注射 5 g/L、2 g/L 和 0.5 g/L 的戊巴比妥钠溶液。

2.3　实验观察　观察比较小鼠的活动变化，记录翻正反射消失时间和翻正反射恢复时间。

2.4　统计方法　结果以 $\bar{x}\pm s$ 表示，两组比较采用 t 检验分析，多组比较用方差分析。

3　结果

绘制各组小鼠给药浓度、给药剂量、翻正反射消失时间和恢复时间结果表，并简要描述不同剂量时戊巴比妥钠作用的差异。

4 讨论

结合实验结果,论述不同药物剂量对药物作用的影响,讨论影响药物效应的因素及意义。

【注意事项】

(1) 各项实验用的注射器及针头应注意区分,以免污染影响实验结果。

(2) 药物注射剂量要准确。

【问题探究】

(1) 了解药物剂量对药物作用的影响,分析其在临床用药中的意义。

(2) 什么是药物安全范围? 它对药物应用有何重要性?

实验45 给药途径对药物作用的影响

【预习要求】

(1) 实验理论:药物在体内的过程和影响药物效应的因素。第六章第九节的给药途径对药物作用的影响相关内容。

(2) 实验方法:第二章第五、六节的数据统计和处理;第五章第二节的常用实验动物的捉拿和固定方法以及常用给药方法。

(3) 实验准备:绘制实验原始数据记录表和统计表;预测实验结果。

【实验目的】探究不同给药途径对药物作用的影响。

【教学目的】知道小鼠灌胃、腹腔和皮下注射给药方法。知道尼可刹米不同给药途径的药效差异机制,知道尼可刹米的药动学相关内容。

【实验原理】参见第六章第九节的给药途径对药物作用的影响相关内容。

1 材料

小鼠,20 g/L 尼可刹米,注射器,灌胃管等。

2 方法

2.1 动物分组 将体重接近、性别相同的小鼠随机分为A、B、C 3组。观察小鼠的活动情况。

2.2 给药处理 A组小鼠以灌胃法给予尼可刹米4 mg/10 g(20 g/L溶液,0.2 mL/10 g),B组小鼠以同样剂量皮下注射,C组小鼠以同样剂量腹腔内注射。每次给药后立即开始计时,密切观察小鼠的反应。

2.3 实验观察 记录动物首次出现惊厥时的时间(药物作用的潜伏期),小鼠惊厥表现为全身性、对称性骨骼肌阵挛或强直性抽搐。记录从给药到动物死亡的时间。

2.4 统计方法 结果以 $\bar{x} \pm s$ 表示,两组比较采用 t 检验分析,多组比较用方差分析。

3 结果

将实验结果填入表 15－1,并用文字简要描述各组别小鼠反应的差异。

表 15－1 不同给药途径对药物作用的影响

组别	性别	体重	药物剂量	给药途径	作用潜伏期	最后结果
A						
B						
C						

注：最后结果栏记载是否发生死亡及给药到死亡的时间等。

4 讨论

分析不同给药途径引起药物作用差异的原因,讨论影响药物效应的因素。

【注意事项】

小鼠灌胃需要规范,勿使灌胃管误入气管或刺破食管和胃壁。前者可致窒息,后者可出现如同腹腔内注射的吸收症状,重则死亡。

【问题探究】

不同给药途径在哪些情况下可使药物的作用产生量的差异？在哪些情况下又可使药物作用产生质的不同？

（李成檀）

实验 46 药物在体内的分布

【预习要求】

（1）实验理论：药动学知识。第六章第九节的药物在体内的分布相关内容。

（2）实验方法：第二章第五、六节的数据统计和处理；第五章第二节的常用实验动物的捉拿和固定方法以及常用给药方法，第五节的血液的采集。

（3）实验准备：绘制实验原始数据记录表和统计表，预测实验结果。

【实验目的】 探究药物在体内不均匀分布的机制。

【教学目的】 知道药物在体内分布的实验方法。知道磺胺嘧啶钠在血液、肝脏、脂肪组织中不均匀分布的规律及机制。

【实验原理】 参见第六章第九节的药物在体内的分布相关内容。

1 材料

体重 25 g 以上的小鼠,0.05 g/L、0.1 g/L、0.2 g/L、0.4 g/L、0.6 g/L、0.8 g/L、1 g/L、150 g/L 磺胺嘧啶钠,5 g/L、50 g/L 三氯乙酸,5 g/L 麝香草酚,5 g/L 亚硝酸钠,肝素钠或枸橼酸钠,手术器械,灌胃管,移液器,组织匀浆器,离心机,分光光度仪等。

2　方法

2.1　于一系列试管中，分别加入 1 g/L、0.8 g/L、0.6 g/L、0.4 g/L、0.2 g/L、0.1 g/L、0.05 g/L 的磺胺嘧啶钠溶液 0.2 mL，再分别加入 5 g/L 三氯乙酸溶液 9.8 mL，摇匀，取 6 mL 再依次加入 5 g/L 亚硝酸钠溶液 0.5 mL，5 g/L 麝香草酚液 1 mL，摇匀后静置 10 min，以分光光度计（460 nm 波长），记录各管的光密度。以光密度为纵坐标，磺胺嘧啶钠浓度（mg/100 mL）为横坐标，在坐标纸上绘制磺胺嘧啶钠浓度标准曲线。

2.2　测定血中磺胺嘧啶钠浓度。

2.2.1　给药和采血　小鼠按 1.5 g/kg 体重剂量（150 g/L，0.1 mL/10 g）以磺胺嘧啶钠溶液灌胃，给药后 45~60 min 剪断股动脉或取眼球取血，将血滴入含有肝素钠或枸橼酸钠的离心管中。

2.2.2　血样处理　取血 0.2 mL 置另一试管内，加 50 g/L 三氯乙酸溶液 9.8 mL，充分振荡后静置 10 min，过滤。取滤液 6 mL，加入 5 g/L 亚硝酸钠溶液 0.5 mL，充分摇匀后再加入 5 g/L 麝香草酚溶液（以 200 g/L 氢氧化钠溶液配制）1.0 mL，摇匀，放置 10 min。

2.2.3　测血中磺胺嘧啶钠浓度　用分光光度计（460 nm 波长）测定，记录所得光密度。按附录标准曲线的制备方法绘制磺胺嘧啶钠浓度-光密度标准曲线，再根据测得的光密度查询得到血中磺胺嘧啶钠浓度。

2.3　测定肝脏、脂肪中磺胺嘧啶浓度。

2.3.1　采集肝脏、脂肪组织　小鼠放血后，打开腹腔取肝脏及脂肪组织（睾丸或卵巢附近脂肪组织较多，腹股沟处皮下亦有一定数量脂肪组织可供取用）于培养皿中，肝脏和脂肪组织分别剪碎。

2.3.2　肝脏样本处理　称取 0.5 g 肝脏组织置于盛有 50 g/L 三氯乙酸溶液 2.0 mL 的组织匀浆器中研碎，将匀浆倒入另一试管中，再加 50 g/L 三氯乙酸 2.0 mL 并研磨一次，匀浆也倒入上述试管中，然后以 50 g/L 三氯乙酸溶液洗涤匀浆器，溶液也倒入上述试管中，总容积达 10 mL 为止，充分振摇，静置 10 min，过滤。取滤液 6 mL，加入 5 g/L 亚硝酸钠溶液 0.5 mL，充分摇匀后再加入 5 g/L 麝香草酚溶液 1.0 mL，摇匀后静置 10 min。

2.3.3　测定肝脏中磺胺嘧啶钠浓度　用分光光度计（460 nm 波长）测定，记录所得光密度，从标准曲线上查得磺胺嘧啶钠浓度，将此数值乘 2/5（因所取组织量为 0.5 g）即为肝脏中磺胺嘧啶钠浓度。

2.3.4　测定脂肪组织中磺胺嘧啶钠浓度　依肝脏样本法测定脂肪组织中磺胺嘧啶钠浓度。

2.4　统计方法　结果以 $\bar{x} \pm s$ 表示，统计采用 t 检验方法。

3　结果

绘制小鼠血、肝脏和脂肪组织中的磺胺嘧啶钠浓度数据表。进行统计，比较小鼠口服磺胺嘧啶钠后在不同组织中的含量。

4　讨论

讨论磺胺嘧啶钠在体内分布的不均匀性，靶器官的浓度不均匀性对药理作用强度影响。

【注意事项】

(1) 空白管配制：以 50 g/L 三氯乙酸混合液代替滤液，将 50 g/L 三氯乙酸溶液 6.0 mL、5 g/L 亚硝酸钠溶液 0.5 mL、5 g/L 麝香草酚溶液 1.0 mL 溶液混匀即可。

(2) 血中磺胺嘧啶钠浓度以 mg/100 mL 表示，肝脏、脂肪组织中磺胺嘧啶钠含量以 mg/100 g 湿重表示。

【问题探究】

试述药物的分布及其影响因素。

实验 47 肝功能对药物作用的影响

【预习要求】

(1) 实验理论：药动学知识，丙泊酚的药理作用及生物转化过程。第六章第九节的肝功能损伤对药物作用的影响相关内容。

(2) 实验方法：第二章第五、六节的数据统计和处理；第五章第二节的常用实验动物的捉拿和固定方法以及常用给药方法。

(3) 实验准备：绘制实验原始数据记录表和统计表，预测实验结果。

【实验目的】探究肝脏对药物代谢的影响及机制。

【教学目的】知道药动学实验方法，知道四氯化碳对小鼠肝功能损伤的机制，知道肝功能损伤对药物作用、代谢的影响。

【实验原理】参见第六章第九节的肝功能损伤对药物作用的影响相关内容。

1 材料

小鼠，10 g/L 丙泊酚，100 g/L 四氯化碳，植物油，注射器等。

2 方法

2.1 复制肝功能受损模型 小鼠称重后随机分为肝功能受损组和对照组。实验开始前 24 h，肝功能受损组小鼠按 0.2 mL/10 g 剂量皮下注射四氯化碳植物油溶液，复制肝功能受损模型。对照组小鼠皮下注射同体积溶剂(植物油)。

2.2 翻正反射检查 将小鼠仰卧于实验台，若能在 1 min 内恢复正常体位，为翻正反射存在，否则为翻正反射消失。

2.3 实验观察

2.3.1 给药处理 两组小鼠均按 0.1 mL/10 g 剂量腹腔内注射(腹腔内注射)丙泊酚溶液后立即记录翻正反射消失的时间。

2.3.2 记录观察指标 记录翻正反射消失到恢复的时间。

2.3.3 肝脏形态观察 处死小鼠，剖视肝脏以观察形态(大小、色泽和表面质地)的改变，并注意肝脏形态改变与麻醉作用维持时间的关系。

2.4 统计方法 从给药到翻正反射消失及翻正反射从消失到恢复的时间结果以 $\bar{x}\pm s$ 表示，统计采用 t 检验方法。

3 结果

绘制正常、肝损伤小鼠给药剂量、翻正反射消失的时间和翻正反射消失到恢复的时间统计表，用文字数据统计并表述正常小鼠和肝功能损伤小鼠的麻醉维持时间。用文字描述两组小鼠肝脏外观差异。

4 讨论

对实验结果进行分析，讨论肝功能损伤对药物生物转化的影响。

【注意事项】

（1）丙泊酚应正确注射到腹腔内，避免注射到皮下、肌肉或肠管内。

（2）实验环境的温度应不低于 25℃，小鼠麻醉期间须注意维持体温。

【问题探究】

试述临床上肝功能障碍患者、老年人须减量使用镇静催眠药的理论依据。

（王梦令，徐晓玲）

实验 48 药动学参数测定

【预习要求】

（1）实验理论：药物的体内过程及药动学参数。第六章第九节的药动学参数测定原理，比值法测定药物的消除半衰期。

（2）实验方法：第三章第三节分光光度计；第五章第二节的常用给药方法，第四节的兔颈动脉插管，第五节血液的采集；本实验药动学参数计算方法。

（3）实验准备：绘制实验原始数据记录表格和统计表格。

一、磺胺嘧啶钠的药动学参数测定

【实验目的】探究肾对药物消除的规律。

【教学目的】知道比值法测定药物半衰期的方法、原理和应用。

【实验原理】参见第六章第九节的药动学参数测定原理，比值法测定药物的消除半衰期。

1 材料

兔，0.3 g/L、200 g/L 磺胺嘧啶钠，50 g/L 三氯乙酸，5 g/L 亚硝酸钠，5 g/L 麝香草酚（用 200 g/L 氢氧化钠溶液配制），2 mol/L 盐酸，60 g/L $HgCl_2$，生理盐水，兔手术器械，移液器，分光光度计，离心机等。

2 方法

2.1 制备急性肾功能损伤兔模型 兔称重后随机分成肾功能损伤组和对照组，实验前48 h，肾功能损伤组兔按0.2 mL/kg体重剂量皮下注射$HgCl_2$溶液，复制急性肾功能损伤动物模型；对照组兔则在相同部位注射等量的生理盐水。

2.2 注射磺胺嘧啶钠和采血 将肾功能损伤组和对照组兔分别称重并固定。从兔一侧耳缘静脉内采血约0.4 mL，摇匀。随后向耳缘静脉内按1 mL/kg体重剂量快速注入200 g/L磺胺嘧啶钠。于注射后第5 min、15 min、30 min、60 min、90 min，分别从兔另一侧耳缘静脉内采血约0.4 mL，摇匀。

2.3 磺胺嘧啶钠血浆浓度的测定

2.3.1 脱蛋白 吸取各血样0.2 mL，分别加入蒸馏水1.8 mL（标准管的处理：给药前血样0.2 mL，加入蒸馏水1.6 mL，0.3 g/L的磺胺嘧啶钠0.2 mL），加三氯乙酸4.0 mL，摇匀后将样品放入离心管中进行离心（2 000 r/min，10 min）。

2.3.2 重氮化及偶联呈色 吸取离心后的上清液2.0 mL加入对应的试管中，并依次向各试管中加入下述试剂：盐酸0.5 mL、亚硝酸钠0.5 mL、麝香草酚1.0 mL，摇匀。重氮化及偶联呈色原理参见本实验附录。

2.3.3 吸光度测定 将各管内药液分别置于分光光度计的0.5 cm的比色皿内，在波长为480 nm处比色，以给药前的样品管调零点，测出各样品管的吸光度值（A_{480}）。

2.3.4 磺胺嘧啶钠血浆浓度的计算：

$$样品管浓度=（标准管浓度/标准管吸光度）\times 样品管吸光度 \quad (15-1)$$

将上述计算好的各时间的血样浓度换算成对数浓度，在方格纸上对时间作图，可目测到一条消除直线。利用直线回归分析法计算直线斜率k，根据$t_{1/2}=0.693/k$，求出消除半衰期$t_{1/2}$。

2.4 统计方法 结果以$\bar{x}\pm s$表示，统计采用t检验方法。

3 结果

记录各时间点的A_{480}，计算磺胺嘧啶钠血浆浓度（C_t）和$\ln C_t$，记入表15－2，计算$\ln C_t$平均值和标准差，并作$\ln C_t - t$图。计算肾功能损伤组和对照组兔的C_0及药动学参数k、$t_{1/2}$、V_d，将结果填入表15－3。

表15－2 兔静脉注射磺胺嘧啶钠后不同取血时间点对照组和肾功能损伤组血浆磺胺嘧啶钠浓度

取血时间（min）	对照组			肾功能损伤组		
	吸光度（A_{480}）	磺胺嘧啶钠浓度（C_t）（mg/mL）	$\ln C_t$	吸光度（A_{480}）	磺胺嘧啶钠浓度（mg/mL）	$\ln C_t$
5						
15						
30						
60						
90						

表 15－3 对照组与肾功能损伤组兔的药动学参数

参数	对照组（$n=$ ）	肾功能损伤组（$n=$ ）
k（min^{-1}）		
$t_{1/2}$（min）		
V_d（mL/kg）		

4 讨论

对实验结果进行分析，讨论肾功能损伤对磺胺嘧啶钠的药动学影响。

【注意事项】

（1）静脉注射药物的剂量要准确，将磺胺嘧啶钠药液注入后应立即开始计时。

（2）供测定用的血样应严格避免污染，尤其不能被磺胺嘧啶钠药液污染。取血和处理血样时应尽量注意避免溶血，明显溶血的血浆不能用于磺胺嘧啶钠含量测定。

（3）本实验为定量实验，所测样本量须精确无误，每次加液后应摇匀，以保证显色反应。

【问题探究】

（1）磺胺嘧啶钠的注射速度应注意什么？说明其原因。

（2）采血时间点的设计原则是什么？

（3）试述肾功能损伤对药动学参数 k、$t_{1/2}$、V_d的影响。

二、肾功能损伤对苯酚磺酞消除的影响

【实验目的】探究肾对药物消除的规律、肾功能损伤对药物消除的影响及机制。

【教学目的】知道药动学参数测定方法。知道药动学各项参数的意义。知道肾功能损伤对苯酚磺酞清除的影响及机制。

【实验原理】参见第六章第九节的药动学参数测定原理相关内容。

1 材料

兔，6 g/L 苯酚磺酞，60 g/L $HgCl_2$，稀释液（9 g/L NaCl 29 mL+1 mol/L NaOH 1 mL），200 g/L 氨基甲酸乙酯，1 000 U/mL 肝素钠，手术器械，移液器，离心机，分光光度计等。

2 方法

2.1 制备急性肾功能损伤兔模型 兔称重后随机分成肾功能损伤组和对照组，实验前48 h，肾功能损伤组兔按0.2 mL/kg 体重剂量皮下注射60 g/L $HgCl_2$溶液，复制急性肾功能损伤动物模型；对照组兔在相同部位注射等量的生理盐水。

2.2 麻醉和动脉插管 对照组兔称重后按1 g/kg 体重剂量给兔静脉注射200 g/L 氨基甲酸乙酯进行麻醉，肾功能损伤组兔麻醉剂量减至2/3。兔麻醉后颈部手术，行颈总动脉插管备采血用。具体方法参见第五章第四节的兔颈动脉插管相关内容。

2.3 注射苯酚磺酞和采血 按1 mL/kg体重剂量从耳缘静脉注射肝素钠，按0.2 mL/kg体重剂量在另一侧耳缘静脉注射6 g/L苯酚磺酞溶液。注射后第2 min、5 min、10 min、15 min、20 min、25 min分别从颈动脉取血2 mL（注意每次取血前应将导管内的陈血舍弃），置于试管内，离心10 min（2 000 r/min）后取上清液（血浆）0.2 mL置于另一试管，加稀释液3 mL摇匀待测定。

2.4 苯酚磺酞血浆浓度计算 用分光光度计（波长520 nm）测定苯酚磺酞含量。先用稀释液调零，然后测定稀释血浆的吸光度（A）。通过标准曲线 $A = 0.047\,619C - 0.000\,701$ 计算得到稀释血浆的苯酚磺酞浓度（C），再乘以稀释倍数16，即为苯酚磺酞的血浆浓度。

2.5 统计方法 结果以 $\bar{x} \pm s$ 表示，统计采用 t 检验方法。

3 结果

3.1 药动学参数计算 将不同时间点的苯酚磺酞血浆浓度（C）记入表15－4，以取血时间为横坐标，以 $\ln C_t$ 为纵坐标作苯酚磺酞对数血浆浓度-时间图。

表15－4 兔静脉注射苯酚磺酞后不同时间血浆浓度

取血时间(min)	吸光度	C(mg/L)	$\ln C_t$
2			
5			
10			
15			
20			
25			

3.2 计算药动学参数 C_0、k、$t_{1/2}$、V_d 和CL（计算方法见附录），结果填入表15－5。

表15－5 对照组与肾功能损伤组兔的药动学参数

参数	对照组	肾功能损伤组
k(min^{-1})		
$t_{1/2}$(min)		
V_d(mL/kg)		
CL/[mL/(kg·min)]		

3.3 用文字和数据统计并表述正常兔和肾功能损伤兔的药动学参数。

4 讨论

对实验结果进行分析，讨论肾功能损伤对药动学的影响。

【注意事项】

(1) 在动脉插管前,用肝素钠溶液充盈插管,以免凝血堵塞。

(2) 静脉注射药物的剂量要准确,一次将全部药液注入后立即计时。

(3) 供测定用的血样应严格避免污染,尤其不能被苯酚磺酞药液污染。取血和处理血样本时应尽量注意避免溶血,明显溶血的血浆不能用于苯酚磺酞含量测定。

(4) 取离心产物上清液时,不能将血细胞吸到试管内稀释比色,否则会影响吸光度检测。每次加液后应摇匀,以保证显色反应。

【问题探究】

(1) 试述肾功能损伤对药物排泄的影响。

(2) 试述 k、$t_{1/2}$、V_d和 CL 和生物利用度的定义、单位、主要计算方法和临床意义。

三、水杨酸钠半衰期的测定

【实验目的】应用比值法测定药物血药浓度和半衰期的方法。

【教学目的】知道比值法测定药物血药浓度和半衰期的方法和原理。

【实验原理】参见第六章第九节的比值法测定药物的消除半衰期相关内容。

1 材料

兔,0.2 g/L 水杨酸钠,100 g/L 三氯乙酸,100 g/L 三氯化铁,1 000 U/mL 肝素钠,生理盐水,200 g/L 氨基甲酸乙酯,手术器械,移液器;分光光度计,离心机等。

2 方法

2.1 试管准备 取 4 支试管编号 1~4,各管中加入三氯乙酸溶液 3.5 mL(表 15-6)。

表 15-6 各管加入试剂量

试剂	试管编号			
	1 号管(对照管)	2 号管(标准管)	3 号管(给药管 1)	4 号管(给药管 2)
100 g/L 三氯乙酸(mL)	3.5	3.5	3.5	3.5
血液(mL)	1.0	1.0	1.0	1.0
蒸馏水(mL)	1.0		1.0	1.0
0.2 g/L 水杨酸钠(mL)		1.0		
100 g/L 三氯化铁(mL)	0.5	0.5	0.5	0.5

2.2 采集血样 兔称重麻醉,分离一侧颈总动脉(或股动脉)。采血注射器用肝素钠生理盐水润湿内壁,注射器从动脉取血 2.0 mL,分别置于 1 号管(对照管)和 2 号管(标准管)内各 1.0 mL,摇匀静置。

2.3 注射水杨酸钠和采血 按 2.0 mL/kg 体重剂量由耳缘静脉缓慢注射水杨酸钠溶

液，给药后开始计时，给药后 10 min 和 60 min 时各取血 1.0 mL，分别置入 3 号管和 4 号管，摇匀静置。

2.4 加蒸馏水和水杨酸钠 在 1 号、3 号、4 号管中各加入蒸馏水 1.0 mL，2 号管中加入水杨酸钠 1.0 mL，摇匀。

2.5 样品离心和显色 将 4 支试管离心 5 min（2 000 r/min），精确吸取上清液 3.0 mL，分别放入另一组 1~4 号试管中，每管加三氯化铁溶液 0.5 mL，摇匀显色。

2.6 测定血药浓度和计算半衰期 以 1 号管为对照管，在分光光度计 520 nm 波长下测定其余各管的吸光度（Y_i）。由 2 号管的吸光度值（Y_2）和已知浓度（X_2）求比值 K，即 $K = X_2/Y_2$，再根据 $X_i = KY_i$，由 Y_3和 Y_4求得 3 号、4 号管的浓度值（X_3、X_4），根据式（15－2）求得半衰期（$t_{1/2}$）：

$$t_{1/2} = 0.301/[(\lg X_3 - \lg X_4)/\Delta t] \quad (15-2)$$

式中，X_3、X_4分别为给药后 10 min 和 60 min 血药浓度，Δt 为两次取血间隔时间（50 min）。

3 结果

绘制各号管的吸光度和药物浓度表，并根据结果计算半衰期。

4 讨论

结合结果，讨论反映药动学特点的参数以及测定血药浓度、半衰期的临床意义等。

【注意事项】

试剂勿污染。加试剂要按照顺序进行，药品和试剂用量要准确。样品振荡要充分。

【问题探究】

（1）影响血药浓度测定结果的因素有哪些？

（2）什么是药动学？为何要研究药动学？

（3）不同个体水杨酸钠的半衰期不同，除个体差异外还有什么因素会影响其半衰期？

附录 重氮化及偶联呈色原理和药动学参数计算方法

（一）重氮化及偶联呈色原理

血中磺胺类药物能与某些试剂发生反应，生成有色物质，通过比色对磺胺血浓度进行定量。磺胺类药物生成有色物质的反应包括重氮化和偶联反应。原理如下：磺胺与亚硝酸反应，生成重氮盐，因亚硝酸易分解，无现成制剂，所以实验中用亚硝酸钠，使其与盐酸反应生成亚硝酸，磺胺也必须首先与盐酸反应，使其苯核上的氨基离子化生成铵类化合物才能与亚硝酸发生重氮化反应；生成的盐酸重氮苯磺胺与麝香草酚在碱性溶液中发生偶联反应生成橙黄色的偶氮化合物。

（二）计算药动学参数

1. 方法一

应用本教材“药动学参数计算”专用软件快捷计算 C_0、k、$t_{1/2}$、V_d和 CL，具体使用方法参见第二章第六节机能学专用数据计算分析中药动学参数计算软件。

2. 方法二

将不同时间点的苯酚磺酞血浆浓度(C)换算成 $\ln C_t$,将时间 t 作为 x,$\ln C_t$ 作为 y,用直线回归分析法(可参考本教材的第二章 Excel 统计功能中的直线回归参数相关内容)求得截距 ($a = \ln C_0$) 及斜率 ($b = -k$),再计算 C_0、k、$t_{1/2}$、V_d 和 CL。

(王梦令,闫星,李成檀)

实验 49 链霉素的急性中毒反应及钙剂的对抗作用

【预习要求】

(1) 实验理论:氨基糖苷类抗生素不良反应中有关神经肌肉麻痹的发生原理和抢救用药。兴奋性、兴奋的概念,神经-肌接头化学传递的机制。第六章第九节的药物毒性及中毒解救相关内容。

(2) 实验方法:第五章第二节的常用实验动物的捉拿和固定方法以及常用给药方法。

(3) 实验准备:绘制实验原始数据记录表格,预测实验结果。

【实验目的】探究硫酸链霉素急性中毒和解救的作用机制。

【教学目的】知道链霉素急性中毒模型复制和抢救方法,知道链霉素急性中毒症状及钙剂解救的机制。

【实验原理】参见第六章第九节的药物毒性及中毒解救相关内容。

一、小鼠实验法

1 材料

小鼠,75 g/L 硫酸链霉素,50 g/L 氯化钙,生理盐水,注射器等。

2 方法

2.1 动物分组和观察 小鼠称重后随机分为对照组和实验组,观察并记录正常活动、呼吸、肌张力和翻正反射情况。

2.2 注射硫酸链霉素 两组小鼠均按 0.1 mL/10 g 体重剂量腹腔内注射硫酸链霉素溶液。

2.3 小鼠中毒及治疗 待小鼠毒性症状明显(肌震颤、四肢无力、呼吸困难、发绀等)后,实验组小鼠立即按 0.1 mL/10 g 体重剂量腹腔内注射氯化钙溶液,对照组小鼠注射等量生理盐水,观察两组小鼠体征变化。

3 结果

绘制两组小鼠处理前后的活动、呼吸、肌张力和翻正反射实验结果表。

4 讨论

论述药物处理前后小鼠活动、呼吸、肌张力和翻正反射变化的机制。

二、兔 实 验 法

1 材料

兔，250 g/L 硫酸链霉素，100 g/L 葡萄糖酸钙或 50 g/L 氯化钙，生理盐水，注射器等。

2 方法

2.1 分组和观察 兔称重后随机分为实验组和对照组，观察并记录兔的呼吸、翻正反射和四肢肌肉张力。

2.2 给药和观察 两组动物均按 1.6 mL/kg 体重耳缘静脉注射 250 g/L 硫酸链霉素，观察兔的呼吸、翻正反射和四肢肌肉张力。

2.3 兔中毒及解救 当兔出现呼吸肌麻痹时，实验组立即按 2.5 mL/kg 体重剂量耳缘静脉注射 100 g/L 葡萄糖酸钙（或按 1.6 mL/kg 体重耳缘静脉注射 50 g/L 氯化钙溶液），对照组注射等量生理盐水。

3 结果

绘制药物处理前后兔的呼吸、翻正反射和四肢肌肉张力实验结果表。

4 讨论

论述药物处理前后兔的呼吸、翻正反射和四肢肌肉张力变化的机制。

【注意事项】

应仔细观察中毒症状，一旦出现中毒症状立即抢救效果较好，中毒过深时抢救可能会无效。

【问题探究】

链霉素的不良反应有哪些？产生的原因是什么？如何处理？

实验 50 硫酸镁急性中毒及钙剂的解救作用

【预习要求】

（1）实验理论：硫酸镁、氯化钙药理作用机制；传出神经递质的效应，神经-肌接头化学传递的机制。第六章第九节的药物毒性及中毒解救相关内容。

（2）实验方法：第二章第五、六节的数据统计和处理；第三章第二节的生物信号采集处理系统；第五章第二节的常用给药方法，第四节的兔气管插管。

（3）实验准备：绘制实验数据原始记录表，预测实验结果。

【实验目的】探究硫酸镁中毒及解救的机制。

【教学目的】知道硫酸镁中毒模型复制方法。知道硫酸镁对兔呼吸运动影响及机制，知道钙盐解救硫酸镁中毒的机制。

【实验原理】参见第六章第九节的药物毒性及中毒解救相关内容。

1 材料

兔，100 g/L 或 250 g/L 硫酸镁，50 g/L 氯化钙，200 g/L 氨基甲酸乙酯，手术器械，呼吸流量换能器，生物信号采集处理系统等。

2 方法

2.1 实验系统连接和仪器参数设置 生物信号采集处理系统输入通道连接呼吸流量换能器，方法参见实验 21。

2.2 动物手术 兔麻醉后行气管插管，具体方法参见第五章第四节的兔气管插管。

2.3 实验观察

2.3.1 记录兔正常呼吸曲线。

2.3.2 注射硫酸镁 按 2 mL/kg 体重剂量耳缘静脉缓慢注射 100 g/L 硫酸镁（或按 2 mL/kg 体重剂量由腿部肌内注射 250 g/L 硫酸镁）后，观察呼吸曲线的变化。

2.3.3 注射氯化钙抢救 当呼吸曲线幅度明显降低，立即从耳缘静脉缓慢注射氯化钙 4~8 mL 抢救，观察兔呼吸曲线的变化。抢救后若再次出现麻痹，应再次注射氯化钙进行抢救。

2.4 统计方法 结果以 $\bar{x}\pm s$ 表示，统计采用 t 检验方法。

3 结果

绘制各项因素处理前后每分通气量（或气道压力）、呼吸频率原始数据表格，并进行统计处理。用文字和数据逐一描述实验结果。

4 讨论

论述静脉注射硫酸镁、氯化钙后兔呼吸幅度和频率变化的机制。

【注意事项】

（1）硫酸镁静脉注射速度宜慢，避免单位时间内剂量过大导致实验动物中毒死亡。

（2）一旦发现兔呼吸曲线幅度、频率明显降低时，立即静脉缓慢注射氯化钙抢救。

【问题探究】

（1）实验中硫酸镁和氯化钙溶液需要缓慢静脉注射，注射速度过快会发生什么现象？

（2）临床静脉注射或肌内注射硫酸镁的应用及用药注意事项有哪些？硫酸镁口服与注射的作用有什么不同？

（李成檀）

实验 51 有机磷酸酯类中毒及解救

【预习要求】

（1）实验理论：有机磷酸酯类中毒的原理及症状；阿托品或碘解磷定解救有机磷中

毒的机制。第六章第九节的药物毒性及中毒解救相关内容。

（2）实验方法：第二章第五、六节的数据统计和处理；第三章第二节的生物信号采集处理系统；第五章第二节的常用给药方法，第四节的兔气管插管。

（3）实验准备：绘制实验结果记录表，预测实验结果。

【实验目的】探究有机磷酸酯类中毒及解救的机制。

【教学目的】知道兔有机磷中毒模型复制方法。知道有机磷酸酯类中毒的症状及机制，知道阿托品与碘解磷定解救有机磷酸酯类中毒的差异及机制。

【实验原理】参见第六章第九节的药物毒性及中毒解救相关内容。

1 材料

2.5~3.0 kg 兔，50 g/L 敌百虫，1 g/L 硫酸阿托品，25 g/L 碘解磷定，200 g/L 氨基甲酸乙酯，测瞳尺，手术器械，呼吸流量换能器，生物信号采集处理系统等。

2 方法

2.1 实验系统连接和仪器参数设置 生物信号采集处理系统输入通道连接呼吸流量换能器，方法参见实验 21。

2.2 动物分组和手术 兔称重后随机分阿托品组和碘解磷定组。兔麻醉后行气管插管，具体方法参见第五章第四节的兔气管插管。

2.3 实验观察

2.3.1 记录正常呼吸和体征 观察并记录兔正常呼吸频率、幅度、节律及体征（体征或症状观察指标见附录）。记录兔正常呼吸曲线。

2.3.2 注射敌百虫 两组兔均按 75 mL/kg 体重剂量耳缘静脉注射敌百虫。观察兔呼吸及中毒体征。

2.3.3 中毒解救 待中毒症状明显时，阿托品组立即按 1 mL/kg 体重剂量耳缘静脉注射硫酸阿托品，碘解磷定组立即按 2 mL/kg 体重剂量耳缘静脉注射碘解磷定，观察兔呼吸及体征，特别注意两组兔的区别。实验结束后，两组兔分别补注碘解磷定和硫酸阿托品。

3 结果

将兔用药前以及注射敌百虫、硫酸阿托品和碘解磷定后的体征或症状计入表 15－7 和表 15－8。

表 15－7 兔有机磷酸酯类中毒及其解救的体征

组别	体重	药物处理	瞳孔(mm)	唾液分泌	肌紧张度	肌震颤	大小便
阿托品组		用药前					
		敌百虫					
		硫酸阿托品					

续表

组别	体重	药物处理	瞳孔(mm)	唾液分泌	肌紧张度	肌震颤	大小便
碘解磷定组		用药前 敌百虫 碘解磷定					

表 15－8 有机磷酸酯类中毒及其解救对兔呼吸的影响

组别	体重	药物处理	呼吸频率(次/分)	每分通气量(mL/min)
阿托品组		用药前 敌百虫 硫酸阿托品		
碘解磷定组		用药前 敌百虫 碘解磷定		

4 讨论

论述实验结果的机制。

【注意事项】

(1) 测量瞳孔时应注意光线强弱对瞳孔的影响,实验前后光线强度应一致。

(2) 注射敌百虫后,如经 15 min 未出现中毒症状,可增加注射前一次剂量的 1/3 量的敌百虫。

【问题探究】

(1) 根据实验结果分析有机磷酸酯类中毒机制。

(2) 比较阿托品、碘解磷定的解毒效果及机制。

附录 体征或症状观察指标

1. 瞳孔直径

直接用测瞳尺测量瞳孔直径。

2. 唾液分泌

用滤纸擦拭兔嘴,看纸上水印大小,以－(无)、+(少)、++(较多)、+++(很多)表示兔唾液分泌程度。

3. 大小便

－(无)、+(有)、++(较多)、+++(很多)。

4. 骨骼肌活动

-（无肌震颤）、+（局部有肌震颤）、++（全身肌震颤）、+++（全身肌震颤并站立不稳或瘫卧桌上）。

实验 52　普鲁卡因与丁卡因毒性比较

【预习要求】

（1）实验理论：普鲁卡因、丁卡因的药理作用及机制。第六章第九节的药物毒性及中毒解救相关内容。

（2）实验方法：第五章第二节的常用实验动物的捉拿和固定方法以及常用给药方法。

（3）实验准备：绘制实验原始数据记录表格，预测实验结果。

【实验目的】探究普鲁卡因与丁卡因的毒性及机制。

【教学目的】知道普鲁卡因与丁卡因中毒的动物模型复制方法。知道普鲁卡因与丁卡因的作用及机制，知道普鲁卡因与丁卡因中毒的机制，知道普鲁卡因与丁卡因的临床应用。

【实验原理】参见第六章第九节的药物毒性及中毒解救相关内容。

1　材料

小鼠，10 g/L 盐酸普鲁卡因，10 g/L 盐酸丁卡因，注射器等。

2　方法

2.1　动物分组　小鼠称重后随机分为普鲁卡因组和丁卡因组，观察正常活动。

2.2　给药处理　普鲁卡因组小鼠按 0.2 mL/10 g 体重剂量腹腔内注射盐酸普鲁卡因溶液，丁卡因组小鼠相同剂量注射盐酸丁卡因溶液。

2.3　实验观察　两组小鼠给药后的反应，有无惊厥、死亡。

3　结果

绘制两组小鼠体重、给药名称、剂量及用药后反应结果表，用文字逐一描述实验结果。

4　讨论

普鲁卡因和丁卡因的作用特点、作用机制和临床用途。

【注意事项】

给药后要密切注意小鼠的变化，如翻正反射、呼吸频率、骨骼肌紧张度等。

【问题探究】

丁卡因为什么不用于浸润麻醉？

（闫星，吴达龙）

实验 53 普鲁卡因半数致死量的测定和计算

【预习要求】

(1) 实验理论：药物剂量与效应关系。第六章第九节的半数致死量测定原理，普鲁卡因半数致死量的测定相关内容。

(2) 实验方法：第五章第二节常用实验动物的捉拿和固定方法以及常用给药方法；本实验 LD_{50} 计算方法。

(3) 实验准备：绘制实验原始数据记录表格。

【实验目的】应用药物 LD_{50} 测定和计算方法。

【教学目的】知道 LD_{50} 的测定和计算方法和原理，并将该方法应用于实践。

【实验原理】参见第六章第九节的半数致死量测定原理，普鲁卡因半数致死量的测定相关内容。

1 材料

小鼠，盐酸普鲁卡因，注射器等。

2 方法

2.1 预实验 探索剂量范围。取小鼠 8～10 只，以 2 只为 1 组，分成 4～5 组，选择剂量间距较大的一系列剂量，分别给各组小鼠腹腔内注射 20 g/L 盐酸普鲁卡因溶液，观察给药后 2 h 出现的症状并记录死亡数，找出引起 0 及 100%死亡率剂量的所在范围（致死量为 105～150 mg/kg）。

2.2 正式实验 在预实验所获得的 0 和 100%致死量的范围内，选用几个剂量（一般用 5 个剂量，按等比级数增减，相邻剂量之间比例为 1∶0.7 或 1∶0.8），各剂量组动物数为 10 只，动物的体重和性别分层随机分配，完成动物分组和剂量计算后按组腹腔内注射给药。建议先从中剂量组开始，以便能从最初几组动物接受药物后的反应来判断两端的剂量是否合适，否则可随时进行调整，尽可能使动物的死亡率在 50%上下，死亡率为 0 或 100%时，采用校准值。实验以全班同学为一个单位，可以一个组观察一个剂量组，或每组进行每一剂量组的 2 只小鼠。

2.3 实验观察 给药后立即观察小鼠活动改变情况和死亡数，存活者一般都在 15～20 min 恢复常态，故观察 30 min 内的死亡率。

3 结果

绘制剂量（单位体重所用药量，mg/kg）、死亡率等 LD_{50} 的计算数据简明表格，报告 LD_{50} 及其 95%可信限。手工计算方法参考后文附录部分，软件计算参见第二章第六节机能学专用数据计算分析中药物半数致死量计算（Bliss 法）。

4 讨论

对实验结果进行分析讨论，分析影响和干扰实验结果的因素及原因。

【问题探究】

(1) 测定 LD_{50}的意义是什么？有何临床意义？

(2) 小鼠某中药制剂灌胃后，48 h 内各剂量组的死亡数如表 15-9 所示，求该药的 LD_{50}及其 95%可信限。

表 15-9 小鼠某中药制剂灌胃后，48 h 内各剂量组的死亡数

剂量(g/kg)	5.12	6.40	8.00	10.0	12.5
死亡数/实验动物数	1/10	2/10	4/10	7/10	9/10

附录 计算 LD_{50}及其 95%可信限

例：将某批中药厚朴注射液腹腔内注射于小鼠后，3 天内各剂量组的死亡数如表 15-10 所示。

表 15-10 某批中药厚朴注射液腹腔内注射于小鼠后，3 天内各剂量组的死亡数

剂量(g/kg)	4.25	5.31	6.64	8.30
死亡数/实验动物数	1/10	3/10	5/10	9/10

求 LD_{50}及其 95%可信限，计算步骤如下：

1. 列计算用表

将各项数据填入表 15-11，概率单位和权重系数分别查表 15-12 和表 15-13。

表 15-11 小鼠腹腔内注射厚朴注射液 LD_{50}计算表

剂量 D(g/kg)	X_i	X_i^2	n(只)	死亡率(%)	Y_i	权重系数	W_i^*	W_iX_i	$W_iX_i^2$
4.25	0.628 4	0.394 9	10	10	3.72	0.342 77	3.427 7	2.154 0	1.353 6
5.31	0.725 1	0.525 8	10	30	4.48	0.576 37	5.763 7	4.179 2	3.030 3
6.64	0.822 2	0.676 0	10	50	5.00	0.636 62	6.366 2	5.234 1	4.303 3
8.30	0.919 1	0.844 7	10	90	6.28	0.358 77	3.587 7	3.297 4	3.030 6
							$\sum_{i=1}^{4} W_i$	$\sum_{i=1}^{4} W_iX_i$	$\sum_{i=1}^{4} W_iX_i^2$
							19.145 3	14.864 7	11.717 7

* W 即权重：W_i = 权重系数 × 各组动物数(n)。

注：X_i，lg D；Y_i，概率单位；n，各组动物数。

2. 计算 LD_{50}　$\lg D$ 与概率单位之间有线性关系，因此将 $\lg D$ 作为 X，概率单位作为 Y，即 $Y = a + bX$，用统计软件（第二章 Excel 统计功能相关内容）作直线回归计算得到 $a = -1.676\,20$，$b = 8.461\,10$。LD_{50} 的对数值与概率单位 5.00 相对应，按 $Y = a + bX$ 计算得到 $X = 0.789\,047$，即为 LD_{50} 的对数（称为 m），取其反对数，就是 LD_{50}：$LD_{50} = \lg^{-1}m = 6.152\,43$ g/kg。

3. 计算 LD_{50} 的 95% 可信限　实验求得的 LD_{50} 存在抽样误差，因此须按统计学方法确定 LD_{50} 值 95% 可能出现的范围（95% 可信限）。在此例，由于 n 数相等，算法如下：

$$m \pm 1.96S_m（S_m \text{ 为 } m \text{ 的标准误}） \quad (15-3)$$

$$m = \lg LD_{50} = 0.789\,047（\text{见上述计算步骤}）$$

$$S_m^2 = 1/b^2\left[(m-\overline{X})^2/\sum_{i=1}^{4}W_i(X_i-\overline{X})^2 + 1/\sum_{i=1}^{4}W_i\right] \quad (15-4)$$

式中，$\sum_{i=1}^{4}W_i(X_i-\overline{X})^2 = \sum_{i=1}^{4}W_iX_i^2 - \left(\sum_{i=1}^{4}W_iX_i\right)^2/\sum_{i=1}^{4}W_i = 0.176\,635$、$b = 8.461\,1$、$\overline{X} = \sum_{i=1}^{4}W_iX_i/\sum_{i=1}^{4}W_i = 0.776\,411$，因而：

$$S_m^2 = 0.013\,968 \times [(0.789\,047 - 0.776\,411)^2/0.176\,635 + 0.052\,232] = 0.000\,742\,22$$

$$S_m = \sqrt{S_m^2} = \sqrt{0.000\,742\,22} = 0.027\,243\,8$$

$$m \pm 1.96S_m = 0.789\,047 \pm 0.053\,398 = 0.735\,649 \sim 0.842\,445$$

分别取反对数，取 LD_{50} 的 95% 可信限：5.440 7～6.957 4 g/kg。

表 15－12　百分率与概率单位对照表

百分率(%) \ 概率单位	0	1	2	3	4	5	6	7	8	9
0		2.67	2.95	3.12	3.25	3.36	3.45	3.52	3.59	3.66
10	3.72	3.77	3.83	3.87	3.92	3.96	4.01	4.05	4.08	4.12
20	4.16	4.19	4.23	4.26	4.29	4.33	4.36	4.39	4.42	4.45
30	4.48	4.50	4.53	4.56	4.59	4.61	4.64	4.67	4.69	4.72
40	4.75	4.77	4.80	4.82	4.85	4.87	4.90	4.92	4.95	4.97
50	5.00	5.03	5.05	5.08	5.10	5.13	5.15	5.18	5.20	5.23
60	5.25	5.28	5.31	5.33	5.36	5.39	5.41	5.44	5.47	5.50
70	5.52	5.55	5.58	5.61	5.64	5.67	5.71	5.74	5.77	5.81
80	5.84	5.88	5.92	5.95	5.99	6.04	6.08	6.13	6.18	6.23
90	6.28	6.34	6.41	6.48	6.55	6.64	6.75	6.88	7.05	7.33

表 15－13 概率单位与权重系数对照表

概率单位	权重系数	概率单位	权重系数	概率单位	权重系数	概率单位	权重系数
1.1	0.000 82	3.1	0.154 36	5.1	0.634 31	7.1	0.110 26
1.2	0.001 18	3.2	0.179 94	5.2	0.627 42	7.2	0.091 79
1.3	0.001 67	3.3	0.207 74	5.3	0.616 09	7.3	0.076 54
1.4	0.002 35	3.4	0.237 53	5.4	0.600 52	7.4	0.061 68
1.5	0.003 27	3.5	0.269 07	5.5	0.580 89	7.5	0.049 79
1.6	0.004 51	3.6	0.301 99	5.6	0.557 88	7.6	0.039 77
1.7	0.006 14	3.7	0.335 89	5.7	0.531 59	7.7	0.031 43
1.8	0.008 28	3.8	0.370 31	5.8	0.502 60	7.8	0.024 58
1.9	0.011 05	3.9	0.404 74	5.9	0.471 44	7.9	0.019 03
2.0	0.014 57	4.0	0.438 63	6.0	0.438 63	8.0	0.014 57
2.1	0.019 03	4.1	0.471 44	6.1	0.404 74	8.1	0.011 04
2.2	0.024 58	4.2	0.502 60	6.2	0.370 31	8.2	0.008 28
2.3	0.031 43	4.3	0.531 59	6.3	0.355 89	8.3	0.006 14
2.4	0.039 77	4.4	0.557 88	6.4	0.301 99	8.4	0.004 51
2.5	0.049 79	4.5	0.580 99	6.5	0.269 07	8.5	0.003 27
2.6	0.061 68	4.6	0.600 52	6.6	0.237 53	8.6	0.002 35
2.7	0.075 64	4.7	0.616 09	6.7	0.207 74	8.7	0.001 67
2.8	0.091 79	4.8	0.627 42	6.8	0.179 94	8.8	0.001 18
2.9	0.110 26	4.9	0.634 31	6.9	0.154 36	8.9	0.000 82
3.0	0.131 12	5.0	0.636 62	7.0	0.131 12	9.0	0.000 56

注：概率单位两位小数的权重系数确定方法：如 3.72 的权重系数＝3.7 的权重系数+2×(3.8 权重系−3.7 权重系数)/10，以此类推。

（王梦令，齐宏妍，徐晓玲）

第十六章　人体功能实验

实验 54　人体动脉血压的测定及运动、体位对血压的影响

【预习要求】

（1）实验理论：动脉血压的神经、体液调节。第六章第三节的动脉血压测定方法的基本理论和原理相关内容。

（2）实验方法：第二章第五、六节的数据统计和处理；第三章第二节的生物信号采集处理系统；第六章第三节的动脉血压测定方法的基本理论和原理。

（3）实验准备：绘制实验原始数据记录表格和统计表格，预测实验结果。

【实验目的】探究运动、体位对人体动脉血压的影响。

【教学目的】知道无创动脉血压的原理和方法。知道运动、体位对人体动脉血压的影响及机制。

【实验原理】参见第六章第三节的动脉血压测定方法的基本理论和原理相关内容。

1　材料

受试者，血压计，听诊器，秒表，心音换能器，生物信号采集处理系统等。

2　方法

2.1　听诊法测定动脉血压

2.1.1　血压计准备　目前通常使用电子血压计测量血压，而使用水银血压计听诊法测量血压能够很好地理解血压测量的原理。水银式血压计结构包括 3 个部分：袖带、打气球和测压计（图 16－1），在使用时先驱净袖带内的空气，并打开水银柱根部的开关。

2.1.2　受试者准备　受试者端坐位，脱去一侧厚衣袖，静坐 5 min。

2.1.3　袖带卷缠　受试者前臂自然放松，掌心朝上置于桌上，上臂中段与心脏处于同一水平。将袖带卷缠在距离肘窝上方 2 cm 处，松紧度以能插入两指为宜。

2.1.4　测量血压　于肘窝处可触及动脉搏动，将听诊器胸件放于此处。检测者一手轻压听诊器胸件，一手握打气球向袖带内充气使测压计水银柱上升，直到听不到柯氏声时，继续打气加压使水银柱继续上升 20 mmHg（2.6 kPa），一般加压至 180 mmHg（24 kPa）。

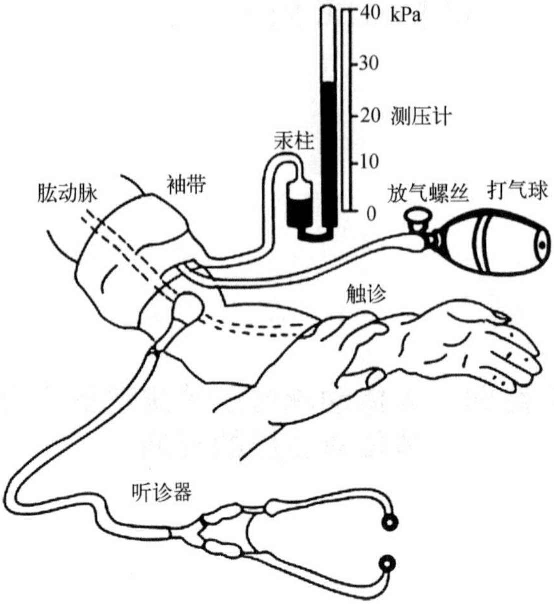

图 16－1　血压计测量人体动脉血压方法示意图

随即松开打气球螺帽徐徐放气,以降低袖带内压力,在测压计水银柱缓慢下降的同时仔细听诊。当突然出现"崩崩"样的柯氏声时,血压计水银柱所示刻度即代表收缩压。继续缓慢放气,这时声音发生一系列的变化,先由低而高,而后由高突然变低钝,最后则完全消失。在声音由强突然变弱这一瞬间,血压计水银柱所示刻度即代表舒张压。有时亦可以声音突然消失时血压计水银柱所示刻度代表(二者相差 5～10 mmHg)。可同时记录这两个读数。

2.2　柯氏声电测法测定动脉血压

2.2.1　实验系统连接　RM6240C 型系统的第 1、2 通道分别连接心音换能器和压力换能器,监听输出连接有源音箱或耳机。压力换能器定标,其测压口与袖带胶管相连(图 16－2)。

2.2.2　仪器参数设置　启动 RM6240C 型系统,采样频率 800 Hz;扫描速度 1 s;第 1 通道模式选择"心音",时间常数为交流低增益,灵敏度 20 mV,滤波频率 100 Hz,数字滤波为高通 200～300 Hz;第 2 通道模式选择"血压",时间常数为直流,灵敏度 90 mmHg,滤波频率 OFF。

2.2.3　受试者准备　受试者端坐位,脱去一侧衣袖,静坐 5 min。

2.2.4　袖带卷缠　受试者前臂伸平置于桌上,上臂中段与心脏处于同一水平。将袖带卷缠在距离肘窝上方 2 cm 处,松紧度以能插入两指为宜。

2.2.5　放置心音换能器　于肘窝处触及动脉搏动,将心音换能器置于此处。

2.2.6　测量血压　启动"记录"按钮。检测者一手轻压心音换能器,一手握打气球向袖带内充气使第 2 通道压力显示 180 mmHg(24 kPa)。随即松开打气球螺帽徐徐放气,使

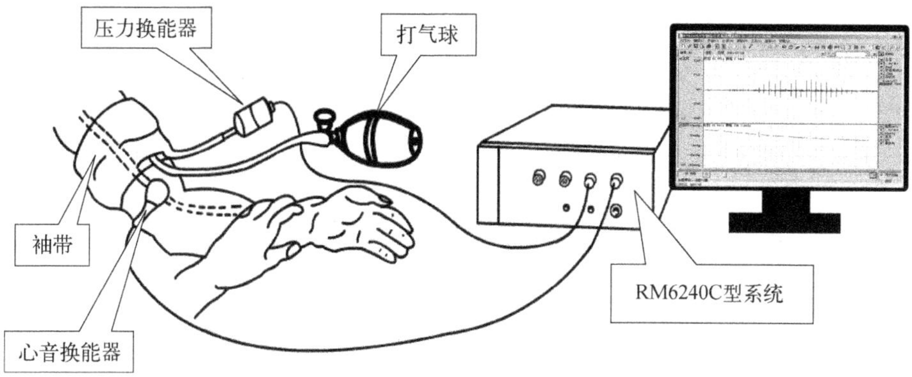

图 16-2　柯氏声电测法测定动脉血压仪器连接示意图

袖带内压力缓慢下降,当突然出现“崩崩”样的声音时,第 1 通道出现首个柯氏声波,该柯氏声波所对应的第 2 通道的压力即为收缩压。继续缓慢放气,观察脉冲波和声音,先由低而高,而后由高突然变低,最后完全消失。第 1 通道末个柯氏声波所对应的第 2 通道的压力即舒张压(图 16-3)。

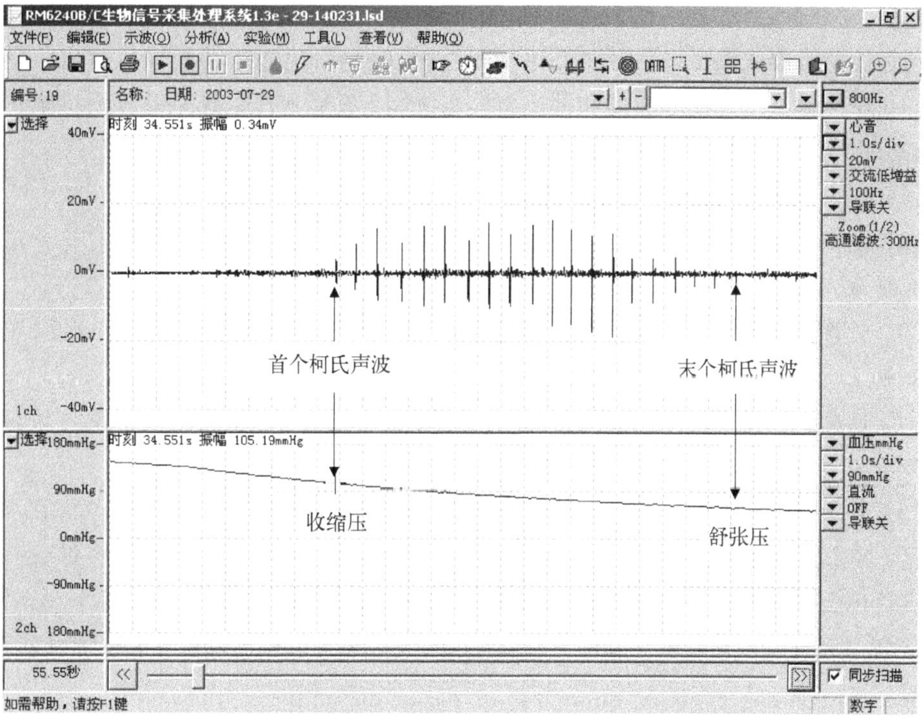

图 16-3　柯氏声电测法测定人体动脉血压实验界面图

2.3　运动对血压和心率的影响

2.3.1　测量安静时血压　受试者左上臂缠上袖带,在安静环境中静坐,不要注意操作过程,每隔 2 min 测量血压、心率各 1 次(测 15 s 的心率乘以 4 作为每分钟的值),直至测量数据连续 3 次稳定（血压波动小于 4 mmHg、心率波动小于 2 次/分），取最后 3 次数据，计算血压和心率的平均值。

2.3.2 测量运动后血压 受试者以每 2 秒 1 次的速度进行连续蹲下起立运动 20 次，在运动后即刻、3 min、5 min 和 10 min 时各测定血压和心率 1 次。

2.4 体位对血压和心率的影响

2.4.1 测量静卧时血压 受试者卧床安静 10~30 min 后，每隔 2 min 测定其血压和心率，直至稳定为止。

2.4.2 测量立位时血压 受试者下床站立于地上。起立后 30 s、60 s 测定其血压和心率，之后每隔 1 min 测定其血压和心率，测定 9 次。

2.5 统计方法 结果以 $\bar{x}\pm s$ 表示，统计采用 t 检验方法。

3 结果

绘制运动和体位改变前后的心率、收缩压和舒张压数据表或绘制曲线，对数据进行统计和显著性检验。列出听诊法测定动脉血压和柯氏声电测法测定动脉血压数据。用文字、统计描述、统计结果逐一描述实验结果。

4 讨论

论述正常人群收缩压、舒张压、心率的平均值及变异，论述运动和体位对血压影响的机制。讨论听诊法测定动脉血压和柯氏声电测法测定动脉血压的结果差异及机制。

【注意事项】

(1) 室内须保持安静，以利于听诊。

(2) 受试者上臂位置应与右心房等高，袖带应缚于肘窝以上位置，缠绕时松紧度以能插入两指为宜。

(3) 听诊器胸件放在肱动脉位置上面时避免压用力压迫或压在袖带下测量，接触过松则会导致听不到声音。

(4) 动脉血压通常连续测 2~3 次，每次间隔 2~3 min。重复测定时袖带内的压力须降到零后方可再次打气。一般取两次较接近的数值。

(5) 如血压超出正常范围，应让受试者休息 10 min 后再次测量。

(6) 水银式血压计充气前打开水银柱根部的开关，使用完毕时需要向水银柱一侧倾斜使水银完全回到零刻度以下，然后关闭阀门收纳，避免水银溢出。

(7) 心音换能器轻按压于肱动脉上，避免滑动以降低噪声。音箱远离心音换能器，音量适当。

【问题探究】

(1) 何谓收缩压和舒张压？其正常值范围是多少？柯氏声法测定收缩压和舒张压依据什么原理？

(2) 测量血压时，为什么听诊器胸件不能压在袖带底下？

(3) 为什么不能在短时间内反复多次测量血压？

(4) 运动前后血压有何不同?其机制如何?

(5) 体位改变对血压有何影响?其机制如何?

附录 运动、体位变化对血压和心率的影响

健康人在蹲下起立运动试验中,运动刚停止时,心率增加 30 次以上,收缩压增加 30~40 mmHg,舒张压增加不到 10 mmHg,在 3 min 内恢复至安静状态,而心功能不全者运动刚结束时,心率增加 30 次以上,收缩压仅有轻度增加,舒张压则显著增高,心跳、血压恢复至安静状态都需要 5 min 以上。

起立试验阳性反应判断的标准及生理和临床意义:脉压减小 16 mmHg 以上,收缩压降低 12 mmHg 以上,心率增加 21 次/分以上,符合以上一项者即为阳性反应,本试验阳性反应系交感神经紧张度欠佳所致。有时由于脑贫血,可出现头晕与昏厥。

实验 55 人体心电图记录

【预习要求】

(1) 实验理论:心电图产生的原理及各波的波形、正常值与生理意义。第六章第三节的正常及异常心电图相关内容。

(2) 实验方法:第三章第二节的生物信号采集处理系统;第六章第三节的正常及异常心电图。

(3) 实验准备:绘制实验原始数据记录表格和统计表格。

【实验目的】探究正常心电图波形的形成机制及生理意义。

【教学目的】知道人体心电图的记录和测量分析方法,知道正常心电图形成机制,知道心电图各波形特征及其生理意义,知道心电图各间期的生理意义。

【实验原理】参见第六章第三节的正常及异常心电图相关内容。

1 材料

受试者,75%酒精棉球,导电膏,心电图机或 RM6240C 型系统等。

2 方法

2.1 心电图记录

2.1.1 开机 心电图机的电源线、地线和导联线连接完毕,接通电源,预热 3~5 min。

2.1.2 定标 调整心电图机放大倍数,使 1 mV 标准电压对应记录笔向上移动 10 mm。

2.1.3 安置电极 受试者静卧于检查床上,全身放松。在手腕、足踝和胸前安放引导电极。为保证导电良好,可在引导电极放置部位用 75%酒精棉球擦拭皮肤,涂少许导电膏。肢体导联连接:红色连接右手,黄色连接左手,绿色连接左足,黑色连接右足(接地)。胸导联连接:① V_1,连接胸骨右缘第 4 肋间,② V_2,连接胸骨左缘第 4 肋间,③ V_3,位于 V_2 与 V_4 连线中点,④ V_4,左锁骨中线第 5 肋间,⑤ V_5,左腋前线与 V_4 同一水平,⑥ V_6,左腋中线与 V_4 同一水平(图 16-4)。

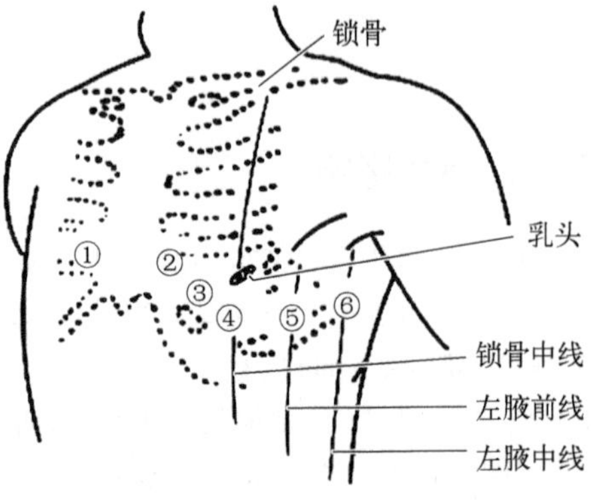

图 16-4 胸导联的电极安置部位

2.1.4 记录心电图 将导联设置为Ⅰ、Ⅱ、Ⅲ、aVR、aVL、aVF、V_1、V_3、V_5导联记录心电图。

2.2 生物信号采集处理系统记录(必须采用可用于人体的具有医疗仪器证书的仪器)

2.2.1 开机 接好 RM6240C 型系统的电源线、地线和导联线。接通电源预热 15 min。

2.2.2 仪器参数设置 启动 RM6240C 型系统,单击“实验”菜单,选择“全导联心电图”,采样参数设置:采样频率 4 kHz;分别单击各通道的导联按钮,将 1~3 通道分别设置为Ⅰ、Ⅱ、Ⅲ导联。1~3 通道时间常数 0.2~1 s、滤波频率 100 Hz、灵敏度 1 mV(手动设置参数时,须在“示波”菜单中激活“导联”菜单项)。

2.2.3 安置电极 受试者静卧于检查床上,全身放松。按上文 2.1.3 安放引导电极。

2.2.4 记录心电图启动“记录”按钮,记录Ⅰ、Ⅱ、Ⅲ导联心电图。单击“暂停”,将 1~3 通道分别设置为 aVR、aVL、aVF 导联,再次启动记录按钮,记录 aVR、aVL、aVF 导联心电图。按上述方法,记录 V_1、V_3、V_5导联的心电图。

2.3 心电图波幅和时间的测量

2.3.1 心电图纸的波幅和时间 当 1 mV 的标准电压使基线上移 10 mm 时,纵坐标每一小格(1 mm)代表 0.1 mV(图 16-5)。测量波幅时,凡向上的波形,其波幅自基线的上缘测量至波峰的顶点;凡向下的波形,其波幅应从基线的下缘测量至波峰的底点。心电

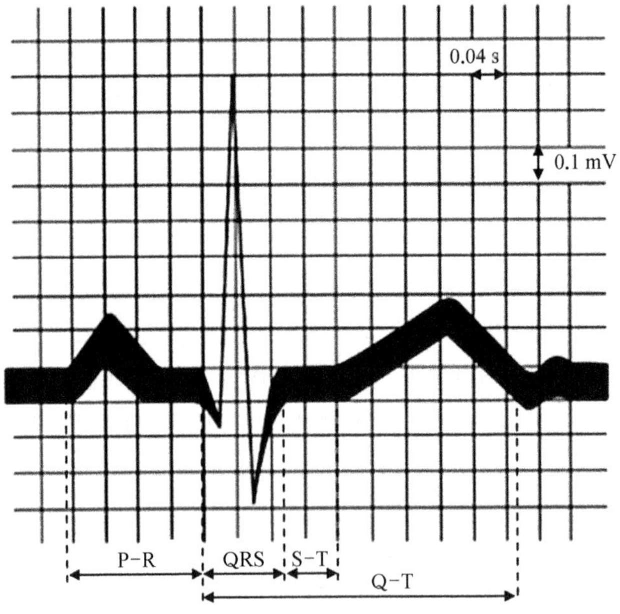

图 16-5 心电图各波测量

图纸速一般有 25 mm/s 和 50 mm/s 两档，常用的是 25 mm/s，此时心电图纸上横坐标的每一小格(1 mm)代表 0.04 s。

2.3.2　各波振幅和各间期测量　在心电图记录纸上辨认出 P 波、QRS 波群和 T 波，并根据波的起点确定 P－R 间期和 Q－T 间期。测定Ⅱ导联中 P 波、QRS 波群、T 波的时程和电压，并测量 P－R 间期和 Q－T 间期的时间(单位：s)。

2.3.3　窦性心律的测定　测定相邻的两个心动周期中的 P 波与 P 波或 R 波与 R 波的间隔时间，按下列公式进行计算，求出心率。心动周期的时间间距显著不等时，可取 5 个心动周期的 P－P 或 R－R 间隔时间(单位：s)平均值，代入下列公式进行计算，求出心率。

$$心率(次/分) = 60/P - P\ 间隔时间 \quad (16-1)$$

2.3.4　心律的分析　① 主导节律的判定；② 心律是否规则整齐；③ 有无期前收缩或异位节律出现。窦性心律的心电图表现是 P 波在Ⅱ导联中直立，aVR 导联中倒置；P－R 间期在 0.12 s 以上。心电图中的最大 P－P 间隔和最小 P－P 间隔时间相差在 0.12 s 以上，称为窦性心律不齐。成年人正常窦性心律的心率为 60～90 次/分。

2.3.5　RM6240C 型系统有心电图自动分析测量功能，单击软件左侧“选择→心电测量→心率”测量心率，“心电图自动统计测量”快速测定心电图的主要参数(图 16－6)。

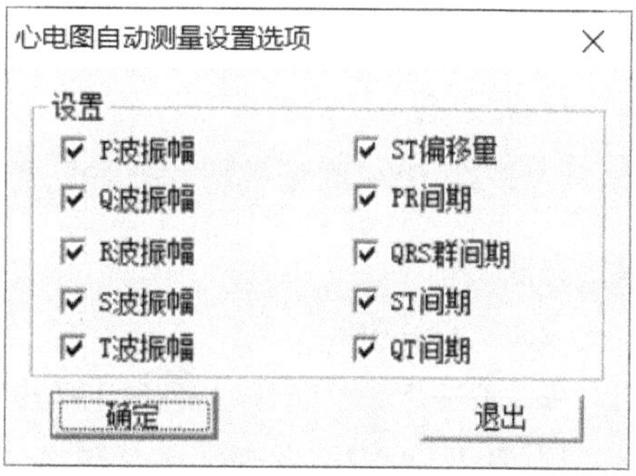

图 16－6　心电图自动测量设置

2.4　统计方法　结果以 $\bar{x}\pm s$ 表示，统计采用 t 检验方法。

3　结果

绘制一组正常人的Ⅱ导联心电图的各波幅、间期和心率原始数据表格，对数据进行统计。用文字和数据逐一描述实验结果。

4　讨论

4.1　论述正常人心电图各波及间期的平均值及变异情况。

4.2　论述心电图各波及间期的生理意义。

【注意事项】

(1) 描记心电图时，受试者静卧，肌肉放松，室温以 22℃为宜，避免低温对心电记录的干扰。

(2) 电极和皮肤应紧密接触，防止干扰信号引入和基线漂移。

【问题探究】

(1) 何谓心电图？

(2) 常用的心电图导联有哪些？为什么各导联方式引导的心电图波形不一样？

(3) 试述心电图各波的生理意义及正常值。

（方瑜，孙岑岑）

实验 56　心音听诊和心音图记录

【预习要求】

(1) 实验理论：心音产生的原理和生理意义。第六章第三节的心音和心音图相关内容。

(2) 实验方法：第三章第二节的生物信号采集处理系统。

(3) 实验准备：绘制实验原始数据记录表格。

【实验目的】辨认心音并探究其生理意义。

【教学目的】知道心音听诊和心音图记录的方法。知道第一心音和第二心音的特点及其生理意义。

【实验原理】参见第六章第三节的心音和心音图相关内容。

1　材料

受试者，75%酒精棉球，听诊器，心音换能器，导联线，RM6240C 型系统等。

2　方法

2.1　心音听诊

2.1.1　受试者准备　受试者解开厚上衣。如受试者仰卧位，主试者则站于床的右侧；如受试者坐位，主试者则坐在其对面。

2.1.2　听诊区　听诊器的耳件方向应与主试者外耳道方向一致，以右手拇指、食指和中指轻持听诊器探头。参照图 16－7 确定各听诊部位。听诊顺序为二尖瓣听诊区→肺动脉瓣听诊区→主动脉瓣听诊区→主动脉瓣第二听诊区→三尖瓣听诊区。

2.1.3　听心音　每一心动周期中可听到两个心音，即第一心音和第二心音。注意心音的响度和音调、持续时间、时间间隔等，仔细区分第一心音和第二心音。若难以分辨两个心音时，听诊时可用手指触摸心尖搏动或颈动脉搏动，心音与心尖搏动或颈动脉搏动在时间上有一定关系，利用这种关系，有助心音的辨别。

2.1.4　心音强弱　比较各瓣膜听诊区两心音的声音强弱。

2.1.5　心音节律　判断心音的节律是否整齐。

2.1.6　心率　将听诊器的探头放在二尖瓣听诊区，计时数心率。若节律整齐，可计数 15 s 的心跳次数，其 4 倍即为心率(次/分)。

2.2　心音图记录(必须采用可用于人体的具有医疗仪器证书的仪器)

2.2.1　系统连接　RM6240C 型系统的第 1 通道连接心音换能器，心电图输入通道连接心电图肢体导联线：红色连接右手，黄色连接左手，绿色连接左足，黑色连接右足，监听输出接有源音箱或耳机。

2.2.2　仪器参数设置　启动 RM6240C 型系统，系统参数：采样频率 4 kHz，扫描速度 500 ms/div；第 1 通道心音模式，时间常数为 0.02 s，灵敏度 1 mV，滤波频率 100 Hz，数字滤

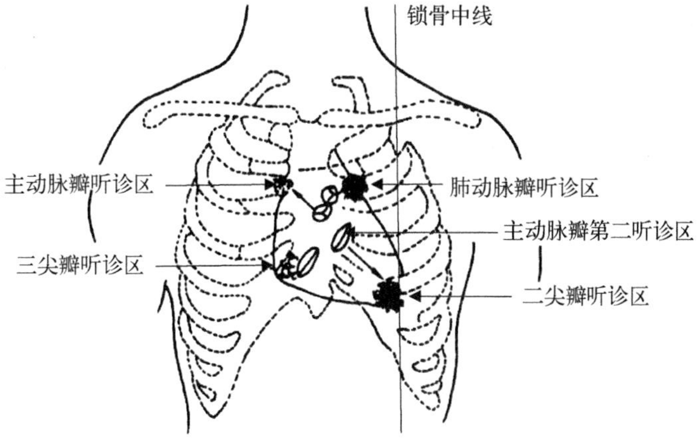

二尖瓣听诊区位于第五肋间锁骨中线左缘稍内侧(心尖部);三尖瓣听诊区位于胸骨右缘第四肋间或剑突下;主动脉瓣听诊区位于胸骨右缘第二肋间;主动脉瓣第二听诊区位于胸骨左缘第三肋间;肺动脉瓣听诊区位于胸骨左缘第二肋间

图 16-7 心音听诊部位示意图

波为高通 40 Hz;第 2 通道心电模式,在“示波”菜单中激活“导联”菜单项,选择第 2 通道,并设置为Ⅱ导联,时间常数 1 s,灵敏度 1~2 mV,滤波频率 100 Hz(图 16-8)。

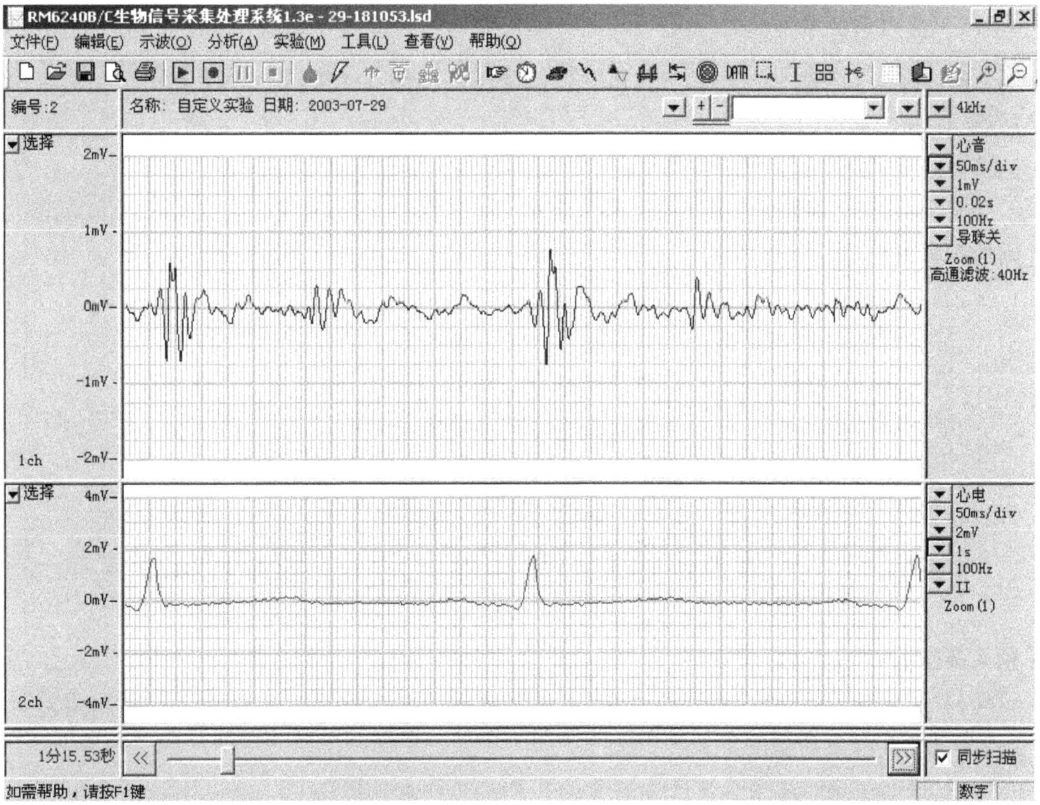

图 16-8 RM6240C 型系统的记录心音图实验界面

2.2.3 记录心音图 受试者静卧于检查床上，全身放松。在手腕、足踝安放好心电图引导电极，心音换能器安放于二尖瓣听诊区（第五肋间锁骨中线左缘稍内侧）。单击“记录”按钮，同步记录心音图和心电图。

2.3 数据测量

2.3.1 心音时间测量 单击软件窗口第2通道左侧“选择→心电测量→心率”测量心率。使用区域测量工具测量第1通道心音图第一心音和第二心音持续时间，测量第一心音起点至第二心音起点的时间差。

2.3.2 心电图与心音时间测量 测量心电图的Q波起点（第2通道）至第一心音起点（第1通道）的平均时间差。

3 结果

绘制一组正常人的心率、第一心音和第二心音持续时间、第一心音起点至第二心音起点的时间差、心电图的Q波起点至第一心音起点的平均时间差原始数据表格，对数据进行统计。用文字和数据逐一描述实验结果。

4 讨论

论述各项实验结果的生理意义。分析影响实验结果的主要干扰因素及改进方法。

【注意事项】

（1）室内保持安静。

（2）检查听诊器的管道系统是否通畅。硅胶管避免与其他物体摩擦发生摩擦噪声影响听诊。

（3）如果呼吸音影响心音听诊，可令受试者屏气暂停呼吸。

（4）心音换能器轻按压于听诊区，避免滑动以降低噪声。音箱远离心音换能器，音量适当。

【问题探究】

（1）心音听诊区是否在各瓣膜的解剖位置？

（2）怎样区别第一心音和第二心音？

（3）何谓心音图？正常人心音听诊时可听到几种心音，都是如何产生的？

（4）从心音图上能否粗略地得到心脏收缩和舒张时间？

实验57 人体无创性左心室功能测定——收缩时间测定

【预习要求】

（1）实验理论：心脏功能，心电图、心音和脉搏的产生原理及生理意义。第六章第三节的无创性左心室功能测定相关内容。

（2）实验方法：第三章第二节的生物信号采集处理系统。

（3）实验准备：绘制实验原始数据记录表格。

【实验目的】探究人体无创性左心室功能测定(收缩时间间期测定)的原理及其意义。
【教学目的】知道人体心电图、心音图、脉搏图同步记录方法,知道人体无创性左心室功能测定(收缩时间测定)的原理及其意义。
【实验原理】参见第六章第三节的无创性左心室功能测定相关内容。

1　材料

受试者,75%酒精棉球,3%盐水棉球,生物信号采集处理系统等。

2　方法

2.1　实验系统连接(必须采用可用于人体的具有医疗仪器证书的仪器)　连接 RM6240C 型系统的电源线、地线和导联线。第 1 通道连接脉搏换能器,第 2 通道连接心音换能器,心电图输入通道连接心电图导联线,监听输出连接耳机或有源音响。

2.2　仪器参数设置　采样频率 4 kHz,扫描速度 250 ms/div;第 1 通道脉搏模式、灵敏度 2~5 mV、滤波频率 30~100 Hz、时间常数直流;第 2 通道心音模式、灵敏度 1~5 mV、滤波频率 100 Hz、时间常数 0.02 s、数字滤波高通 40 Hz;第 3 通道心电模式、灵敏度 0.5~1 mV、滤波频率 100 Hz、时间常数 1~5 s;在“示波”菜单中激活“导联开关”菜单项,在 3 通道右侧参数设置区的“导联关”改变为“Ⅱ”(图 16-8)。

2.3　安置电极和换能器　受试者静卧于检查床上,全身放松。在手腕、足踝安放心电图肢体引导电极。导联线的连接方法是红色连接右手,黄色连接左手,绿色连接左足,黑色连接右足。脉搏换能器固定于颈动脉处,心音换能器置于二尖瓣听诊区(第五肋间锁骨中线左缘稍内侧)。

2.4　记录脉搏、心音和心电图　嘱受试者保持安静,全身放松,待屏幕上记录曲线平稳后,连续记录脉搏、心音和心电图 6 min。

2.5　数据测量和计算　测量和计算以下数据。

2.5.1　测量总电机械心缩期($Q-S_2$间期)　测量心电图 Q 波开始到心音图第二心音(S_2)开始的时间(图 16-9、图 16-10),此时间代表从左心室兴奋开始到收缩完毕的时间总长。

2.5.2　左心室射血时间(LVET)　测量颈动脉脉搏图的升支开始到降支降中峡切迹底部的时间(图 16-9、图 16-10),此时间代表左心室射血时间。

2.5.3　计算射血前期(PEP)时间　从兴奋开始到射血开始的期间,亦即射血前的期间。射血前期可由总电机械心缩期减去左心室射血时间而得,即 $PEP=(Q-S_2)-(LVET)$,PEP 包括两个时间间期:

(1) $Q-S_1$间期:从心电图 Q 波开始到心音图第一心音(S_1)开始的时间,代表心室兴奋开始到收缩开始的时间。

(2) 等容收缩时间(ICT):从心音图 S_1开始到射血前期完毕,相当于心室收缩开始到射血开始的时间。

2.6　收缩时间间期(STI)计算　人体在安静状态时,连续测量 10 个 STI 求平均值。心率为 10 个心电图的 R-R 间期的平均值。

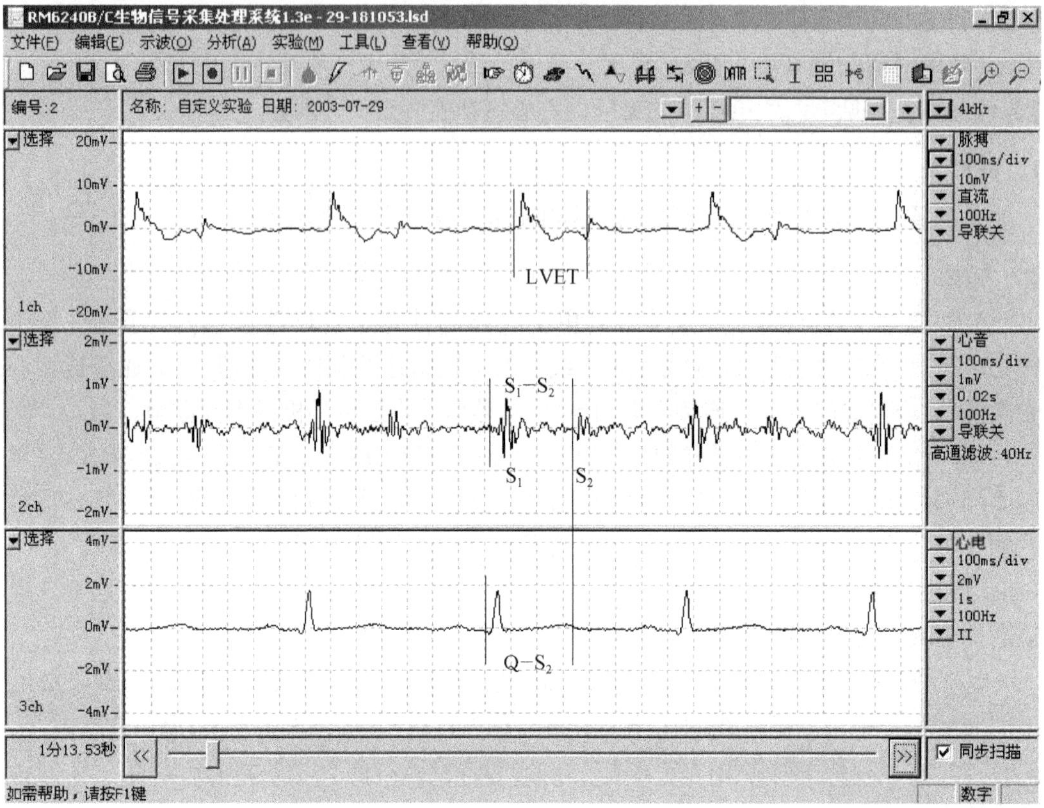

图 16-9 RM6240C 型系统的无创性左心室功能测定-收缩时间测定实验界面

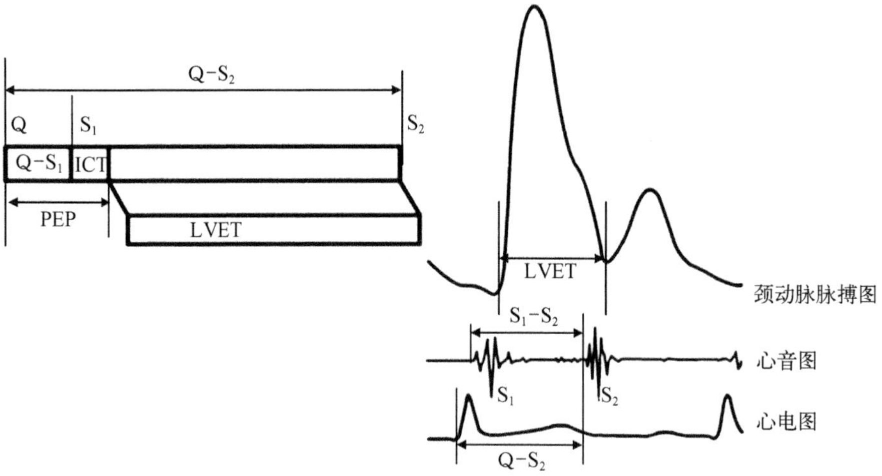

图 16-10 收缩时间测量方法

S_1，第一心音；S_2，第二心音；ICT，等容收缩时间；LVET，左心室射血时间；PEP，射血前期

$$STI = PEP/LVET \tag{16-2}$$

一般情况下心率在50～110次/分，计算STI时不必校正，因为STI对心率变化不敏感。PEP/LVET值可作为检查心脏工作性能的指标，其比值随着后者而改变。在临床检查中，左心室工作性能降低时比值增大。人体在安静状态时，不分性别，据统计正常人平均值为0.35±0.04。心脏工作性能降低：轻度为0.44～0.52，中度为0.53～0.60，重度为>0.60。

2.7　统计方法　结果以$\bar{x}\pm s$表示。

3　结果

绘制一组正常人的Q－S_2间期、LVET、PEP、Q－S_1间期和STI原始数据表格，对数据进行统计。用文字和数据逐一描述实验结果。

4　讨论

论述各间期、STI的生理意义、正常值及变异。分析影响实验结果的主要干扰因素。

【注意事项】

（1）描记心电图时，受试者静卧，全身肌肉放松。

（2）室内温度应以22℃为宜，避免低温对心电记录的干扰。

（3）电极和皮肤应接触良好，防止干扰和基线漂移。

（4）脉搏换能器和心音换能器应放置在正确部位，轻压固定。

（5）心电图中应记录到明显Q波；心音图有S_2；颈动脉脉搏图应在安静状态呼气之末暂停期内进行，并须有明晰的升支开始部分和降支的降中峡切迹。

【问题探究】

（1）从心音图、心电图和脉搏图能否粗略地得到心脏收缩和舒张时间？

（2）根据心音图、心电图和脉搏图能否获得心室兴奋、心室收缩、心室射血和心室舒张的开始时间及心室射血持续时间？

（厉旭云，姜海英）

实验58　肺通气功能的测定

【预习要求】

（1）实验理论：肺通气功能指标的生理意义。第六章第四节的肺通气功能测定相关内容。

（2）实验方法：第二章第五、六节的数据统计和处理；第六章第四节肺通气功能测定。

（3）实验准备：绘制实验原始数据记录表格和统计表格。

【实验目的】探究影响肺通气功能的因素及机制。

【教学目的】知道人体正常和模拟通气功能障碍时肺通气功能测定方法。能分析肺功能测试报告，知道肺功能各项测试指标的生理和临床意义。

【实验原理】参见第六章第四节的肺通气功能测定相关内容。

1 材料

受试者,75%酒精棉球,体重计,鼻夹,一次性吹筒,腰带,灭菌纱布,肺功能检测仪等。

2 方法

2.1 测量前准备 RSFJ1000 肺功能检测仪接通电源,连接换能器,换能器连接一次性纸质吹筒。启动软件,开机预热 10~15 min(图 16-11)。在软件中录入受试者相应信息,如姓名、性别、年龄、身高、体重等。受试者面向仪器站立,手持换能器,夹鼻夹,等待测试者指令。

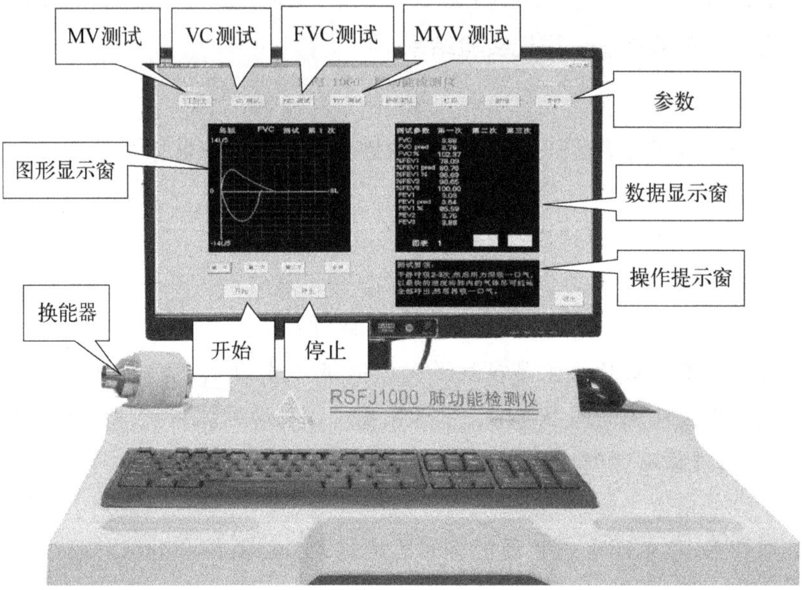

图 16-11 RSFJ1000 肺功能检测仪

2.2 正常肺通气功能测定

2.2.1 静息每分钟通气量(minute ventilation, MV) 选择"MV 测试",测试者发出开始指令。受试者听到指令后立即将吹筒含入嘴中,听到"嘟"声后开始平静而均匀呼吸,1 min 后测试自动结束。

2.2.2 肺活量(VC) 选择"VC 测试",测试者发出开始指令。受试者听到指令后立即将吹筒含入嘴中,听到"嘟"声后平静地呼吸 2~3 次,然后用力深吸气至最深,随即较快地将气体全部呼出,再正常地吸一口气。测试者单击"停止"按钮完成本次测试。

2.2.3 用力肺活量(FVC) 选择"FVC 测试",测试者发出开始指令。受试者听到指令后立即将吹筒含入嘴中,听到"嘟"声后平静地呼吸 2~3 次,然后用力深吸气至最深,随即以最快的速度和最大的力量将肺内的气体尽可能彻底地全部呼出,再正常地吸一口气。测试者单击"停止"按钮完成本次测试。

2.2.4 最大自主通气量(MVV) 选择"MVV 测试",测试者发出开始指令。受试者听到指令后立即将吹筒含入嘴中,听到"嘟"声后立即用最快的速度、最大的力气又快又深地呼吸,12 s 后测试自动结束。

2.3 模拟通气功能障碍测试

2.3.1 限制性通气障碍 受试者将腰带固定在胸廓用于限制胸廓扩张,模拟限制性通气障碍。按上文 2.2 正常肺通气功能检测程序进行检查。

2.3.2 阻塞性通气不足 在吹筒中填塞灭菌纱布,填塞量以受试者向吹筒内吹气时感到明显不畅为宜,模拟阻塞性通气不足。按上文 2.2 正常肺通气功能检测程序进行检查。

2.4 统计方法 结果以 $\bar{x}\pm s$ 表示,统计采用 t 检验分析或方差分析方法。

3 结果

绘制 TV、VC、MVV、FVC、FEV_1、$FEV_1\%$、FEV_2、$FEV_2\%$、FEV_3、$FEV_3\%$、MMF 值原始数据表格,并进行统计处理。用文字和数据逐一描述实验结果。剪贴实验结果曲线并标注。

4 讨论

论述肺功能各项测试指标的生理学意义。

【注意事项】

(1) MVV 测验是较剧烈的呼吸运动,严重心肺疾病患者及咯血患者均不宜做此项测验。

(2) 正常人经过 15 s 的持续快速大幅度呼吸后体内储存的 CO_2 减少 500 mL,动脉血 PCO_2 下降 2.66 kPa(20 mmHg)。肺泡通气不足患者在测定过程需要受到严密的监测,因为呼吸性酸中毒的快速逆转会导致电解质的转移和心律改变。

(3) 受试者手持换能器,保持手柄末端与软管连接部分平直,无折压。

(4) 受试者应严格遵照提示操作,对换能器吹筒进行呼吸测试时应避免漏气。

【问题探究】

(1) 试分析肺活量与用力肺活量的意义有何不同?气道轻度狭窄或肺弹性降低的患者,其肺活量与用力肺活量是否均同时下降?

(2) MMF 值有何意义?

(3) MVV 反映肺通气的哪些结构和功能?有何生理意义?

(梅汝焕,方瑜,孙岑岑)

实验 59 视听觉功能测定

一、视 力 测 定

【预习要求】

(1) 实验理论:人眼的基本结构,简化眼,眼的折光功能及调节。第六章第七节的视觉实验原理相关内容。

(2) 实验方法：第六章第七节的视觉实验原理。

(3) 实验准备：绘制实验原始数据记录表。

【实验目的】视力测定。

【教学目的】知道使用对数视力表测定视力的方法和原理。

【实验原理】参见第六章的视觉实验原理相关内容。

1 材料

受试者,标准对数视力表(视力表),遮眼板,指示棒等。

2 方法

2.1 视力表布置 将视力表悬挂在光线明亮处,避免炫目光线。视力表第11行视标的高度应与受试者的眼处在同一水平高度。

2.2 受试者准备 受试者位于距视力表5 m处。检查时两眼分别进行。检查一眼时,以遮眼板将另一眼完全遮住,注意避免压迫眼球。

2.3 视力检测 测试者用指示棒自上而下指示视力表上的视标,每指一个,受试者应准确答出视标的缺口方向,如此循序渐进,直到受试者不能辨识视标。能清楚辨认的最小一行视标右边所标的数字,代表受试者检测眼的视力。4.0~5.3为视力表置5 m处可测得的视力范围,人正常视力为5.0。

2.4 视力异常检测方法 如受试者视力低于4.0,即在5 m距离处不能辨认最大视标时,可令受试者向视力表方向前移,直至能辨认最大视标,测定其与视力表的距离,按表16-1查得视力,也可按式(16-3)推算:

表16-1 视力表3.0~3.9的测定

距离(m)	4	3	2.5	2	1.5	1.2	1.0	0.8	0.6	0.5
视力	3.9	3.8	3.7	3.6	3.5	3.4	3.3	3.2	3.1	3.0

$$\frac{1}{\text{视角}(a)}=\frac{\text{受试者与视力表距离}(d)}{\text{能辨清字母行数的设计距离}(D)} \quad (16-3)$$

$$\text{视力}=5-\lg(a)=5-\lg(D/d)$$

如受试者在4 m处辨认最大视标,其视力为5-lg(50/4)等于3.9。如果受试者在1 m距离处不能辨识最大视标时,令其分辨测试者手动,3分表示能分辨50 cm处手动;2分表示能分辨眼前手动。如果眼前手动也不能分辨,则须到暗室内检查光觉,方法是测试者持一烛光,在5 m处使其时亮时暗,令受试者辨认有无光亮和光的方向,1分表示有光感,0分表示无光感。

3 结果

绘制一组视力检测结果表格。

4 讨论

论述视力不同的机制。

【注意事项】

(1) 视力表表面须清洁平整。

(2) 视力表须有适当、均匀、固定不变的照明度，一般为400~1 000 lux。避免侧方光线及直接照射到受试者眼部的光线，阴晴不定的自然光线亦不适宜。

(3) 视力表与受试者的距离必须正确固定，受试者距离视力表5 m。如室内距离不足5 m时，可以在2.5 m处放置一平面镜来反射视力表，此时最小一行标记应稍高于受试者头顶。

【问题探究】

(1) 测定视力时，当距离不变，视力与所能看清的最小字或图形的大小有什么关系？

(2) 当字或图形大小不变时，视力与看清字母或图形所需的最远距离有何关系？

二、盲点的测定

【预习要求】

(1) 实验理论：人眼的基本结构，简化眼，眼的折光功能，视网膜的结构特点和感光功能。第六章第七节的视觉实验原理相关内容。

(2) 实验方法：第六章第七节的视觉实验原理；盲点直径和盲点与中央凹的距离的计算方法。

(3) 实验准备：绘制实验原始数据记录表。

【实验目的】 盲点测定。

【教学目的】 知道盲点测定方法和原理。知道盲点形成机制及其对生活的影响。

【实验原理】 参见第六章第七节的视觉实验原理相关内容。

1 材料

受试者，尺，白纸，黑色指示棒，遮眼板等。

2 方法

2.1 制作测盲点卡片 取白纸一张，平贴在受试者对面的墙上，在白纸的左边与受试者眼相平行的地方用黑墨水标记一个"十"字符号(图16－12、图16－13)，受试者与纸间的距离为50 cm。受试者以遮眼板遮蔽左眼，右眼注视"十"号。

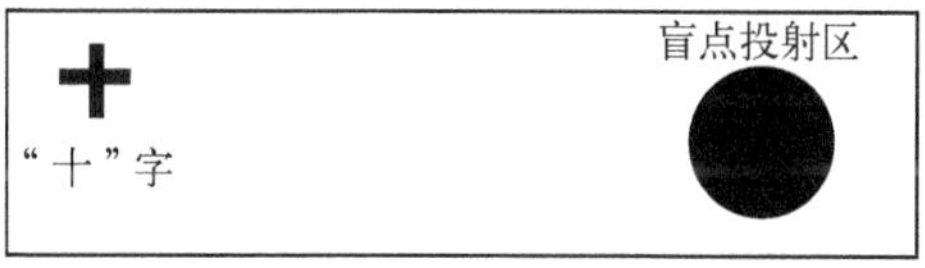

图16－12 测盲点卡

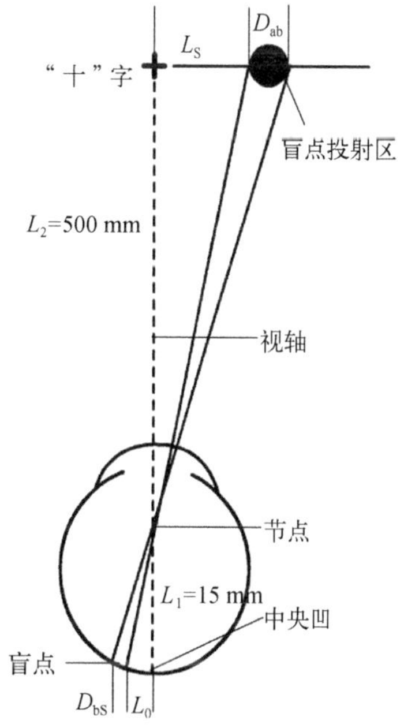

图16－13 盲点直径计算原理

2.2 盲点测定 测试者手持指示棒,测试时将其尖端自“十”字点向外侧方缓缓移出,此时受试者的右眼要始终凝视“十”字点。当棒尖移到一定的距离被受试者刚不能看见时,即在此做一记号。然后再继续向外移出,到受试者刚又重新看见之处再做一记号。同法在该区域内,沿不同的方位作直线移动,将所得各点最后连接起来成一不规则的圆圈。此即为测得的右眼盲点的投射区。

2.3 计算盲点与中央凹的距离和盲点的直径 依据相似三角形各对应边成正比的定理(图 6-13),按下列公式进行计算:

$$\frac{\text{盲点直径}(D_{bS})}{\text{盲点投射区直径}(D_{ab})}=\frac{L_1(15\ \text{mm})}{L_2(500\ \text{mm})} \tag{16-4}$$

$$D_{bS}=D_{ab}\times 15/500(\text{mm})$$

式中,L_1 表示节点-中央凹距离;L_2 表示节点-十字距离。

$$\frac{\text{盲点与中央凹的距离}(L_0)}{\text{盲点投射区域与“十”字的距离}(L_s)}=\frac{L_1(15\ \text{mm})}{L_2(500\ \text{mm})} \tag{16-5}$$

$$L_0=L_a\times 15/500(\text{mm})$$

3 结果

绘制一组盲点直径和盲点与中央凹的距离表格。

4 讨论

论述盲点的生理意义。本实验的改进方法,如自动化测量。

【注意事项】

(1) 测定眼盲点大小时,该眼正视白纸片上“十”字,眼球不得随意转动。

(2) 测定眼盲点大小时,该眼与白纸须保持一定距离(50 cm)。

【问题探究】

实验证明两眼都有盲点,平时人们注视物体时,为什么没有感觉到盲点的存在?

三、视 野 测 定

【预习要求】

(1) 实验理论:视野的定义和测定视野的意义。第六章第七节的视觉实验原理相关内容。

(2) 实验方法:第六章第七节的视觉实验原理。

(3) 实验准备:绘制实验原始数据记录表。

【实验目的】 视野的测定。

【教学目的】 知道视野计的使用方法。知道视野的特点及其生理学意义。

【实验原理】 参见第六章第七节的视觉实验原理相关内容。

1　材料

受试者，视野计，白色、黄色、红色、绿色视标，视野坐标图纸等。

2　方法

2.1　熟悉视野计的构造　常用的手动弧形视野计（图16－14）主要构造为一个半圆弧形金属板，中央固定，可绕矢状轴做360°的旋转。圆弧外面有刻度，刻度表示由该点向周边视网膜的光线与视轴所夹的角度，表示视野的外周界限。圆弧对侧为头架，设有支撑下颌的托颌架和固定眼窝下缘用的眼眶托。

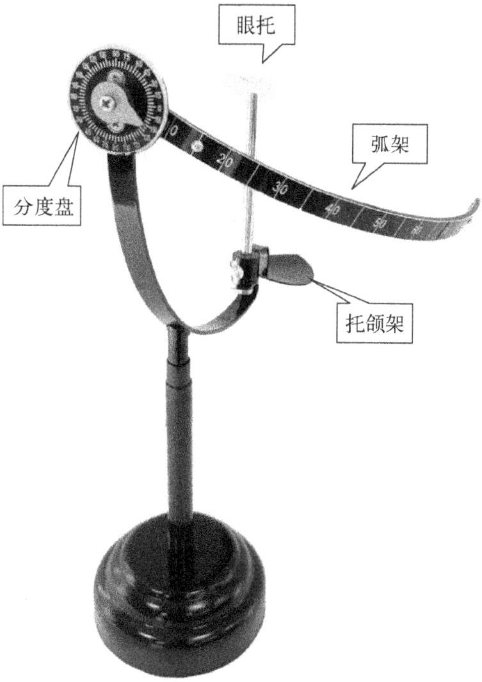

图16－14　手动弧形视野计

2.2　实验观察

2.2.1　受试者准备　受试者背光而坐，面向视野计，下颌放在托颌架上，遮住一眼，另一眼凝视视野计的中心标志，眼球不能转动。

2.2.2　视野检测　将视野计的半圆弧架调至0°，测试者将白色视标沿弧架内面由外向中心缓缓移动，边移动边询问受试者能否看见，反复检查，直到找出受试者刚刚能看到的那一点，记录此点位置对应弧板外面的刻度，并记录在视野坐标图纸的相应位置上（图16－15），旋转弧板45°重复上述操作。每隔45°测试，得到8个点，将各点位置记录在视

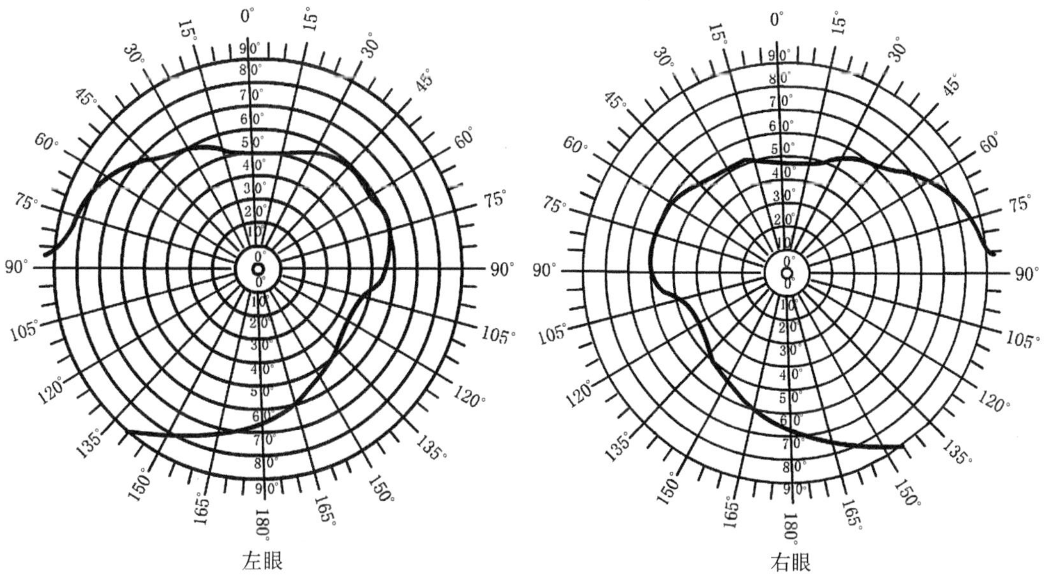

图16－15　视野坐标图纸

野坐标图纸上。间隔 15°重复操作能得到更精细的视野图。

2.2.3 绘制视野图 将上述不同位置所测得的各个点,用线连起来得到测试眼的白色视野范围(图 16-15)。

2.2.4 不同颜色视野检测 同上方法,用黄色、红色、绿色视标测定对应颜色的视野。

3 结果

绘制白色与黄、红、绿色视野数据表格,绘出视野图形。描述不同颜色视野的差异。

4 讨论

论述不同颜色视野差异的机制及临床意义。

【注意事项】

测定视野时,避免受试者事先获知视标颜色,确定视野范围时以受试者能准确分辨视标颜色为准。

【问题探究】

分析颞侧、鼻侧、上、下视野范围及不同颜色视野的差异,并说明其原因。

四、颜色视觉测定

【预习要求】

(1) 实验理论:视觉生理,色盲检查图说明书。第六章第七节的视觉实验原理相关内容。

(2) 实验方法:第六章第七节的视觉实验原理;色盲检查图使用方法。

【实验目的】颜色视觉检查。

【教学目的】知道颜色视觉的检查方法。知道颜色视觉形成和颜色视觉异常的机制,颜色视觉检查的意义。

【实验原理】参见第六章第七节视觉实验原理相关内容。

1 材料

受试者,颜色视觉检查图或色盲检查图等。

2 方法

2.1 颜色视觉检测方法 在充足均匀自然光线下,受试者与色盲检查图距离 50~70 cm,双眼同时注视,测试者翻开色盲检查图,受试者尽快回答所见的数字或图形。

2.2 颜色视觉正常、异常判断 测试者判断回答是否正确,且回答时间是否超过 10 s。如果受试者回答错误,测试者根据色盲检查图所附的说明判断属于哪一类色盲或色弱。

3 结果

用文字表述检查结果正常与否。

4 讨论

可参阅色盲检查图说明书，对检查情况进行分析讨论。

【注意事项】

为避免受试者背诵色盲检查图内数字和图案，检查时应随机翻页抽查，或用几本不同的色盲检查图检查，以得出正确结论。

五、瞳 孔 反 射

【预习要求】

（1）实验理论：视觉生理，眼的调节机制。第六章第七节的视觉实验原理相关内容。

（2）实验方法：第六章第七节的视觉实验原理；瞳孔反射的检查方法。

【实验目的】观察瞳孔反射。

【教学目的】知道瞳孔对光反射和近反射的检查方法。知道瞳孔反射的反射途径及机制。

【实验原理】参见第六章第七节的视觉实验原理相关内容。

1 材料

受试者，笔式手电筒等。

2 方法

2.1 瞳孔对光反射

2.1.1 直接对光反射　在明室中，受试者背光而坐，两眼向前平视。测试者用手电筒光照射其一侧瞳孔，观察瞳孔直径的变化。同法检查另一侧瞳孔。比较两侧瞳孔变化是否相同。

2.1.2 间接对光反射　受试者保持上述体位与坐姿，测试者用手在受试者鼻梁处隔开两眼视野，另一手持手电筒照射右眼瞳孔，注意观察左眼瞳孔是否与右眼同时、同样程度缩小。同法检查左眼瞳孔。

2.2 瞳孔近反射　受试者保持上述体位与坐姿，双眼注视近前方远处的测试者食指，观察其瞳孔的大小。测试者由远及近移动食指至受试者眼前，同时观察受试者瞳孔和视轴的变化。

2.3 实验观察

2.3.1 瞳孔大小　双侧瞳孔是否正大、等圆（正常直径为 2~4 mm）。

2.3.2 瞳孔形态和位置　瞳孔对光反射、瞳孔近反射时瞳孔的形态、大小、位置变化。

2.3.3 对光反射灵敏度　直接与间接对光反射是否存在及其灵敏度。

3 结果

描述所见现象及瞳孔大小、形态、位置，对光反应是否存在及灵敏度。

4 讨论

论述瞳孔对光反射和瞳孔近反射的机制及两者的差别。

【注意事项】

(1) 先在自然光下用肉眼观察两侧瞳孔自然状态,继而用手电筒检查其对光反应。

(2) 以手电筒光照射瞳孔时,应移动着射向被检瞳孔,同时观察。

【问题探究】

光照射一侧瞳孔时,另一侧瞳孔有何变化? 为什么? 说明其反射途径。

六、声波的传导途径

【预习要求】

(1) 实验理论:声波传入内耳的途径。第六章第七节的听觉实验原理相关内容。

(2) 实验方法:第六章第七节的听觉实验原理;音叉使用方法;林纳试验方法和韦伯试验方法。

(3) 实验准备:设计并绘制实验结果记录表格。预测检查结果。

【实验目的】听觉检查实践。

【教学目的】知道音叉听力检查方法。知道气传导和骨传导的听觉效果差异及机制。

【实验原理】参见第六章第七节的听觉实验原理相关内容。

1 材料

受试者,C 调 256 Hz 音叉,隔音耳塞,橡皮锤,秒表等。

2 方法

2.1 林纳试验(Rinne test, RT) 又称气骨导对比试验。

2.1.1 正常林纳试验 受试者坐于安静的室内,测试者用橡皮锤敲击音叉臂的上 1/3 处,并立即将振动的音叉柄置于受试者的一侧颞骨乳突部测其骨传导听力,同时开始计时,待听不到声音时立即将音叉移置于外耳道口外侧 1 cm 处,测其气传导听力,直至听不到声音(图 16-16)。记录两段测试的时间。若骨传导听不到声音后气传导仍能听到声音,则表示气传导比骨传导时间长,称林纳试验阳性(林纳试验"+")。反之骨传导比气传导时间长,则称林纳试验阴性(林纳试验"-")。将试验结果记录于表 16-2。

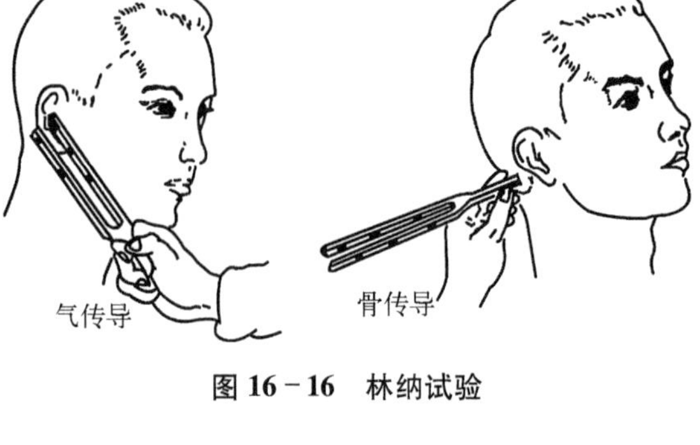

图 16-16 林纳试验

表 16－2　林纳试验和韦伯试验结果

试验方法		林纳试验		韦伯试验
		气传导(s)	骨传导(s)	
正常	左耳			
	右耳			
耳塞塞一侧耳孔	左耳			
	右耳			

2.1.2　气传导障碍林纳试验　用隔音耳塞塞住同侧耳道，模拟气传导障碍，重复以上实验步骤，结果气传导时间比骨传导时间短，此称林纳试验阴性。

2.1.3　林纳试验的判断　正常人气传导比骨传导时间长 1～2 倍，为林纳试验阳性；传导性耳聋因气传导障碍，骨传导时间比气传导长，为林纳试验阴性；感音性耳聋气传导及骨传导时间均较正常短，且听到声音较弱故为短阳性；气传导与骨传导时间相等者（林纳试验“±”）亦属传音性耳聋。

2.2　韦伯试验（Weber test，WT）　又称骨传导偏向试验。

2.2.1　正常韦伯试验　测试者将震动的音叉柄置于受试者的额部正中，询问受试者两耳所听到的声音强度是否相同。

2.2.2　气传导障碍韦伯试验　用隔音耳塞塞住受试者一侧耳道，重复以上操作，记录两耳听到的声音强度变化。

2.2.3　韦伯试验的判断　若受试者两耳听力正常或两耳听力损害性质、程度相同，则感到声音在正中，是为骨传导无偏向；由于气传导有抵消骨传导作用，当传音性耳聋时，气传导有障碍，不能抵消骨传导，以致患耳骨传导要比健耳强，而出现声音偏向患耳；感音性耳聋时则因患耳感音器官有病变，故健耳听到的声音较强，而出现声音偏向健耳。

3　结果

记录各项检查结果记入表 16－2。

4　讨论

比较气传导与骨传导功效的差异。

【注意事项】

（1）橡皮锤敲击音叉时不可用力过猛，不可使用硬物敲打音叉。

（2）音叉震动方向应正对外耳道口。

（3）操作中用手指握持音叉柄，避免叉支与其他物体接触。

【问题探究】

传音性耳聋和感音性耳聋的形成机制。

（孙家唯，叶雪威）

实验 60 人体肌电图记录和影响因素观察

【预习要求】

(1) 实验理论:肌电图的产生原理。第六章第一节的人体肌电图相关内容。

(2) 实验方法:第二章第五、六节的数据统计和处理;第六章第一节的人体肌电图;肌电图分析方法。

(3) 实验准备:绘制实验结果记录表格。

【实验目的】探究肌电图的特征、影响因素及其形成机制。

【教学目的】知道人体肌电图记录方法,知道人体神经传导速度测定方法。知道肌电与握力、肌电与肌肉疲劳关系及机制,知道人体肌电图波形的特征、影响因素及其形成机制。

【实验原理】参见第六章第一节的人体肌电图相关内容。

1 材料

受试者,75%酒精棉球,生理盐水,电极贴片,握力换能器,哑铃,NDI－097 肌电图仪,生物信号采集处理系统等。

2 方法

2.1 运动神经传导速度

2.1.1 仪器开机 打开 NDI－097 肌电图仪和电脑电源,启动软件,录入受试者信息。进入项目选择窗口,选择运动传导→体侧(左、右)→正中神经,进入运动神经传导速度实验。

2.1.2 受试者准备 受试者端坐位,前臂平放于桌面上,用 75%酒精棉球擦拭拟安放电极处皮肤,进行脱脂和消毒处理。将记录电极和参考电极沿肌肉的纵方向(相距约 2 cm)贴附于大鱼际肌的皮肤,接地电极夹于前臂(图 16－17)。

2.1.3 测定阈强度 刺激电极置于腕部中央,其负极近记录电极放置。刺激电流强度由小到大逐渐增加(鼠标滚轮调节强度),到刚好出现动作电位时按空格键保存数据,记录刺激强度。

2.1.4 测定最大刺激强度和超强度 继续增大刺激强度,直至动作电位幅度达到最大值,记录最大刺激强度。再继续增大刺激强度(约为最大刺激强度的 1.2 倍,即超强刺激)刺激神经记录动作电位,按空格键保存数据,记录超强刺激强度,用记号笔标记刺激电极负极位置 S_1。

2.1.5 神经传导速度测定 改变刺激电极位置,刺激点选择肘窝中央附近,用同样的方法测定超强刺激下的动作电位,按空格键保存数据,用记号笔标记刺激电极负极位置 S_2。测量 S_1 至 S_2 的距离 S(mm),在软件中设置已保存的 3 条曲线对应的刺激点位置(腕、腕、肘),输入距离 S 数值,即可得到正中神经的传导速度。单击“报告附图”输出相关实

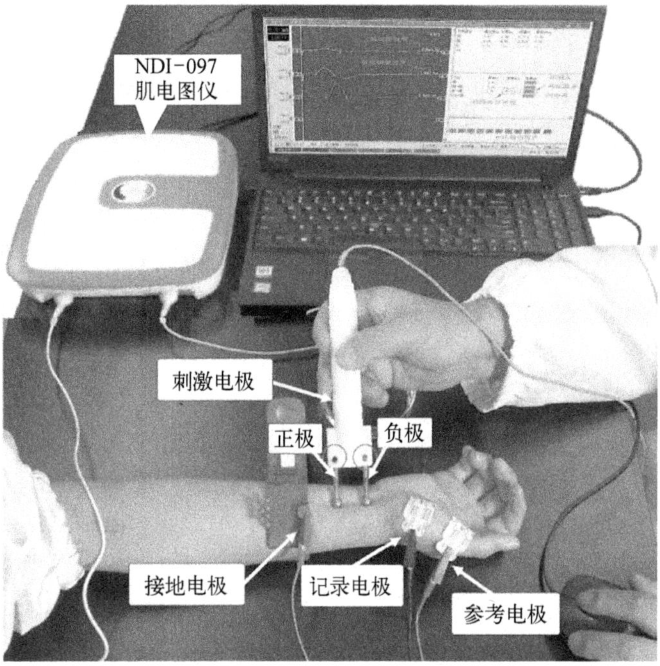

图 16－17　运动神经传导速度测量

验数据和肌电图。

2.2　肌电与握力

2.2.1　实验系统连接和仪器参数设置　RM6240C 型系统（必须采用可用于人体的具有医疗仪器证书的仪器）第 1 通道连接肌电信号输入线，第 2 通道连接握力换能器。采样参数设置：采样频率 10 kHz；第 1 通道生物电模式，灵敏度 5 mV，滤波频率 3 kHz，时间常数0.02 s；第 2 通道握力模式，灵敏度 25 kg，滤波频率 100 Hz，时间常数直流。单击“示波”按钮，握力换能器归零。

2.2.2　电极放置　受试者端坐位，右前臂放松平放于桌面上，用 75%酒精棉球擦拭拟安放电极处皮肤。将引导电极负极粘贴在桡侧腕长伸肌肌腹表面皮肤，沿着肌肉收缩的纵行方向，在距负极约 2 cm 处的皮肤表面粘贴引导电极正极，在同侧肢体肌肉分布较少的部位，贴置接地电极（图 16－18）。

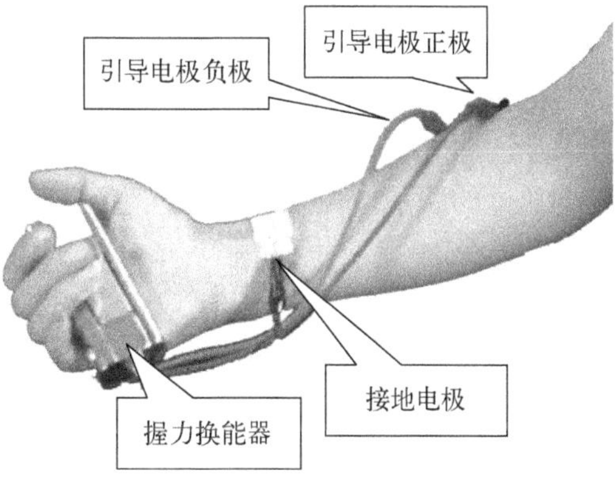

图 16－18　肌电与握力实验

2.2.3　握力阈值线测定　受试者右手持握力换能器，未施力状态停留 3～4 s，记录握力和肌电曲线。

2.2.4　最大握力检测　受试者用最大力量紧握握力换能器，坚持 3 s，记录最大握力和桡侧腕长伸肌的表面肌电。单击“区域测量”按钮，选择最大握力曲线比较平稳的区段，读取最大值，并分别计算 10%、20%、30%、40%、50%、60%、70%、80%、90%最大握力的值。

2.2.5 不同握力的表面肌电 受试者依次使用 10%~100%的最大握力值控制手腕部力量，测定不同握力值时桡侧腕长伸肌的表面肌电。受试者每隔 2~3 min 测试 1 次，每次控制握力维持 3 s，完成全部项目测试后停止记录。

2.2.6 数据测量 第 2 通道测量 10%~100%最大握力的握力数值。第 1 通道选择“静态统计测量→生物电→放电”，全选所有测量选项，以手握握力器未施力时的肌电曲线上缘为阈值水平，选取与第 2 通道握力曲线相同的区域范围，获取肌肉放电频率、区域放电面积（肌电积分）等数据。

2.3 肌电肌肉疲劳

2.3.1 实验系统连接和仪器参数设置 RM6240C 型系统（必须采用可用于人体的具有医疗仪器证书的仪器）第 1 通道连接肌电信号输入线。采样参数设置：采样频率 10 kHz；第 1 通道生物电模式，灵敏度 5 mV，滤波频率 3 kHz，时间常数 0.02 s。

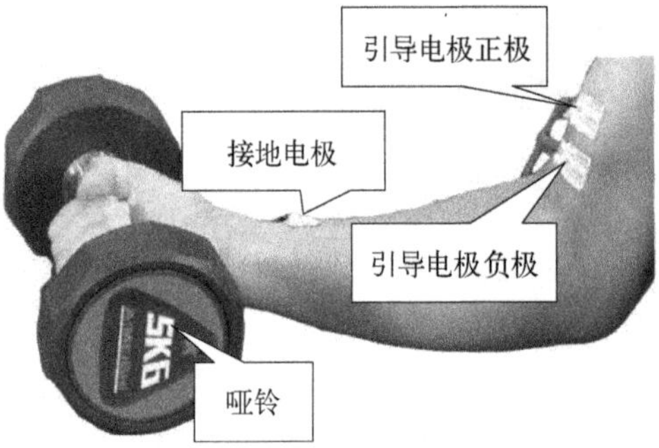

图 16-19 肌电与肌肉疲劳实验

2.3.2 电极放置 用 75%酒精棉球擦拭肱二头肌表面皮肤。在其肌腹位置粘贴引导电极负极，沿肌肉收缩的纵行方向，距负极约 2 cm 处粘贴引导电极正极，在同侧肢体肌肉分布较少的部位，贴置接地电极（图 16-19）。

2.3.3 阈值线测定 受试者被测上臂下垂，上臂与躯干成 15°~20°夹角，抬起前臂保持与躯干成 90°夹角，记录一段肌电阈值曲线。

2.3.4 肌肉疲劳测定 受试者测试手缓慢抓取桌面上的哑铃，保持上臂与躯干成 15°~20°夹角，前臂与躯干 90°夹角姿势不变，直到被测手臂力竭，记录保存肌电曲线。

2.3.5 数据测量 单击“选择→放电统计→放电直方统计”，以未负重时肌电曲线上缘作为阈值水平，选择肌肉负重开始到力竭全过程为统计测量范围，在弹出框中选择“幅值/频率”，调整直方图时间长短，至直方图显示为 6 组数据。单击右下方按钮导出肌电幅值和频率数据。

2.4 统计方法 结果以 $\bar{x}\pm s$ 表示，统计采用 t 检验方法。握力与肌电的关系、肌肉疲劳与肌电的关系做相关性分析。

3 结果

绘制原始数据表格，并进行统计处理。用文字和数据逐一描述实验结果。剪贴实验结果曲线并标注。

4 讨论

（1）哪些因素会影响神经传导速度的测定？

（2）握力大小和肌电幅值、频率高低之间的关系如何？

（3）肌肉疲劳程度和肌电幅值、频率高低之间的关系如何？

【注意事项】

（1）禁止安装心脏起搏器、金属性心导管，以及血友病、血小板减少等有明显出血倾向、开放性骨折或创伤伤口未愈合者进行肌电图检查。

（2）用75%酒精棉球清洁消毒受试者皮肤，确保电极与皮肤接触良好。

（3）肌电与握力、肌肉疲劳实验过程中，受试者应分别保持同一个姿势。

（4）疲劳实验时应尽全力延长实验测试时间，一般男、女同学分别使用5.0~7.5 kg和2.5~5.0 kg哑铃。

【问题探究】

（1）刺激时兴奋发生在引导电极正极还是负极？为什么？

（2）试述两种运动神经兴奋传导速度测定方法。

（3）肌肉不做随意运动能否记录到肌电图？

（4）采用针形电极引导肌电与表面电极引导记录的肌电图是否相同？为什么？

（5）本实验有何临床意义？

实验61　人体脑电图记录

【预习要求】

（1）实验理论：脑电图的产生原理及其波形特征。第六章第八节的脑电图相关内容。

（2）实验方法：第六章第八节的脑电图；脑电图分析方法。

（3）实验准备：绘制实验结果记录表格。

【实验目的】探究脑电图的基本波形特征及其影响因素。

【教学目的】知道人体脑电图记录方法和脑电图的基本波形特征。知道脑电图波形机制和脑电图各波的生理意义，知道影响脑电图的因素及机制。

【实验原理】参见第六章第八节的脑电图相关内容。

1　材料

受试者，75%酒精棉球，引导电极，NT9200脑电图仪等。

2　方法

2.1　仪器和受试者准备

2.1.1　开机和信息录入　打开脑电图仪和电脑，启动脑电图软件。录入受试者信息：选择“病历档案”下拉菜单中的“新建采集”，在“患者信息”窗口中录入受试者信息，单击“确定”完成。

2.1.2 仪器参数设置 放大器信号方式脑电图，高频滤波 30 Hz，时间常数 0.3 s，工频陷波 50 Hz；导联方式 M1 ~ M16；增益 10 μV/mm；速度 30 mm/s；间距为 X1；闪光设置保持默认，即刺激频率按 1 Hz、3 Hz、9 Hz、12 Hz、15 Hz、18 Hz、20 Hz、25 Hz、30 Hz、40 Hz、50 Hz 递增，每个频率刺激 10 s，间隔 10 s。

2.1.3 电极放置及连接 受试者端坐位、全身放松、平静呼吸。将电极帽戴在受试者头上，18 个电极（包括 2 个耳电极）放置于头颅的不同部位（国际 10 - 20 脑电极安置系统）。电极位置根据头颅大小及形状进行适当调整。

2.1.4 阻抗测试和定标 单击“阻抗测试”，如果软件显示连接点为浅绿色或黄色表示电极接触良好，否则调整电极；单击“定标”输出方波，测试标定脑电图波形的大小。

2.2 实验观察

2.2.1 记录正常 α 波 受试者全身放松，安静，闭眼，不思考问题。记录一段稳定的脑电波变化，注意识别 α 波及其节律的出现。

2.2.2 α 波阻断实验

（1）受试者全身放松，安静，闭眼，不思考问题状态，观察 30 s 稳定的 α 波。突然令其睁眼 3 ~ 5 s，然后闭眼。反复 2 ~ 3 次，每次间隔 10 s，观察 α 波的阻断现象（α 波消失、呈现以 β 波为主的快波）。

（2）受试者全身放松，安静，闭眼，不思考问题状态，观察 30 s 稳定的 α 波。然后让其心算简单数学题或与其交谈，观察是否有 α 波阻断现象发生。

（3）单击软件中的“闪光”“呼吸”“压迫”“声响”“咀嚼”等事件按钮进行诱发实验，观察是否有 α 波阻断现象发生。

3 结果

测量正常人安静闭眼时及不同实验条件下 α 波、β 波等波形的频率和振幅，测定刺激开始到出现 α 波阻断现象发生的时间。用文字和数据逐一描述实验结果。剪贴实验结果曲线并标注。

4 讨论

（1）如何识别脑电图 α 波、β 波、θ 波、δ 波基本波形？

（2）α 波阻断的机制。

【注意事项】

（1）实验时室内环境应保持安静，光线不宜过强。

（2）记录正常 α 波时，受试者应避免眨眼、咬牙、吞咽及其他活动，保持身体各部位的静止和放松状态。

（3）由于脑电图的个体差异较大，如观察不到 α 波，可更换受试者。

【问题探究】

哪些因素可影响脑电活动？如何设计实验来进行观察？

（梅汝焕，方瑜，孙岑岑）

第三篇

机能学综合性、探究性和创新性实验

第十七章　机能学综合性实验

实验 62　蛙离体心脏的实验研究

【预习要求】

（1）实验理论：心脏生理、药理相关文献。第六章第三节的离体心脏灌流方法的基本理论和原理、心脏活动与影响因素及其机制相关内容。

（2）实验方法：第二章第四节的机能学实验设计和第五、六节数据统计和处理；第三章第二节生物信号采集处理系统；第五章第四节的蟾蜍或蛙离体心脏标本制备。

（3）实验准备：在回答本实验的“问题探究”的基础上，充分理解本实验的设计原理，绘制实验原始数据记录表格和统计表格，预测实验结果。

【实验目的】定量研究 Ca^{2+}浓度、K^+浓度、肾上腺素、乙酰胆碱和乳酸对离体心脏的作用及机制。

【教学目的】知道实验设计、非处理因素控制、全定量的实验处理、结果数据统计处理分析和表述等基本科研方法的应用实践。知道使用阻断剂工具分析药物对受体的作用。知道 Ca^{2+}浓度、K^+浓度、肾上腺素、乙酰胆碱和乳酸对离体心脏的作用及机制。

【实验原理】参见第六章第三节的离体心脏灌流方法的基本理论和原理、心脏活动与影响因素及其机制相关内容。

1　材料

蛙或蟾蜍，任氏液，无钙任氏液，0.045 mol/L $CaCl_2$，0.2 mol/L KCl，6×10^{-5} mol/L 肾上腺素，6×10^{-6} mol/L 乙酰胆碱，2×10^{-4} mol/L 阿托品，5×10^{-4} mol/L 普萘洛尔，0.2 mol/L 乳酸，蛙手术器械，移液器，一维位移微调器，蛙心夹，张力换能器，生物信号采集处理系统等。

2　方法

2.1　蛙离体心脏标本制备与固定、实验系统连接及仪器参数设置　参见实验 10。

2.2　实验观察

2.2.1　增加灌流液　用移液器向心脏插管中加入 1 mL 任氏液定容，心脏收缩曲线稳定（收缩末期张力与舒张末期张力的包络线平行）后记录 45 s 的对照数据。向灌流液中加入 30 μL 任氏液，心脏收缩曲线稳定后记录 45 s 的实验效应数据。

2.2.2 无钙任氏液灌流 用任氏液洗脱 1 次，心脏收缩曲线恢复稳定后用 1 mL 任氏液定容，待心脏收缩曲线稳定后记录 45 s 的对照数据。吸出插管内的全部任氏液，更换为 1 mL 无钙任氏液，心脏收缩曲线稳定后记录 45 s 的实验效应数据。

2.2.3 高钙处理 用任氏液洗脱数次，心脏收缩曲线恢复稳定后用 1 mL 任氏液定容，待曲线稳定后记录 45 s 的对照数据，向灌流液中加 $CaCl_2$溶液 25 μL，心脏收缩曲线稳定后记录 45 s 的实验效应数据。

2.2.4 高钾处理 用任氏液洗脱数次，曲线恢复稳定后用 1 mL 任氏液定容，心脏收缩曲线稳定后记录 45 s 的对照数据，向灌流液中加 KCl 溶液 20 μL，心脏收缩曲线稳定后记录 45 s 的实验效应数据。

2.2.5 乙酰胆碱+阿托品处理 用任氏液洗脱数次，曲线恢复稳定后用 1 mL 任氏液定容，待曲线稳定后记录 45 s 的对照数据，向灌流液中加乙酰胆碱溶液 15 μL，心脏收缩曲线稳定后记录 45 s 的实验效应数据。再向灌流液中加阿托品溶液 15 μL，心脏收缩曲线稳定后记录 45 s 的实验效应数据。

2.2.6 肾上腺素处理 用任氏液洗脱数次，曲线恢复稳定后用 1 mL 任氏液定容，待曲线稳定后记录 45 s 的对照数据，向灌流液中加肾上腺素溶液 10 μL，心脏收缩曲线稳定后记录 45 s 的实验效应数据。

2.2.7 普萘洛尔+肾上腺素处理 用任氏液洗脱数次，曲线恢复稳定后用 1 mL 任氏液定容，待曲线稳定后记录 45 s 的对照数据，向灌流液中加普萘洛尔溶液 10 μL，心脏收缩曲线稳定后记录 45 s 的实验效应数据，再向灌流液加入肾上腺素溶液 10 μL，心脏收缩曲线稳定后记录 45 s 的实验效应数据。

2.2.8 乳酸处理 用任氏液洗脱数次，曲线恢复稳定后用 1 mL 任氏液定容，待曲线稳定后记录 45 s 对照数据，向灌流液中加乳酸溶液 20 μL，心脏收缩曲线稳定后记录 45 s 的实验效应数据。

2.3 数据测量 测量各项处理前后的心率、心脏舒张末期张力、心脏收缩末期张力。

2.4 自由探索 以上项目完成后，心脏活动良好的情况下，可进行自由探索，如增加或减少灌流液，用氧饱和的灌流液灌流、向灌流液加入葡萄糖溶液或蛙肝匀浆上清液等。

2.5 统计方法 结果以 $\bar{x}\pm s$ 表示，两组比较采用 t 检验分析，多组比较用方差分析。

3 结果

绘制各项处理前后心率、心脏收缩末期张力和心脏舒张末期张力原始数据表格和统计表（参考表 17－1），对数据进行统计和显著性检验。用文字、统计描述、统计结果逐一描述实验结果。

表 17－1　Ca^{2+}浓度、K^{+}浓度、肾上腺素、乙酰胆碱和乳酸对离体心脏的作用

（$\bar{x}\pm s$）

组别	实验动物数量(只)	心脏舒张末期张力(g)		心脏收缩末期张力(g)	
		对照组	处理组	对照组	处理组
30 μL 任氏液	9	0.92±0.12	0.90±0.14	5.80±3.04	5.66±2.93
无钙任氏液	9	0.85±0.18	1.17±0.23 *	5.56±2.94	2.34±0.56 **
2.2×10^{-3} mol/L Ca^{2+}	9	0.82±0.18	0.65±0.21 **	5.10±2.48	8.96±3.33 **
5.9×10^{-3} mol/L K^{+}	9	0.62±0.15	0.77±0.18 **	5.34±2.70	3.47±1.71 **
9×10^{-8} mol/L 乙酰胆碱	9	0.68±0.20	0.83±0.21 *	4.44±1.90	3.04±1.05 *
9×10^{-8} mol/L 乙酰胆碱＋3×10^{-6} mol/L 阿托品	9	0.83±0.22	0.59±0.20 **	3.04±1.07	5.19±3.12 *
6×10^{-7} mol/L 肾上腺素	9	0.74±0.43	0.42±0.24 *	4.54±2.21	9.96±3.76 **
5×10^{-6} mol/L 普萘洛尔	9	0.67±0.29	0.65±0.32	3.62±1.79	3.20±1.53 **
5×10^{-6} mol/L 普萘洛尔＋6×10^{-7} mol/L 肾上腺素	9	0.63±0.34	0.63±0.33	3.44±1.56	3.45±1.77
4×10^{-3} mol/L 乳酸	9	0.63±0.25	0.86±0.26 **	3.08±1.54	1.46±0.86 **

* $P<0.05$，与对照组比较。
** $P<0.01$，与对照组比较。
注：组别中药物处理浓度为 1 mL 灌流液中药物的终浓度。

4　讨论

论述各项处理引起心脏收缩、舒张、心率的变化机制。分析影响实验结果的非处理因素及改进方法。

【注意事项】

参见实验 10。

【问题探究】

（1）心肌细胞内的钙池对哪种受体激动剂敏感？

（2）心肌收缩强弱除与细胞质游离 Ca^{2+}浓度有关外，还与什么因素有关？

（3）心肌舒张时，细胞质中的 Ca^{2+}分别经何种途径被排出？$Na^{+}-Ca^{2+}$交换体、肌膜钙泵、肌质网钙泵的活性受哪些因素调控？

（4）心肌收缩与舒张周期中，细胞质 Ca^{2+}浓度的增加量和排出量是否相等？增加量多于排出量会发生什么情况？

（5）本实验为什么采用蛙作为实验对象？有何依据？

（6）离体心脏标本制备有哪几种方法？分别适用哪种动物和研究？

（7）蟾蜍心脏是否有营养性血管？心肌细胞通过什么方式获取氧和营养物质？

(8) 调节前负荷前，张力换能器-生物信号采集处理系统是否需要调零？为什么要调零？如何调零？实验过程中是否可以调零？

(9) 为什么要统一前负荷？前负荷会对实验结果产生什么影响？为什么？在实验记录过程中，是否可以调节前负荷？为什么？

(10) 如何保证插管内灌流液液面高度的恒定？灌流液液面高度会对实验结果有影响吗？为什么？

(11) 本实验有哪些非处理因素？请列举 4 项。如何消除这些非处理因素对实验结果的影响？

(12) 正常情况下，本实验中药物会对心房、起搏点起作用吗？如果不起作用，哪项观察指标不受影响？为什么？在什么情况下，药物会对心房、起搏点起作用？观察指标会受什么影响？为什么？

(13) 为什么要等心脏收缩曲线稳定后再进行加药处理？否则会对实验结果产生什么影响？心脏收缩曲线稳定的标准是什么？

(14) 从实验设计角度看，本实验中加 30 μL 任氏液的目的是什么？

(15) 本实验采用何种实验设计方法？本实验最少的有效样本数据数应为多少？

(16) 本实验的结果数据采用哪种统计描述？

(17) 本实验结果数据的显著性检验采用哪种统计方法？

(18) 按本实验的处理水平，细胞外 K^+ 浓度为多少？处于正常还是异常水平？该处理水平的 K^+ 浓度对心脏的收缩末期张力、舒张末期张力、心率会产生什么影响？其机制如何？

(19) 按本实验加无钙任氏液的处理方法，细胞外液是否呈完全无 Ca^{2+} 状态？该项处理对心脏的收缩末期张力、舒张末期张力、心率会产生什么影响？其机制如何？用何方法可以使得细胞外液呈完全无 Ca^{2+} 状态？

(20) 按本实验 $CaCl_2$ 的处理水平，细胞外 Ca^{2+} 浓度为多少？处于正常还是异常水平？该处理水平的 Ca^{2+} 浓度对心脏的收缩末期张力、舒张末期张力、心率会产生什么影响？其机制如何？

(21) 按本实验的处理水平，乙酰胆碱的终浓度为多少？该处理水平的乙酰胆碱浓度对心脏的收缩末期张力、舒张末期张力、心率会产生什么影响？其机制如何？

(22) 按本实验的处理水平，阿托品对乙酰胆碱作用呈完全阻断还是不完全阻断？用阿托品处理的目的是什么？阿托品具有生物活性吗？

(23) 按本实验的处理水平，肾上腺素的终浓度为多少？该处理水平的肾上腺素浓度对心脏的收缩末期张力、舒张末期张力、心率会产生什么影响？其机制如何？

(24) 按本实验的处理水平，普萘洛尔对肾上腺素作用呈完全阻断还是不完全阻断？用普萘洛尔处理的目的是什么？普萘洛尔具有生物活性吗？

(25) 按本实验的处理水平，H^+ 对心肌收缩力有抑制作用吗？其作用机制如何？

实验 63　肾上腺素与乙酰胆碱对蛙心脏活动的影响

【预习要求】

(1) 实验理论：心脏泵血功能、电生理学特性相关文献。第六章第三节心脏活动与影响因素及其机制，神经、体液因素对动脉血压的影响相关内容。

(2) 实验方法：第二章第五、六节数据统计和处理；第三章第二节生物信号采集处理系统；第五章第四节的蟾蜍或蛙离体心脏标本制备以及蟾蜍或蛙动脉插管和静脉插管。

(3) 实验准备：在回答本实验的"问题探究"的基础上，充分理解本实验的设计原理，绘制实验原始数据记录表格和统计表格，预测实验结果。

【实验目的】 探究心电图、心肌收缩力、心室内压和动脉血压的关系及肾上腺素、乙酰胆碱对心室内压和动脉血压的作用及机制。

【教学目的】 知道蟾蜍心电图、心肌收缩力、室内压和血压同步记录的实验方法。知道实验结果的分析方法，知道心电图、心肌收缩力、心室内压和动脉血压的关系及肾上腺素、乙酰胆碱对心室内压和动脉血压的作用及机制。

【实验原理】 参见第六章第三节的心脏活动与影响因素及其机制，神经、体液因素对动脉血压的影响相关内容。

1　材料

蟾蜍或蛙，任氏液，200 g/L 氨基甲酸乙酯，肾上腺素，乙酰胆碱，蛙手术器械，动脉插管，静脉插管，心室插管，心电图引导电极，一维位移微调器，蛙心夹，压力换能器，张力换能器，RM6240 系统等。

2　方法

2.1　实验系统连接和仪器参数设置　压力换能器和导管充灌抗凝任氏液，排尽气体。生物信号采集处理系统的第 1、2 通道连接压力换能器，分别记录动脉血压和心室内压；第 3 通道连接张力换能器，记录心肌收缩力；第 4 通道连接心电图引导电极（图 17－1）。从 RM6240 系统软件的实验菜单中调用相应实验项目，完成系统参数设置（图 17－2）：采样频率 1～2 kHz；第 1、2 通道压力模式，灵敏度 18 mmHg，低通滤波 20～100 Hz，时间常数直流。第 3 通道张力模式，灵敏度 7.5 g，低通滤波 20～100 Hz，时间常数直流。第 4 通道心电模式，灵敏度 0.2～0.5 mV，低通滤波 100 Hz，时间常数 0.2～1 s。压力换能器高度置于蟾蜍心脏水平。

2.2　麻醉和插管　蟾蜍用 200 g/L 氨基甲酸乙酯按 0.25～1 mL 剂量行腹部淋巴囊注射麻醉，仰卧位暴露心脏。行左主动脉插管（连接第 1 通道压力换能器）和静脉插管，方法参见第五章第四节的蟾蜍或蛙动脉插管和静脉插管相关内容。

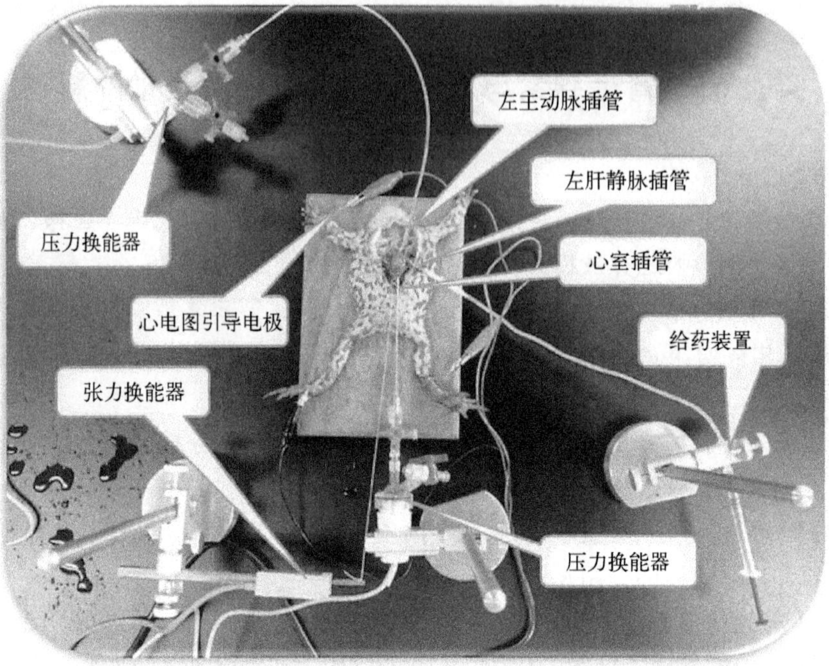

图 17－1　蟾蜍心电图、心肌收缩力、心室内压、动脉血压记录实验装置

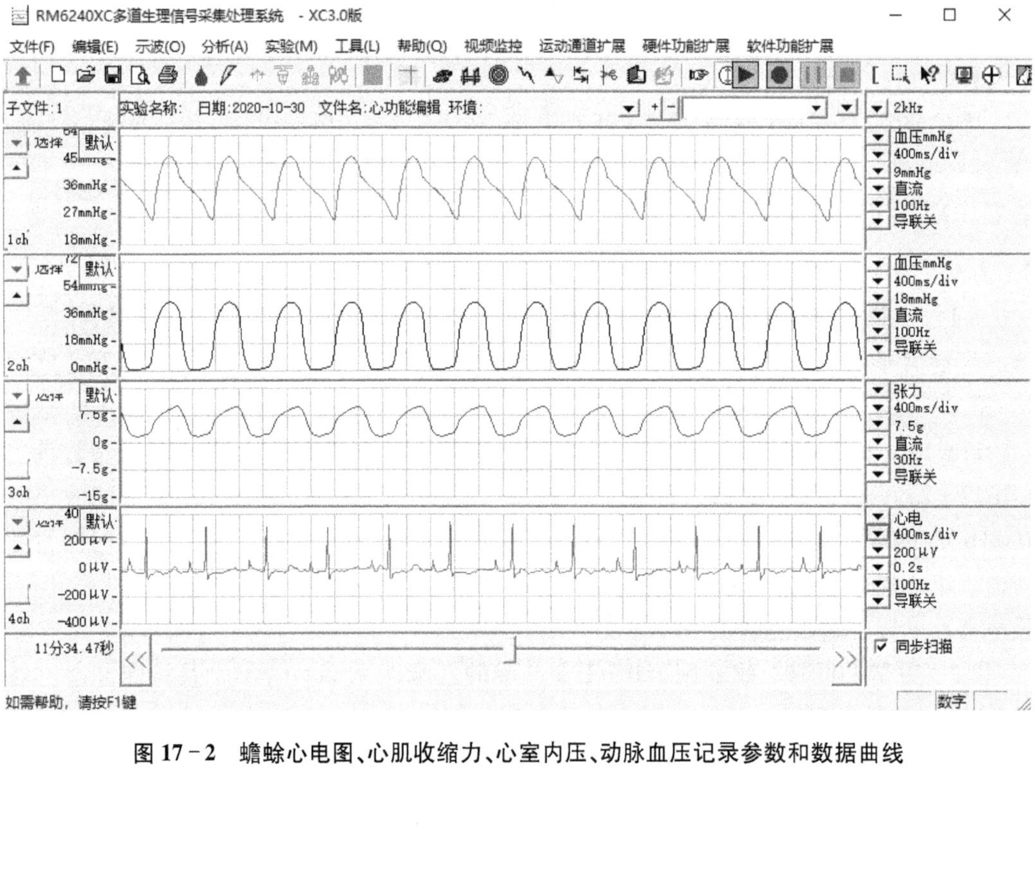

图 17－2　蟾蜍心电图、心肌收缩力、心室内压、动脉血压记录参数和数据曲线

2.3　安置电极、连接换能器和心室插管　将针形心电图引导电极（不锈钢注射针头）插入蟾蜍肢皮下，按Ⅱ导联连接：右前肢连接绿色（负极）、左后肢连接红色（正极）和右后肢连接黑色（接地）。张力换能器连接的蛙心夹在心室舒张期夹住心尖，调节张力换能器角度使连线垂直于张力换能器的悬臂梁，调节心脏前负荷至1~2 g。左手固定蛙心夹，右手将与第2通道压力换能器连接的穿刺针从蛙心夹旁侧插入心室。

2.4　实验观察

2.4.1　记录正常心电图、心肌收缩力、心室内压和动脉血压数据曲线。

2.4.2　经静脉插管推注1 μg的肾上腺素，观察给药后的心室内压和血压变化。

2.4.3　待血压恢复稳定后，经静脉插管推注1 μg的乙酰胆碱，观察给药后的心室内压和血压变化。

2.5　数据测量　测量正常时心电图的Q波与心室收缩波起点的时间差、心室内压波升支起点与动脉血压波升支起点的时间差。测量给药前后心室内压和动脉血压的收缩压、舒张压及心率。

2.6　统计方法　结果以 $\bar{x}\pm s$ 表示，统计采用 t 检验方法。

2.7　自由探索　完成以上项目后，蟾蜍心脏活动仍然正常，可进行自由探索，如注射低温任氏液、葡萄糖溶液、氧饱和的任氏液、高钾任氏液、高钙任氏液等。

3　结果

绘制各药物给药前后心电图、心肌收缩力、心室内压和动脉血压及心率原始数据表格（参考表17-2），对数据进行统计和显著性检验。用文字和数据逐一统计并描述实验结果。

表17-2　肾上腺素、乙酰胆碱对蟾蜍心室内压和动脉血压的影响

实验项目	心室内压（mmHg）		动脉血压（mmHg）		心率（次/分）
	收缩末期	舒张末期	收缩压	舒张压	
肾上腺素对照					
1 μg肾上腺素					
乙酰胆碱对照					
1 μg乙酰胆碱					

4　讨论

论述各项处理引起心室内压和动脉血压及心率的变化机制。分析影响实验结果的主要干扰因素及改进方法。

【问题探究】

（1）从心电图、心肌收缩力、心室内压、动脉血压同步数据曲线能发现哪些生理现象？

如心电图的Q波、心室收缩波起点、心室内压波升支起点，血压波升支起点均存在一定的时间差，这些时间差的各自生理机制是什么？有何生理意义？

(2) 从心电图、收缩张力、心室内压、动脉血压同步数据曲线能否找到主动脉瓣的打开和关闭的时刻？能否从该曲线确定心室充盈期、等容收缩期、射血期和等容舒张期？

(3) 静脉注射肾上腺素、乙酰胆碱后心室内压、血压和心率各出现什么变化？其机制是什么？

(4) 静脉注射药物时，如果注射的溶液量比较大时对心室内压和血压有什么影响？其机制是什么？

(5) 本实验为什么采用麻醉的方法而不是毁脑脊髓方法处理动物？使动物保持节律性呼吸有什么生理意义？

(6) 试设计4个生理指标关系密切且可以使用生物信号采集处理系统同步记录的实验。

(厉旭云)

实验64 兔循环系统综合实验

【预习要求】

(1) 实验理论：第六章第三节的心脏活动与影响因素及其机制，离体血管的舒缩活动，神经、体液因素对动脉血压的影响，急性失血的代偿相关内容。

(2) 实验方法：第二章第五、六节数据统计和处理；第三章第二节的生物信号采集处理系统，第五节血细胞分析仪；第五章第四节兔颈部手术、颈部神经分离、颈动脉插管、股动脉插管。

(3) 实验准备：在解答本实验的"问题探究"的基础上，充分理解本实验的设计原理，绘制实验原始数据记录表格和统计表格，预测结果。

【实验目的】探究维持血压稳态的机制。

【教学目的】知道循环系统实验设计方法。进行循环系统综合实验的实践探索。知道分析血压变化主因、次因的方法。知道神经和体液因素维持血压稳态的机制。知道体液分布改变在急性失血中的代偿作用及临床意义。

【实验原理】参见第六章第三节的心脏活动与影响因素及其机制，离体血管的舒缩活动，神经、体液因素对动脉血压的影响，急性失血的代偿相关内容。

1 材料

兔，200 g/L氨基甲酸乙酯，1 000 U/mL肝素钠，0.1 g/L去甲肾上腺素，10^{-2} g/L乙酰胆碱，1 g/L阿托品，肝素钠生理盐水，兔手术器械，放血装置，压力换能器，血细胞分析仪，生物信号采集处理系统等。

2　方法

2.1　实验系统连接和仪器参数设置

2.1.1　放血瓶和换能器准备　将股动脉插管与放血瓶管道相连，用肝素钠生理盐水充满放血管道，排出空气，记下瓶内液体量，瓶内液平面距离心脏水平高度约 68 cm。动脉插管与压力换能器相连，通过三通阀用肝素钠生理盐水充灌压力换能器和动脉插管。压力换能器固定于实验支架上，压力换能器放置高度与兔心脏等高，RM6240 系统第 1 通道连接压力换能器（图 17－3）。

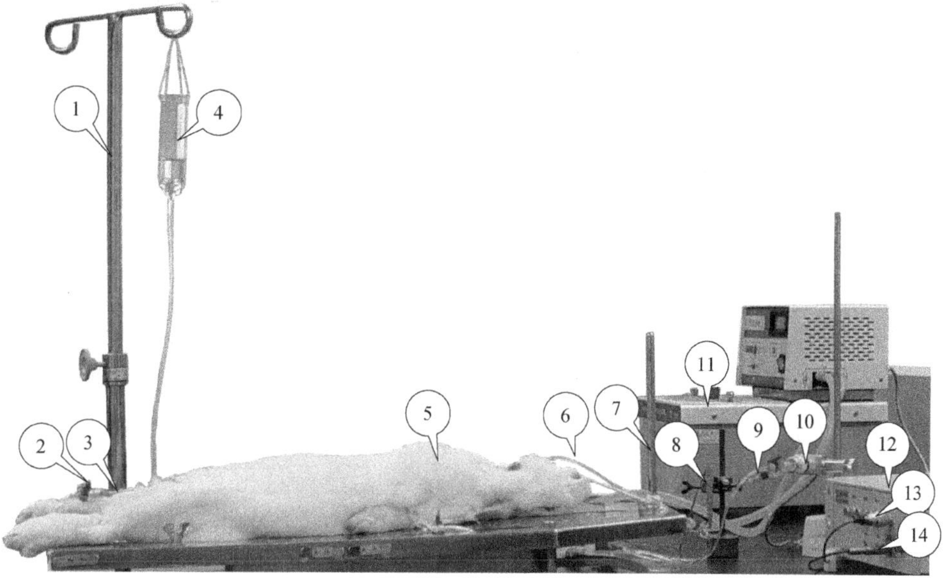

图 17－3　兔循环系统综合实验仪器和装置

1. 输液架；2. 三通阀；3. 股动脉插管；4. 放血瓶；5. 兔；6. 动脉插管；7. 固定杆；8. 刺激电极；9. 测压管；10. 压力换能器；11. 恒温浴槽；12. RM6240 系统；13. 第 1 通道；14. 刺激输出

2.1.2　仪器参数设置　从生物信号采集处理系统软件的实验模板菜单中调用相应实验项目，系统参数：采样频率 400～1 000 Hz；第 1 通道血压模式，RM6240 系统灵敏度 90 mmHg/BL－420 系统量程 200 mmHg/MedLab 或 Pclab 系统的放大倍数 50 倍，低通滤波 20～100 Hz，时间常数（高通滤波）直流。刺激器设置：定时刺激方式，强度 5 V，频率 30 Hz，波宽 2 ms，定时刺激时间 10 s。

2.2　动物手术准备　兔称重麻醉，分离颈外静脉、两侧颈总动脉、右侧迷走神经和减压神经，行左颈总动脉插管。分离股动脉，行股动脉插管。具体方法参见第五章第四节兔颈部手术、颈部神经分离、颈动脉插管、股动脉插管。按 1 mL/kg 体重剂量耳缘静脉注射肝素钠进行全身抗凝处理。

2.3　实验观察

2.3.1　记录正常血压曲线　启动生物信号采集处理系统"记录"按钮，除去左侧颈总动脉的动脉夹，记录正常血压曲线（参见实验 12 图 9－6）。

2.3.2 夹闭颈总动脉 用动脉夹夹闭右侧颈总动脉 10 s，观察血压变化。

2.3.3 注射去甲肾上腺素 按 0.1 mL/kg 体重剂量耳缘静脉注射去甲肾上腺素，观察血压变化。

2.3.4 注射乙酰胆碱 按 0.1 mL/kg 体重剂量耳缘静脉注射乙酰胆碱，观察血压变化。

2.3.5 刺激减压神经 用两细线在减压神经中部做两处结扎。在两结扎之间剪断神经，用强度 5 V、频率 30 Hz、波宽 2 ms 的电脉冲分别刺激神经中枢端和外周端 10 s，观察血压变化。

2.3.6 刺激迷走神经 用两细线在右侧迷走神经中部进行两处结扎，在两结扎之间剪断神经，用强度 5 V、频率 30 Hz、波宽 2 ms 的电脉冲分别刺激神经中枢端和外周端 10 s，观察血压变化。

2.3.7 注射阿托品 按 0.3 mL/kg 体重剂量经耳缘静脉注射 1 g/L 阿托品。

2.3.8 观察阿托品效应 再次重复 2.3.4 和 2.3.6 项目处理，观察血压变化。

2.3.9 测定血红蛋白浓度 从颈静脉采血 0.2~0.3 mL，使用血细胞分析仪测定血红蛋白浓度。

2.3.10 动脉失血及指标观察 打开股动脉插管与放血装置连接处的三通阀，使股动脉血进入放血瓶，持续失血 3 min，关闭三通阀终止失血。连续记录失血过程中血压的动态变化，在失血停止即刻、10 min、20 min、30 min 时分别从颈静脉采血 0.2~0.3 mL，测定血红蛋白浓度。

2.4 数据测量 测量各项处理前后及失血前以及失血停止即刻、10 min、20 min、30 min 的收缩压、舒张压、脉压、平均动脉压、心率。

2.5 统计方法 结果以 $\bar{x}\pm s$ 表示，两组比较采用 t 检验分析，多组比较用方差分析。

2.6 自由探索 完成以上各项试验后，动物的状态良好，收缩压在 80 mmHg 以上、舒张压在 60 mmHg 以上，可进行自由探索。例如，从放血瓶中抽取 50 mL 混合液从颈外静脉回输、夹闭颈总动脉颈动脉窦以上位置、注射肾上腺素；第 2 通道记录心电图，注射垂体后叶素观察心电图变化等。

3 结果

绘制各项处理前后的收缩压、舒张压、脉压、平均动脉压、心率和失血前后血红蛋白浓度原始数据表格，并进行统计处理。用文字和数据逐一描述实验结果。对失血停止后 30 min 内收缩压、舒张压、脉压、平均动脉压进行回归分析，回归分析软件使用方法参见第二章第六节。

4 讨论

论述各项处理对动脉血压的影响及机制。论述失血期间、失血停止后动脉血压、血红蛋白浓度变化及机制。

【注意事项】

参见实验 12。

【问题探究】

(1) 动脉血压的神经、体液调节和自身调节各有什么特点?

(2) 本实验的观察指标有哪些? 各项观察指标分别说明机体什么功能或代谢变化? 各项观察指标对阐明实验目的有何意义?

(3) 放血瓶及失血管道内应充灌什么溶液? 放血瓶内液面高度多少? 设置该液面高度的目的是什么?

(4) 夹闭未插管一侧颈总动脉对血压和心率有何影响? 此血压变化主要是由心脏活动变化还是外周阻力变化引起的? 判断依据是什么?

(5) 兔左、右两侧颈迷走神经各支配心脏什么部位? 如何用实验方法验证这种支配? 迷走神经为什么要切断后再行刺激? 刺激其中枢端、外周端对血压和心率有什么影响?

(6) 分别刺激减压神经中枢端、外周端对血压和心率有什么影响? 此血压变化主要是由心脏活动变化还是外周阻力变化引起的? 判断依据是什么?

(7) 静脉注射去甲肾上腺素后,兔血压和心率有何变化? 此血压变化主要是由心脏活动变化还是外周阻力变化引起的? 判断依据是什么?

(8) 静脉注射乙酰胆碱后,可否通过兔的收缩压、舒张压、脉压和心率的变化来确定乙酰胆碱主要作用于心脏还是外周血管? 其作用的机制是什么?

(9) 静脉注射阿托品后再行刺激迷走神经外周端,兔血压和心率有何改变?

(10) 从实验设计的角度考虑,兔失血前记录一段稳定的血压曲线起什么作用?

(11) 兔在动脉急性失血 3 min 时间内,其血压、心率和血红蛋白浓度有何变化? 在失血初期兔血压为什么缓慢下降? 按时间顺序兔发生哪些调节反应或代偿?

(12) 本实验中,兔动脉急性失血的时间设定为 3 min,其主要目的是什么?

(13) 试述急性失血停止后 30 min 内,兔血压和血红蛋白浓度的变化及其机制。

(14) 在兔急性失血时期哪些体液因素参与了代偿调节? 在兔急性失血时期是否发生了"自身输血"和"自身输液"代偿?

(15) 本实验采用何种实验设计方法? 从实验设计角度考虑,该项实验的最少动物例数是多少? 实验结果的显著性检验应采用何种统计方法?

(16) 该实验设计是否存在有待改进的方面? 如何更好地设计该实验?

(厉旭云,饶芳)

实验 65 影响兔呼吸运动和血液酸碱度的因素

【预习要求】

(1) 实验理论:呼吸运动的调节,酸碱平衡,哌替啶和尼可刹米的药理作用及机制。第六章第四节的影响呼吸运动的因素相关内容。

(2) 实验方法:第二章第五、六节数据统计和处理;第三章第二节的生物信号采集处理系统,第四节的血气分析仪;第五章第四节兔颈部手术、颈部神经分离、气管插管。

(3) 实验准备：在解答本实验的“问题探究”的基础上，充分理解本实验的设计原理，绘制实验原始数据记录表格和统计表格，预测结果。

【实验目的】探究影响呼吸运动和血液酸碱度的因素及机制。

【教学目的】知道呼吸运动实验的设计方法。知道各项处理因素对实验对象的作用及机制。知道各项处理因素处理后各项观察指标的变化及其机制。知道胸内负压变化的规律及机制。

【实验原理】参见第六章第四节的呼吸运动的调节相关内容。

1 材料

兔，N_2，CO_2，200 g/L 氨基甲酸乙酯，120 g/L NaH_2PO_4，50 g/L $NaHCO_3$，50 g/L 哌替啶，250 g/L 尼可刹米，肝素钠，兔手术器械，呼吸流量换能器，流量头，高灵敏度压力换能器，生物信号采集处理系统等。

2 方法

2.1 实验系统连接和仪器参数设置　生物信号采集处理系统第 1 通道接呼吸流量换能器，第 2 通道接高灵敏度压力换能器。从生物信号采集处理系统软件的实验模块菜单中调用相应实验项目，系统参数：采样频率 400～1 000 Hz；第 1 通道流量模式，RM6240 系统灵敏度 100 mL/s/MedLab 或 Pclab 系统放大倍数 100 倍，低通滤波 20～100 Hz，时间常数直流；第 2 通道压力模式，RM6240 系统灵敏度 25 cmH_2O，低通滤波 20～100 Hz，时间常数直流。刺激器设置：定时刺激，强度 5 V，波宽 2 ms，频率 30 Hz，定时刺激时间 15 s。

2.2 手术准备　兔麻醉后，分离一侧颈总动脉、两侧迷走神经，行气管插管，参见第五章第四节的兔颈部手术、颈部神经分离、气管插管。按 1 mL/kg 体重剂量耳缘静脉注射肝素钠进行全身抗凝处理。

2.3 实验观察

2.3.1 记录正常呼吸曲线　启动生物信号采集处理系统“记录”按钮，记录正常呼吸运动曲线以作为对照。辨认呼吸曲线波形的吸气相（向下）和呼气相（向上）。

2.3.2 延长气道　在流量头通气口接一根长度为 50 cm 胶管（压力法：接气管插管的侧管上），记录呼吸运动曲线，呼吸曲线变化明显时撤去胶管。

2.3.3 降低吸入气中的 PO_2　待呼吸曲线恢复正常，用一只小烧杯罩在流量头通气口前（压力法：罩在气管插管的侧管），将 N_2 导管沿烧杯壁平行放入，开启气阀使气体充灌烧杯内，记录呼吸运动曲线，呼吸曲线变化明显时关闭气阀，撤去烧杯。

2.3.4 增加吸入气中 PCO_2　待呼吸曲线恢复正常，按观察上文项目 2.3.3 的操作方法开启 CO_2 气阀，待兔呼吸运动增强后，立即关闭 CO_2 气阀，撤去烧杯。

2.3.5 测定血气参数　待呼吸曲线恢复稳定后，用 1 mL 注射器取肝素钠溶液少许，湿润注射器内壁后排出，使注射器死腔和针头内部以肝素钠溶液充分润湿。注射器向心方向刺入颈总动脉内，由助手打开动脉夹，采血 0.5 mL（注意切勿进入气泡），夹上动脉夹，针头从主动脉拔出后立即插入小橡皮塞内以隔绝空气，血样用血气分析仪测定血气参数：

pH、动脉血 PO_2、动脉血 PCO_2、HCO_3^-浓度、ABE。

2.3.6　静脉注射非挥发性酸　按 5 mL/kg 体重剂量沿耳缘静脉注射 NaH_2PO_4，注射速度控制在 5~6 mL/min。记录呼吸运动的变化。

2.3.7　测定血气参数　注射 NaH_2PO_4 10 min 后，从颈动脉取血 0.5 mL 测定血气参数。

2.3.8　静脉注射碱性溶液　$NaHCO_3$注射剂量（mL）= ΔABE×0.5×体重（kg）（ΔABE 是输入酸前后 ABE 值之差的绝对值），耳缘静脉注射 $NaHCO_3$，速度控制在 4 mL/min，观察呼吸变化。注射后 10 min，从颈总动脉取血 0.5 mL 测定血气参数。

2.3.9　静脉注射哌替啶　呼吸曲线稳定后，按 1~2 mL/kg 体重剂量沿耳缘静脉注射哌替啶（注意速度宜先快后慢，剂量应根据呼吸抑制情况调节，一旦出现呼吸幅度下降应立即停止给药）。

2.3.10　静脉注射尼可刹米　待上一操作使得呼吸曲线幅度或频率明显下降时（2~5 min）即按 0.4 mL/kg 体重剂量由耳缘静脉缓慢注入尼可刹米（注意速度不宜过快，以免引起惊厥），观察并记录呼吸变化，并等待呼吸曲线稳定。

2.3.11　切断迷走神经　待呼吸曲线稳定后，提起一侧迷走神经预置线，结扎迷走神经并切断，观察呼吸曲线变化。待呼吸曲线稳定后，提起另一侧迷走神经预置线，结扎迷走神经并切断，观察呼吸曲线变化。

2.3.12　刺激迷走神经　待呼吸曲线稳定后，以强度 5 V、频率 15~30 Hz、波宽为 2 ms 的连续电脉冲刺激一侧迷走神经中枢端，观察呼吸运动的变化。

2.4　自由探索　完成以上各项试验后，动物状态良好的情况下，可选择以下 1~2 项探索。

2.4.1　记录胸内负压　将连于高灵敏度换能器（或水检压计）胶管上的 18 号注射针头刺入胸膜腔内（胸膜腔穿刺操作具体见实验 22），记录胸内负压曲线，正常的曲线呼气和吸气应均为负值。

2.4.2　增加气道阻力　在流量头通气口（或气管插管一个侧管）上接一根长胶管，堵住胶管另一开口，记录胸内负压在呼气吸气时的变化情况。去除长胶管，等待呼吸恢复正常。

2.4.3　静脉注射中枢兴奋药　过量快速静脉注射尼可刹米，记录呼吸曲线，观察兔的反应。注意注射尼可刹米时用手轻按住兔胸腹位置。

2.4.4　静脉注射麻醉药　过量快速静脉注射氨基甲酸乙酯或戊巴比妥钠，记录呼吸曲线。

2.5　统计方法　结果以 $\bar{x}\pm s$ 表示，两组比较采用 t 检验分析，多组比较用方差分析。

3　结果

绘制各种因素处理前后兔每分通气量（或气道压力）、呼吸频率原始数据表格，绘制注射酸、碱前后兔血气参数原始数据表格，绘制胸内负压数据表格。用文字和数据统计并描述实验结果。

4 讨论

分析和探讨各处理因素对呼吸和血气参数的影响及机制。

【注意事项】

参见实验21、实验22。

【问题探究】

(1) 本实验采用哪几项呼吸指标？各反映机体的哪项功能？

(2) 本实验中采集血液标本时应注意哪些事项？血液标本的质量对实验结果有什么影响？

(3) 本实验采用何种实验设计方法？本实验最少有效样本数是多少？

(4) 本实验的数据应采用何种统计描述？结果的显著性检验应采用何种统计方法？

(5) 阐述兔气道长度加长、吸入高浓度 N_2 和 CO_2 后，其呼吸频率和通气量的变化及机制。

(6) 代谢性酸中毒对呼吸运动有何影响？兔体内酸碱的变化是否影响其呼吸运动？

(7) 切断一侧、两侧迷走神经和刺激迷走神经中枢端，兔的呼吸频率、通气量、呼吸时比会发生什么变化？其变化机制是什么？哪项指标变化可间接证明吸气切断机制学说？

(8) 静脉注射哌替啶后兔的呼吸频率、通气量的变化及机制如何？

(9) 在哌替啶对兔呼吸运动产生作用时静脉注射尼可刹米的目的是什么？静脉注射尼可刹米后兔呼吸频率、通气量会发生什么变化？变化机制是什么？

(10) 静脉注射尼可刹米过程中须注意什么？为什么？尼可刹米注射过量对兔有何影响？

(11) 本实验检测的血气指标有哪些？哪项指标能指示酸中毒模型复制是否成功？

(12) 对酸中毒兔进行补碱时，补碱量如何计算？补碱后哪些指标能说明酸中毒得到纠正或改善？

(13) 本实验使用 $NaHCO_3$ 进行补碱，是否可以用 NaOH 代替 $NaHCO_3$？为什么？

(齐宏妍，叶雪威)

实验66 影响兔动脉血压的因素对呼吸运动的效应

【预习要求】

(1) 实验理论：动脉血压调节机制，呼吸运动的调节机制。第六章第三节的神经、体液因素对动脉血压的影响，第四节的呼吸运动的调节相关内容。

(2) 实验方法：第二章第五、六节数据统计和处理；第三章第二节的生物信号采集处理系统；第五章第四节的兔颈部手术、颈动脉插管和气管插管。

(3) 实验准备：在解答本实验的“问题探究”的基础上，充分理解本实验的设计原理，绘制实验原始数据记录表格和统计表格，预测结果。

【实验目的】 探究影响动脉血压的因素对呼吸运动的效应及机制。
【教学目的】 知道循环系统和呼吸系统综合实验设计方法。知道动脉血压和呼吸运动的关联分析方法,知道影响动脉血压的因素对呼吸运动的效应及机制。
【实验原理】 参见第六章第三节的神经、体液因素对动脉血压的影响,第四节的呼吸运动的调节相关内容。

1　材料

兔,200 g/L 氨基甲酸乙酯,1 000 U/mL 肝素钠,0.1 g/L 去甲肾上腺素,10^{-2} g/L 乙酰胆碱,兔手术器械,压力换能器,呼吸流量换能器,流量头,生物信号采集处理系统等。

2　方法

2.1　实验系统连接和仪器参数设置　生物信号采集处理系统第 1 通道连接呼吸流量换能器,第 2 通道连接压力换能器。从生物信号采集处理系统软件的实验模块菜单中调用相应实验项目,系统参数：采样频率 400~1 000 Hz;第 1 通道流量模式,RM6240 系统的灵敏度 100 mL/s,低通滤波 20~100 Hz,时间常数直流;第 2 通道血压模式,RM6240 系统的灵敏度 90 mmHg,低通滤波 20~100 Hz,时间常数直流。刺激器设置：定时刺激方式,强度 5 V,波宽 2 ms,频率 30 Hz,定时刺激时间 10 s。

2.2　动物手术准备　兔称重麻醉,分离气管、两侧颈总动脉、右侧迷走神经和减压神经,行气管插管和左颈总动脉插管,具体方法参见第五章第四节的兔颈部手术、颈部神经分离、颈动脉插管和气管插管。

2.3　处理和观察

2.3.1　记录正常血压和呼吸曲线　启动生物信号采集处理系统“记录”按钮,除去左侧颈总动脉的动脉夹,记录正常动脉血压和呼吸曲线。

2.3.2　阻断颈总动脉血流　用动脉夹夹闭右侧颈总动脉 10 s,观察血压和呼吸变化。

2.3.3　去甲肾上腺素处理　待呼吸、血压曲线恢复或稳定后,按 0.1 mL/kg 体重剂量耳缘静脉注射去甲肾上腺素,观察动脉血压和呼吸变化。

2.3.4　乙酰胆碱处理　待呼吸、血压曲线恢复或稳定后,按 0.1 mL/kg 体重剂量耳缘静脉注射乙酰胆碱,观察动脉血压和呼吸变化。

2.3.5　刺激减压神经　待呼吸、血压曲线恢复或稳定后,用两线在减压神经中部结扎两处。在两结扎之间剪断神经,用强度 5 V、频率 30 Hz、波宽 2 ms 的电脉冲刺激神经中枢端 10 s,观察动脉血压和呼吸变化。

2.3.6　刺激迷走神经　待呼吸、血压曲线恢复或稳定后,用两线在右侧迷走神经中部结扎两处,在两结扎之间剪断神经,用强度 5 V、频率 30 Hz、波宽 2 ms 的电脉冲分别刺激神经中枢端和外周端 10 s,观察动脉血压和呼吸变化。

2.4　数据测量　测量各项因素处理前收缩压、舒张压、脉压、平均动脉压、心率、每分通气量和呼吸频率生理指标和处理后最大效应生理指标。

2.5　自由探索　动物状态良好,血压、呼吸指标在正常范围内,可进行自由探索,探究一些对心血管系统有影响的因素，如肾上腺素、异丙肾上腺素、组胺处理等对血压和呼吸的影响。

2.6 统计方法 结果以 $\bar{x}\pm s$ 表示，两组比较采用 t 检验分析，多组比较用方差分析。

3 结果

绘制各项处理前后的收缩压、舒张压、脉压、平均动脉压、心率、每分通气量和呼吸频率原始数据表格，并进行统计处理。用文字和数据逐一描述实验结果。

4 讨论

论述各项处理对动脉血压和呼吸运动的效应及机制。

【注意事项】

参见实验 12 和实验 21。

【问题探究】

(1) 阐述动脉血压调节和呼吸运动调节机制，阐述二者之间的联系。

(2) 本实验的观察指标有哪些？各项观察指标分别说明机体的什么功能变化？

(3) 动脉血压曲线和呼吸运动曲线之间存在何种关系？说明其机制。

(4) 阐述夹闭未插管一侧颈总动脉对血压、心率、通气量和呼吸频率的效应及机制。

(5) 阐述静脉注射去甲肾上腺素对血压、心率、通气量和呼吸频率的效应及机制。

(6) 阐述静脉注射乙酰胆碱对血压、心率、通气量和呼吸频率的效应及机制。

(7) 阐述刺激减压神经中枢端对血压、心率、通气量和呼吸频率的效应及机制。

(8) 阐述刺激右侧迷走神经中枢端对血压、心率、通气量和呼吸频率的效应及机制。

(9) 阐述刺激右侧迷走神经外周端对血压、心率、通气量和呼吸频率的效应及机制。

(10) 本实验采用何种实验设计方法？从实验设计角度考虑，该项实验的最少动物例数是多少？实验结果的显著性检验应采用何种统计方法？

(11) 该实验设计是否存在有待改进的方面？如果由你设计该实验，你将如何设计？

实验 67 影响兔呼吸运动的因素对动脉血压的效应

【预习要求】

(1) 实验理论：呼吸运动的调节机制，动脉血压的调节机制。第六章第三节的神经、体液因素对动脉血压的影响，第四节的呼吸运动的调节相关内容。

(2) 实验方法：第二章第五、六节数据统计和处理；第三章第二节的生物信号采集处理系统；第五章第四节的兔颈部手术、颈部神经分离、颈动脉插管和气管插管。

(3) 实验准备：在解答本实验的“问题探究”的基础上，充分理解本实验的设计原理，绘制实验原始数据记录表格和统计表格，预测结果。

【实验目的】探究呼吸运动的调节对动脉血压的效应。

【教学目的】知道呼吸系统和循环系统综合实验设计方法。知道呼吸运动和动脉血压的关联分析方法，知道呼吸运动的调节对动脉血压的效应和机制。

【实验原理】参见第六章第三节的神经、体液因素对动脉血压的影响，第四节的呼吸运动调节相关内容。

1　材料

兔，N_2，CO_2，200 g/L 氨基甲酸乙酯，20 g/L 乳酸，兔手术器械，呼吸流量换能器，流量头，压力换能器，生物信号采集处理系统等。

2　方法

2.1　实验系统连接和仪器参数设置　生物信号采集处理系统第 1 通道连接压力换能器，第 2 通道连接呼吸流量换能器。从生物信号采集处理系统软件的实验菜单中调用相应实验项目，完成系统参数设置：采样频率 400～1 000 Hz；第 1 通道血压模式，RM6240 系统灵敏度 90 mmHg，低通滤波 20～100 Hz，时间常数直流；第 2 通道流量模式，RM6240 系统灵敏度 100 mL/s，低通滤波 20～100 Hz，时间常数直流。刺激器设置：定时刺激方式，强度 5 V，波宽 2 ms，频率 30 Hz，定时刺激时间 10 s。

2.2　动物手术准备　兔称重麻醉，分离气管、左侧颈总动脉、两侧迷走神经，行气管插管和左颈总动脉插管，具体方法参见第五章第四节的兔颈部手术、颈部神经分离、颈动脉插管和气管插管。

2.3　实验观察

2.3.1　记录正常呼吸和血压曲线　启动 RM6240 系统“记录”按钮，除去左侧颈总动脉的动脉夹，连续记录呼吸和动脉血压曲线。

2.3.2　延长气道　在流量头通气口接一根长度为 50 cm 的胶管，待呼吸曲线明显变化时撤去胶管，观察呼吸和动脉血压变化。

2.3.3　降低吸入气中的 PO_2　待呼吸、血压曲线恢复或稳定后，用一只小烧杯罩在流量头通气口前，将 N_2 导管沿烧杯壁平行放入，开启气阀使气体冲入烧杯，给动物吸入含有较高浓度 N_2 的空气，观察呼吸和动脉血压变化。

2.3.4　增加吸入气中 PCO_2　待呼吸、血压曲线恢复或稳定后，按上文 2.3.3 的操作方法开启 CO_2 气阀，待兔呼吸运动增强后，立即关闭 CO_2 气阀，观察呼吸和动脉血压变化。

2.3.5　增加血液中 H^+ 浓度　待呼吸、血压曲线恢复或稳定后，耳缘静脉缓慢注入乳酸溶液 2 mL，观察呼吸和动脉血压变化。

2.3.6　切断迷走神经　待呼吸、血压曲线恢复或稳定后，分别观察和记录切断一侧迷走神经和切断两侧迷走神经，观察呼吸和动脉血压变化。

2.3.7　刺激迷走神经　待呼吸、血压曲线恢复或稳定后，以强度 5 V、频率 15～30 Hz、波宽为 2 ms 的连续电脉冲刺激一侧迷走神经中枢端，观察呼吸和动脉血压变化。

2.4　数据测量　测量各项因素处理前收缩压、舒张压、脉压、平均动脉压、心率、每分通气量和呼吸频率生理指标和处理后最大效应生理指标。

2.5　自由探索　动物状态良好，血压、呼吸指标在正常范围内，可进行自由探索，探究一些对呼吸系统有影响的因素，如哌替啶、尼可刹米、组胺、氨茶碱或实验性气胸处理等对呼吸和血压的影响。

2.6 统计方法 结果以 $\bar{x}\pm s$ 表示，两组比较采用 t 检验分析，多组比较用方差分析。

3 结果

绘制原始数据表格。用文字和数据统计并逐一描述实验结果。

4 讨论

分析和探讨各处理因素对呼吸运动和动脉血压的影响及机制。

【注意事项】

参见实验12和实验21。

【问题探究】

(1) 阐述呼吸运动调节和动脉血压调节机制，阐述二者之间的联系。

(2) 本实验的观察指标有哪些？各项观察指标分别说明机体什么功能变化？

(3) 呼吸运动曲线和动脉血压曲线之间存在何种关系？说明该关系的发生机制。

(4) 阐述延长气道对动脉血压、呼吸频率和通气量的效应和机制。

(5) 阐述缺氧对动脉血压、呼吸频率和通气量的效应和机制。

(6) 阐述血液高 PCO_2 对动脉血压、呼吸频率和通气量的效应和机制。

(7) 阐述血液 H^+ 增加对动脉血压、呼吸频率和通气量的效应和机制。

(8) 阐述切断一侧迷走神经、切断两侧迷走神经对动脉血压、呼吸频率和通气量的效应和机制。

(9) 阐述刺激迷走神经中枢端对动脉血压、呼吸频率和通气量的效应和机制。

(10) 本实验采用何种实验设计方法？从实验设计角度考虑，该项实验的最少动物例数是多少？实验结果的显著性检验应采用何种统计方法？

(11) 如何更好地设计该实验？

（齐宏妍，方瑜，孙岑岑）

实验68 兔泌尿系统和循环系统综合实验

【预习要求】

(1) 实验理论：动脉血压的调节，肾脏泌尿功能调节，垂体后叶素、呋塞米的药理作用及机制。第六章第三节的神经、体液因素对动脉血压的影响，第六节的尿液生成的调节相关内容。

(2) 实验方法：第二章第五、六节数据统计和处理；第三章第二节的生物信号采集处理系统；第五章第四节的兔颈部手术、颈部神经分离、颈动脉插管和膀胱插管。

(3) 实验准备：在解答本实验的“问题探究”的基础上，充分理解本实验的设计原理，绘制实验原始数据记录表格和统计表格，预测结果。

【实验目的】探究尿液生成和动脉血压的关系及机制。

【教学目的】知道泌尿系统和循环系统综合实验设计方法。知道尿液生成的调节，知道各项处理因素对尿液生成和血压的效应和机制。

【实验原理】参见第六章第三节的神经、体液因素对动脉血压的影响，第六节的尿液生成的调节相关内容。

1　材料

兔，200 g/L 氨基甲酸乙酯，生理盐水，200 g/L 葡萄糖，0.1 g/L 去甲肾上腺素，1 000 U/L 垂体后叶素，10 g/L 呋塞米，6 g/L 酚红，100 g/L NaOH，本尼迪克特试剂，兔手术器械，记滴器，压力换能器，生物信号采集处理系统等。

2　方法

2.1　实验系统连接和仪器参数设置　记滴器和压力换能器分别接 RM6240 系统的记滴接口和第 2 通道。从 RM6240 系统软件的实验菜单中调用尿液生成的调节实验项目，选择需要显示记滴标记的通道为第 1 通道，默认参数。仪器参数设置：采样频率 400～1 000 Hz；第 2 通道血压模式，灵敏度 90 mmHg，低通滤波 20～100 Hz，时间常数直流。刺激器设置：连续单激刺激方式，强度 5 V，频率 30 Hz，波宽 2 ms。

2.2　动物手术准备　兔称重麻醉，颈部手术，分离左侧颈总动脉、右侧迷走神经，行左侧颈总动脉插管。腹部手术，行膀胱插管，具体方法参见第五章第四节兔颈部手术、颈部神经分离、颈动脉插管和膀胱插管。

2.3　实验观察

2.3.1　记录正常尿量和血压　连续记录兔血压和尿量，待动脉血压、尿流量稳定后记录对照数据。

2.3.2　注射生理盐水和尿糖测定　按 6～9 mL/kg 体重剂量静脉快速注射 37～38℃ 的生理盐水，尿量最多时取尿液进行尿糖定性试验，试验方法参见实验 33。

2.3.3　刺激迷走神经　待尿量、血压恢复稳定，用强度 5 V、频率 30 Hz、波宽 2 ms 的电脉冲间断刺激右侧颈迷走神经末梢端 1～2 min。

2.3.4　注射葡萄糖和尿糖测定　待尿量、血压恢复稳定，静脉注射葡萄糖 5 mL，当尿量显著变化时，取流出的尿液进行尿糖定性试验。

2.3.5　注射去甲肾上腺素　待尿量、血压恢复稳定，静脉注射去甲肾上腺素 0.3 mL。

2.3.6　注射呋塞米　待尿量、血压恢复稳定，按 5 mg/kg 体重剂量静脉注射呋塞米。

2.3.7　注射酚红　静脉注射酚红 0.5 mL，用盛有 NaOH 溶液的培养皿收集尿液，计算从注射酚红至尿中刚出现酚红所需的时间（酚红在碱性液中呈红色，可在培养皿下垫一张白纸以便于观察）。

2.3.8　注射垂体后叶素　按 0.75 U/kg 体重剂量静脉注射垂体后叶素。

2.4　数据测量　测量各项处理前收缩压、舒张压、心率、尿量生理指标和处理后的最大效应的生理指标。

2.5 自由探索 完成以上实验后，在尿量、血压比较正常和稳定情况下，可进行自由探索，采用一些影响血压或尿液生成的因素进行探索试验，如静注乙酰胆碱、肾上腺素、甘露醇、夹闭颈总动脉等。

2.6 统计方法 结果以 $\bar{x}\pm s$ 表示，两组比较采用 t 检验分析，多组比较用方差分析。

3 结果

绘制各项处理前后尿量和血压变化的原始数据表格，并进行统计。用文字和数据逐一描述实验结果。剪贴实验结果曲线并标注。

4 讨论

分析讨论各项处理对尿量和血压变化的机制。

【注意事项】

参见实验 12 和实验 33。

【问题探究】

(1) 本实验采用何种实验设计方法？从统计角度考虑，最少需要几只动物？

(2) 本实验的观察指标有哪些？这些指标分别要说明哪些机体功能和代谢变化？结果数据采用哪种统计描述？结果应采用哪种统计分析方法？

(3) 为什么本实验通常需要在实验前给动物喂食蔬菜或用灌胃法给动物补充一定量的水？

(4) 本实验中，需要给动物做哪些手术？尿液引流有哪些方法？各自的优缺点是什么？

(5) 动脉血压对尿液生成有何影响？

(6) 本实验为什么要强调“快速”静脉注射生理盐水？目的是什么？主要观察哪一生理效应？本项试验对尿量影响的主要因素与次要因素各是什么？

(7) 本实验静脉注射生理盐水的量相当于本实验兔血容量的百分之几？

(8) 阐述快速静脉注射生理盐水，兔血压的变化及机制。

(9) 阐述电脉冲刺激迷走神经外周端，兔血压、尿量的变化及机制。

(10) 按本实验剂量静脉注射葡萄糖，兔血压、尿量的变化及机制是什么？

(11) 按本实验剂量静脉注射葡萄糖，理论计算与糖尿检测结果是否相符？

(12) 静脉注射 5 g/L 葡萄糖 5 mL，兔血压、尿量的变化是什么？为什么？

(13) 按本实验剂量静脉注射去甲肾上腺素，兔血压、尿量的变化及机制是什么？

(14) 按本实验剂量静脉注射呋塞米，兔血压、尿量会发生什么变化？其机制如何？

(15) 按本实验剂量静脉注射垂体后叶素，兔尿量的变化及机制是什么？

(16) 按本实验剂量静脉注射垂体后叶素，从兔的收缩压、舒张压、脉压、心率的变化可以发现什么现象？其机制如何？

(17) 给兔静脉注射酚红的实验目的是什么？酚红经何途径排泄？为什么注射酚红

后兔排出的尿液呈红色?

(18) 本实验中,影响酚红排泄时间的因素有哪些? 酚红排泄时间与药物注射顺序有关吗?

(王欢欢,李红娟)

实验69　兔循环系统、呼吸系统、泌尿系统综合实验

【预习要求】

(1) 实验理论: 血管生理,心血管活动调节,呼吸运动调节,尿液生成,利尿、抗利尿药等内容。第六章第三、四、六节的神经、体液因素对动脉血压的影响、呼吸运动的调节和尿液生成的调节。

(2) 实验方法: 第二章第五、六节数据统计和处理;第三章第二节的生物信号采集处理系统;第五章第四节的兔颈部手术、颈部神经分离、颈动脉插管、气管插管和膀胱插管。

(3) 实验准备: 绘制实验原始数据记录表格和统计表格。预测实验结果。

【实验目的】探究神经、体液及理化因素对血压、呼吸和泌尿的影响及机制。

【教学目的】知道本实验各处理因素对机体多系统功能和代谢的影响及机制的实验设计方法。知道分析本实验各处理因素对多系统效应作用和机制的方法。知道本实验的各处理因素对动物血压、呼吸、泌尿的效应和机制。

【实验原理】参见第六章第三、四、六节的神经、体液因素对动脉血压的影响、呼吸运动的调节和尿液生成的调节。

1　材料

兔,200 g/L 氨基甲酸乙酯,1 000 U/mL 肝素钠,生理盐水,CO_2,N_2,0.1 g/L 去甲肾上腺素,10^{-2} g/L 乙酰胆碱,1 000 U/L 垂体后叶素,10 g/L 呋塞米,200 g/L 葡萄糖,20 g/L 乳酸,记滴器,压力换能器,呼吸流量换能器,流量头,生物信号采集处理系统等。

2　方法

2.1　实验系统连接和仪器参数设置　记滴器、压力换能器、呼吸流量换能器分别接生物信号采集处理系统的记滴口、第 2 通道和第 3 通道。从生物信号采集处理系统软件的实验菜单中调用尿液生成的调节实验项目,选择显示记滴标记的通道为第 1 通道,默认参数。生物信号采集处理系统参数设置: 采样频率 800~1 000 Hz;第 2 通道血压模式,灵敏度 90 mmHg,低通滤波 20~100 Hz,时间常数直流;第 3 通道流量模式,灵敏度 100 mL/s,低通滤波 20~100 Hz,时间常数直流。刺激器设置: 连续单激刺激方式,强度 5 V,频率 30 Hz,波宽 2 ms。

2.2　动物手术准备　兔称重麻醉,颈部手术,分离气管、两侧颈总动脉、右侧迷走神经、减压神经,行气管、左侧颈总动脉和膀胱插管(参见第五章第四节的兔颈部手术、颈部

神经分离、颈总动脉插管、气管插管和膀胱插管)。按 1 mL/kg 体重剂量耳缘静脉注射肝素钠进行全身抗凝。

2.3 实验观察

2.3.1 记录正常的生理指标 待血压、呼吸和尿流量生理指标稳定后，记录正常的血压、呼吸曲线和尿流量。

2.3.2 增加无效腔 待生理指标稳定后，在流量头的通气口上接一根长度 50 cm 的胶管，记录血压、呼吸及尿量的变化。

2.3.3 缺氧试验 待生理指标稳定后，用一只小烧杯扣住流量头的通气口，将 N_2 导管口平行于烧杯壁使 N_2 充灌烧杯，待呼吸曲线明显变化后关闭气阀、移去烧杯，记录血压、呼吸及尿量的变化。

2.3.4 增加 CO_2 浓度 待生理指标稳定后，按上文 2.3.3 的操作方法，待呼吸曲线明显变化后立即关闭气阀、移去烧杯，记录血压、呼吸及尿量的变化。

2.3.5 静脉注射乳酸 待生理指标稳定后，耳缘静脉缓慢注入乳酸溶液 2 mL，观察并记录血压、呼吸及尿量的变化。

2.3.6 夹闭颈总动脉 待生理指标稳定后，用动脉夹夹住右侧颈总动脉 10 s，观察并记录血压、呼吸及尿量的变化。

2.3.7 增加血容量 待生理指标稳定后，耳缘静脉快速注射 38℃ 生理盐水 20 mL，观察并记录血压、呼吸及尿量的变化。

2.3.8 刺激神经 待生理指标稳定后，用强度 5 V、频率 30 Hz、波宽 2 ms 的电脉冲分别刺激右侧迷走神经外周端、减压神经中枢端 20 s，观察并记录血压、呼吸及尿量的变化。

2.3.9 静脉注射葡萄糖 待生理指标稳定后，静脉注射葡萄糖 5 mL，观察并记录血压、呼吸及尿量的变化。

2.3.10 静脉注射去甲肾上腺素 待生理指标稳定后，静脉注射去甲肾上腺素 0.3 mL，观察并记录血压、呼吸及尿量的变化。

2.3.11 静脉注射乙酰胆碱 待生理指标稳定后，静脉注射乙酰胆碱 0.3 mL，观察并记录血压、呼吸及尿量的变化。

2.3.12 静脉注射呋塞米 待生理指标稳定后，按 5 mg/kg 体重剂量静脉注射呋塞米，观察并记录血压、呼吸及尿量的变化。

2.3.13 静脉注射垂体后叶素 待生理指标稳定后，静脉缓慢注射垂体后叶素 2 U，观察并记录血压、呼吸及尿量的变化。

2.3.14 动脉失血 待生理指标稳定后，旋转动脉插管的三通阀，使动脉插管与 50 mL 注射器(内有肝素钠)相通，放血 50 mL(放血后立即用肝素钠生理盐水将插管内血液冲回兔体内，以防凝血)，观察并记录血压、呼吸及尿量的变化。

2.3.15 回输血液 待生理指标稳定后，经动脉插管将放出的血液全部回输入兔体内，观察并记录血压、呼吸及尿量的变化。

2.4 数据测量 停止记录数据。测量各项处理前收缩压、舒张压、脉压、心率、每分通气量、呼吸频率、尿流量生理指标和处理后的最大效应的生理指标。

2.5　统计方法　结果以 $\bar{x}\pm s$ 表示,两组比较采用 t 检验方法分析,多组比较用方差分析。

3　结果

绘制各项处理前后收缩压、舒张压、脉压、心率、每分通气量、呼吸频率、尿流量的原始数据表格,并进行统计。用文字和数据逐一描述实验结果。

4　讨论

论述各项处理对血压、呼吸和尿量变化的机制。

【注意事项】

(1) 术后用湿纱布覆盖手术切口。

(2) 在前一项实验的作用基本消失后,再做下一步实验。

【问题探究】

(1) 呼吸运动发生变化是否会引起血压变化? 为什么?

(2) 刺激迷走神经,血压、呼吸、尿量会发生什么变化? 其机制如何?

(3) 该实验设计有哪些方面需要改进? 如何更好地设计该实验?

(柴荣奎,姜海英)

实验 70　兔急性右心衰竭模型复制及观察

【预习要求】

(1) 实验理论:急性右心衰竭的表现和发生机制。第六章第三节的急性右心衰竭的生理指标变化机制。

(2) 实验方法:第二章第五、六节数据统计和处理;第三章第二节的生物信号采集处理系统;第五章第四节的兔颈部手术、颈外静脉插管、颈动脉插管和气管插管。

(3) 实验准备:绘制实验原始数据记录表格和统计表格。预测实验结果。

【实验目的】 探究兔急性右心衰竭的病理生理机制。

【教学目的】 知道兔急性右心衰竭模型的制备方法。知道急性右心衰竭过程中血压、中心静脉压和呼吸的变化、相互关系及机制。

【实验原理】 参见第六章第三节急性右心衰竭的生理指标变化机制。

1　材料

兔(体重大于 2.5 kg),200 g/L 氨基甲酸乙酯,生理盐水,液体石蜡,1 000 U/mL 肝素钠,手术器械,听诊器,呼吸流量换能器,流量头,高灵敏度压力换能器,压力换能器,微量注射泵,生物信号采集处理系统等。

2 方法

2.1 实验系统连接和仪器参数设置 按图 17－4 生物信号采集处理系统第 1、2、3 通道分别连接压力换能器、高灵敏度压力换能器、呼吸流量换能器。从生物信号采集处理系统软件的实验菜单中调用相应实验项目，系统参数：采样频率 2 kHz；第 1 通道血压模式，灵敏度 90 mmHg，低通滤波 100 Hz；第 2 通道压力模式，灵敏度 25 cmH_2O，低通滤波 30 Hz；第 3 通道流量模式，灵敏度 100 mL/s，低通滤波 30 Hz。第 1、2、3 通道时间常数均为直流（图 17－5）。

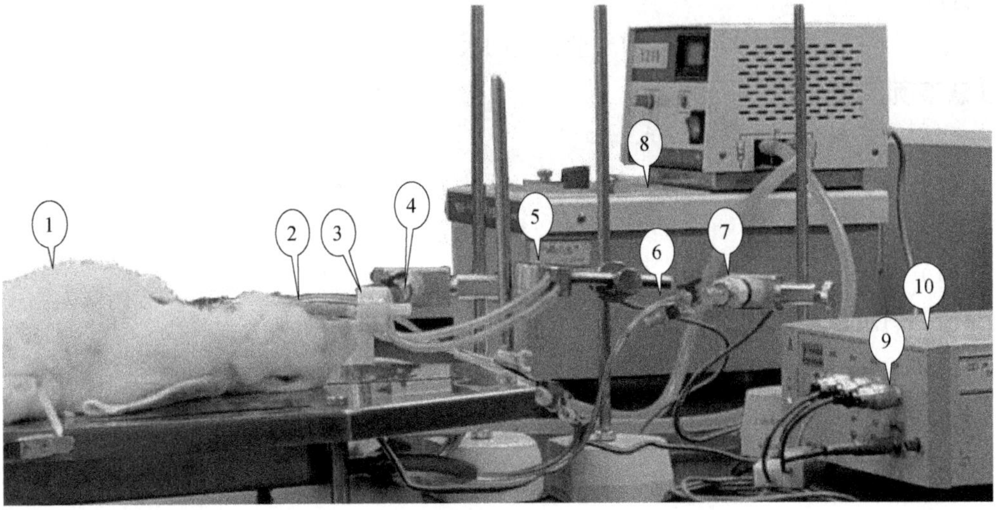

图 17－4 兔急性右心衰竭实验仪器及装置

1. 兔；2. 气管插管；3. 流量头；4. 高灵敏度压力换能器；5. 呼吸流量换能器；6. 测压管；7. 压力换能器；8. 恒温浴槽；9. 第 1 通道；10. RM6240 系统

2.2 动物手术准备 兔称重麻醉，分离气管、左侧颈总动脉和右侧颈外静脉，行气管插管、颈动脉插管，颈外静脉插管缓缓向心推进 5 cm 左右。具体方法参见第五章第四节的兔颈部手术、颈外静脉插管、颈动脉插管和气管插管。

2.3 实验观察

2.3.1 记录对照曲线 连续记录动脉血压、中心静脉压、呼吸（图 17－5）曲线，待曲线稳定后，记录一段动脉血压、中心静脉压、呼吸流速数据曲线以作为对照，听诊器听呼吸音。

2.3.2 右心功能检查 以 10 mL/min 的速度静脉注射生理盐水 50 mL。每分钟标记 1 次。观察并记录动脉血压、中心静脉压、呼吸曲线变化，监听呼吸音。

2.3.3 复制右心衰竭 按 0.5 mL/kg 体重剂量由耳缘静脉注射 37℃ 的液体石蜡，用微量注射泵以 0.5 mL/min 速度注射，观察中心静脉压、血压、呼吸、呼吸音的变化。待呼吸曲线幅度增大时，停止注射，观察血压是否下降 20 mmHg，中心静脉压是否持续升高，如是，停止注射液体石蜡。否则继续注射。

2.3.4 右心衰竭 血压稳定 5~10 min 后，以 1 mL/min 的速度静脉注射生理盐水，直

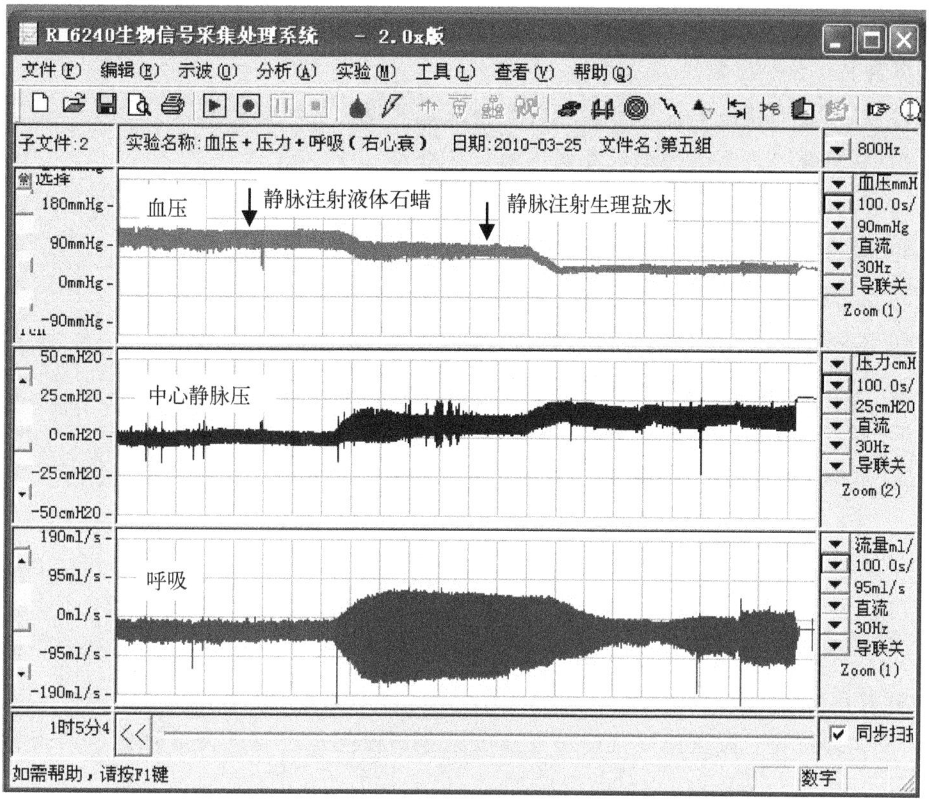

图 17－5　兔急性右心衰竭实验记录曲线

至动物死亡。连续观察并记录动脉血压、中心静脉压、呼吸曲线，监听呼吸音。

2.3.5　尸体解剖　动物死亡后，剖开胸、腹腔（注意不要损伤脏器与大血管），观察有无胸腔积液、腹水、肠系膜血管充盈与脏器水肿。最后剪破腔静脉，让血液流出，观察此时肝脏和心腔体积的变化。

2.4　数据测量　测量正常、第一次注射生理盐水后、注射液体石蜡前及右心功能不全和右心衰竭时收缩压、舒张压、脉压、心率、中心静脉平均压、呼吸频率和每分通气量。

2.5　统计方法　结果数据以 $x \pm s$ 表示，统计采用 t 检验方法。

3　结果

绘制第一次注射生理盐水前后、注射液体石蜡前及右心功能不全和右心衰竭时收缩压、舒张压、脉压、心率、中心静脉平均压、呼吸频率和每分通气量的数据表，用文字和数据描述急性右心衰竭过程中上述生理指标变化及尸检情况。

4　讨论

论述本实验右心衰竭模型的复制机制，兔右心功能不全和右心衰竭时的血压、中心静脉压、呼吸等生理指标变化的机制。

【注意事项】

（1）液体石蜡注入速度要慢，否则易引起急性肺栓塞，导致兔很快死亡。

(2) 准确标记各项处理及时间。

【问题探究】

(1) 右心衰竭模型中机体可出现哪几型缺氧表现？其机制是什么？

(2) 本实验心力衰竭模型的复制机制是什么？

(3) 本实验中家兔动脉血压、中心静脉压、呼吸发生哪些变化？为什么？

(4) 阐述心功能不全患者出现心率加快的机制及对心功能的影响。

(5) 右心衰竭时肝大的机制是什么？

(6) 心功能不全时心脏本身的代偿调节机制是什么？

(7) 心功能不全时机体的神经-体液调节代偿机制是什么？

(8) 右心衰竭时发生下肢水肿的机制是什么？

(9) 右心衰竭时会出现端坐呼吸吗？为什么？

实验 71　兔失血性休克模型复制及抢救

【预习要求】

(1) 实验理论：血压调节机制和失血性休克病理生理过程及调节机制。第六章第三节的失血性休克相关内容。

(2) 实验方法：第二章第五、六节数据统计和处理；第三章第二节的生物信号采集处理系统；第五章第四节的兔颈部手术、颈外静脉插管、颈动脉插管、股动脉插管和输尿管插管。

(3) 实验准备：绘制实验原始数据记录表格和统计表格。预测实验结果。设计抢救方案，观察抢救效果。

【实验目的】探究失血性休克的特征和抢救机制。

【教学目的】知道兔急性失血性休克模型制备。知道失血性休克时的血压、呼吸、尿量及微循环变化，知道失血性休克的发生和抢救机制。

【实验原理】参见第六章第三节的失血性休克相关内容。

1　材料

兔(体重 2.5~3.0 kg)，200 g/L 氨基甲酸乙酯，生理盐水，微循环灌流液，1 000 U/mL 肝素钠，兔手术器械，压力换能器，呼吸流量换能器，流量头，记滴器，微循环观察分析系统，生物信号采集处理系统等。

2　方法

2.1　实验系统连接和仪器参数设置　记滴器、压力换能器、呼吸流量换能器分别接生物信号采集处理系统记滴接口、第 2 通道和第 3 通道。从生物信号采集处理系统软件的实验菜单中调用尿液生成的调节实验项目，选择第 1 通道显示记滴标记，默认参数。系统参数设置：采样频率 2 kHz；第 2 通道血压模式，灵敏度 90 mmHg，低通滤波 20～100 Hz，时间常数直流；第 3 通道流量模式，灵敏度 100 mL/s，低通滤波 20～100 Hz，时间常数直流。

2.2　动物手术准备　兔称重麻醉，行气管、左侧颈总动脉、右侧颈外静脉、股动脉、输尿管插管，具体方法参见第五章第四节的兔颈部手术、颈外静脉插管、颈动脉插管、股动脉插管和输尿管插管。输液瓶充灌一定量的生理盐水，静脉插管接输液装置，调节输液速度为5～10 滴/分。股动脉插管的导管连接已肝素化的 50 mL 注射器。记滴器置于输尿管插管的引流管出口下方计尿滴。按 1 mL/kg 体重剂量耳缘静脉注射肝素钠进行全身抗凝。

2.3　肠系膜微循环观察　在右侧腹直肌外缘做长 6 cm 纵行的中腹部切口，钝性分离肌肉，打开腹腔后，推开大网膜，找出一段游离度较大的小肠肠袢，轻轻从腹腔拉出，放置在微循环恒温灌流盒内，观察肠系膜的微循环。

2.4　实验观察

2.4.1　记录正常指标　记录动物正常的血压、心率、呼吸、尿量、肠系膜微循环、皮肤黏膜颜色。

2.4.2　复制失血性休克模型（少量放血）　打开股动脉上的动脉夹，按 7 mL/kg 体重的量放血，观察并记录 10 min 后的血压、心率、呼吸、尿量、肠系膜微循环变化。

2.4.3　复制失血性休克模型（大量放血）　少量放血 10 min 后，按 14～18 mL/kg 体重的量放血（含少量放血量），放血时间为 3～5 min，使平均动脉压降至 40 mmHg 左右。如血压回升，可再次放血，在 30～40 min 的观察期内维持平均动脉压在 40 mmHg 的水平。观察并记录血压、心率、呼吸、尿量、肠系膜微循环变化，记录失血总量。

2.4.4　失血性休克抢救　将失血注射器内的血液转移至输液瓶内，从颈外静脉回输原血，然后再输入生理盐水（60～100 滴/分）进行抢救，直至上述生理指标和微循环恢复正常。观察并记录血压、心率、呼吸、尿量及肠系膜微循环血流变化。

2.5　统计方法　结果以 $\bar{x}\pm s$ 表示，统计采用 t 检验方法。

3　结果

绘制各项处理前后原始数据表格，用文字和数据逐一描述失血性休克前后及输血输液抢救后的各项生理指标和肠系膜微循环的变化。

4　讨论

结合实验观察与结果，讨论失血性休克的原因及发生机制。分析少量失血后，血压下降后又回升的神经体液调节机制，大量失血致休克发生的机制，休克时微循环变化的特点及对机体的影响。探讨实验结果的主要干扰因素及改进方法。

【注意事项】

（1）麻醉深浅要适度，以免因疼痛刺激导致神经源性休克。

（2）分离颈外静脉时要注意小心剥离，以免损伤静脉。尽量减少手术出血。

（3）牵拉肠袢要轻柔，以免引起创伤性休克。

(4) 动脉插管和抽血前应用注射器抽吸少量的肝素钠溶液先肝素化抗凝处理。静脉导管术完成后,应立即缓慢滴注生理盐水。

【问题探究】

(1) 兔少量失血和大量失血时,微循环变化、组织灌流变化的特点是什么?阐明其主要机制。

(2) 根据休克的病理生理改变,请为失血性休克家兔设计合理的抢救方案。

(3) 失血性休克早期机体代偿的机制是什么?

(4) 失血性休克持续时间较长时治疗比较困难,分析其具体机制。

(5) 为什么说休克的本质不是交感神经系统衰竭?

(6) 发生失血性休克时,细胞会发生哪些变化?

(7) 一般采取哪些措施改善失血性休克患者的微循环,为什么?

(8) 失血性休克发生的始动环节是什么?

(9) 失血性休克微循环淤血期机体失代偿机制及其意义是什么?

(10) 请解释休克时白细胞嵌顿在毛细血管静脉端的机制。

附录　肠系膜微循环的观察

(1) 向微循环恒温灌流盒内注入38℃的灌流液(台氏液加入1%明胶配成)。

(2) 选择一段游离度大的小肠肠袢,从腹腔内拉出后放入微循环恒温灌流盒的水浴槽内,使肠系膜均匀地平铺在有机玻璃凸形观察环上,压上固定板,调整微循环恒温灌流盒的液面,使液面刚覆盖过肠系膜,用透射光源或侧射光源在生物显微镜下观察。

(3) 在镜下选好视野,分清肠系膜各种血管,包括动脉、静脉和毛细血管(仅能通过一个红细胞的血管)。观察血流速度,血管口径(可用测微器测定)及视野下某一固定区域内毛细血管管襻数目,找出标记血管,以便固定视野进行前后动态比较。本项实验可采用微循环观测系统进行图像记录和数据分析。

(叶肖琳,顾晶晶,郑慧华,方燕)

实验72　兔急性左心衰竭模型复制及治疗

【预习要求】

(1) 实验理论:动脉血压的调节机制,心功能不全的产生机制和血流动力学表现,戊巴比妥钠、强心苷、苯妥英钠和利多卡因的药理作用及机制。第六章第三节的左心衰竭复制及救治机制。

(2) 实验方法:第二章第五、六节数据统计和处理;第三章第二节的生物信号采集处理系统;第五章第四节的兔颈部手术、颈外静脉插管、颈动脉插管和左心导管插管。

(3) 实验准备:绘制实验原始数据记录表格和统计表格,预测实验结果。

【实验目的】探究左心衰竭过程心功能及血流动力学的变化及机制、强心苷和抗心律失常药物治疗心力衰竭的效果及机制。

【教学目的】知道戊巴比妥钠复制心力衰竭动物模型的方法和原理。知道心力衰竭时心功能及血流动力学的变化及机制,知道强心药抗心力衰竭和毒性作用及机制,知道抗心律失常药的作用及机制。

【实验原理】参见第六章第三节的左心衰竭复制及救治机制。

1　材料

兔(体重大于2.5 kg),30 g/L 戊巴比妥钠,200 g/L 氨基甲酸乙酯,0.125 g/L 毒毛花苷 K,1 000 U/mL 肝素钠,2 g/L 阿托品,4 g/L 盐酸利多卡因,生理盐水,兔手术器械,心导管,压力换能器,高灵敏度压力换能器,人工呼吸机,微量注射泵,生物信号采集处理系统等。

2　方法

2.1　实验系统连接和仪器参数设置　心电图导联线、高灵敏度压力换能器和压力换能器分别接生物信号采集处理系统的第1通道、第2通道和第3通道(图17－6)。从生物信号采集处理系统软件的实验菜单中调用相应实验项目,完成系统参数设置:采样频率4 kHz;第1通道心电模式,灵敏度1 mV,低通滤波20~100 Hz,时间常数0.2 s;第2通道压力模式,灵敏度25 cmH_2O,低通滤波20~100 Hz,时间常数直流;第3通道室内压模式,灵敏度90 mmHg,低通滤波100 Hz,时间常数直流;第4通道心室内压微分,截止频率150 Hz,放大倍数为10倍。

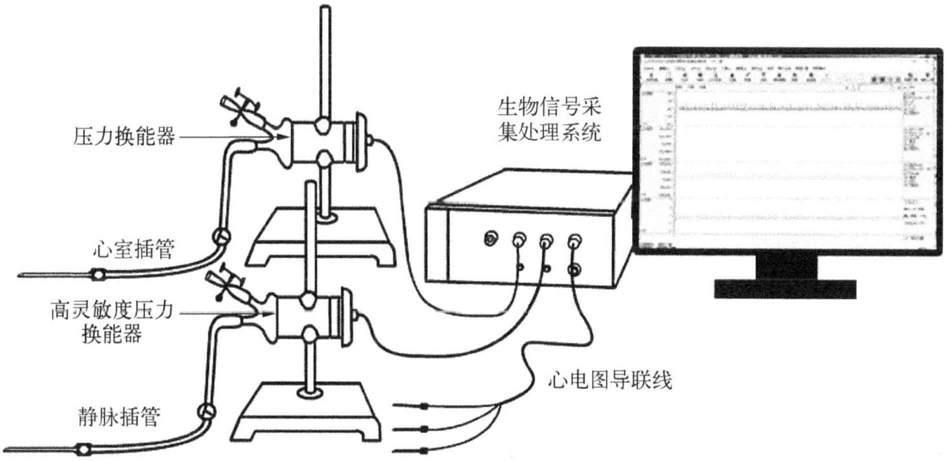

图17－6　急性心力衰竭实验装置示意图

2.2　动物手术　兔称重麻醉,行气管插管、右侧颈外静脉插管、左心导管插管,具体方法参见第五章第四节的兔颈部手术、颈外静脉插管、颈总动脉插管和左心导管。

2.3　电极及导管连接

2.3.1　安置心电图引导电极　针形电极按Ⅱ导联心电图插入上下肢近心端内侧皮下。

2.3.2 人工呼吸 气管插管连接动物呼吸机，调节潮气量为 10 mL/kg，频率 30 次/分，呼吸时程比为 5∶4。

2.3.3 输液及测压 右侧颈外静脉插管，插入深度约 5 cm（进胸腔即可）。通过三通阀连接输液瓶和压力换能器及恒速注药装置，打开输液开关，输液速度约为 15 滴/分。

2.3.4 左心导管 左侧颈总动脉插管插入 3 cm 后，边观察仪器屏幕的压力波形和数据，边继续插入，直至左心室压波形出现或最低压力呈负值时，固定插管。

2.4 实验观察

2.4.1 对照数据记录 连续观察记录心率，左心室收缩压（LVSP），左心室舒张末压（LVEDP），左心室发展压（LVDP），室内压最大上升、下降速率（$+dP/dt_{max}$、$-dP/dt_{max}$），中心静脉压，心电图，待数据稳定后记录一段对照数据。

2.4.2 复制急性左心衰竭模型 戊巴比妥钠溶液经微量注射泵以 0.5 mL/min 速度由颈静脉插管推入，以 LVSP 下降至给药前的 40%～50% 为急性心力衰竭指标，停止推注戊巴比妥钠。稳定 10 min。

2.4.3 心力衰竭治疗 毒毛花苷 K 以 0.3 mg/min 经颈静脉微量注射泵恒速推入，当心电图出现心律失常时即为中毒指标。如心动过缓则可按 1 mL/kg 体重剂量推注阿托品。如出现快速型心律失常则可经颈静脉以 3 mL/min 速度推入盐酸利多卡因或苯妥英钠，注意观察用药后心电图的变化。

2.5 数据测量 测量对照、心力衰竭、注射毒毛花苷 K 后 LVSP 恢复、心律刚开始失常时的 LVSP、LVDP、$+dP/dt_{max}$、$-dP/dt_{max}$和中心静脉压。

2.6 统计方法 结果以 $\bar{x}\pm s$ 表示，统计采用 t 检验方法。

3 结果

实验数据填入表 17－3，作 LVSP、LVDP、$+dP/dt_{max}$，$-dP/dt_{max}$与毒毛花苷 K 剂量线图；从图中找出药物对兔的最大有效量、治疗量（1/2 最大有效量）、最小中毒量（引起毒性反应的最小量）和最小致死量。用文字和数据逐一描述实验结果。实验结果截图并标注。

表 17－3 强心苷对心力衰竭心脏的作用

处理项目	LVSP (mmHg)	LVDP (mmHg)	dP/dt_{max} (mmHg/s)		中心静脉压 (cmH_2O)	心率 (次/分)
			$+dP/dt_{max}$	$-dP/dt_{max}$		
给药前						
30 g/L 戊巴比妥钠						
0.125 g/L 毒毛花苷 K						
4 g/L 盐酸利多卡因						

4 讨论

论述各项处理对心室内压、中心静脉压、心率和心电图的影响及机制。

【注意事项】

（1）插入心导管前应首先在体表粗略测量一下需要的心导管长度，在插管上涂抹液体石蜡，以减小摩擦；插管时手法要轻，边前送边注意观察血压变化，避免将心脏刺穿或导管紧贴心脏内壁。

（2）注入戊巴比妥钠时要密切观察动物反应和数据曲线变化，防止剂量过大引起动物死亡。

【问题探究】

（1）心力衰竭发生机制有哪些？本实验造成急性心力衰竭的机制是什么？

（2）建立动物心力衰竭模型的方法有哪些？

（3）心功能评价的指标有哪些？

（4）本实验中心力衰竭时各血流动力学指标发生什么变化？有何病理生理学意义？

（5）强心苷对心肌有哪些作用？并阐述其作用机制。

（6）在治疗心力衰竭过程中，应如何预防及治疗强心苷中毒？

（7）简述利多卡因、阿托品在强心苷中毒中的治疗机制。

（8）如何判断某种药物的最大有效量、治疗剂量、最小中毒量及最小致死量？

（9）如何对急性心力衰竭进行治疗？

（10）常见的治疗心力衰竭的药物有哪些？该实验中还可选用哪些药物进行治疗？

（11）强心苷是否适用于所有类型心力衰竭的治疗？为什么？

（张娜）

第十八章　机能学探究性实验

实验73　一氧化碳、亚硝酸盐中毒动物的解救时间窗的探索

【实验目的】依据问题及实验设计，综合所学知识、技能，自主完成实验方案和实践探索。

【实验背景】

因一氧化碳(CO)无色、无味，在CO浓度较高的环境中如密闭房间内燃烧煤炭、使用CO场所的CO泄漏等，人会在不知不觉中中毒。CO与血红蛋白的亲和力比氧与血红蛋白的亲和力高210倍，因此，吸入气中CO浓度达到0.1%，就有50%血红蛋白与CO结合生成碳氧血红蛋白，碳氧血红蛋白不能结合氧并抑制氧合血红蛋白释放氧，因此会引起机体严重缺氧、能量代谢障碍，导致人的死亡。

CO中毒急救的关键是及早发现中毒者并使其脱离中毒环境、转移到空气新鲜处，这样既可防止中毒者加重中毒，又可使其呼吸新鲜空气并排出CO，后续的临床治疗采用吸氧，有条件的用高压氧舱进行治疗。对危重患者采用呼吸中枢兴奋药或人工呼吸机通气，同时采取防止并发症治疗措施。

亚硝酸盐物理性状与食盐相似，容易引起误食，多数患者因食用硝酸盐、亚硝酸盐含量高的腌制食品、水等导致中毒。硝酸盐在肠道细菌作用下生成亚硝酸盐，亚硝酸盐被肠道吸收入血后氧化血红蛋白的二价铁为三价铁，生成的高铁血红蛋白不能携带氧并抑制氧合血红蛋白释放氧，引起机体严重缺氧、能量代谢障碍，严重的导致人的死亡。亚硝酸盐的中毒剂量为0.3～0.5 g，致死量约3 g。我国每年都会发生群体性亚硝酸盐中毒的事件。

亚硝酸盐中毒急救采用催吐、洗胃、导泻，将含有亚硝酸盐的食物、消化物排出体外，以防亚硝酸盐进一步被吸收加重中毒。同时采用静脉注射或静脉滴注低浓度亚甲蓝与葡萄糖混合液解毒和吸氧治疗。

1　实验对象

ICR小鼠。

2　小鼠CO、亚硝酸盐中毒处理

2.1　小鼠CO中毒　小鼠置于2% CO环境使其中毒。当小鼠的耳、口唇黏膜变为樱

桃红色后表明其已发生 CO 中毒。

2.2 小鼠亚硝酸盐中毒 小鼠腹腔内注射 50 g/L $NaNO_2$溶液 10 mg，当小鼠的耳、口唇黏膜变为青紫色后表明其已发生亚硝酸盐中毒。

3 解救时间点和解救方法

3.1 解救时间点设置 解救时间点以分钟为单位设置。CO 中毒小鼠的解救可以在动物进入 2% CO 环境 1 min 后设置两个或两个以上的解救时间点。亚硝酸盐中毒小鼠的解救时间可以在动物注射亚硝酸盐 3 min 后设置两个或两个以上的解救时间点。

3.2 CO 中毒小鼠的解救 小鼠 CO 中毒后在解救时间点使其脱离 2% CO 环境，转移进入大气环境（CO 浓度为 0.000 43%）。

3.3 亚硝酸盐中毒小鼠的解救 小鼠 $NaNO_2$ 中毒后在解救时间点腹腔内注射 10 g/L 亚甲蓝 2 mg。

4 观察指标

小鼠存活率、血液、黏膜颜色。

5 动物数量和组数

采用χ^2检验，CO、$NaNO_2$实验每组 30 只小鼠；采用 Fisher 确切概率法检验，CO、$NaNO_2$实验每组 10 只小鼠。CO、$NaNO_2$中毒解救的实验组数按解救临界时间的个数决定。

6 实验设计方法

实验组数只有 2 组，可采用配对实验设计方法。实验组数超过 2 组，可采用随机实验设计方法。

7 控制非处理因素

实验需要保证 CO 纯度及 2% CO 浓度的准确、均匀，确保 CO 中毒实验的容器密闭。给药剂量准确，药物正确注射入腹腔。计时要准确。动物性别相同、体重相近。

【问题探究】

（1）CO、亚硝酸盐中毒者从中毒到被发现、解救往往都有一个过程。那么在中毒者中毒后的多少时间内被解救，中毒者被解救成功率会显著高于失败率？

（2）动物中毒后在某个时间点前进行解救，解救的成功率大于等于 80%，且显著大于某个时间点后的解救成功率，则定义某个时间点为解救临界时间，而将动物中毒开始到解救临界时间的时间段定义为解救时间窗。是否存在这样的解救临界时间和解救时间窗？

（3）请查阅相关资料文献，制定具有操作性的实验方案并实施。探讨 CO、亚硝酸盐中毒动物的解救临界时间和解救时间窗。

（梅汝焕，方瑜）

实验 74 为什么神经干双相动作电位不对称?

【实验目的】 用科学的视角观察事物、科学地提出问题和假设,并通过实验设计、实验验证假设,得出结论。

【实验背景】

如图 18-1 所示,坐骨神经干标本的中枢端置于刺激电极上,末梢端置于引导电极上,引导电极 R_1与 R_2的间距 10 mm。用强度 1.0 V、波宽 0.1 ms 的电脉冲刺激神经干中枢端,在引导电极 R_1与 R_2上可引导出图 18-2 所示的双相动作电位。图 18-2 的双相动作电位零线以上部分是正相波,零线以下部分是负相波。从图中可见正相波的振幅(A_p)大于负相波的振幅(A_n),而正相波的时程(D_p)小于负相波的时程(D_n)。

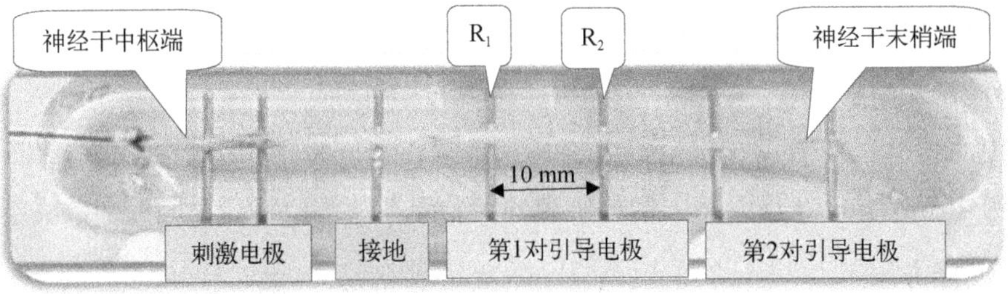

图 18-1 神经干动作电位引导电极和神经干

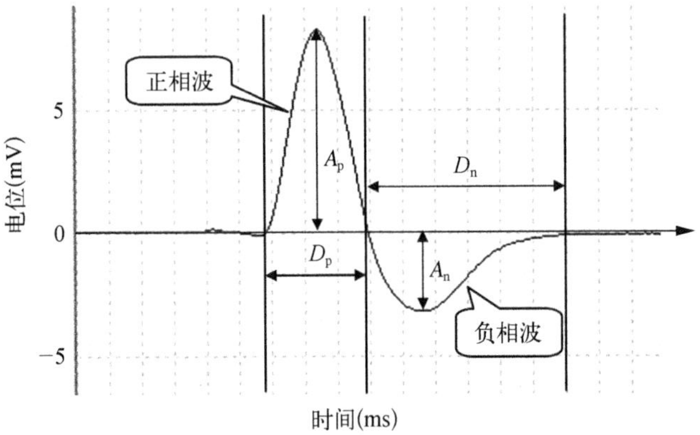

图 18-2 神经干双相动作电位示意图

A_p,正向波的振幅;A_n,负向波的振幅;D_p,正向波的时程;D_n,负向波的时程

按实验设计的随机原则和重复原则,依据上述的实验条件重复实验,对实验数据进行统计学分析,可判断双相动作电位的 $A_p > A_n$, $D_p < D_n$ 是否具有统计学意义。如果双相动作电位的 $A_p > A_n$, $D_p < D_n$ 不具有统计学意义,表明双相动作电位的 $A_p > A_n$, $D_p < D_n$ 可能是偶然因素产生的,没有进一步探讨的意义。如果双相动作电位的 $A_p > A_n$, $D_p < D_n$

具有统计学意义，表明按上述实验条件引导的双相动作电位的 $A_p > A_n$，$D_p < D_n$ 是一种规律性现象，有进一步探讨其形成的意义。

如果双相动作电位的 $A_p > A_n$，$D_p < D_n$ 具有统计学意义。根据已有理论知识对问题提出以下假设与验证：

（1）假设一：依据图 18－1 所示的实验条件，R_1 引导电极处的神经纤维数量多于 R_2 处，使双相动作电位的正相波振幅大于负相波振幅（$A_p > A_n$）。

1）验证思路一：通过证明引导电极 R_1 引导出正相波、R_2 引导出负相波及兴奋的神经纤维数量与动作电位振幅成正比关系来验证假设一是否成立。

A. 证明引导电极 R_1 引导出正相波、R_2 引导出负相波。

方法：在引导电极 R_1 与 R_2 之间完全阻断神经纤维的兴奋传导。

可能结果：如果双相动作电位的正相波存在，负相波消失，表明引导电极 R_1 引导出正相波、R_2 引导出负相波。如果双相动作电位的正相波与负相波均存在或消失，表明假设一不成立。

B. 证明兴奋的神经纤维数量与动作电位振幅成正比关系。

蛙类坐骨神经干主要由 A 类神经纤维组成，其直径为 1～20 μm，直径小的神经纤维兴奋性低，直径大的神经纤维兴奋性高。

方法：固定电刺激波宽，逐渐增加刺激强度刺激神经干，测定神经干动作电位的振幅。

可能结果：如果在一定的刺激强度范围内，神经干动作电位振幅随刺激强度的增加而增加，这表明神经干动作电位的振幅与兴奋的神经纤维数量成正比关系，同时也说明神经干动作电位是由许多神经纤维动作电位复合而成。反之则不成立。

2）验证思路二：使引导电极 R_1 处和 R_2 处兴奋的神经纤维数量相等。

方法：改变神经干的放置方向，将神经干的末梢端放置于刺激电极上，神经干的中枢端放置于引导电极上。刺激条件相同，引导动作电位。

可能结果：如果引导电极 R_1 和 R_2 引导出的双相动作电位的 $A_p > A_n$，则假设一不成立；如果 $A_p \leqslant A_n$，则假设一成立。

（2）假设二：组成蛙类坐骨神经干的 A 类神经纤维的兴奋传导速度各不相同，为 15～41 m/s。神经干中枢端在刺激电极受刺激兴奋后向末梢端传导，R_2 距兴奋起始点比 R_1 远，神经纤维动作电位因传导速度不同，在 R_2 处的离散程度大于 R_1 处，因此，R_2 处复合的负相波振幅小于 R_1 处复合的正相波振幅，而时程却相反，即 $A_p > A_n$，$D_p < D_n$。

1）验证思路：如果因 R_2 距兴奋起始点比 R_1 远，导致 $A_p > A_n$，$D_p < D_n$，增加 R_2 距兴奋起始点的距离，A_n 将进一步减小，D_n 进一步增大。

2）方法：增加 R_2 距兴奋起始点的距离。

3）可能结果：增加 R_2 距兴奋起始点的距离，A_n 减小，D_n 增大，表明假设二成立；而 A_n，D_n 增加或不变则假设二不成立。

（3）假设三：蛙类坐骨神经干的 A 类神经纤维的兴奋传导速度最快的约 40 m/s，R_1

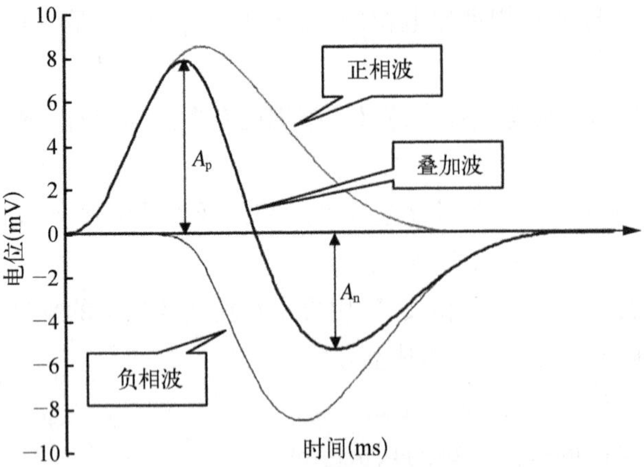

图 18－3　正相波与负相波叠加示意图

与 R_2间距 10 mm，兴奋从 R_1传导到 R_2的时间为 0.25 ms。猫的单根 A 类神经纤维的单相动作电位时程约 1 ms，蛙类的 A 类神经纤维或坐骨神经干单相动作电位(正相波)时程应大于或等于 1 ms，则在 R_1引导出正相波的 0.25 ms 时 R_2处出现负相波。负相波重叠于正相波去极后期(图 18－3)。由于单相动作电位去极化时间短，复极化时间长，负相波的去极化期和复极化早期与正相波去极化后期和复极化期叠加，负相波振幅减小程度大于正相波；又因正相波去极化后期和复极化期与负相波叠加，而负相波复极化后期没有与正相波叠加，正相波时程减小程度大于负相波。因此 $A_p > A_n$，$D_p < D_n$。

1）验证思路：如果正、负相波叠加导致 $A_p > A_n$，$D_p < D_n$，则取消或抑制负相波可使 A_p和 D_p增加；延迟负相波出现的时间，则 A_p、A_n、D_p、D_n均增加。

2）验证一

A. 方法：在 R_1与 R_2之间阻断神经的兴奋传导。注意：机械阻断要考虑损伤电位；药物阻断剂考虑药液渗透。

B. 可能结果：A_p、D_p增大或 A_p不变 D_p增大，表明假设三成立；A_p减小，D_p减小或 D_p不变，则假设三不成立。

3）验证二

A. 方法：在一定范围内增加 R_2距兴奋起始点的距离。

B. 可能结果：A_p、A_n、D_p、D_n均增加，或 A_p不变而 A_n、D_p、D_n均增加，表明假设三成立；A_p、A_n、D_p、D_n均不变或减小，或 A_p、D_p不变，而 A_n、D_n减小，则假设三不成立。

【问题探究】

(1) 蟾蜍坐骨神经干双相动作电位 $A_p > A_n$，$D_p < D_n$ 是否具有统计学意义？如果该现象具有统计学意义，那么其形成机制是什么？

(2) 请查阅相关资料，设计完整的实验方案并实施，用统计结果和专业理论方法回答上文提出的问题。

实验 75　一块骨骼肌能提起自身重量几倍的物体？

【实验目的】 保持好奇心，用科学的视角观察事物、科学地提出问题和假设。通过实验设计、实验解决提出的问题。

【实验背景】

英国大力士安迪·博尔顿是世界硬拉的纪录保持者，他的纪录是457.5 kg，他的体重是157 kg，即他能硬拉约2.91倍自身重量的物体。在自然界，蚂蚁是举重冠军，它能举起自身体重100~400倍的物体。试问一块骨骼肌最大收缩时能提起自身重量几倍的物体？

一块骨骼肌等张收缩时产生的最大张力除以该肌肉重量即一块骨骼肌最大收缩时能提起自身重量几倍的物体。要测定骨骼肌等张收缩时（图18－4）产生的最大张力需要探索以下几个问题。

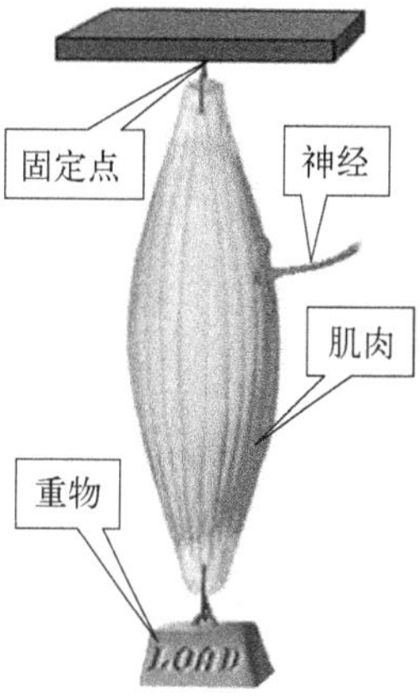

图18－4 骨骼肌

（1）一块骨骼肌是由许多运动单位构成，要使一块骨骼肌等张收缩时产生最大张力，在其他条件不变的情况下，须保证肌肉全部运动单位都发生收缩。刺激支配骨骼肌的神经干（α运动神经纤维）引起肌肉收缩是常用的实验方法，α运动神经纤维的兴奋性有高低，要保证肌肉的全部运动单位都发生收缩，则须找到一个适宜的刺激强度使支配骨骼肌的全部α运动神经纤维都兴奋。

（2）骨骼肌收缩时，肌肉的粗、细肌丝相互重叠的程度越大，其产生的收缩张力越大。要使骨骼肌产生最大收缩张力，则粗、细肌丝相互重叠程度须达到最大。肌肉在最适初长度情况下，粗、细肌丝相互重叠程度达到最大。最适前负荷使肌肉处于最适初长度。

（3）骨骼肌收缩时，横桥激活的数量越多，其产生的收缩张力越大。要使骨骼肌产生最大收缩张力，则须保证横桥激活的数量达到最大值。横桥激活的数量与肌肉收缩时遇到负荷大小有关，在最适负荷的情况下，横桥激活的数量达到最大值。

（4）骨骼肌收缩时，横桥与肌动蛋白结合的数量越多，其产生的收缩张力越大。要使骨骼肌产生最大收缩张力，则须保证横桥与肌动蛋白结合的数量达到最大值。横桥与肌动蛋白结合的数量则取决于肌肉兴奋时细胞质内Ca^{2+}浓度。肌肉兴奋一次，终池释放一次Ca^{2+}（图18－5），细胞质Ca^{2+}浓度要达到较高水平，肌肉需要连续多次兴奋。当肌肉兴奋的时间间隔和兴奋次数达到某一水平时，细胞质内Ca^{2+}浓度满足横桥与肌动蛋白结合的数量达到最大值，此时骨骼肌产生最大收缩张力。

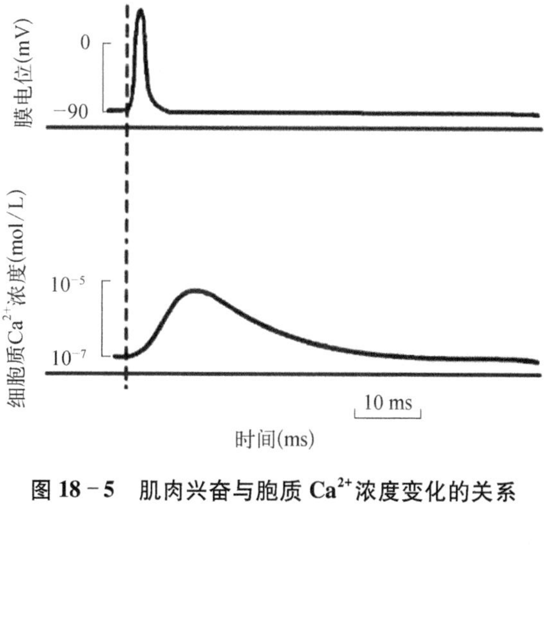

图18－5 肌肉兴奋与胞质Ca^{2+}浓度变化的关系

【问题探究】

(1) 一块骨骼肌作最大收缩时能提起自身重量几倍的物体?

(2) 请查阅相关文献资料,设计完整的实验方案并实施,用统计结果和专业理论分析回答提出的问题。

实验 76 肾上腺素可抗低钙、高钾、酸对心肌收缩力的抑制作用吗?

【实验目的】根据提出的问题进行理论探究和实验设计,用实验回答提出的问题。

【实验背景】

肾上腺素由肾上腺髓质细胞所合成和分泌,作用广泛而复杂。对心脏具有增加心肌的收缩力,提高心肌的兴奋性、自律性、传导性的作用。在临床上,肾上腺素主要用于心脏骤停、过敏性休克等的治疗。

细胞外低钙、高钾和酸中毒都会引起心脏的收缩力降低。

【问题探究】

(1) 肾上腺素是否可拮抗低钙、高钾、酸对心肌收缩力的抑制作用?

(2) 查阅相关文献资料,对问题进行理论探究,并进行实验设计,制定实验方案并实施。用统计结果和专业理论分析回答上面的问题。

(厉旭云)

实验 77 人工冬眠对缺氧动物的学习记忆功能影响的探究

【实验目的】根据提出的问题进行理论探究、实验设计,用实验回答提出的问题。

【实验背景】

缺氧影响机体的功能与代谢,严重缺氧可导致组织代谢障碍和各系统功能紊乱,甚至引起死亡。中枢神经系统对缺氧极为敏感,缺氧可导致神经元的线粒体结构和功能受损、ATP 合成减少、能量代谢障碍、神经递质失调、酸碱平衡紊乱等,严重持续缺氧可触发神经元凋亡。

用药物抑制中枢神经系统和体温调节中枢,配合物理降温降低体温的方法称为人工冬眠。在临床上,以氯丙嗪、异丙嗪、哌替啶、二氢麦角碱等药物组成不同的人工冬眠合剂配方针对不同的病症。人工冬眠应用于严重创伤、感染性休克、高热惊厥、中枢性高热及甲状腺危象等病症的辅助治疗,以降低机体对各种病理刺激的反应,提高各组织对缺氧的耐受力,保护机体重要器官,为治疗赢得时间。

【问题探究】

（1）人工冬眠对缺氧动物的学习、记忆、运动的功能有何影响？

（2）查阅相关文献资料，对问题进行理论探究，并进行实验设计，制定实验方案并实施。用统计结果和专业理论分析回答上面的问题。

（梅汝焕，方瑜）

第十九章　机能学创新性实验

第一节　机能学创新性实验教学

机能学实验课程是一门综合性课程，创新性实验教学是本课程教学的重要内容。课程通过创新性实验教学为学生提供尽早接触科研训练的机会，其教学目的在于培养和提高学生的创新意识、创新实践能力、团队合作能力等综合素质。

一、机能学创新性实验教学程序

机能学创新性实验教学构建了完整的医学科研训练体系，其教学程序系统地模拟了医学科研全流程。

1. 科研基本知识和技能教学

课堂讲授文献阅读、实验设计等方面的基本知识，学生通过课堂教学和自主学习，学习和了解机能学实验研究的基本知识和技能。

2. 专题讲座

创新性实验导师结合自己的科研工作向学生介绍某一领域的科研基本理论、研究动态、存在的问题，提示创新性实验研究的方向和思路。

3. 实验设计

学生根据导师提示的研究方向或自主确定的研究方向，进行文献检索和阅读，以研究团队为单位在老师的指导下立题，自主进行课题设计、制定实验方案，撰写《创新性实验课题申报书》（见后文），准备开题报告材料。

4. 开题报告

研究团队在班级或年级的创新性实验开题报告会上展示本研究团队的创新性实验课题和答辩。开题报告的内容应包含课题名称、研究背景、研究意义、研究对象、处理因素和水平、观察指标、实验方法、实验设计方法和分组、统计分析方法和预期的研究结果等。

5. 竞争性立项

根据创新性实验的教学时间和经费情况，由教师和学生代表组成的评委评选出符合科学性、创新性和可行性原则的创新性实验课题立项和研究实践。

6. 修改实验方案

立项课题的研究团队负责组织相关团队成员根据评委意见修改和完善实验设计、细化实验实施方案。

7. 预研究

在导师指导下进行预实验研究。根据预实验研究结果，进一步修改和完善实验设计和实施方案。

8. 实验研究

学生以研究团队为单位完成创新性实验研究。

9. 撰写论文

学生对创新性实验研究的结果数据进行整理和统计分析，撰写创新性实验研究论文。

10. 论文答辩

创新性实验结束后，举行班级或年级创新性实验研究论文答辩会，学生以研究团队为单位进行创新性实验研究论文报告和答辩。

附件

创新性实验课题申报书(主要内容)

一、项目情况简表

<table>
<tr><td rowspan="2">项目简况</td><td>项目名称</td><td colspan="4"></td></tr>
<tr><td>起止年月</td><td colspan="4"></td></tr>
<tr><td rowspan="3">项目组成员</td><td>姓名</td><td>性别</td><td>出生年月</td><td>专业/班级</td><td>分工</td></tr>
<tr><td></td><td></td><td></td><td></td><td></td></tr>
<tr><td></td><td></td><td></td><td></td><td></td></tr>
</table>

二、立项依据

项目的意义、研究现状、原创点、可行性分析、预期结果、工作基础
参考文献：

三、实验设计

实验对象、实验分组、实验方法、观察指标、统计分析等
参考文献：

四、实施方案及计划

实验室要求;仪器设备、实验对象、药品试剂、实验材料计划;实验步骤;数据采集与统计等
参考文献:

五、经费预算

支出科目	数量	单价(元)	合计(元)	供应商及联系方式
合计				
1. 实验动物				
2. 实验材料				
3. 药品试剂				

二、机能学创新性实验课题申报书撰写

机能学创新性实验以解决一个学科或一个社会生产、社会中的实际问题为目标，建立在科学、可行基础上的有计划的研究工作。创新性实验课题申报书作为创新性实验课题立项、项目实施的主要依据文件，须全面、完整地反映立项依据、实验设计、实施方案及计划等。科学、严谨地撰写创新性实验课题申报书是机能学创新性实验研究中的首要关键工作，决定着创新性实验研究的成败。机能学创新性实验课题申报书的主要内容如下：

1. 立项依据

(1) 项目的意义：需要阐明项目所要解决的问题在科学上的意义或对社会生产、人民生活具有正面作用。

(2) 研究现状：根据文献，分析总结与项目相关的研究工作及最新研究情况、取得的成果和存在的问题。

(3) 原创点：项目所研究的问题是他人未曾发现或研究的。

(4) 可行性分析：项目在符合科学性原则前提下，项目实施方案所需的研究条件，如实验技术、仪器设备、实验动物、试剂等能够在本校或本院实现的。创新性实验课题一般宜采用比较成熟的实验方法和实验技术，不宜采用过于复杂或需要较长时间训练的实验技术。创新性实验研究中所需人力、物力、财力应控制在规定的范围内。

（5）预期结果：需要阐明项目研究可能获得的具体结果。

（6）工作基础：要说明项目研究团队成员或指导教师曾从事的相关研究工作、掌握项目研究所需的实验方法、实验技术等情况。

（7）参考文献：需要列出立项所依据的全部参考文献。

2. 实验设计

（1）实验对象：实验对象为实验动物的，需要明确实验动物种类、品系、性别、体重或月龄。

（2）实验分组：需要写明按什么实验设计方法进行分组，实验动物的用量，实验动物分为几组及各组的组名，各组的处理因素及水平、处理方法等。

（3）实验方法：具体的实验方法，如动物手术、标本制备、观察指标的测试方法等。

（4）观察指标：具体观察的生理、生化、形态学等指标。

（5）实验及其结果的观察记录：按照预备实验确定的方法、步骤进行实验，根据预先拟定的原始记录方式和内容以文字、数据、图形、照片等形式记录。原始记录应及时、完整、准确和整洁。

（6）统计分析：结果数据的表示方式和根据实验设计所确定的统计学方法。

（7）参考文献：需要列出实验设计所参考的全部文献。

3. 实施方案及计划

（1）实验室要求：具体写明项目实施所需要的实验室基本设施要求，如手术台、实验装置、供气、恒温、称量设备、药品试剂配制器具及使用的时间安排等。

（2）仪器设备：主要仪器设备的名称、型号、数量等。

（3）实验对象、药品试剂、实验材料计划：实验对象需要有详细的实验动物种类、品系、性别、体重或月龄、数量及实验使用的时间计划清单，如需处理后饲养，则需要明确饲养条件、饲养时间及饲养期间对动物进行处理的时间安排；药品试剂计划需要写明药品试剂的中文全名、规格、数量、价格、供应商、联系方式及使用时间，如为进口试剂则需要增加英文全称、货号；实验材料计划可参照药品试剂计划。

（4）实验步骤及实验时间安排：根据实验设计拟定各项试验的具体步骤及各项试验的具体时间安排。根据实验需要，实验时间可以安排在课内，也可以安排在课外。

（5）人员安排、数据采集与统计：统筹研究团队成员研究工作，合理分工，充分发挥团队成员特长和积极性，做到各司其职，保证实验、数据采集、统计分析工作的质量。明确数据采集的具体方法和统计方法。

4. 经费预算

申报书应预估课题所需的实验动物、药品试剂、消耗性实验材料费用，如费用预算超出创新性实验课题立项规定较多，应适当调整实验设计，在不影响项目研究的前提下，将课题费用预算控制在规定的范围内。

三、机能学创新性实验课题可行性要求

（1）选择的研究课题要进行充分的文献检索，研究项目须符合科学性、可行性、先进

性或创新性原则。

（2）根据实验室的资源选择研究课题，使研究课题切实可行。

（3）研究课题要短小精悍，观察指标不宜过多，指标重复性好，实验方法技术易于掌握。实验分组数一般不超过4组，家兔每组例数不超过6例，其他动物每组例数一般不超过10例。

（4）课题所用材料和药品试剂费用不宜过高，低值消耗性材料估算用量上限。

四、机能学创新性实验教学内容

1. 确定创新性实验的方向

课题的科学性、可行性及课题的特色或创新性。

2. 文献检索和阅读

文献数据库检索，文献阅读要点。

3. 实验设计

实验对象、观察指标、实验方法、实验分组、预期结果等。

4. 实验研究

根据实验设计方案进行预实验并确定实验方案，按正式方案进行实验和数据采集。要求对实验全过程进行规定项目的记录。

5. 数据统计

实验结果的整理和数据统计。

6. 论文撰写

按要求完成创新性实验论文撰写。

五、机能学创新性实验教学要求

（1）采用研究导向式教学，以学生为主体，充分调动学生的积极性，教师主要起引导作用。

（2）培养学生严谨求实的科学态度和工作作风，培养学生的创新精神。

（3）充分利用计算机多媒体技术和网络技术手段进行教学。

（4）营造浓厚的学术气氛。

（5）教师要对每堂课的情况进行记录，作为课题设计、实验、答辩等活动的成绩评定依据。

（厉旭云，齐宏妍）

第二节　科研训练项目的申请

为了进一步贯彻国家《教育部关于深化本科教育教学改革全面提高人才培养能力的

意见》(教高〔2019〕6号)中关于深化创新创业教育改革的方针,激励学生及早投身科研实践,提升学生的科研与创新能力,高等教育机构积极推行了众多科研训练项目。通过这些科研训练项目,学生得以接触前沿科学问题,培养创新思维和实践技能,不仅促进了学生的个人发展,还为国家的科研创新贡献了力量。现就主要的一些项目进行介绍。

一、SRTP 项目的申请

(一) SRTP 项目的基本情况介绍

大学生科研训练计划(students' research training program, SRTP)是一项旨在提高人才质量、培养大学生创新能力的教学改革举措。

1. SRTP 项目的来源

SRTP 项目的来源主要是学生自主创新的科研项目或研究课题,在整个研究过程中,学生在教师的指导下进行项目申报和实施,确保研究的正确性和科学性。此外,SRTP 项目的来源还包括学校的指导性课题、企业的合作需求和教师的研究转化项目等。

2. SRTP 项目的申报

SRTP 项目的申请对象面向四年制学生的二、三年级,五年制学生的二、三、四年级,以及七年制学生的二、三、四、五、六年级开放。大多数学校采用在线申报系统,学生需要登录系统填写并提交立项申请表及相关材料。SRTP 项目的立项年限大部分为 1 年,部分项目为半年。

3. SRTP 项目的经费资助与实施

SRTP 项目的经费资助通常由学校按照项目的性质和规模,以及参与学生的层次进行定额资助。具体资助金额因年度和项目不同而有所变化。获批准的项目需要按计划开展研究工作,同时定期向指导教师汇报进度,并在《项目记录本》中记录研究过程和经费使用情况。立项人应按项目进度要求组织实施。学校通过中期检查和结题验收对项目进行监督评估。此外,学校鼓励学生参加学术会议和创新竞赛,展示研究成果,提升学术交流能力,同时对于具有应用潜力的研究成果,学校提供技术转移和产业化的支持,帮助学生将科研成果转化为实际生产力。

(二) SRTP 项目的立项申请

1. 项目构思与深化

立项申请的过程中,最核心的环节是研究项目的提出。为了确保所提项目具有创新性、实用性,并能有效解决现有问题,可以从以下几个关键方面进行构思和深化:

(1) 持续关注特定研究领域:定期阅读和分析相关领域的学术论文、会议文章和最新研究报告以掌握该领域的前沿动态和尚未解决的问题,基于这些信息来定义和塑造研究项目。

(2) 课程与实践教学:在常规的课程学习以及实验和实践活动中主动探索、积极思考,挖掘潜在的改进点或新的问题,并将其转化为研究项目的起点。

(3) 参与教师科研项目:加入教师的研究团队,从中获取实际的科研经验。在加入教师的研究团队后,学生不仅可以获得直接的指导,还可以学习如何提出独到的见解和假设,并最终将其转化为个人的研究项目。

(4) 创新性实验教学：利用机能学实验课程中的研究创新性实验教学,全面了解研究主题的背景和现状,并形成具体的研究方向,从而将研究项目进一步完善和深化,或启发相关的研究探索。

(5) 与教师紧密合作：项目初期就与教师建立密切的合作关系,在教师指导下进行文献综述的梳理,精确和细化研究议题,使研究项目更加具有针对性和深度。

2. 立项申请注意事项

立项申请过程中,需要细致考虑项目的设计、实施和资源调配等多个层面的问题,以确保所提研究项目既科学严谨又实际可行。

(1) 确保研究的依据充分和科学合理：项目方案必须基于充分的依据,避免仅为了申报资金而提出不切实际的研究计划或无明确目的的申报,任何研究计划都应仔细考虑其实施的可能性和资源的可用性,确保其既有学术意义也具备完成的可能性。

(2) 项目规模和时间线的匹配：鉴于 SRTP 项目通常资金有限且周期短(一般为一年或半年),项目设计必须考虑到实际操作的简洁性和高效性。制定清晰、具体的研究目标,不可过大,保证在有限的时间内能完成核心实验和分析。

(3) 资源配置：项目成功实施很大程度上依赖于充足的资源支持,包括有经验的指导教师和必要的实验设施。

(4) 可行性分析和预试验：在正式提出申请前,进行可行性分析和必要的预试验是非常重要的。

(5) 明确项目的预期成果和应用前景：在申请中明确指出研究项目预期达到的具体成果及其科学意义或实际应用价值。这不仅有助于评审团队理解项目的重要性,也有利于增加项目获批的可能性。

3. SRTP 立项申请表的填写

目前,大多数学校采用在线申报形式。以浙江大学为例,学生需要登录本科生科研训练与学科竞赛管理系统(http://ugrs.zju.edu.cn/kyxl/login_tologinin.action),完成个人信息,单击申报项目,按照要求填写相关信息及下载申请表并填报。

(1) 项目名称：项目名称应确切反映研究内容、范围和特点,简明扼要,字数约在 25 个汉字内。

(2) 项目来源和类别：项目来源主要与指导教师有关,如项目与指导教师的研究课题有联系,根据课题来源进行填写。项目类别根据研究项目内容所涉及学科填写。

(3) 项目组成员及指导教师：每个项目参加总人数为 3 人(立项负责 1 人和参与成员 2 人),并聘请相关学科(专业)教师为 SRTP 项目指导教师。

(4) 项目主要内容简介：是申请书中的核心部分,为评审人员提供项目的快速概览,字数不超过 200 字。主要应包含以下几个要点：① 研究背景,简要说明研究问题的背景和重要性。② 研究目的,清晰阐述项目的主要目标和预期成果。③ 研究方法：概述将采用的研究方法和步骤。④ 创新点或优势：指出项目的新颖之处或其独特价值。⑤ 预期影响：描述项目成功后可能带来的影响或改变。

（5）项目组负责人参与科研情况：简要介绍负责人的研究方向、专业领域及其在该领域的研究经验和成果，字数不超过 200 字。

（6）项目组成员参与科研情况：简述团队的核心成员，包括他们的专业背景和各自在项目中的角色与贡献，字数不超过 200 字。

（7）项目背景、目的及意义：项目背景主要从研究现状、存在的问题或不足、本项目拟研究的问题 3 个方面进行撰写，目的则主要包括主要目标、分阶段目标和预期影响等，意义则体现在学术贡献、实际意义和创新点等，不超过 1 100 字。

（8）项目研究方案：包括项目的主要内容、计划目标和拟解决的问题，思路方法、组织实施及进度安排，项目进度安排应与导师协商制定，不超过 1 200 字。

（9）项目研究条件及创新点：已有研究基础，包含与项目有关的研究积累、已取得的成绩和已具备的条件，尚缺少的条件及解决办法，项目优势和风险，以及项目创新点等，不超过 500 字。

（10）项目预期成果：包括知识产权成果，如论文成果、获奖成果、鉴定成果、推广成果、论著成果、专利成果、研制产品、开发软件，与毕业设计、学科竞赛等其他学习环节结合情况，或其他成果等，以及经济效益、社会效益等，字数限制在 200~400 字。

（11）项目财务预算：写明申请 SRTP 的经费预算及经费支出明细等。

二、"挑战杯"全国大学生课外学术科技作品竞赛科研立项资助项目的申请

"挑战杯"全国大学生课外学术科技作品竞赛（简称"挑战杯"）是由共青团中央、中国科协、教育部和全国学联共同主办，为全国规模最大、层次最高的大学生科技竞赛之一。在申报时需要注意以下几点：

（1）项目对参赛作品的要求较高，主要支持具有创新学术思想、科技发明和创新理念的本科生、硕士研究生和博士研究生开展研究工作，研究项目应当展现出明显的创新性和科学价值。

（2）项目分为三大类：自然科学类学术论文，社会科学类社会调查报告和学术论文，科技发明类制作。自然科学类学术论文的作者限定为本科生。科技发明类制作项目要求侧重于解决社会生产生活中的具体问题，并具有一定的实用价值和创新性。

（3）立项年限通常为一年，鼓励跨学院联合申报，需要由 2 名具有副教授以上职称的教师填写推荐意见，确保项目的学术指导和质量控制。

（4）在 SRTP 项目中已经结题的科研项目在申请"挑战杯"项目时将优先考虑。但是，如果 SRTP 项目仍在进行中，则不得重复申报参加"挑战杯"。

（5）"挑战杯"项目的申请表填写可以参考 SRTP 项目立项申请的格式，但需要提供更详尽的信息。参赛作品（研究项目）应具有一定的水平和价值，并在填写申请表时突出

其创新点和潜在价值，这有助于评审团队更好地评估项目的独创性和实际应用前景。

三、全国大学生医学创新大赛暨"一带一路"国际竞赛

全国大学生医学创新大赛暨"一带一路"国际竞赛（原全国大学生基础医学创新研究暨实验设计论坛）由高等学校大学生医学创新竞赛委员会主办，该赛事每年举办一次，主要面向医药院校学生。

1. 作品分类

（1）创新研究类：展示及交流大学生为解决医学问题或以实验手段解释医学问题而开展课外科研的尚未公开发表的学术论文。

（2）创新设计类：展示及交流大学生为解决医学问题或以实验手段解释医学问题而开展课外科研的原创性科学研究实验设计。

2. 竞赛作品的学科赛道设置

本科院校学生作品按所属学科领域分为6个学科组（基础临床、法医学、预防医学、口腔医学、药学中医药、交叉学科）及国际竞赛，每个学科又细分若干亚组。

3. 比赛流程

比赛分初赛（组委会委托各高校组织的校赛）、复赛、总决赛3个阶段。

（1）初赛（校赛）：参加学校初赛的团队登录论坛官方网站（www.jcyxds.com），注册登录并按要求提交报名材料，由校管理员审核。各高校组织校赛，按各学科赛道的复赛指标确定晋级复赛的队伍。

（2）复赛：采取线下或线上线下混合形式进行答辩，由各赛区复赛执行委员会组织评审，获得复赛一等奖的团队取得参加总决赛资格。

（3）总决赛：采取线下现场形式进行答辩，专家线下评审。总决赛项目按国家级奖励，设金奖、银奖、铜奖和单项奖（最佳学术奖、最佳风采奖、最佳团队合作奖）、优秀奖，以及最终的总冠军、亚军、季军、前十。

上述项目或赛事安排以主办方最新发布的消息为准。

（孙岑岑）

第四篇

机能学实景仿真和临床整合虚拟实验

第二十章　机能学实景仿真实验

第一节　机能学实景仿真实验系统内容概要

机能学(生理科学)实景仿真实验系统(简称机能学实景仿真实验系统)是由《生理科学实验》国家精品资源共享课负责人陆源首创的应用新一代仿真实验技术研发的全球首款高分辨率实景仿真实验系统。该系统采用真实实验场景和真实实验数据技术进行仿真,实验过程真实、科学、生动,为实验者提供身临其境的实验体验(图 20－1),该系统首创数据智能化测量,同时拓展了实验教学内涵。

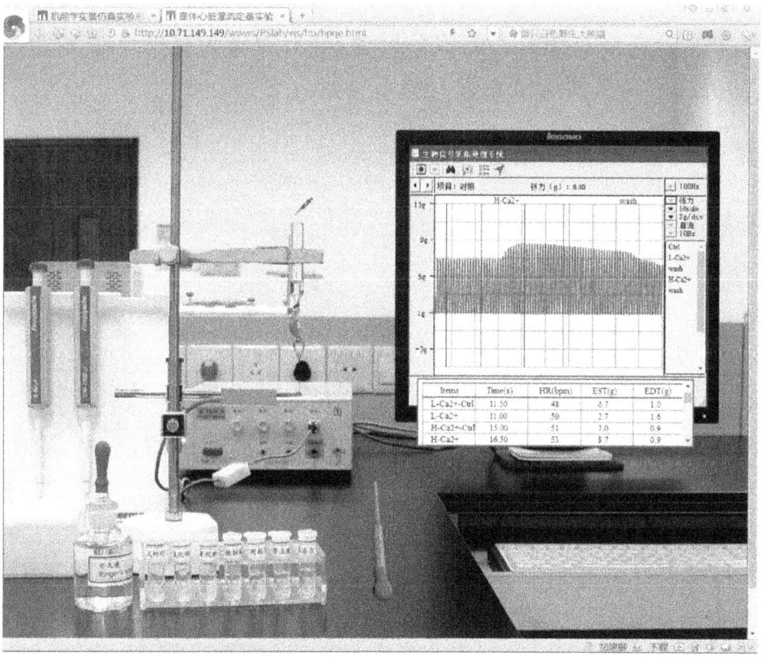

图 20－1　机能学实景仿真离体蛙心定量实验界面

机能学实景仿真实验系统目前有局域网版本和跨系统跨平台网络版本,其中局域网版本在电脑端 Windows 操作系统运行,支持有线和无线网络;跨系统跨平台网络版本可在电脑、手机、平板和智慧屏的 Windows、鸿蒙、iOS 和 Android 操作系统运行,支持有线、无线和移动网络。仿真系统内容包含 67 项实景仿真实验(本教材编写其中 9 项)、7 项药学计算分析工具软件(见第二章第六节数据处理与分析软件)、64 项视频多媒体实验、77 项实验微课以及实验室介绍、仪器设备、实验动物和手术、实验数据、数据统计、实验报告和样例、测验等教学资源。

第二节 机能学实景仿真实验系统使用方法

一、机能学实景仿真实验系统启动

(一) 局域网版本系统

在 Windows 桌面上双击“实景仿真实验”(目标程序为 exp.exe),启动,进入机能学实景仿真实验系统主界面,选择“中文”或“ENGLISH”进入中文或英文仿真实验目录窗口。单击“神经肌肉”“血液”“循环”等图标,显示仿真实验项目目录,单击仿真实验项目名称即可进行相应的仿真实验,实验原理、方法、测验等教学资源内容链接于仿真实验快捷工具栏。

(二) 跨系统跨平台网络版本系统

在浏览器输入服务器网址启动,输入登录密码,用户根据设备和语言单击“计算机”“手机平板”“Computer”或“handset”选项进入系统目录界面。单击“神经肌肉”“血液循环”“循环泌尿”等图标,显示仿真实验项目目录,单击仿真实验项目名称进入仿真实验界面,按仿真实验界面和仿真实验教程进行仿真实验。

二、仿真生物信号采集处理系统操作

机能学实景仿真实验的数据记录、测量等功能通过仿真生物信号采集处理系统实现(图 20-2),其功能如下:

1. 记录键

单击记录键开始记录实验数据。

2. 停止键

单击停止键数据转入后台记录,数据区显示已记录的数据,可对数据进行搜索和测量。

3. 搜索板键

单击搜索板键可开关搜索板(可见和不可见,下同)。

4. 数据导出键

单击数据导出键,数据板中的数据以电子表格形式导出,如导出 Excel 文件。

5. 数据板开关键

单击数据板开关键,可开关数据板。

6. 理论、方法、视频、测验键

单击该键可打开对应项目的实验目的、实验理论、实验材料、实验方法、操作视频、测验和问题探究网页。

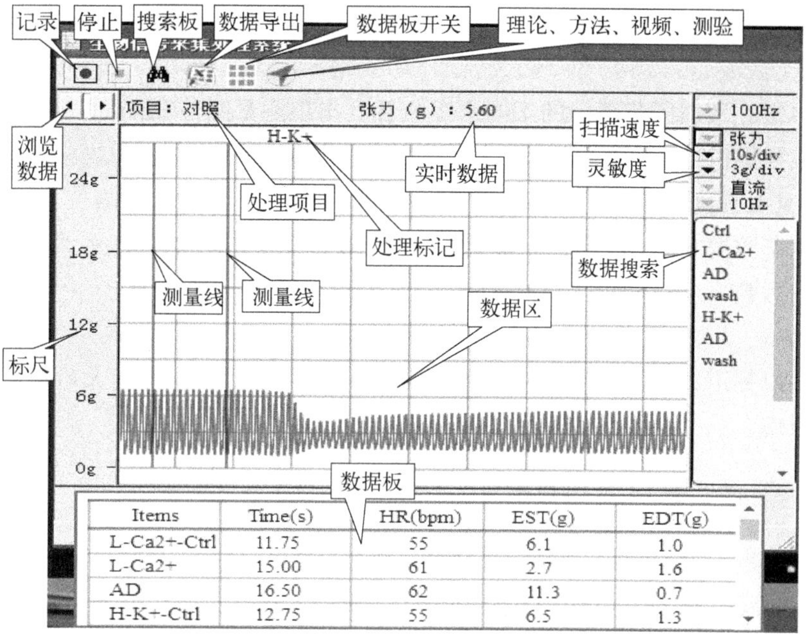

图 20－2　仿真生物信号采集处理系统(跨系统跨平台网络版本)

7. 处理项目

处理项目显示当前实验处理项目的名称。

8. 实时数据

数据记录时,实时显示当前数据的主要生理指标数据,如血压、心率、尿量等。停止记录时,显示鼠标所处位置的相应数据及两次单击区域内的生理指标数据。

9. 处理标记

数据记录状态,显示当前的处理因素名称(或缩写),并与数据同步移动。数据停止记录时,单击数据搜索中的处理项目名称字符或单击浏览数据键,数据区显示处理因素名称并对应显示该处理因素效应的数据。

10. 扫描速度和灵敏度键

部分实验项目可调节扫描速度和灵敏度,单击扫描速度键可调节数据曲线水平压缩或扩展显示。单击灵敏度键可调节数据曲线垂直压缩或扩展显示。灵敏度单位或量纲符号与通道模式即记录的信号类型有关,生物电用 mV(毫伏)或 μV(微伏)、张力或重量用 g(克)表示,血压用 mmHg(毫米汞柱)、静脉压用 cmH_2O(厘米水柱)、呼吸气流量用 mL/s(每秒毫升)表示等。

11. 数据搜索

单击搜索板中的处理因素名称(或缩写)字符,数据区显示该处理因素名称并对应显示该处理因素效应的数据,可快速完成数据检索和测量。

12. 数据区

记录时实时动态显示当前实验对象的生理曲线数据。停止记录时,显示实验开始时的生理曲线数据或显示数据搜索项目数据或显示浏览数据键滚动的数据。

13. 测量线

鼠标单击在数据区范围内的不同水平位置会出现测量线，两次单击即可对两次单击区域内的数据进行自动分析测量，数据和测量项目自动进入数据板，数据板弹出显示。

14. 浏览数据键

单击浏览数据左或右三角键，可向前或向后浏览已经记录的数据，示波器方式记录的数据则是前后翻页显示。

15. 标尺

标尺用以标定数据区 *Y* 轴某一物理量的大小，单位或量纲符号与灵敏度的单位或量纲符号相对应。

三、机能学实景仿真实验操作

（一）机能学实景仿真实验的一般操作

鼠标在实景仿真实验页面内移动到（手机模式则用手指点击）实验对象、器械、仪器等上面，即显示相应的名称、功能和操作提示等。按操作提示单击或拖动。**拖动操作，拖动的对象到达目标区时，鼠标器指针由变成，反之亦反，表示目标区捕获拖动对象，此时释放鼠标左键即完成操作，见图 20－3。**

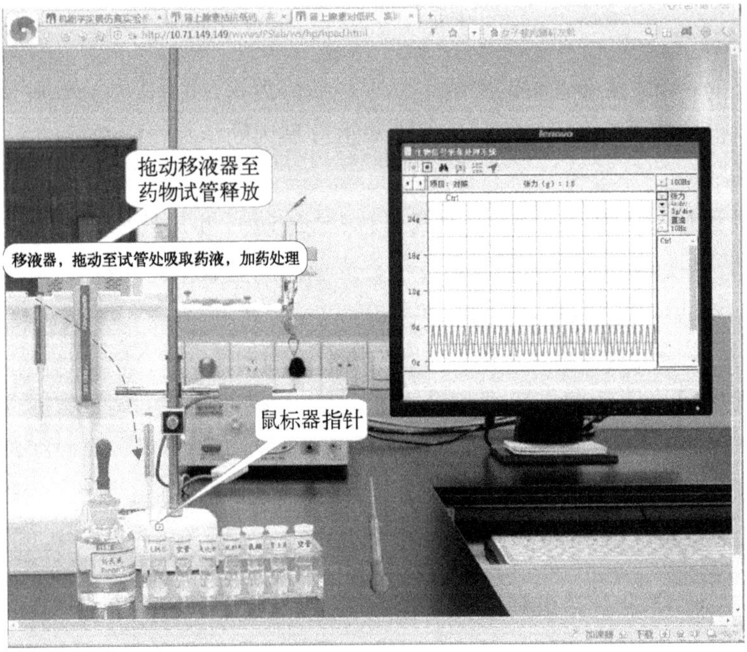

图 20－3　仿真实验拖动操作图解

（二）各项仿真实验操作

具体仿真实验项目操作方法在本章第三节详细介绍。

第三节 机能学实景仿真实验项目

仿真实验 1 前、后负荷对骨骼肌收缩做功的影响

【实验目的】探究不同前负荷和后负荷对骨骼肌收缩做功的规律及机制。

【教学目的】知道等张换能器工作原理及测定骨骼肌做功的实验方法;知道实验结果分析的方法。知道不同前负荷和后负荷对骨骼肌收缩做功的规律及机制。

【实验原理】参见第六章第一节的骨骼肌收缩张力和做功与前、后负荷的关系相关内容。

1 材料

蛙或蟾蜍,任氏液,微调器,等张换能器,BB-3G 神经肌肉标本屏蔽盒,砝码,RM6240 系统等。

2 方法

2.1 实验系统连接和仪器参数设置 RM6240 系统第 1 通道连接等张换能器,采样频率 800 Hz,扫描速度 1 s/div,通道模式为长度,灵敏度 1 mm,时间常数为直流,滤波频率 100 Hz。刺激器连接 BB-3G 神经肌肉标本屏蔽盒刺激电极以用于刺激坐骨神经干-腓肠肌标本的神经干。刺激器设置为单刺激模式,波宽 0.1 ms,频率 1 Hz,刺激强度为最大刺激强度(本实验为 1.3 V)。固定等张换能器,使其横杆水平,换能器此时输出为零,仪器基线呈零线位。

2.2 前负荷对骨骼肌收缩做功的影响

2.2.1 标本固定 腓肠肌肌腱端用丝线与等张换能器横杆左端相连,10 g 砝码钩悬挂等张换能器横杆右端,调节微调器,使换能器横杆处于水平位置,RM6240 系统的记录线处于零线水平。此时,肌肉前负荷为 10 g。坐骨神经干放置于 BB-3G 神经肌肉标本屏蔽盒的刺激电极上(图 20-4)。

2.2.2 实验观察 记录在不同前负荷时骨骼肌的缩短程度。给肌肉加载前负荷(**仿真实验操作:单击砝码盘中的砝码或拖动盘中砝码至砝码钩并释放,加载负荷;单击砝码钩上的砝码或拖动砝码钩上的砝码至砝码盘,卸载前负荷**),单个砝码的重量是 10 g,依次增加肌肉的前负荷至 100 g,每增加 10 g 前负荷,按一次“刺激”按钮,记录该负荷下肌肉收缩曲线(图 20-4)。

2.2.3 测量结果数据 单击停止键,停止数据记录。单击数据搜索键定位数据,测量各前负荷对应的肌肉缩短长度。

2.3 后负荷对骨骼肌收缩做功的影响

2.3.1 标本固定 腓肠肌上端用丝线与等张换能器横杆左端相连,10 g 砝码钩悬挂等张换能器横杆右端,调节 1 号微调器,使换能器横杆处于水平位置,RM6240 系统的记录

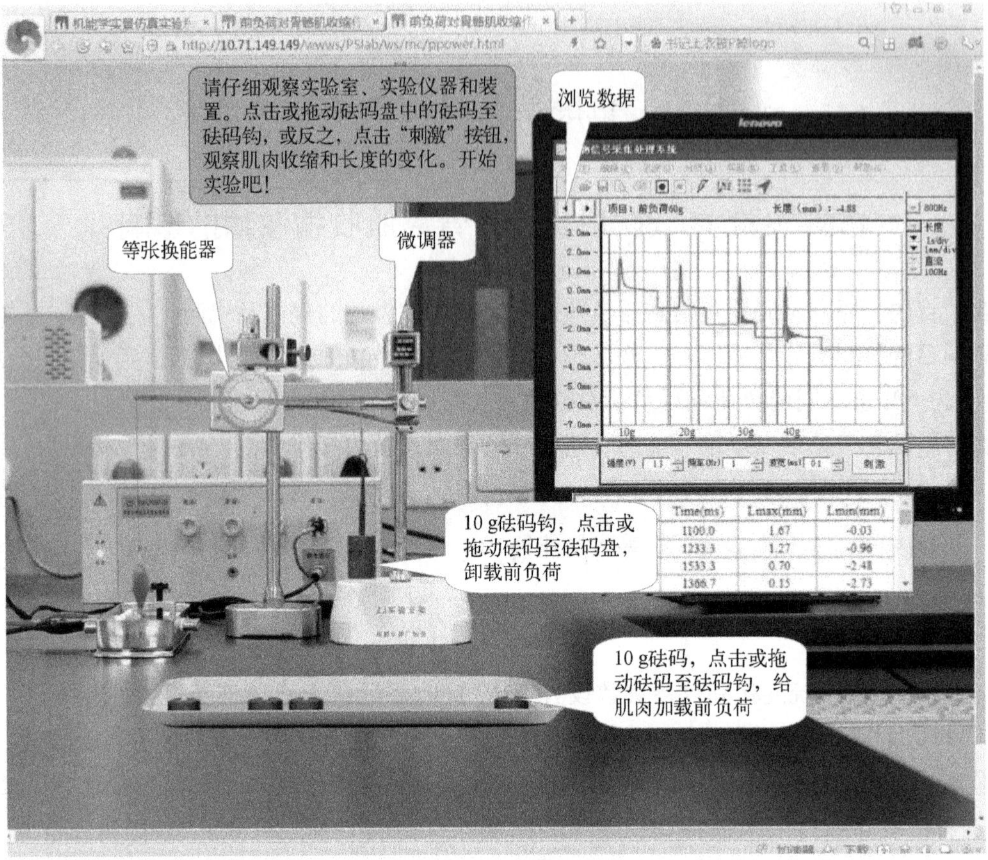

图 20－4　前负荷对骨骼肌收缩做功的影响实验界面

线处于零线水平。此时，肌肉前负荷为 10 g。调节 2 号微调器，使压杆正好与等张换能器的横杆左端接触。坐骨神经置于 BB－3G 神经肌肉标本屏蔽盒刺激电极上（图 20－5）。

2.3.2　实验观察　记录在 10 g 前负荷情况下不同后负荷时骨骼肌的缩短程度，给肌肉加载后负荷（**仿真实验操作：单击砝码盘中的砝码或拖动盘中砝码至砝码钩并释放，加载负荷；单击砝码钩上的砝码或拖动砝码钩上的砝码至砝码盘，卸载前负荷**），单个砝码的重量 10 g，依次增加肌肉的后负荷至 100 g，每增加 10 g 后负荷，按一次"刺激"按钮，记录该负荷下肌肉收缩曲线（图 20－5）。

2.3.3　测量结果数据　单击停止键，停止数据记录。单击数据搜索键定位数据，测量各后负荷对应的肌肉缩短长度。

3　结果

3.1　前负荷对肌肉收缩做功影响　测定各前负荷下骨骼肌的缩短长度（收缩起点到峰值），绘制前负荷（横坐标）－肌肉缩短长度关系曲线。将各前负荷的值与对应的肌肉缩短长度相乘，绘制前负荷（横坐标）－肌肉收缩做功关系曲线。

3.2　后负荷对肌肉收缩做功影响　测定各后负荷下骨骼肌的缩短长度（收缩起点到

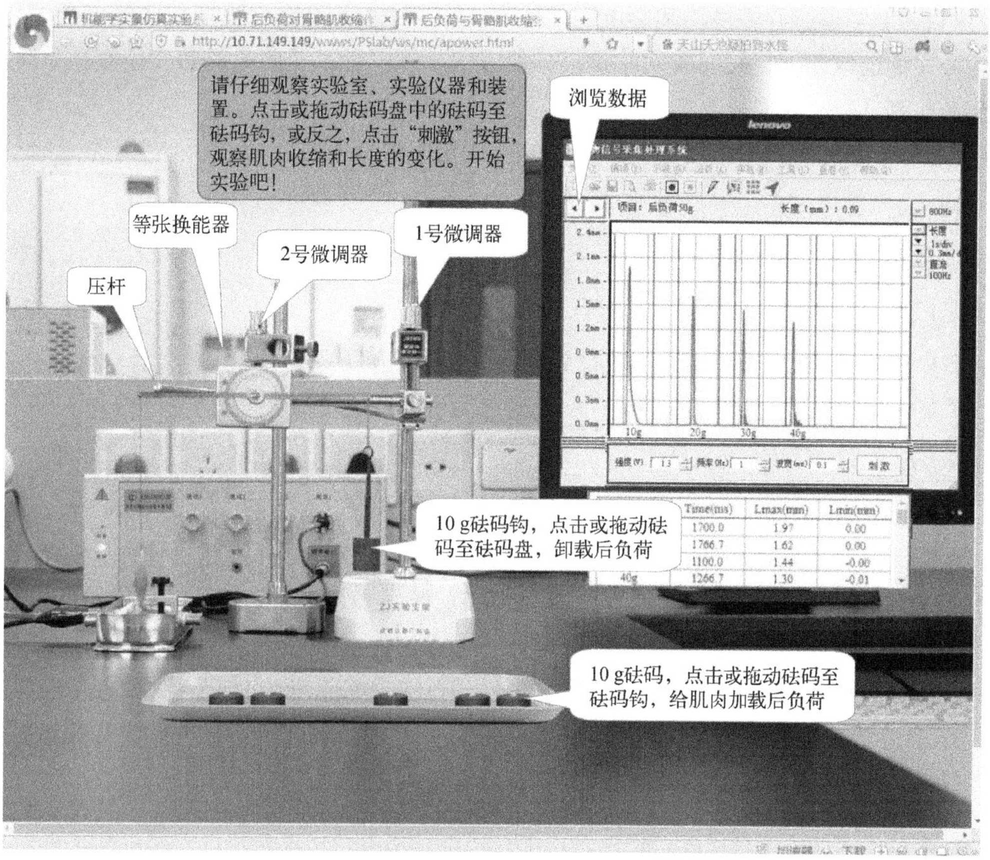

图 20-5　后负荷对骨骼肌收缩做功的影响实验界面

峰值)，绘制后负荷(横坐标)-肌肉缩短长度关系曲线。将各后负荷的值与对应的肌肉缩短长度相乘，绘制后负荷(横坐标)-肌肉收缩做功关系曲线。

4　讨论

论述前负荷和后负荷对骨骼肌收缩做功的影响及机制。

【问题探究】

(1) 为什么不同前负荷或后负荷时骨骼肌收缩缩短长度不同?

(2) 本实验中，前负荷与骨骼肌收缩缩短长度、收缩做功呈现何种变化关系?

(3) 本实验中，给予哪一程度前负荷时，骨骼肌收缩做功最大? 为什么?

(4) 本实验中，后负荷与骨骼肌收缩缩短长度、收缩做功呈现何种变化关系?

仿真实验 2　蛙心室期前收缩和代偿间歇

【实验目的】探究心室期前收缩与代偿间歇发生的规律及机制。

【教学目的】 知道蛙心脏搏动和心电图的记录方法，知道实验性心脏期前收缩实验方法。知道心室期前收缩和代偿间歇实验结果分析方法。知道心室期前收缩和代偿间歇发生的规律及机制。

【实验原理】 参见第六章第三节的期前收缩与代偿间歇相关内容。

1 材料

参见实验 9。

2 方法

2.1 实验系统连接和仪器参数设置　参见实验 9。

2.2 动物准备　参见实验 9。

3 实验观察

3.1 记录正常蛙心的舒缩曲线，分清曲线的收缩相、舒张相和心电图各波。

3.2 分别在心室收缩期和舒张早、中、晚各期刺激心室（**仿真实验操作：单击刺激按钮**），观察能否引起期前收缩。刺激如能引起期前收缩，观察其后是否出现代偿间歇（参见第九章实验 9 图 9－2）。

3.3 测量正常心动周期中心电图的 Q 波至心室收缩起点的时间。测量期前收缩起点至下次正常心室收缩起点的时间。测量各期前收缩发生时，心电图的 R 波与刺激标记 S 的时间（$t_{R\text{-}S}$）及对应的心室期前收缩的张力（T）。

4 结果

用文字和数据逐一描述心动周期、心电图的 Q 波至心室收缩起点的时间、期前收缩起点至下次正常心室收缩起点的时间。绘制 $t_{R\text{-}S}$ 和 T 的表格。

5 讨论

论述结果中各时间的生理意义。论述在心脏收缩期和舒张早、中、晚期分别给予心室阈上刺激时心室反应的机制。论述 $t_{R\text{-}S}$ 和 T 的关系及机制。

【问题探究】 参见实验 9。

仿真实验 3　离体心脏定量实验

【实验目的】 探究 K^+ 浓度、Ca^{2+} 浓度和肾上腺素、乙酰胆碱对离体蛙心脏活动的影响。

【教学目的】 知道离体心脏标本制备和灌流的实验方法，知道本实验的设计原理和方法。知道实验结果分析方法。知道 K^+ 浓度、Ca^{2+} 浓度和肾上腺素、乙酰胆碱对离体蛙心脏活动的影响及机制。

【实验原理】 参见第六章第三节的离体心脏灌流方法的基本理论和原理、心脏活动与影响因素及其机制相关内容。

1　材料

参见实验 62。

2　方法

2.1　实验系统连接和仪器参数设置　参见实验 62。

2.2　离体心脏固定连接　试管夹固定心脏插管，蛙心夹与张力换能器用线相连，蛙心夹夹住离体蛙心室尖部，调节前负荷至 1 g 左右，记录心脏舒缩曲线。插管上方滴头处为加药、冲洗之处（图 20－1）。

2.3　加药处理和冲洗　试管架上离心管内依次是无钙任氏液、$CaCl_2$、KCl、乙酰胆碱、阿托品、肾上腺素、普萘洛尔（**仿真实验操作：单击药品试管或拖动移液器至药品试管处释放完成加药处理或换液处理。单击桌面上吸管或拖动桌面上吸管至插管上方释放进行冲洗操作**）。

3　实验观察

3.1　任氏液灌流　观察记录一段正常心搏曲线。

3.2　无钙任氏液灌流　把插管内的任氏液全部替换为 1 mL 无钙任氏液，心搏曲线稳定后记录一段时间数据。加入 1 mL 任氏液洗脱。

3.3　高钙任氏液灌流　待曲线稳定后向灌流液中加 0.045 mol/L $CaCl_2$溶液 25 μL，心搏曲线稳定后记录一段时间数据。加入 1 mL 任氏液洗脱。

3.4　高钾任氏液灌流　曲线恢复稳定后，向灌流液中加 0.2 mol/L KCl 溶液 25 μL，心搏曲线稳定后记录一段时间数据。加入 1 mL 任氏液洗脱。

3.5　肾上腺素任氏液灌流　曲线稳定后记录一段时间数据，向灌流液中加 6×10^{-5} mol/L 的肾上腺素溶液 10 μL，心搏曲线稳定后记录一段时间数据。加入 1 mL 任氏液洗脱。

3.6　普萘洛尔和肾上腺素任氏液灌流　待曲线稳定后记录一段时间数据，向灌流液中加 5×10^{-4} mol/L 普萘洛尔溶液 10 μL，心搏曲线稳定后记录一段时间数据，再加入 6×10^{-5} mol/L 的肾上腺素溶液 10 μL，心搏曲线稳定后记录一段时间数据。加入 1 mL 任氏液洗脱。

3.7　乙酰胆碱任氏液灌流　待曲线稳定后记录一段时间数据，向灌流液中加 6×10^{-6} mol/L 的乙酰胆碱溶液 15 μL，心搏曲线稳定后记录一段时间数据。加入 1 mL 任氏液洗脱。

3.8　阿托品和乙酰胆碱任氏液灌流　待曲线稳定后记录一段时间数据，向灌流液中加 2×10^{-4} mol/L 阿托品 15 μL，心搏曲线稳定后记录一段时间数据。再向灌流液中加 6×10^{-6} mol/L 的乙酰胆碱溶液 15 μL，心搏曲线稳定后记录一段时间数据。加入 1 mL 任氏液洗脱。

3.9　数据测量　测量各项处理前后的心率、心脏舒张末期张力、心脏收缩末期张力。

3.10　统计方法　结果以 $\bar{x}\pm s$ 表示，统计采用 t 检验方法。

4 结果

将各项处理前后心室收缩末期张力、心室舒张末期张力和心率数据整理入表，或将上述数据作为一个样本数据分别输入附件 hp.xls 中进行统计和显著性检验。用文字和数据统计并逐一描述实验结果。

5 讨论

论述各项处理引起心脏收缩、舒张、心率的变化机制。分析影响实验结果的主要干扰因素及改进方法。

【**问题探究**】参见实验 62。

仿真实验 4 兔动脉血压的神经和体液调节

【**实验目的**】探究神经和体液因素对动脉血压的调节作用。

【**教学目的**】知道动物动脉血压的直接测量记录方法。知道实验结果的分析方法。知道神经和体液因素对动脉血压的作用及机制。

【**实验原理**】参见第六章第三节的神经、体液因素对动脉血压的影响。

1 材料

参见实验 12。

2 方法

2.1 实验系统连接和仪器参数设置 参见实验 12。

2.2 动物准备 兔麻醉后仰卧固定于手术台，颈部手术分离减压神经、迷走神经和颈总动脉，行颈总动脉插管。仪器记录动脉血压（单击浏览器滚动条可浏览整个实验场景，见图 20－6）。

3 实验观察

3.1 正常血压 观察正常血压波动曲线，分辨一级波、二级波。

3.2 夹闭颈总动脉 用动脉夹夹闭一侧颈总动脉（**仿真实验操作：鼠标移动至器械盘，单击动脉夹或拖动动脉夹至兔颈部，动脉夹在出现的颈部气管、颈总动脉和神经画面中的颈总动脉中部释放，仿真实验界面出现夹闭动脉画面，仪器界面记录夹闭颈总动脉后的血压变化曲线并自动打标**）。观察一侧颈总动脉夹闭前后的血压变化。

3.3 刺激减压神经中枢端 开启刺激器（**仿真实验操作：单击仿真生物信号采集处理系统的工具栏的刺激器快捷键，减压神经中枢端置于刺激电极上，单击刺激电极或拖动刺激电极至兔颈部，刺激电极在颈部解剖图中的减压神经中枢端上释放，即呈现减压神经中枢端置于刺激电极上的画面**），单击刺激器的刺激键，观察刺激减压神经中枢端后的血压变化。

3.4 刺激减压神经末梢端 仿真实验操作参照上文 3.3 项操作，观察刺激减压神经末梢端后的血压变化。

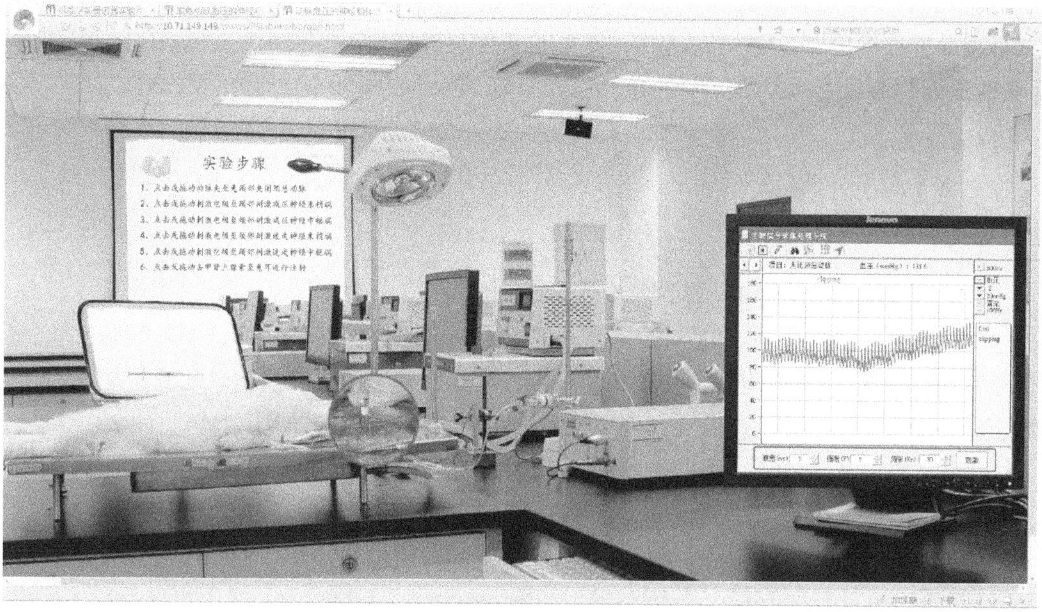

图 20－6　兔动脉血压的神经和体液调节

3.5　刺激迷走神经中枢端　仿真实验操作参照上文 3.3 项操作，观察刺激迷走神经中枢端后的血压变化。

3.6　刺激迷走神经末梢端　仿真实验操作参照上文 3.3 项操作，观察刺激迷走神经末梢端后的血压变化。

3.7　静脉注射去甲肾上腺素　耳缘静脉注射 0.1 g/L 去甲肾上腺素 0.3 mL(**仿真实验操作：单击去甲肾上腺素注射器或拖动器械盘中的注射器至兔耳部处释放，出现药物注射动画**)，药物从兔耳缘静脉注入。观察注射药物后的血压变化。

4　结果

4.1　测量各项处理前后兔的收缩压、舒张压和心率。

4.2　用文字数据描述正常、各项处理前后的动脉血压和心率。

5　讨论

论述血压曲线的一级波、二级波形成机制。论述各项处理后动脉血压和心率变化的机制。

【问题探究】参见实验 12。

仿真实验 5　兔急性右心衰竭模型复制及观察

【实验目的】探究急性右心衰竭过程中兔血压、中心静脉压、呼吸的变化及机制。

【**教学目的**】知道兔急性右心衰竭模型的制备方法。知道实验结果分析方法。知道急性右心衰竭过程中兔血压、中心静脉压、呼吸的变化及机制。

【**实验原理**】参见第六章第三节的急性右心衰竭的生理指标变化机制相关内容。

1 材料

参见实验 70。

2 方法

2.1 实验系统连接和仪器参数设置　参见实验 70。

2.2 动物准备　兔麻醉后仰卧固定于手术台，行左颈总动脉插管、右颈外静脉插管、气管插管，分别连接血压换能器、高灵敏度压力换能器、呼吸流量换能器记录动脉血压、中心静脉压和呼吸气流量。静脉输液针穿刺耳缘静脉并接微量注射泵上的注射器，见图 20－7。

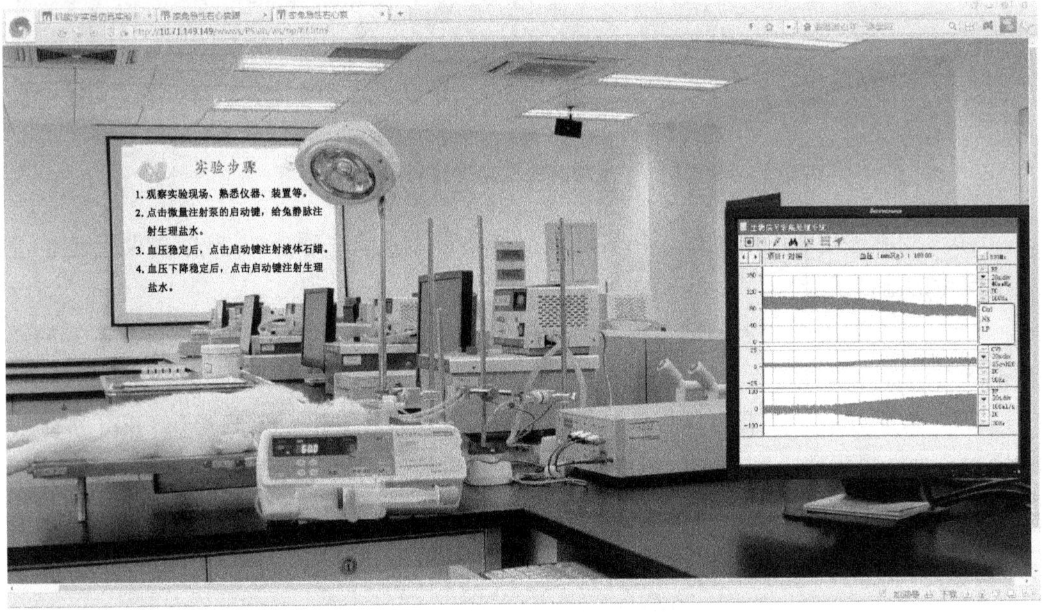

图 20－7　兔急性右心衰竭仿真实验界面

3 实验观察

3.1 观察记录正常的动脉血压、中心静脉压、呼吸曲线。

3.2 注射生理盐水　以 10 mL/min 的速度静脉注射生理盐水 50 mL(**单击微量注射泵启动键，下同**)。观察记录动脉血压、中心静脉压、呼吸曲线。

3.3 注射 37℃的液体石蜡　按 0.5 mL/kg 体重剂量由耳缘静脉注射 37℃的液体石蜡，用微量注射泵以 0.5 mL/min 速度注射，观察中心静脉压、血压、呼吸的变化。待呼吸加强时，停止注射，观察血压是否下降 20 mmHg，中心静脉压是否持续升高。

3.4 注射生理盐水　血压稳定 5～10 min 后，以 1 mL/min 的速度静脉注射生理盐水，直至动物死亡。连续观察记录动脉血压、中心静脉压、呼吸曲线。

4　结果

测量各项处理前后兔的动脉血压、中心静脉压、呼吸频率、每分通气量数据，用文字、数据描述上述生理指标变化情况。

5　讨论

论述本实验右心衰竭模型的复制机制，论述兔右心衰竭过程中动脉血压、中心静脉压、呼吸变化的机制。

【**问题探究**】参见实验 70。

仿真实验 6　体液分布改变在兔急性失血中的代偿作用

【**实验目的**】探究体液分布改变在兔急性失血中的代偿作用。

【**教学目的**】知道复制兔急性失血模型的方法。知道体液分布改变在急性失血中的代偿作用及临床意义。

【**实验原理**】参见第六章第三节急性失血的代偿相关内容。

1　材料

参见实验 64。

2　方法

2.1　实验系统连接和仪器参数设置　参见实验 64。

2.2　动物准备　兔麻醉后仰卧固定于手术台，颈部手术分离颈总动脉，行颈总动脉插管记录动脉血压。行股动脉插管，插管连接放血瓶，见图 20－8。

3　实验观察

3.1　测定血红蛋白浓度　颈外静脉采血 0.5 mL（**仿真实验操作：关闭采血提示对话框，鼠标移动至器械盘，单击采血注射器或拖动采血注射器至兔颈部释放，即出现颈静脉采血画面**），采血毕，血样送入血细胞分析仪测定血红蛋白（弹出血细胞分析仪测定血红蛋白画面），测定完毕，红细胞、血红蛋白等数据录入数据板。

3.2　失血观察　打开股动脉插管上的三通阀使兔失血（**仿真实验操作：鼠标移至兔后肢与股动脉插管连接的三通阀处，单击打开三通阀放血**），观察仿真仪器上兔动脉血压的变化。

3.3　观察兔血压并测定血红蛋白　观察失血、停止失血整个过程中兔动脉血压的变化。在失血停止即刻、10 min、20 min、30 min 时采血测定血红蛋白（**仿真实验操作：采血提示框出现，按上文 3.1 的方法重复采血测定血红蛋白**）。

3.4　数据测量　失血停止后 30 min，完成血红蛋白测定，停止记录血压，分别测定失血前以及失血停止即刻、10 min、20 min、30 min 时的动脉血压（**仿真实验操作：单击仿真仪

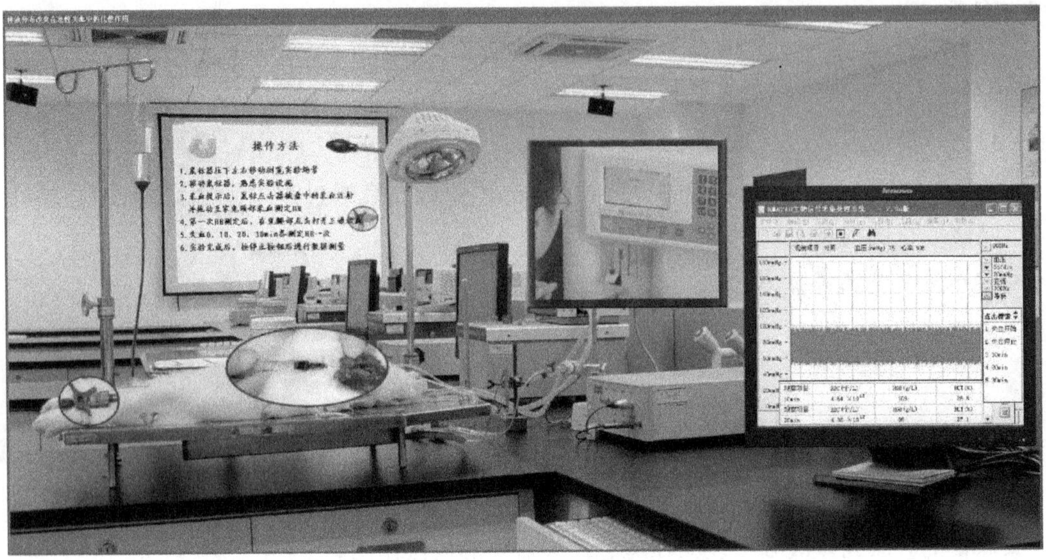

图 20－8　体液分布改变在兔急性失血中的代偿作用仿真实验界面

器上的暂停键，单击右侧数据搜索板中的标记字符，配合浏览数据键，可快速定位数据、测量血压）。

4　结果

用文字、数据描述失血前以及失血停止即刻、10 min、20 min、30 min 时的动脉血压和血红蛋白的变动情况。对失血停止 30 min 内收缩压、舒张压、平均动脉压、脉压进行回归分析，回归分析软件使用方法参见第二章第六节的数据处理与分析软件相关内容。

5　讨论

论述兔失血期间及失血停止后血压和血红蛋白的变化机制。

【问题探究】参见实验 64。

仿真实验 7　药物对兔动脉血压的作用

【实验目的】探究肾上腺素受体激动剂对血压的作用及机制。

【教学目的】知道用受体阻断剂分析药物对受体的激动作用的实验方法。知道肾上腺素受体激动剂对血压的作用及机制。

【实验原理】参见第六章第三节的神经、体液因素对动脉血压的影响。

1　材料

参见实验 16。

2　方法

2.1　实验系统连接和仪器参数设置　参见实验 16。

2.2　动物准备　兔麻醉后仰卧固定于手术台，颈部手术分离颈总动脉，行颈总动脉插管，仪器记录动脉血压。

3　实验观察

3.1　观察正常血压波动曲线。

3.2　静脉注射盐酸肾上腺素　按 2 μg/kg 体重剂量静脉注射盐酸肾上腺素（**仿真实验操作：鼠标移动至器械盘，单击含盐酸肾上腺素的注射器或拖动含盐酸肾上腺素的注射器至兔耳部释放，出现药物注射动画，下同**），观察药物注射前后的血压变化。

3.3　静脉注射重酒石酸去甲肾上腺素　按 2 μg/kg 体重剂量静脉注射重酒石酸去甲肾上腺素，观察血压变化。

3.4　静脉注射硫酸异丙肾上腺素　按 2 μg/kg 体重剂量静脉注射硫酸异丙肾上腺素，观察血压变化。

3.5　静脉注射酚妥拉明　按 1 mg/kg 体重剂量静脉注射酚妥拉明，待血压稳定后再按上述剂量静脉注射盐酸肾上腺素、重酒石酸去甲肾上腺素、硫酸异丙肾上腺素，观察药物注射前后的血压变化。

3.6　静脉注射盐酸普萘洛尔　按 0.5 mg/kg 体重剂量静脉注射盐酸普萘洛尔，待血压稳定后再按上述剂量静脉注射盐酸肾上腺素、重酒石酸去甲肾上腺素、硫酸异丙肾上腺素，观察药物注射前后的血压变化。

4　结果

测量各药物处理前后收缩压、舒张压及心率，整理入表。用文字数据描述正常、各项处理前后的动脉血压和心率的变动情况。

5　讨论

论述各项处理后动脉血压和心率变化的机制。

【问题探究】 参见实验 16。

仿真实验 8　呼吸系统综合实验

【实验目的】 探究血液中 PCO_2、PO_2、H^+浓度和迷走神经对兔呼吸运动的影响及机制。探究酸中毒的机制。探究尼可刹米对抗哌替啶对呼吸的抑制作用。

【教学目的】 知道动物呼吸通气量、呼吸频率、血气参数的测量方法。知道分析呼吸通气量、呼吸频率、血气参数的方法。知道血液中 PCO_2、PO_2 和 H^+浓度改变、切断及刺激迷走神经对动物呼吸运动的影响及机制，知道酸中毒和纠正酸中毒的机制。知道呼吸中枢兴奋药救治呼吸中枢抑制药中毒的机制。

【实验原理】参见第六章第四节的呼吸运动的调节。

1 材料

参见实验 65。

2 方法

2.1 实验系统连接和仪器参数设置 参见实验 65。

2.2 动物准备 兔麻醉后仰卧固定于手术台，颈部手术分离气管和颈总动脉，行气管插管，见图 20-9。

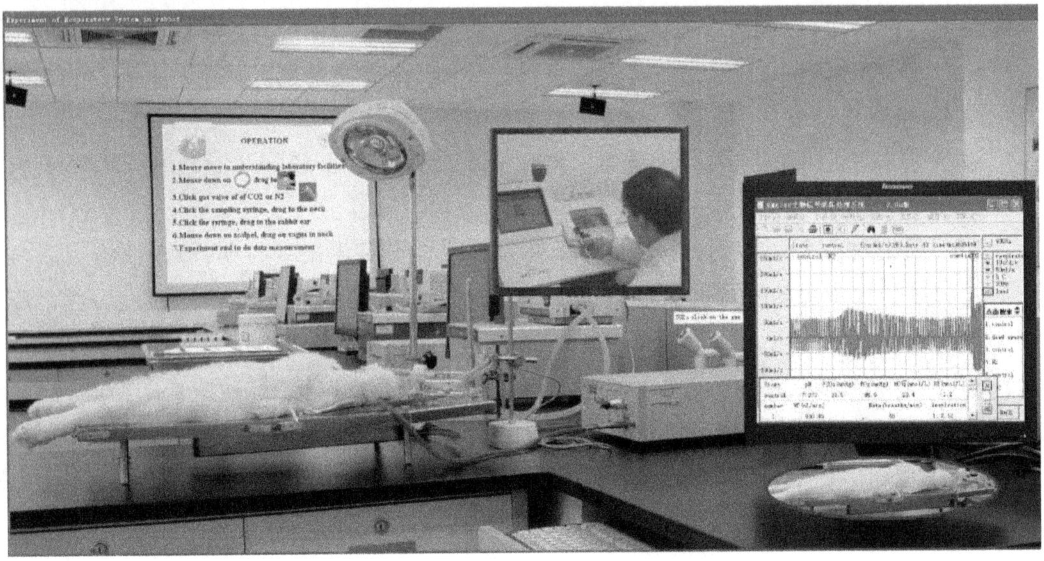

图 20-9 呼吸系统综合实验仿真实验界面

3 实验观察

3.1 正常呼吸曲线 记录一段兔正常呼吸曲线，辨认曲线上吸气、呼气的波形方向（呼气曲线向上，吸气曲线向下）。

3.2 增加无效腔 在流量头通气口接一根长 50 cm 胶管（**仿真实验操作：单击胶管或拖动胶管至流量头通气口释放**），观察兔呼吸运动变化。

3.3 降低吸入气中的 PO_2 开启 N_2 气阀给兔吸入高浓度 N_2（**仿真实验操作：鼠标移至 N_2 气阀上单击**），观察兔呼吸运动变化。

3.4 增加吸入气中的 PCO_2 开启 CO_2 气阀给兔吸入高浓度 CO_2（**仿真实验操作：鼠标移至 CO_2 气阀上单击**），观察兔呼吸运动变化。

3.5 测定血气参数 用 1 mL 注射器取肝素钠溶液少许抗凝处理，注射器针头向心方向刺入颈总动脉内抽血 0.5 mL 测定血气（**仿真实验操作：单击采血注射器或拖动采血注射器至颈部释放采血，采血完毕出现血气分析画面**），测定毕，pH、PCO_2、PO_2、HCO_3^- 浓度、剩余碱（BE）数据显示于数据板。

3.6 复制酸中毒模型 按 5 mL/kg 体重剂量耳缘静脉注射 120 g/L NaH_2PO_4[**仿真实验操作：单击 NaH_2PO_4 注射器或拖动 NaH_2PO_4 注射器至兔耳部释放，在弹出的对话框中输入注射剂量，即兔体重(kg)×5，单击确定键开始注射酸**]，观察兔呼吸运动变化。

3.7 测定血气参数 计时时间到了之后测定注射酸后兔的血气参数(**仿真实验操作：待出现采血提示，按 3.5 仿真实验操作方法采血测定血气参数**)。

3.8 纠正酸中毒 按 ΔBE×0.5×体重(ΔBE 是输入酸前后 BE 值之差的绝对值)计算出 50 g/L $NaHCO_3$ 注射剂量，注射 $NaHCO_3$(**仿真实验操作：单击 $NaHCO_3$ 注射器或拖动 $NaHCO_3$ 注射器至兔耳部释放，在弹出的对话框中输入注射剂量，单击确定键开始注射碱**)，观察兔呼吸运动变化。

3.9 测定血气参数 采血测定补碱后的血气参数(**仿真实验操作：待出现采血提示，按 3.5 采血测定血气参数**)。

3.10 哌替啶对呼吸的抑制 按 1～2 mL/kg 体重剂量由兔耳缘静脉注射 50 g/L 哌替啶(**仿真实验操作：单击哌替啶注射器或拖动哌替啶注射器至兔耳部释放，缓慢注射哌替啶**)，观察兔呼吸运动变化。

3.11 尼可刹米对抗哌替啶抑制呼吸作用 待呼吸抑制明显时立即按 0.4 mL/kg 体重剂量静脉缓慢注入 250 g/L 尼可刹米溶液(**仿真实验操作：出现注射尼可刹米提示后，立即单击尼可刹米注射器或拖动尼可刹米注射器至兔耳部释放注射**)，观察兔呼吸运动变化。

3.12 切断颈迷走神经 切断一侧颈迷走神经(**仿真实验操作：单击手术刀或拖动手术刀至兔颈部，在出现的迷走神经处释放**)，观察切断一侧颈迷走神经后呼吸运动变化。切断两侧颈迷走神经(**仿真实验操作：按以上操作切断另一侧迷走神经**)，观察兔呼吸运动变化。

3.13 电刺激迷走神经中枢端 以强度 5 V、频率 30 Hz、波宽 5 ms 的连续电脉冲刺激一侧迷走神经中枢端(**仿真实验操作：打开刺激器，单击刺激电极或拖动刺激电极至兔颈部迷走神经处释放，单击刺激键**)，观察兔呼吸运动较之切断前有何改变。

3.14 数据测量 待上述处理完毕，分别测定各项处理前后的通气量、呼吸频率。

4 结果

将测量所得的各项处理前后每分通气量、呼吸频率数据整理入表，注射酸、碱前后的血气数据整理入表。用文字数据描述各项处理前、后的通气量，呼吸频率变化，描述注射酸、碱前后的血气变化。

5 讨论

论述各项处理前后兔通气量、呼吸频率和血气变化的机制。

【问题探究】 参见实验 65。

仿真实验 9 尿液生成的影响因素

【实验目的】 探究尿液生成的影响因素及机制。

【**教学目的**】知道动物尿流量测定方法。知道本实验结果的分析方法。知道改变血压、血容量、血糖、肾血流量以及利尿和抗利尿药对血压和尿流量影响及机制。知道酚红试验的原理和临床应用。

【**实验原理**】参见第六章第六节尿液生成的调节相关内容。

1 材料

参见实验68。

2 方法

2.1 实验系统连接和仪器参数设置 参见实验68。

2.2 动物准备 兔麻醉后仰卧固定于手术台,颈部手术分离迷走神经、颈总动脉,行颈总动脉插管记录动脉血压。腹部手术行膀胱插管,插管引流管与记滴器相连接(图20-10)。

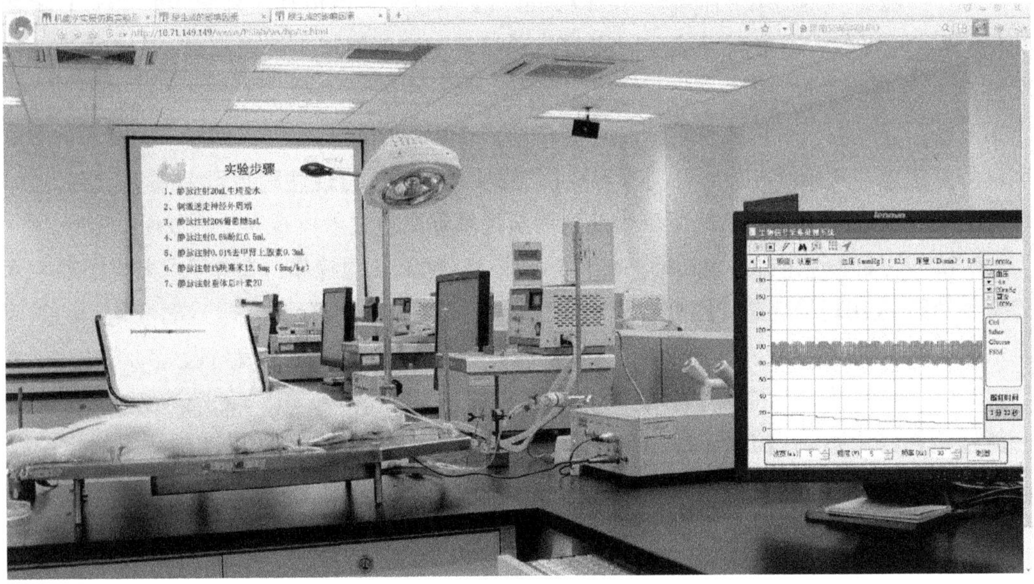

图20-10 尿液生成的影响因素仿真实验界面

3 实验观察

3.1 正常血压和尿量 观察正常尿流量和血压值。

3.2 快速增加血容量 静脉快速注射37℃生理盐水20 mL(**仿真实验操作:鼠标单击器械盘中的生理盐水注射器或拖动注射器至兔耳部上释放**)。观察尿流量和血压变化。

3.3 刺激迷走神经 待尿量恢复稳定后用强度5 V、频率30 Hz、波宽2 ms的电脉冲间断刺激右侧颈迷走神经的末梢端1~2 min(**仿真实验操作:开启刺激器,拖动刺激电极至兔颈部,在右侧颈迷走神经末梢端上方释放,单击刺激器的刺激键,刺激迷走神经**)。观察尿流量和血压变化。

3.4 提高血糖 静脉注射200 g/L葡萄糖5 mL(**仿真实验操作:单击器械盘中的葡萄糖注射器或拖动注射器至兔耳部上释放,进行注射。以下注射药物操作相同**)。观察尿流量和血压变化。

3.5 静脉注射去甲肾上腺素 静脉注射0.1 g/L去甲肾上腺素0.3 mL。观察尿流量和血压变化。

3.6 静脉注射呋塞米 按5 mg/kg体重静脉注射10 g/L呋塞米。观察尿流量和血压变化。

3.7 静脉注射酚红 静脉注射6 g/L酚红0.5 mL,记录从注射酚红起到尿中刚出现酚红的时间。

3.8 静脉注射垂体后叶素 静脉注射1 000 U/L垂体后叶素2 U,观察尿流量和血压变化。

4 结果

测量各项处理前血压和尿流量以作为对照数据,测量处理后最大效应时尿流量和血压(尿流量减少的测量最小时的值,尿流量增加的测量最大时的值,血压升高的测量最高点血压,血压降低的测量最低点血压。血压最大效应和尿流量最大效应不在同一时间点时,分别进行测量),数据整理入表。用文字、数据描述各项处理前、后兔的尿流量和血压变化。

5 讨论

论述各项处理前后兔尿流量和血压变化的机制。

【问题探究】参见实验68。

（厉旭云,方瑜）

第二十一章　临床整合虚拟实验

第一节　软件概要

新生儿呼吸窘迫综合征(neonatal respiratory distress syndrome, NRDS)临床整合虚拟实验内容主要包括医学基础、临床实训和进阶探索三大模块，其中医学基础包括基本形态结构、功能发生、肺通气和肺换气、呼吸运动调节及相关的病理变化和临床表现；临床实训包括体格检查、鉴别诊断、不同疾病情况下的救治和预后健康管理等；进阶模块通过本实验进行衍生，通过线下临床见习、文献调研和翻转课堂引发学生基于临床问题的创新思考，开展相应的科研思维训练。

新生儿呼吸窘迫综合征功能模型：以新生儿的呼吸形态为特征，延伸至功能活动的发生，通过模拟人体呼吸运动的肺通气阻力的重要来源(即肺泡表面张力)，外周、中枢化学感受器实现对呼吸的实时调节，从生理功能的角度反映在体条件下新生儿呼吸窘迫综合征的发生机制和应给予的治疗措施。

临床案例分析：选用功能数字人新生儿发生新生儿呼吸窘迫综合征的典型案例，模拟早产情况下肺发育不全造成的肺通气阻力难以克服，引发的呼吸运动调节，引导学生思考呼吸窘迫的主要原因和治疗措施，加深学生对呼吸系统知识的理解，培养学生的临床应用能力。

访问地址：访问“实验空间-国家虚拟仿真实验教学课程共享平台”(网址：https://www.ilab-x.com/)，搜索并进入“新生儿呼吸窘迫综合征”虚拟仿真实验(图 21-1)。

第二节　临床整合虚拟实验项目

仿真实验 10　新生儿呼吸窘迫综合征的基础

【实验目的】探究新生儿呼吸窘迫综合征相关基础知识及临床诊疗措施。

【教学目的】知道与新生儿呼吸窘迫综合征密切相关的呼吸系统形态特征、功能发生规

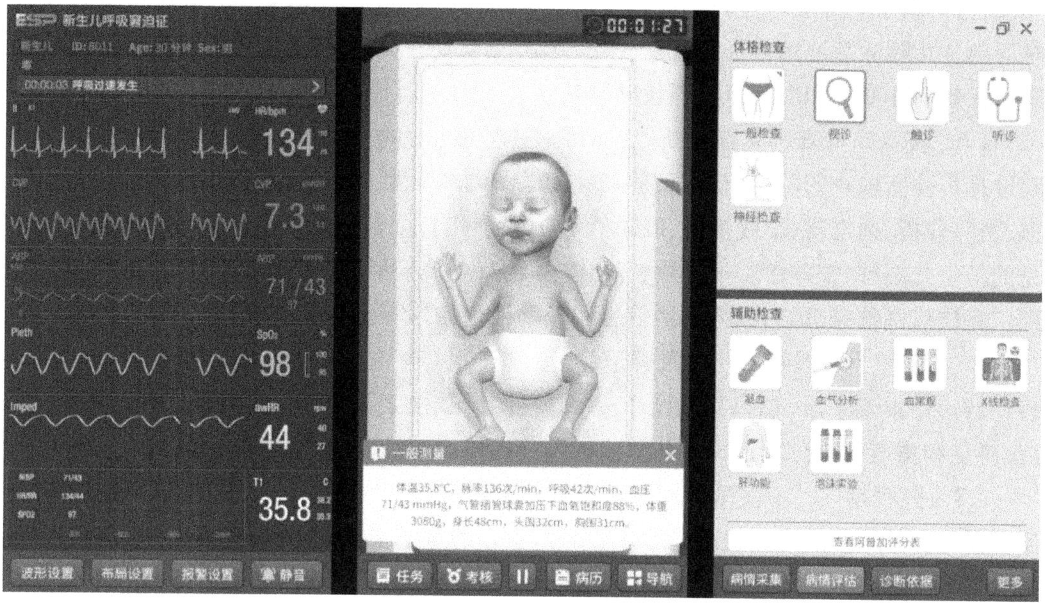

图 21－1　新生儿呼吸窘迫综合征的基础虚拟实验

律、病理变化和发病机制；知道新生儿呼吸窘迫综合征的辅助检查和鉴别诊断方法；知道新生儿呼吸窘迫综合征临床表现、治疗和预防。

1　方法

1.1　就诊　选择医生角色，模拟医院急诊采集孕产妇病史（**仿真实验操作：与软件进行交互语音问诊，获取患儿的现病史和家族病史，明确患儿的胎龄、是否顺产、单胎还是多胎等信息**）。

1.2　体格检查　检查患儿生命特征，检查围绕呼吸节律、面色、口周颜色（**仿真实验操作：与软件交互，对患儿进行一般检查，观察患儿临床表现。同步进行交互答题，系统给实验者评分，下同**）。

1.3　虚构呼吸系统和解剖　进入虚拟解剖平台，构建出完整的呼吸系统。进入虚拟解剖界面逐层解剖，观察肺的位置和毗邻器官，拼出肺的正确形态和组成（**仿真实验操作：观察呼吸系统的正常形态、呼吸器官的发生。考核评价：肺形态、呼吸系统的各个时期呼吸道和肺的发生的先后顺序和位置**）。

1.4　肺通气和肺换气的过程　模拟肺部的气体交换过程，讨论患儿可能发生呼吸窘迫的原因。通过重要化学因素 CO_2、H^+、O_2调节的实验学习呼吸运动的调节过程（**仿真实验操作：逐项学习呼吸的全过程、肺通气动力和阻力、胸膜腔负压的形成以及重要的生理意义、肺泡表面张力的肺泡表面活性物质来源及生理意义、肺换气中分压差及呼吸膜等呼吸影响因素。调节 CO_2、H^+、O_2观察软件中呼吸频率、呼吸深度的动态变化，探讨各个因素调节呼吸的机制。完成呼吸系统正常功能模块学习并考核**）。

1.5　病理变化、临床病理联系和发病机制　观察典型切片，学生对特征性病变进行标注,分析新生儿呼吸窘迫综合征的发病机制、发病特点(**仿真实验操作:通过交互操作学习新生儿呼吸窘迫综合征的病理变化,选出正常切片和疾病切片。关键因素并入机制图。完成病理变化和发病机制模块学习**)。

1.6 实验室检查和鉴别诊断 返回到案例,患儿的呼吸出现窘迫并进行性加重。互动选择实验室检查的项目(**仿真实验操作:返回到本新生儿呼吸窘迫综合征病例,开展凝血、血气分析、血常规、X 线检查、肝功能等检查操作**)。界面出现新生儿呼吸窘迫以及常见的新生儿湿肺、链球菌肺炎和膈疝等比较病症(**仿真实验操作:通过与软件交互进行甄别。完成病例信息总结,根据病例信息和辅助检查结果等进行鉴别诊断**)。

1.7 治疗 掌握新生儿呼吸窘迫综合征的机械通气方式和应用肺泡表面活性物质替代的治疗重要手段(**仿真实验操作:探讨不同严重程度下的 X 线片结果,根据患儿的轻度、中度和重度情况分别选择患儿对应的治疗措施,视频交互学习操作要点**)。

1.8 健康指导 扮演医生针对患儿父母进行用药指导和新生儿护理健康宣教(**仿真实验操作:针对新生儿呼吸窘迫综合征的新生儿的照护要点、健康进行指导,充分体现人文关怀**)。

2 结果

2.1 一般性实验结果和结论 呼吸道和肺的结构特点,能够说明其与气体交换的关系;呼吸系统肺通气和肺换气发生的过程和规律;常见呼吸系统疾病的病理变化,说明呼吸系统疾病的病理联系;缺氧的原因、作用机制和治疗措施。

2.2 鉴别诊断 若鉴别诊断错误,则患儿无法获得正当救治,导致实验失败。

3 讨论

新生儿呼吸窘迫综合征的常见病因、临床表现、辅助检查与诊断和鉴别诊断的联系是怎样的?对后续治疗有何帮助?从基础、临床医学知识出发,结合医学人文讨论新生儿呼吸窘迫综合征不同疾病程度下应给予的治疗措施。

【问题探究】

合成肺表面活性物质和早期辅助通气技术的快速发展极大提高了新生儿呼吸窘迫综合征患儿存活率,但患儿在新生儿呼吸窘迫综合征发病过程中,对呼吸系统、神经系统及视网膜造成的伤害,仍会遗留程度不同的后遗症。结合文献资料、临床见习,选择新生儿呼吸窘迫综合征的病因、发病机制、诊疗技术、预防策略、临床探索等任一研究主题进行设计。

(叶雪威)

主要参考文献

李桂源,2015.病理生理学.3 版.北京：人民卫生出版社.

李宗璋,2024.精通 Excel 数据统计与分析.北京：人民邮电出版社.

陆源,孙霞,饶芳,2015.机能学实验教程.3 版.北京：科学出版社.

秦川,魏泓,2015.实验动物学.2 版.北京：人民卫生出版社.

沈静,陆源,2022. 生理科学实验混合式教学教程.北京：人民卫生出版社.

孙敬方,2001.动物实验方法学.北京：人民卫生出版社.

孙久荣,黄玉芝,2005.生理学实验.北京：北京大学出版社.

王太一,韩子玉,2000.实验动物解剖图谱.沈阳：辽宁美术出版社.

王庭槐,汪雪兰,杨惠玲,2022.实验生理科学.北京：高等教育出版社.

魏泓,2016.医学动物实验技术.北京：人民卫生出版社.

徐叔云,卞如濂,陈修,2002.药理实验方法学.3 版.北京：人民卫生出版社.

颜虹,徐勇勇,2015.医学统计学.3 版.北京：人民卫生出版社.

杨世杰,2015.药理学.3 版.北京：人民卫生出版社.

姚泰,2015.生理学.3 版.北京：人民卫生出版社.

GANONG W F, 2001. Review of medical physiology. 20th ed. New York：McGraw-Hill Campanics.

GUYTON A C, HALL J E, 2000. Textbook of medical physiology. 10th ed. Philadelphia：W.B. Saunders.

THARP G D. WOODMAN D, 2011. Experiments in physiology. 8th ed. San Francisco：Benjamin Cummings.